李顺保　主编

赵鲲鹏
张新迪　副主编

神农本草经版本

大全

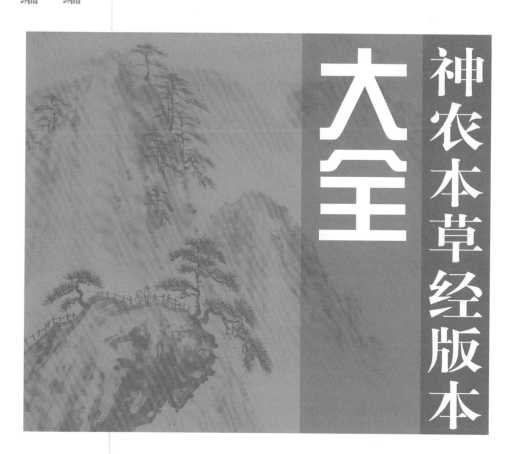

学苑出版社

图书在版编目（CIP）数据

《神农本草经》版本大全 / 李顺保主编. —北京：学苑出版社，2022.11
ISBN 978-7-5077-6546-5

Ⅰ. ①神… Ⅱ. ①李… Ⅲ. ①《神农本草经》 Ⅳ. ①R281.2

中国版本图书馆 CIP 数据核字（2022）第 211574 号

责任编辑：付国英
出版发行：学苑出版社
社　　址：北京市丰台区南方庄 2 号院 1 号楼
邮政编码：100079
网　　址：www.book001.com
电子信箱：xueyuanpress@163.com
电　　话：010-67603091（总编室）、010-67601101（销售部）
印　刷　厂：廊坊市都印印刷有限公司
开本尺寸：787×1092　1/16
印　　张：37.75
字　　数：555 千字
版　　次：2022 年 12 月第 1 版
印　　次：2023 年 2 月第 1 次印刷
定　　价：198.00 元

前　言

　　我国历史悠久，上古时期有三皇（燧人氏、伏羲氏、神农氏）五帝（黄帝、颛顼、帝喾、尧、舜）。神农氏教会民众播种五谷的农业生产，故有"神农"之称。神农氏又为拯救民众疾病之苦，发现药材，教人治病，故有"神农氏尝百草"和"一日遇七十毒"之说。

　　我国地大物博，植物、动物、矿物等分布种类繁多且产量丰富，这些都是药材资源，其中以植物类药材占绝大多数，故古人相沿称药物学为"本草"。因上古有"神农氏尝百草"之言，故冠以"神农"为"神农本草"，此为后人托名，亦如《内经》托名"黄帝"是也。

　　我国先秦时期产生中医，秦汉之际就有《黄帝内经》（含《素问》《灵枢》）中医经典著作，接踵而至是《神农本草经》，它是我国最早的药物著作，亦是中医四大名著之一。不无遗憾的是《神农本草经》早已散佚，今已不能观其原著面貌。万幸的是，南朝梁陶弘景（456～536）药学家撰《本草经集注》，其中以红字保留下《神农本草经》内容。北宋唐慎微药学家撰《经史证类备急本草》（简称《证类本草》），该书以白字保存下《神农本草经》内容。此外，佚文尚见于《新修本草》《太平御览》《名医别录》《吴普本草》等书籍中。上述所载《神农本草经》内容互有差异，我国药学大家明代李时珍在编撰《本草纲目》时亦未见《神农本草经》原著，仅参阅明代前本草著作中保存《神农本草经》的部分内容。

　　直至明朝中叶，始有明代医学家卢复从《证类本草》中辑出《神农本经》，嗣后清代又有多位药学家辑出《神经本草经》5本，因皆是从《证类本草》《本草经集注》《本草纲目》等本草书中辑出，但所据版本有差异，因而辑出的《神农本草经》的版本亦存有大同小异之别。

　　《神农本草经》（简称《本经》）系我国最早的药学著作，是中医四大名著之一。《本经》载药365种，分上品、中品和下品三部分，每药之下，均阐明其正名、别名、四气五味、有毒、无毒、药物功效、君臣佐使配伍、药物宜忌、服药方法、毒药用法、采集时月、药材道地等，奠定中药药理理论基础，具有深厚的科学价值，对后世中药的发展起到深远的影响。我们为研究、学习中药学的溯源、发展、成熟等，首先有必要先行探索《神农本草经》的版本及其内容，进一步为传承中药学精华，守正创新中药学而贡献绵薄之力。

现将明代卢复《神农本经》（1616）、清代孙星衍、孙冯翼《神农本草经》（1799）、清代顾观光《神农本草经》（1844）、日本森立之《神农本草经》（1854）、清代王闿运《神农古本草经》（1885）、清代姜国伊《神农本经》《神农本经经释》（1892）六种版本合编成册（清代黄奭撰《神农本草经》，此书与清代孙星衍、孙冯翼《神农本草经》的《问经堂丛书》刻本完全相同，故不收载），乃是"传承精华，守正创新"之举。其中明代卢复《神农本经》、清代姜国伊《神农本经》两本底本均距今百余年，日本森立之《神农本草经》全本和王闿运《神农古本草经》简化字本至今未见面世，尤为可贵，可供中医药学者学习、研究，发扬光大中药学。

本书收编的六种版本的作者简介、内容简介、版本简介、所选版本简介等，均在各版本的"校注说明"中作了阐述，此处不再赘述。六种版本之间的差异，在版本正文中有说明，读者可参阅。在此说明，姜国伊著《神农本经》和《神农本经经释》，后者是前者的注释本，故定为一种版本。

《〈神农本草经〉版本大全》是继我编撰《〈伤寒论〉版本大全》《〈金匮要略〉版本大全》《温病学全书》《中医妇科学古代医书合集》《缪仲淳医学全集》《古代中医急救医学全集》的中医历史文献研究之续作，历经艰辛，修成正果。

在编撰该书的历程中，我们也参阅尚志钧校注的《神农本草经校注》（2008年学苑出版社）、杨鹏举校注的《神农本草经》顾观光版本（2007年，学苑出版社）、日本冈西为人著《宋以前医籍考》（2010年，学苑出版社）等佳作，一并致以谢意！

本书在搜集版本、资料、排版、校对、注释等编辑过程中，赵鲲鹏博士、张新迪硕士、杨延巍硕士和我共同奋斗而完成。

本书的顺利出版，得到学苑出版社的大力支持，热心指导，值此深表谢忱！

全国名老中医药专家师承教育导师　甘肃省名中医

甘肃省中医药学会第六届副会长　主任医师

海陵八十有二叟李顺保写于金城苔花斋

2021 年 7 月

目　录

神农本经

〔明〕卢复 辑

李顺保 主校注
赵鲲鹏 协校注

学苑出版社

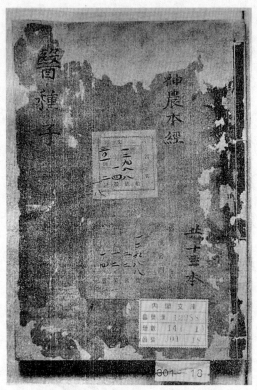

《医种子·神农本经》书影（封面）

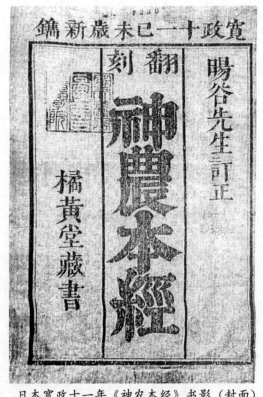

日本宽政十一年《神农本经》书影（封面）

校注说明

一、作者简介

卢复（1573～1619），字不远，号芷园，浙江钱塘（今杭州）人，明代医学家，早年习儒，二十岁始攻医学，后与当时名医缪仲淳（江苏常熟人）、王绍隆（浙江杭州人）等切磋医药，颇受其益。卢氏医著甚多，如《医种子》（又名《芷园医种》），内含《医经种子》《医论种子》《医方种子》《医案种子》，而《医经种子》中有《神农本经》，始撰于明万历壬寅（1602），完稿于明万历丙辰（1616），共14年。

卢复又兼通佛学（大乘），故在医学上亦有佛学思想影响。

卢复之子卢之颐，亦是明代医家，撰写多部医籍。

《钱塘县志》记载："（卢复）习岐黄兼通大乘，与子之颐善疗奇疾，……投剂无不立愈。"

二、内容简介

卢复《神农本经》是《神农本草经》第一部辑本，成书在李时珍《本草纲目》之后。该书采用《本草纲目》所载《本经》目录，但正文药物条文内容则采用《证类本草》白字的文字。

《神农本经》三卷，分上经、中经、下经，载上品药120种，中品药120种，下品药125种，共365种，以应一年天数。上品药为君，主养命；中品药为臣，主养性；下品药为佐使，主治病。

《神农本经》所载之药，均阐释其四气五味、功能主治及别名等，对上品药又说明"久服轻身""不老延年""益气""通声明"等，但无产地说明。

三、版本简介

1. 《医种子》本：《医种子》中《医经种子》内有《神农本经》，辑于明万历四十四年丙辰（1616），该书前有何白的"芷园医种序"和李流芳的"医种子题辞"及卢复的"医种子总序"。该版本现藏于中国中医科学院图书馆。

2. 日本版本：日本的版本均为卢复《医种子》中的《神农本经》的翻刻本，内容相同。①日本宽保三年（1743）泉屋卯兵卫再版。②日本宽政十一年（1799）江户铃木良知翻刻本，旸谷先生订正，橘黄堂藏书，内容和卢复本相同，仅前有医官杉本良仲温的"翻刻神农本经序"和江户铃木（文）良知的

"翻刻神农本经序"。该刻本现藏中国中医科学院图书馆。

四、本书版本选择

本书选用卢复《医种子》的《神农本经》(1616)，中国中医科学院图书馆藏本为底本，参校日本宽政十一年（1799）版本（中国中医科学院图书馆藏本）、《证类本草》《本草纲目》等，删去日本宽政十一年版本中医官杉本良仲温的"翻刻神农本经序"和江户铃木（文）良知的"翻刻神农本经序"及书末校正门人12人的姓名。

五、本书新版本说明

1. 原书系繁体字竖排本，无标点和符号，今改排简化字横排本，并加现代汉语标点和符号，原书中的"右"，一律改为"上"。

2. 原书中的药名仍保持原名，不改现在通用名。

3. 原书中的古体字、异体字、俗用字、通假字等，一律改用现代通用字。中医特殊用字则不改，如"癥瘕"的"癥"，不改为"症"。

李顺保

2021年3月

刻本经正文缘起

　　《本经》草木本性也。自神农尝药，爰命其名，盖从周代始见。辞气平淡，义味简蕴，如太羹玄酒，览者殊罔然也。后世药性，虽文理精析，句语繁多，舍此将何据焉！陶隐居有《别录》，不为无补于此经。朱、墨虽分，久而竞湎，世固不乏明眼，恐经如长夜矣。使世复睹正文，庶无咎于隐居。余壬寅①于《本草》有省，今十四年矣。《本经》《别录》颇能分别，据文顾名，往辄有解，盖不厌其平淡，始得窥其简蕴也。欲问《本草》人，唯择其间日用百余种，熟读详玩，久之必入三昧，敬该《本经》流通。

万历丙辰②冬钱塘卢复记

----

　　①　壬寅：明神宗万历三十年，即1602年。
　　②　万历丙辰：明神宗万历四十四年，即1616年。

神农本经

明钱塘不远卢复手录

　　上药一百二十种为君，主养命以应天，无毒，多服，久服不伤人，欲轻身益气，不老延年者，本上经。

　　中药一百二十种为臣，主养性以应人，无毒有毒，斟酌其宜，欲遏病补虚赢者，本中经。

　　下药一百二十五种为佐使，主治病以应地，多毒，不可久服，欲除寒热邪气，破积聚，愈疾者，本下经。

　　三品合三百六十五种，法三百六十五度。一度应一日，以成一岁。

　　药有君臣佐使，以相宣摄合和，宜一君、二臣、三佐、五使，又可一君、三臣、九佐使也。

　　药有阴阳配合，子母兄弟，根茎、花实、苗皮、骨肉。有单行者，有相须者，有相使者，有相畏者，有相恶者，有相反者，有相杀者。凡此七情，合和视之，当用相须、相使者良，勿用相恶、相反者。若有毒宜制，可用相畏、相杀者，不尔勿合用也。

　　药有酸、咸、甘、苦、辛五味，又有寒、热、温、凉四气及有毒、无毒，阴干、暴干，采造时月生熟，土地所出，真伪陈新，并各有法。

　　药性有宜丸者，宜散者，宜水煮者，宜酒渍者，宜膏煎者，亦有一物兼宜者，亦有不可入汤酒者，并随药性不得违越。

　　凡欲疗病，先察其源，先候病机，五脏未虚，六腑未竭，血脉未乱，精神未散，服药必活。若病已成，可得半愈。病势已过，命将难全。

　　若用毒药疗病，先起如粟麦，病去即止，不去倍之，不去十之，取去为度。

　　疗寒以热药，疗热以寒药，饮食不消以吐下药，鬼疰、蛊毒以毒药，痈肿疮瘤以疮药，风湿以风湿药，各随其所宜。

　　病在胸膈以上者，先食后服药。病在心腹以下者，先服药而后食。病在四肢、血脉者，宜空腹而在旦。病在骨髓者，宜饱满而在夜。

　　夫人病之主，有中风、伤寒、寒热、温疟、中恶、霍乱、大腹水肿、肠澼、下痢、大小便不通、奔豚上气、咳逆、呕吐、黄疸、消渴、留饮、癖食、坚积癥瘕、癫邪、惊痫、鬼疰、喉痹、齿痛、耳聋、目盲、金疮、蹉折、痈肿、恶疮、痔、瘘、瘿瘤、男子五劳七伤、虚乏羸瘦、女子带下、崩中、血闭、阴蚀、虫蛇蛊毒所伤。此大略宗兆，其间变动枝叶，各宜依端绪以取之。

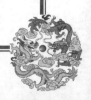

上品药一百二十种

丹砂	云母	玉泉	石钟乳	矾石
消石	朴消	滑石	空青	鲁青
禹余粮	太一余粮	白石英	紫石英	五色石脂
菖蒲	菊花	人参	天门冬	甘草
干地黄	术	菟丝子	牛膝	茺蔚子
女萎	防葵	麦门冬	独活	车前子
木香	薯蓣	薏苡仁	泽泻	远志
龙胆	细辛	石斛	巴戟天	白英
白蒿	赤箭	菴䕡子	菥蓂子	蓍实
赤芝	黑芝	青芝	白芝	黄芝
紫芝	卷柏	蓝实	蘼芜	黄连
络石	蒺藜子	黄芪	肉苁蓉	防风
蒲黄	香蒲	续断	漏芦	天名精
决明子	丹参	飞廉	五味子	旋花
兰草	蛇床子	地肤子	景天	茵陈蒿
杜若	沙参	徐长卿	石龙刍	云实
王不留行	牡桂	菌桂	松脂	槐实
枸杞	橘柚	柏实	茯苓	榆皮
酸枣仁	干漆	蔓荆实	辛夷	杜仲
桑上寄生	女贞实	蕤核	藕实茎	大枣
葡萄	鸡头实	蓬蘽	胡麻	麻蕡
麻子	冬葵子	苋实	白瓜子	苦菜
龙骨	麝香	熊脂	白胶	阿胶
石蜜	蜂子	蜜蜡	牡蛎	龟甲
桑螵蛸				

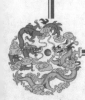

丹　砂

丹砂，味甘，微寒。主身体五脏百病，养精神，安魂魄，益气，明目，杀精魅邪恶鬼。久服通神明不老。能化为汞。

云　母

云母，味甘，平。主身皮死肌，中风寒热，如在车舟上，除邪气，安五脏，益子精，明目。久服轻身延年。又名云珠、云华、云英、云液、云砂、磷石。

玉　泉

玉泉，味甘，平。主五脏百病，柔筋强骨，安魂魄，长肌肉，益气。人临死服五斤，死三年色不变。玉朼。

石钟乳

石钟乳，味甘，温。主咳逆上气，明目，益精，安五脏，通百节，利九窍，下乳汁。

矾　石

矾石，味酸，寒。主寒热泄痢，白沃，阴蚀，恶疮，目痛，坚骨齿。炼饵服之，轻身不老增年，羽硠。

消　石

消石，味苦，寒。主五脏积热，胃胀闭，涤去蓄结饮食，推陈致新，除邪气。炼之如膏，久服轻身。芒硝。

朴 消

朴消，味苦，寒。主百病，除寒热邪气，逐六府积聚，结固留癖，能化七十二种石。炼饵服之，轻身神仙。

滑 石

滑石，味甘，寒。主身热泄澼，女子乳难，癃闭，利小便，荡胃中积聚寒热，益精气。久服轻身，耐饥长年。

空 青

空青，味甘，寒。主青盲，耳聋，明目，利九窍，通血脉，养精神。久服轻身，延年不老。

鲁 青

鲁青，味酸，小寒。主目痛止泪出，风痹，利关节，通九窍，破癥坚，积聚。久服轻身不老。能化金铜。

禹 余 粮

禹余粮，味甘，寒。主咳逆，寒热烦满，下赤白，血闭癥瘕，大热，炼饵服之不饥，轻身延年。

太一余粮

太一余粮，味甘，平。主咳逆上气，癥瘕，血闭，漏下。久服耐寒暑，不饥，轻身飞行千里神仙，石脑。

白 石 英

白石英，味甘，微温。主消渴，阴痿不足，咳逆，胸隔间久寒，益气，除

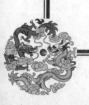

风湿痹。久服轻身长年。

紫石英

　　紫石英，味甘，温。主心腹咳逆邪气，补不足，女子风寒在子宫，绝孕十年无子。久服温中，轻身延年。

五色石脂

　　青石、赤石、黄石、白石、黑石脂等，味甘，平。主黄疸，泄痢肠澼脓血，阴蚀下血赤白，邪气痈肿，疽，痔，恶疮，头疡，疥瘙。久服补髓益气，肥健不饥，轻身延年。五石脂各随五色补五脏。

菖　蒲

　　菖蒲，味辛，温。主风寒湿痹，咳逆上气，开心孔，补五脏，通九窍，明耳目，出音声。久服轻身，不忘，不迷惑，延年。昌阳。

菊　花

　　菊花，味苦，平。主风头，头眩，肿痛，目欲脱，泪出，皮肤死肌，恶风湿痹。久服利血气，轻身耐老，延年。节华。

人　参

　　人参，味甘，微寒。主补五脏，安精神，定魂魄，止惊悸，除邪气，明目，开心益智。久服轻身延年。人衔，鬼盖。

天门冬

　　天门冬，味苦，平。主诸暴风湿偏痹，强骨髓，杀三虫，去伏尸。久服轻身，益气延年。颠勒。

甘草

甘草，味甘，平。主五脏六腑寒热邪气，坚筋骨，长肌肉，倍气力，金疮㾝，解毒。久服轻身延年。

干地黄

干地黄，味甘，寒。主折跌绝筋，伤中，逐血痹，填骨髓，长肌肉，作汤除寒热，积聚，除痹。生者尤良。久服轻身不老。地髓。

术

术，味苦，温。主风寒湿痹，死肌，痉，疸，止汗，除热，消食，作煎饵。久服轻身延年，不饥。山蓟。

菟丝子

菟丝子，味辛，平。主续绝伤，补不足，益气力，肥健，汁去面䵟。久服明目，轻身延年。菟芦。

牛膝

牛膝，味苦，平。主寒湿痿痹，四肢拘挛，膝痛不可屈伸，逐血气，伤热火烂，堕胎。久服轻身耐老。百倍。

茺蔚子

茺蔚子，味辛，微温。主明目，益精，除水气。久服轻身。茎：主瘾疹痒，可作浴汤。益明，益母，大札。

女萎

女萎，味甘，平。主中风，暴热，不能动摇，跌筋结肉，诸不足。久服去

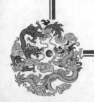

面黑䵟，好颜色，润泽，轻身不老。

防　葵

防葵，味辛，寒。主疝瘕，肠泄，膀胱热结溺不下，咳逆，温疟，癫痫，惊邪狂走。久服坚骨髓，益气轻身。梨盖。

麦 门 冬

麦门冬，味甘，平。主心腹结气伤中，伤饱胃络脉绝，羸瘦短气。久服轻身，不老，不饥。

独　活

独活，味苦，平。主风寒所击，金疮止痛，贲豚，痫痓，女子疝瘕。久服轻身耐老。羌活，羌青，护羌使者。

车 前 子

车前子，味甘，寒。主气癃，止痛，利水道小便，除湿痹。久服轻身耐老。当道。

木　香

木香，味辛，温。主邪气，辟毒疫温鬼，强志，主淋露。久服不梦寤、魇寐。

薯　蓣

薯蓣，味甘，温。主伤中，补虚羸，除寒热邪气。补中，益气力，长肌肉强阴。久服耳目聪明，不饥，延年。山芋。

薏苡仁

薏苡仁，味甘，微寒。主筋急拘挛，不可屈伸，风湿痹，下气。久服轻身益气。其根下三虫。蘵解。

泽泻

泽泻，味甘，寒。主风寒湿痹，乳难，消水，养五脏，益气力，肥健。久服耳目聪明，不饥，延年，轻身，面生光，能行水上。水泻，芒芋，鹄泻。

远志

远志，味苦，温。主咳逆伤中，补不足，除邪气，利九窍，益智慧，耳目聪明，不忘，强志，倍力。久服轻身不老。叶名小草、棘菀、葽绕，细草。

龙胆

龙胆，味苦，寒。主骨间寒热，惊痫邪气，续绝伤，定五脏，杀蛊毒。久服益智不忘，轻身耐老。陵游。

细辛

细辛，味辛，温。主咳逆上气，头痛脑动，百节拘挛，风湿痹痛，死肌。久服明目，利九窍，轻身长年。小辛。

石斛

石斛，味甘，平。主伤中，除痹，下气，补五脏虚劳羸瘦，强阴。久服厚肠胃，轻身延年。林兰。

巴戟天

巴戟天，味辛，微温。主大风邪气，阴痿不起，强筋骨。安五脏，补中，

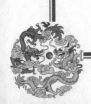

增志，益气。

白　英

白英，味甘，寒。主寒热，八疸，消渴，补中益气。久服轻身延年。谷菜。

白　蒿

白蒿，味甘，平。主五脏邪气，风寒湿痹，补中益气，长毛发令黑，疗心悬，少食常饥。久服轻身，耳目聪明，不老。

赤　箭

赤箭，味辛，温。主杀鬼精物，蛊毒恶气。久服益气力，长阴，肥健，轻身增年。离母，鬼督邮。

菴䕡子

菴䕡子，味苦，微寒。主五脏瘀血，腹中水气，胪胀，留热，风塞湿痹，身体诸痛。久服轻身，延年不老。

菥蓂子

菥蓂子，味辛，微温。主明目，目痛泪出，除痹，补五脏，益精光。久服轻身不老。蔑菥，大戢，马辛。

菁实

菁实，味苦，平。主益气，充肌肤，明目，聪慧先知。久肌不饥，不老轻身。

赤　芝

赤芝，味苦，平。主胸中结，益心气，补中，增慧智不忘。久食轻身不老，延年神仙。丹芝。

黑　芝

黑芝，味咸。平。主癃，通九窍，益肾气，利水道，通九窍，聪察。久食轻身不老，延年神仙。玄芝。

青　芝

青芝，味酸，平。主明目，补肝气，安精魂，仁恕。久食轻身不老，延年神仙。龙芝。

白　芝

白芝，味辛，平，主咳逆上气，益肺气，通利口鼻，强志意勇悍，安魄。久食轻身不老，延年神仙。玉芝。

黄　芝

黄芝，味甘，平。主心腹五邪，益脾气，安神忠信和乐。久食轻身不老，延年神仙。金芝。

紫　芝

紫芝，味甘，温。主耳聋，利关节，保神益精气，坚筋骨，好颜色。久服轻身，不老延年。木芝。

卷　柏

卷柏，味辛，温。主五脏邪气，女子阴中寒热痛，癥瘕，血闭绝子。久服

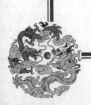

轻身，和颜色。万岁。

蓝　实

蓝实，味苦，寒。主解诸毒，杀蛊、蚑，疰鬼，螫毒。久服头不白，轻身。

蘼　芜

蘼芜，味辛，温。主咳逆，定惊气，辟邪恶，除蛊毒，鬼疰，去三虫。久服通神。薇芜。

黄　连

黄连，味苦，寒。主热气目痛，眦伤泣出，明目，肠澼，腹痛下利，妇人阴中肿痛。久服令人不忘的。王连。

络　石

络石，味苦，温。主风热，死肌，痈伤，口干舌焦，痈肿不消，喉舌肿，水浆不下。久服轻身明目，润泽好颜色，不老延年。石鲮。

蒺　藜　子

蒺藜子，味苦，温。主恶血，破癥结积聚，喉痹，乳难。久服长肌肉，明目，轻身。旁通，屈人，止行，休羽，升推。

黄　芪

黄芪，味甘，微温。主痈疽久败疮，排脓止痛，大风癞疾，五痔鼠瘘。补虚小儿百病。戴糁。

肉苁蓉

肉苁蓉，味甘，微温。主五劳七伤，补中，除茎中寒热痛，养五脏，强阴，益精气，多子，妇人癥瘕。久服轻身。

防 风

防风，味甘，温。主大风头眩痛，恶风，风邪，目盲无所见，风行周身骨节疼痹，烦满。久服轻身。铜芸。

蒲 黄

蒲黄，味甘，平。主心、腹、膀胱寒热，利小便，止血，消瘀血。久服轻身，益气力，延年神仙。

香 蒲

香蒲，味甘，平。主五脏、心下邪气，口中烂臭，坚齿，明目，聪耳。久服轻身耐老。睢。

续 断

续断，味苦，微温。主伤寒，补不足，金疮痈疡，折跌，续筋骨，妇人乳难。久服益气力。龙豆，属折。

漏 芦

漏芦，味苦，寒。主皮肤热，恶疮，疽，痔，湿痹，下乳汁。久服轻身益气，耳目聪明，不老延年。野兰。

天 名 精

天名精，味甘，寒。主瘀血，血瘕，欲死下血，止血，利小便，除小虫，

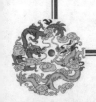

去痹，除胸中结热，止烦渴。久服轻身耐老。麦句姜，虾蟆兰，豕首。

决 明 子

决明子，味咸，平。主青盲，目淫肤赤白膜，眼赤痛、泪出。久服益精光，轻身。

丹 参

丹参，味苦，微寒。主心腹邪气，肠鸣幽幽如走水，寒热积聚，破癥除瘕，止烦满。益气。郄蝉草。

飞 廉

飞康，味苦，平。主骨节热，胫重酸疼。久服令人身轻。飞轻。

五 味 子

五味子，味酸，温。主益气，咳逆上气，劳伤羸瘦，补不足。强阴，益男子精。

旋 花

旋花，味甘，温。主益气，去面皯黑色，媚好。其根，味辛，主腹中寒热邪气，利小便。久服不饥，轻身。筋根花。金沸。

兰 草

兰草，味辛，平。主利水道，杀蛊毒，辟不祥。久服益气，轻身不老，通神明。水香。

蛇 床 子

蛇床子，味苦，平。主妇人阴中肿痛，男子阴痿，湿痒，除痹气，利关节，癫痫，恶疮。久服轻身。蛇栗。蛇米。

地 肤 子

地肤子，味苦，寒。主膀胱热，利小便。补中益精气。久服耳目聪明，轻身耐老。地葵。

景 天

景天，味苦，平。主大热，火疮，身热烦，邪恶气。花：主女人漏下赤白。轻身，明目。戒火，慎火。

茵 陈 蒿

茵陈蒿，味苦，平。主风湿、寒热邪气，热结黄疸。久服轻身益气，耐老。

杜 若

杜若，味辛，微温。主胸胁下逆气，温中，风入脑户，头肿痛，多涕泪出。久服益精明目，轻身。杜蘅。

沙 参

沙参，味苦，微寒。主血积，惊气，除寒热，补中益肺气。久服利人。知母。

徐 长 卿

徐长卿，味辛，温。主鬼物百精，蛊毒疫疾邪恶气，瘟疟。久服强悍，轻身。鬼督邮。

石龙刍

石龙刍，味苦，微寒。主心腹邪气，小便不利，淋闭，风湿，鬼疰，恶毒。久服补虚羸，轻身，耳目聪明，延年。龙须，草续断。

云　实

云实，味辛，平。主泄痢肠癖，杀虫，蛊毒，去邪恶结气，止痛，除寒热。花：主见鬼精物。多食令人狂走。久服轻身，通神明。

王不留行

王不留行，味苦，平。主金疮止血，逐痛出刺，除风痹，内寒。久服轻身，耐老增寿。

牡　桂

牡桂，味辛，温。主上气咳逆，结气，喉痹吐吸，利关节，补中益气。久服通神，轻身不老。

菌　桂

菌桂，味辛，温。主百病。养精神，和颜色，为诸药先聘通使。久服轻身不老，面生光华，媚好，常如童子。

松　脂

松脂，味苦，温。主痈、疽、恶疮、头疡、白秃、疥瘙风气，安五脏，除热。久服轻身，不老延年。松膏，松肪。

槐　实

槐实，味苦，平。主五内的邪气热，止涎唾，补绝伤，五痔，火疮，妇人乳痕，子脏急痛。

枸　杞

枸杞，味苦，寒。主五内邪气，热中消渴，周痹。久服坚筋骨，轻身不老。杞根，地骨，枸忌，地辅。

橘　柚

橘柚，味辛，温。主胸中瘕热逆气，利水谷。久服除臭，下气，通神。橘皮。

柏　实

柏实，味甘，平。主惊悸，安五脏，益气。除风湿痹。久服令人润泽美色，耳目聪明，不饥不老，轻身延年。

茯　苓

茯苓，甘，平。主胸胁逆气，忧恚，惊邪恐悸，心下结痛，寒热烦满，咳逆，口焦舌干，利小便。久服安魂养神，不饥延年。

榆　皮

榆皮，味甘，平。主大小便不通，利水道，除邪气。久服轻身不饥，其实尤良。零榆。

酸枣仁

酸枣仁，味酸，平。主心腹寒热，邪结气聚，四肢酸疼，湿痹。久服安五脏，轻身延年。

干 漆

干漆，味辛，温。主绝伤，补中，续筋骨，填髓脑，安五脏，五缓六急，风寒湿痹。久服身轻，耐老。生漆：去长虫。

蔓 荆 实

蔓荆实，味苦，微寒。主筋骨间寒热，湿痹拘挛，明目坚齿，利九窍，去白虫。久服轻身耐老。小荆实亦等。

辛 夷

辛夷，味辛，温。主五脏，身体寒热，风头脑痛，面䵟。久服下气，轻身，明目，增年耐老。辛矧，侯桃，房木。

杜 仲

杜仲，味辛，平。主腰脊痛，补中益精气，坚筋骨，强志，除阴下湿痒，小便余沥。久服轻身，耐老。思仙。

桑上寄生

桑上寄生，味辛，平。主腰痛，小儿背强，痈肿，安胎，充肌肤，坚发齿，长须眉。其实：明目，轻身通神。寄屑，寓木。

女 贞 实

女贞实，味苦，平。主补中，安五脏，养精神，除百疾。久服肥健，轻身不老。

蕤 核

蕤核，味甘，温。主心腹邪热结气，明目，目赤痛伤泪出。久服轻身，益气不饥。

藕 实 茎

藕实茎。味甘，平。主补中，养神，益气力，除百疾。久服轻身，耐老，不饥，延年。水芝丹。

大 枣

大枣，味甘，平。主心腹邪气，安中养脾，助十二经，平胃气，通九窍，补少气、少津液，身中不足，大惊，四肢重，和百药。久服轻身长年。叶：覆麻黄能令出汗。

葡 萄

葡萄，味甘，平。主筋骨湿痹，益气倍力，强志，令人肥健，耐老，忍风寒。久食轻身，不饥延年。可作酒。

鸡 头 实

鸡头实，味甘，平。主湿痹，腰脊膝痛，补中，除暴疾，益精气，强志，令耳目聪明。久服轻身不饥，耐老神仙。雁喙实。

蓬 蘽

蓬蘽，味酸，平。主安五脏，益精气，长阴令坚，强志，倍力，有子。久服轻身不老。覆盆。

胡 麻

胡麻，味甘，平。主伤中虚羸，补五内，益气力，长肌肉，填髓脑。久服轻身不老。巨胜。叶名青蘘。

麻蕡

麻蕡，味辛，平。主五劳七伤，利五脏，下血寒气，多食令见鬼狂走。久服通神明轻身。麻勃。

麻　子

麻子，味甘，平。主补中益气，肥健不老。

冬葵子

冬葵子，味甘，寒。主五脏六腑寒热，羸瘦，五癃，利小便。久服坚骨，长肌肉，轻身延年。

苋　实

苋实，味甘，寒。主青盲明目，除邪，利大小便，去寒热。久服益气力，轻身不饥。马苋。

白瓜子

白瓜子，味甘，平。主令人悦泽，好颜色，益气不饥。久服轻身耐老。水芝。

苦　菜

苦菜，味苦，寒。主五脏邪气，厌谷胃痹。久服安心益气，聪察少卧，轻身耐老。荼草，选。

龙　骨

龙骨，味甘，平。主心腹鬼疰，精物老魅，咳逆，泄痢脓血，女子漏下，癥瘕坚结，小儿热气惊痫。齿：主小儿、大人惊痫，癫疾狂走，心下结气，不能喘息，诸痉，杀精物。久服轻身，通神明，延年。

麝　香

麝香，味甘，温。主辟恶气，杀鬼精物，温疟，蛊毒，痫痉，去三虫。久服除邪气，不梦寤魇寐。

熊　脂

熊脂，味甘，微寒。主风痹不仁，筋急，五脏、腹中积聚寒热，羸瘦，头疡，白秃，面野，皰皶。久服强志力，不饥轻身。

白　膠

白膠，味甘，平。主伤中劳绝，腰痛，羸瘦，补中益气，妇人血闭，无子，止痛安胎。久服轻身延年。鹿角膠。

阿　膠

阿膠，味甘，平。主心腹内崩，劳极洒洒如疟状，腰腹痛，四肢酸疼，女子下血，安胎。久服轻身益气。傅致膠。

石　蜜

石蜜，味甘，平，主心腹邪气，诸惊痫痉，安五脏，诸不足，益气补中，止痛解毒，除众病，和百药。久服强志，轻身不饥不老。石饴。

蜂　子

蜂子，味甘，平。主风头，除蛊毒，补虚羸伤中。久服令人光泽，好颜色，不老。

蜜 蜡

蜜蜡，味甘，微温。主下痢脓血，补中，续绝伤，金疮，益气，不饥，耐老。

牡 蛎

牡蛎，味咸，平。主伤寒寒热，温疟洒洒，惊恚怒气，除拘缓，鼠瘘，女子带下赤白。久服强骨节，杀邪鬼，延年。蛎蛤。

龟 甲

龟甲，味酸，平。主漏下赤白，破癥瘕，痎疟，五痔，阴蚀，湿痹，四肢重弱，小儿囟不合。

桑螵蛸

桑螵蛸，味咸，平。主伤中，疝瘕，阴痿，益精生子，女子血闭腰痛，通五淋，利小便水道。蚀胧。生桑技上，采蒸之。

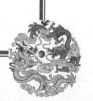

中 品 药 一百二十种

雄黄	雌黄	石硫黄	水银	石膏
磁石	凝水石	阳起石	理石	长石
石胆	白青	扁青	肤青	干姜
枲耳实	葛根	栝楼根	苦参	茈胡
芎䓖	当归	麻黄	通草	芍药
蠡实	瞿麦	玄参	秦艽	百合
知母	贝母	白芷	淫羊藿	黄芩
石龙芮	茅根	紫苑	紫草	茜根
败酱	白鲜	酸浆	紫参	藁本
狗脊	萆薢	白兔藿	营实	白薇
薇衔	翘根	水萍	王瓜	地榆
海藻	泽兰	防己	牡丹	款冬花
石韦	马先蒿	积雪草	女菀	王孙
蜀羊泉	爵床	栀子	竹叶	蘖木
吴茱萸	桑根白皮	芜荑	枳实	厚朴
秦皮	秦椒	山茱萸	紫葳	猪苓
白棘	龙眼	木兰	五加皮	卫矛
合欢	彼子	梅实	桃核仁	杏核仁
蓼实	葱实	薤	假苏	水苏
水靳	发髲	白马茎	鹿茸	牛角䚡
羖羊角	牡狗阴茎	羚羊角	犀角	牛黄
豚卵	麋脂	丹雄鸡	雁肪	鳖甲
鮀鱼甲	蠡鱼	鲤鱼胆	乌贼鱼骨	海蛤
文蛤	石龙子	露蜂房	蚱蝉	白殭蚕

雄　黄

雄黄，味苦，平。主寒热，鼠瘘，恶疮，疽，痔，死肌，杀精物、恶鬼邪气，百虫毒，胜五兵。炼食之，轻身神仙。黄金石。

雌　黄

雌黄，味辛，平。主恶疮，头秃，痂疥，杀毒，虫虱，身痒，邪气诸毒。炼之久服轻身，增年不老。

石　硫　黄

石硫黄，味酸，温。主妇人阴蚀，疽，痔，恶血，坚筋骨，除头秃，能化金、银、铜、铁奇物。

水　银

水银，味辛，寒。主疥瘘痂疡，白秃，杀皮肤中虱，堕胎，除热，杀金、银、铜、锡毒，熔化还复为丹。久服神仙不死。

石　膏

石膏味辛、微寒。主中风寒热，心下逆气，惊，喘，口干舌焦，不能息，腹中坚痛，除邪鬼，产乳，金疮。

磁　石

磁石，味辛，寒。主周痹风湿，肢节肿痛，不可持物，洗洗酸痟，除大热烦满及耳聋。玄石。

凝　水　石

凝水石，味辛，寒。主身热，腹中积聚邪气，皮中如火烧，烦满，水饮之。久服不饥。白水石。

阳起石

阳起石，味咸，微温。主崩中漏下，破子脏中血，癥瘕结气，寒热，腹痛，无子，阴痿不起，补不足。白石。

理 石

理石，味辛，寒。主身热，利胃解烦，益精明目，破积聚，去三虫。立制石。

长 石

长石，味辛，寒。主身热，胃中结气，四肢寒厥，利小便，通血脉，明目，去翳眇，下三虫，杀蛊毒。久服不饥，方石。

石 胆

石胆，味酸，寒。主明目，目痛，金疮，诸痫痓。女子阴蚀痛，石淋寒热，崩中下血，诸邪毒气，令人有子。炼饵服之不老，能化铁为铜成金银。毕石。

白 青

白青，味甘，平。主明目，利九窍，耳聋，心下邪气，令人吐，杀诸毒、三虫。久服通神明，轻身，延年不老。

扁 青

扁青，味甘，平。主目痛明目，折跌，痈肿，金疮不瘳，破积聚，解毒气，利精神。久服轻身不老。

肤　青

肤青，味辛，平。主蛊毒及蛇、菜、肉诸毒；恶疮。

干　姜

干姜，味辛，温。主胸满，咳逆上气，温中止血，出汗，逐风湿痹，肠澼下痢。生者尤良。久服主臭气，通神明。

菓耳实

菓耳实，味甘，温。主风头寒痛，风湿周痹，四肢拘挛痛，恶肉死肌。久服益气，耳目聪明，强志，轻身。胡菓，地葵。

葛　根

葛根，味甘，平。无毒，主消渴，身大热，呕吐，诸痹，起阴气，解诸毒。

栝楼根

栝楼根，味苦，寒。主消渴，身热，烦满大热，补虚安中，续绝伤。地楼。

苦　参

苦参，味苦，寒。主心腹结气，癥瘕，积聚，黄疸，溺有余沥，逐水，除痈肿，补中明目止泪。水槐，苦蘵。

茈　胡

茈胡，味苦，平。主心腹肠胃中结气，饮食积聚，寒热邪气，推陈致新。久服轻身明目，益精。地薰。

芎䓖

芎䓖，味辛，温。主中风入脑头痛，寒痹，筋挛缓急，金疮，妇人血闭，无子。

当归

当归，味甘，温。主咳逆上气，温疟寒热，洗洗在皮肤中，夫人漏下绝子，诸恶疮疡，金疮，煮饮之。干归。

麻黄

麻黄，味苦，温。主中风，伤寒头痛，温疟，发表出汗，去邪热气，止咳逆上气，除寒热，破癥坚积聚。龙沙。

通草

通草，味辛，平。主去恶虫，除脾胃寒热，通利九窍、血脉、关节，令人不忘。附支。

芍药

芍药，味苦，平。主邪气腹痛，除血痹，破坚积，寒热，疝瘕，止痛，利小便，益气。

蠡实

蠡实，味甘，平。主皮肤寒热，胃中热气，风寒湿痹，坚筋骨，令人嗜食。久服轻身。花、叶：去白虫。剧草，三坚，豕首。

瞿麦

瞿麦，味苦，寒。主关格，诸癃结，小便不通，出刺，决痈肿，明目去

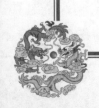

翳，破胎堕子，闭血。巨句麦。

玄　参

玄参，味苦，微寒。主腹中寒热，积聚，女子产乳馀疾，补肾气，令人目明。重台。

秦　艽

秦艽，味苦，平。主寒热邪气，寒湿风痹，肢节痛，下水，利小便。

百　合

百合，味甘，平。主邪气腹胀心痛，利大小便，补中益气。

知　母

知母，味苦，寒。主消渴热中，除邪气，肢体浮肿，下水，补不足，益气。蚳母，连母，野蓼，地参，水浚，水参，货母，蝭母。

贝　母

贝母，味辛，平。主伤寒烦热，淋沥邪气，疝瘕喉痹，乳难，金疮，风痉。空草。

白　芷

白芷，味辛，温。主女人漏下赤白，血闭阴肿，寒热，风头侵目泪出，长肌肤润泽，可作面脂。芳香。

淫羊藿

淫羊藿，味辛，寒。主阴痿绝伤，茎中痛，利小便，益气力，强志。刚前。

神农本经

黄 芩

黄芩，味苦，平。主诸热，黄疸，肠澼，泄痢，逐水，下血闭，恶疮，疽蚀，火疡。腐肠。

石 龙 芮

石龙芮，味苦，平。主风寒湿痹，心腹邪气，利关节，止烦满。久服轻身明目，不老。鲁果能，地椹。

茅 根

茅根，味甘，寒。主劳伤虚羸，补中益气，除瘀血，血闭，寒热，利小便。其苗主下水。兰根，茹根。

紫 苑

紫苑，味苦，温。主咳逆上气，胸中寒热结气，去蛊毒，痿蹷，安五脏。

紫 草

紫草，味苦，寒。主心腹邪气，五疸，补中益气，利九窍，通水道。紫丹，紫芙。

茜 根

茜根，味苦，寒。主寒热风痹，黄疸，补中。

败 酱

败酱，味苦，平。主暴热，火疮赤气，疥瘙，疽，痔，马鞍热气。鹿肠。

白　鲜

白鲜，味苦，寒。主头风，黄疸，咳逆，淋沥，女子阴中肿痛，湿痹，死肌，不可屈伸，起止行步。

酸　浆

酸浆，味酸，平。主热烦满，定志益气，利水道，产难，吞其实主产。醋浆。

紫　参

紫参，味苦，寒。主心腹积聚，寒热邪气，通九窍，利大小便。牡蒙。

藁　本

藁本，味辛，温。主妇人疝瘕，阴中寒肿痛，腹中急，除风头痛，长肌肤，悦颜色。鬼卿，地新。

狗　脊

狗脊，味苦，平。主腰背脊强，机关缓急，周痹寒湿膝痛，颇利老人。百枝。

萆　薢

萆薢，味苦，平。主腰背痛，强骨节，风寒湿周痹，恶疮不瘳，热气。

白兔藿

白兔藿，味苦，平。主蛇虺、蜂、虿、猘狗、菜、肉、蛊毒，鬼疰。白葛。

营　实

营实，味酸，温。主痈疽，恶疮结肉，跌筋，败疮，热气阴蚀不瘳，利关节。墙薇，墙麻，牛棘。

白　薇

白薇，味苦，平。主暴中风，身热肢满，忽忽不知人，狂惑，邪气寒热酸疼，温疟洗洗，发作有时。

薇　衔

薇衔，味苦，平。主风湿痹，历节痛，惊痫吐舌，悸气，贼风鼠疫，痈肿。麋衔。

翘　根

翘根，味甘，平。主下热气，益阴精，令人面悦好，明目。久服轻身耐老。

水　萍

水萍，味辛，寒。主暴热身痒，下水气，胜酒，长须发，止消渴。久服轻身。水花，水白。

王　瓜

王瓜，味苦，寒。主消渴，内痹瘀血，月闭，寒热酸疼，益气，愈聋。土瓜。

地　榆

地榆，味苦，微寒。主妇人乳痓痛，七伤，带下五漏止痛，除恶肉，止

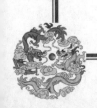

汗，疗金疮。

海 藻

海藻，味苦，寒。主瘿瘤气，颈下核，破散结气，痈肿，癥瘕，坚气腹中上下鸣，下十二水肿。落首。

泽 兰

泽兰，味苦，微温。主乳妇内衄、中风余疾，大腹水肿，身面、四肢浮肿，骨节中水，金疮，痈肿，疮脓。虎兰，龙枣。

防 己

防己，味辛，平。主风寒，温疟，热气诸痫，除邪，利大小便。解离。

牡 丹

牡丹，味辛，寒。主寒热，中风，瘛疭，惊痫邪气，除癥坚，瘀血留含肠胃，安五脏，疗痈疮。鹿韭，鼠姑。

款 冬 花

款冬花，味辛，温。主咳逆上气，善喘，喉痹，诸惊痫，寒热邪气。橐吾，颗冻，虎须，菟奚。

石 韦

石韦，味苦，平。主劳热，邪气五癃闭不通，利小便水道。石䩾。

马 先 蒿

马先蒿，味苦，平。主寒热，鬼疰，中风湿痹，女子带下病，无子。马屎蒿。

积 雪 草

积雪草，味苦，寒。主大热，恶疮，痈疽，浸淫，赤熛皮肤赤，身热。

女 菀

女菀，味辛，温。主风寒洗洗，霍乱，泄痢，肠鸣上下无常处，惊痫，寒热百疾。

王 孙

王孙，味苦，平。主五脏邪气，寒湿痹，四肢疼酸，膝冷痛。

蜀 羊 泉

蜀羊泉，味苦，微寒。主头秃，恶疮热气，疥瘙痂，癣虫。

爵 床

爵床，味咸，寒。主腰脊痛，不得着床，俯仰艰难，除热，可作浴汤。

栀 子

栀子，味苦，寒。主五内邪气，胃中热气，面赤，酒疱皶鼻，白癞，赤癞，疮疡。

竹 叶

竹叶，味苦，平。主咳逆上气，溢筋急，恶疮，杀小虫。根作汤，益气止渴，补虚下气。汁：主风痓。实：通神明，轻身益气。

蘗　木

蘗木，味苦，寒。主五脏，肠胃中结热，黄疸，肠痔，止泄痢，女子漏下赤白，阴阳伤蚀。檀桓。

吴茱萸

吴茱萸，味辛，温。主温中，下气止痛，咳逆寒热，除湿，血痹，逐风邪，开腠理。根：杀三虫。薮，

桑根白皮

桑根白皮，味甘，寒。主伤中，五劳六极，羸瘦，崩中，脉绝，补虚益气。叶：主除寒热出汗。

芜荑

芜荑，味辛，平。主五内邪气，散皮肤、骨节中淫淫温行毒，去三虫，化食。无姑。

枳实

枳实，味苦，寒。主大风在皮肤中如麻豆苦痒，除寒热结，止痢，长肌肉，利五脏，益气轻身。

厚朴

厚朴，味苦，温。主中风，伤寒头痛，寒热，惊悸，气血痹，死肌，去三虫。

秦皮

秦皮，味苦，微寒。主风寒湿痹，洗洗寒气，除热，目中青翳，白膜。久

服头不白，轻身。

秦　椒

秦椒，味辛，温。主风邪气，温中除寒痹，坚齿发，明目。久服轻身，好颜色，耐老增年，通神。

山茱萸

山茱萸，味酸，平。主心下邪气，寒热，温中，逐寒湿痹，去三虫。久服轻身。蜀枣。

紫　葳

紫葳，味酸，微寒。主妇人产乳余疾，崩中，癥瘕，血闭，寒热，羸瘦，养胎。

猪　苓

猪苓，味甘，平。主痎疟，解毒，蛊疰不祥，利水道。久服轻身耐老。假猪屎。

白　棘

白棘，味辛，寒。主心腹痛，痈肿溃脓，止痛。棘针。

龙　眼

龙眼，味甘，平。主五脏邪气，安志，厌食。久服魂聪明，轻身不老，通神明，益智。

木　兰

木兰，味苦，寒。主身大热在皮肤中，去面热赤炮，酒皶，恶风，癫疾，

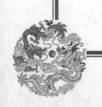

阴下痒湿，明耳目。林兰。

五 加 皮

五加皮，味辛，温。主心腹疝气腹痛，益气疗躄，小儿不能行，疽疮，阴蚀。豺漆。

卫 矛

卫矛，味苦，寒。主女子崩中下血，腹满汗出，除邪，杀鬼毒、蛊疰。鬼箭。

合 欢

合欢，味甘，平。主安五脏，利心志，令人欢乐无忧。久服轻身，明目，得所欲。

彼 子

彼子，味甘，温。主腹中邪气，去三虫，蛇螫，蛊毒，鬼疰，伏尸。

梅 实

梅实，味酸，平。主下气，除热烦满，安心，肢体痛，偏枯不仁，死肌，去青黑痣，恶肉。

桃 核 仁

桃核仁，味苦，平。主瘀血，血闭瘕癖，邪气，杀小虫。桃花：杀疰恶鬼，令人好颜色。桃枭：微温，主杀百鬼精物。桃毛：主下血瘕，寒热积聚，无子。桃蠹：杀鬼邪恶不祥。

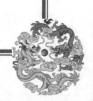

杏核仁

杏核仁，味甘，温。主咳逆上气雷鸣，喉痹下气，产乳，金疮，寒心贲豚。

蓼 实

蓼实，味辛，温。主明目，温中，耐风寒，下水气，面目浮肿，痈疡。马蓼：去肠中蛭虫，轻身。

葱 实

葱实，味辛，温。主明目，补中气不足。其茎，可作汤，主伤寒寒热，出汗，中风，面目肿。

薤

薤，味辛，温。主金疮疮败。轻身不饥，耐老。

假 苏

假苏，味辛，温。主寒热，鼠瘘，瘰疬，生疮，破结聚气，下瘀血，除湿痹。鼠蓂。

水 苏

水苏，味辛，微温。主下气，杀谷，除饮食，辟口臭，去毒，辟恶气。久服通神明，轻身耐老。

水 靳

水靳，味甘，平。主女子赤沃，止血养精，保血脉，益气，令人肥健，嗜食。水英。

发　髲

　　发髲，味苦，温。主五癃，关格不通，利小便水道，疗小儿痫，大人痓，仍自还神化。

白 马 茎

　　白马茎，味咸，平。主伤中脉绝，阴不起，强志益气，长肌肉，肥健生子。眼：主惊痫，腹满，疟疾。悬蹄：主惊邪，瘈疭，乳难，辟恶气鬼毒，蛊疰不祥。

鹿　茸

　　鹿茸，味甘，温。主漏下恶血，寒热，惊痫，益气强志，生齿，不老。角：主恶疮、痈肿，逐邪恶气，留血在阴中。

牛 角 鰓

　　牛角鰓，燔之。味苦，平。下闭血，瘀血疼痛，女子带下血。髓：味甘，平，补中，主填骨髓。久服增年。胆：味苦，寒，可丸药。

羖 羊 角

　　羖羊角，味咸，温。主青盲明目，杀疥虫，止寒泄，辟恶鬼、虎狼，止惊悸。久服安心，益气轻身。

牡狗阴茎

　　牡狗阴茎，味咸，平。主伤中，阴痿不起，令强热大，生子，除女子带下十二疾。狗精。

羚羊角

羚羊角，味咸，寒。主明目，益气起阴，去恶血注下，辟蛊毒恶鬼不祥，安心气，常不魇寐。

犀　角

犀角，味苦，寒。主百毒蛊疰，邪鬼，瘴气，杀钩吻、鸩羽、蛇毒，除邪不迷惑、魇寐。久服轻身。

牛　黄

牛黄，味苦，平。主惊痫，寒热，热盛狂痉，除邪逐鬼。

豚　卵

原卵，味甘，温。主惊痫，癫疾，鬼疰，蛊毒，除寒热，贲豚，五癃，邪气挛缩。豚颠。悬蹄：主五痔，伏热在肠，肠痈，内蚀。

麋　脂

麋脂，味辛，温。主痈肿，恶疮死肌，风寒湿痹，四肢拘缓不收，风头肿气，通腠理。官脂。

丹雄鸡

丹雄鸡，味甘，微温。主女人崩中漏下赤白沃，补虚温中，止血。头：主杀鬼，东门上者尤良。肫腟裹黄皮：微寒，主泄利。屎白：主消渴，伤寒寒热。黑雌鸡：主风塞湿痹，五缓六急，安胎。翮羽：主下血闭。鸡子：主除热，火疮，痫痉。可作虎魄神物。鸡白蠹：肥脂。

雁　肪

雁肪，味甘，平。主风挛拘急，偏枯，气不通利。久服益气不饥，轻身，耐老。鹜肪。

鳖　甲

鳖甲，味咸，平。主心腹癥瘕，坚积寒热，去痞，息肉，阴蚀，痔核恶肉。

鮀鱼甲

鮀鱼甲，味辛，微温。主心腹癥瘕，伏坚积聚，寒热，女子崩肿下血五色，小腹阴中相引痛，疮疥，死肌。

蠡　鱼

蠡鱼，味甘，寒。主湿痹，面目浮肿，下大水，疗五痔。

鲤鱼胆

鲤鱼胆，味苦，寒。主目热赤痛，青盲明目。久服强悍，益志气。

乌贼鱼骨

乌贼鱼骨，味咸，微温。主女子漏下赤白经汁，血闭，阴蚀脚痛，寒热，癥瘕，无子。

海　蛤

海蛤，味苦，平。主咳逆上气喘息，烦满，胸痛寒热。魁蛤。

文　蛤

文蛤，主恶疮，蚀五痔。

石 龙 子

石龙子，味咸，寒。主五癃，邪结气，破石淋下血，利小便水道。蜥蜴。

露 蜂 房

露蜂房，味苦，平。主惊痫，瘛疭，寒热邪气，癫疾，鬼精，蛊毒，肠痔。火炙之，良。蜂肠。

蚱　蝉

蚱蝉，味咸，寒。主小儿惊痫，夜啼，癫疾，寒热。

白 殭 蚕

白殭蚕，味咸，平。主小儿惊痫，夜啼，去三虫，灭黑𪒟，令人面色好，男子阴病。

下品药 一百二十五种

孔公孽	殷孽	铁精	铁落	铁
铅丹	粉锡	锡镜鼻	代赭	戎盐
大盐	卤碱	青琅玕	礜石	石灰
白垩	冬灰	附子	乌头	天雄
半夏	虎掌	鸢尾	大黄	葶苈
桔梗	莨菪子	草蒿	旋復花	藜芦
鉤吻	射干	蛇含	常山	蜀漆
甘遂	白敛	青葙子	藋菌	白及
大戟	泽漆	茵芋	贯众	荛花
牙子	羊踯躅	芫花	姑活	别羁
商陆	羊蹄	萹蓄	狼毒	鬼臼
白头翁	羊桃	女青	连翘	石下长卿
藺茹	乌韭	鹿藿	蚤休	石长生
陆英	茛草	牛扁	夏枯草	屈草
巴豆	蜀椒	皂荚	柳华	楝实
郁李仁	莽草	雷丸	梓白皮	桐叶
石南	黄环	溲疏	鼠李	松萝
药实根	蔓椒	栾华	淮木	大豆黄卷
腐婢	瓜蒂	苦瓠	六畜毛蹄甲	燕屎
天鼠屎	伏翼	鼺鼠	蝦蟆	马刀
蟹	蛇蜕	蝟皮	蠮螉	蚌蜋
蛞蝓	白颈蚯蚓	蛴螬	石蚕	雀瓮
樗鸡	斑猫	蝼蛄	蜈蚣	马陆
地胆	萤火	衣鱼	鼠妇	水蛭
木虻	蜚虻	蜚蠊	䗪虫	贝子

孔 公 孽

孔公孽，味辛，温。主伤食不化，邪结气，恶疮，疽，瘘，痔，利九窍，下乳汁。

殷 孽

殷孽，味辛。主烂伤瘀血，泄痢，寒热，鼠瘘，癥瘕结气。姜石。

铁 精

铁精，平。主明目，化铜。

铁 落

铁落，味辛，平。主风热，恶疮疡，疽，疮，痂疥气在皮肤中。

铁

铁，主坚肌耐痛。

铅 丹

铅丹，味辛，微寒。主吐逆胃反，惊痫癫疾，除热，下气。炼化还成九光。久服通神明。

粉 锡

粉锡，味辛，寒。主伏尸，毒螫，杀三虫。解锡。

锡 镜 鼻

锡镜鼻，主女子血闭，癥瘕伏肠，绝孕。

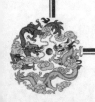

代　赭

代赭，味苦，寒。主鬼疰，贼风，蛊毒，杀精物恶鬼，腹中毒邪气，女子赤沃漏下。须丸。

戎　盐

戎盐，主明目，目痛，益气，坚肌骨，去毒蛊。

大　盐

大盐，令人吐。

卤　碱

卤碱，味苦，寒。主大热消渴，狂烦，除邪及下蛊毒，柔肌肤。

青 琅 玕

青琅玕，味辛，平。主身痒，火疮，痈疡，疥瘙，死肌。石珠。

礜　石

礜石，味辛，大热。主寒热鼠瘘，蚀疮，死肌，风痹，腹中坚癖，邪气，除热。青分石，立制石，固羊石。

石　灰

石灰，味辛，温。主疽疡疥瘙，热气恶疮，癞疾，死肌，堕眉，杀痔虫，去黑子、息肉。恶灰。

白　垩

白垩，味苦，温。主女子寒热癥瘕，月闭积聚，阴肿痛，漏下，无子。

冬　灰

冬灰，味辛，微温。主黑子，去肬，息肉，疽，蚀、疥瘙。藜灰。

附　子

附子，味辛，温。主风寒咳逆邪气，破癥坚积聚，血瘕，金疮，寒湿，踒躄，拘挛膝痛，不能行步。

乌　头

乌头，味辛，温。主中风，恶风洗洗，出汗，除寒湿痹，咳逆上气，破积聚，寒热，其汁煎之，名射罔，杀禽兽。奚毒，即子，乌喙。

天　雄

天雄，味辛，温。主大风寒湿痹，历节痛，拘挛缓急，破积聚，邪气，金疮，强筋骨。轻身健行。白幕。

半　夏

半夏，味辛，平。主伤寒寒热心下坚，下气，咽喉肿痛，头眩，胸胀咳逆，肠鸣，止汗。地文，水玉。

虎　掌

虎掌，味苦，温。主心痛寒热，结气，积聚，伏梁，伤筋痿，拘缓，利水道。

鸢　尾

鸢尾，味苦，平。主蛊毒邪气，鬼疰诸毒，破癥瘕积聚，去水，下三虫。

大　黄

大黄，味苦，寒。主下瘀血，血闭，寒热，破癥瘕，积聚，留饮宿食，荡涤肠胃，推陈致新，通利水谷，调中化食，安和五脏。

葶　苈

葶苈，味辛，寒。主癥瘕积聚结气，饮食寒热，破坚逐邪，通利水道。大室，大适。

桔　梗

桔梗，味辛，微温。主胸胁痛如刀刺，腹满肠鸣幽幽，惊恐，悸气。

莨菪子

莨菪子，味苦，寒。主齿痛出虫，肉痹拘急，使人健行，见鬼，多食令人狂走。久服轻身，走及奔马，强志，益力，通神。横唐。

草　蒿

草蒿，味苦，寒。主留热在骨节间，疥瘙痂痒，恶疮，杀虱，明目。青蒿，方溃。

旋復花

旋復花，味咸，温。主结气胁下满，惊悸，除水去五脏间寒热，补中，下气。金沸草。盛椹。

藜　芦

藜芦，味辛，寒。主蛊毒，咳逆，泄痢，肠澼，头疡，疥疮，恶疮，杀诸蛊毒，去死肌。葱苒。

鉤　吻

鉤吻，味辛，温。主金疮，乳痓，中恶风，咳逆上气，水肿，杀鬼疰、蛊毒。野葛。

射　干

射干，味苦，平。主咳逆上气，喉痹，咽痛，不得消息，散结气，腹中邪逆，食饮大热。乌扇，乌蒲。

蛇　含

蛇含，味苦，微寒。主惊痫，寒热邪气，除热金疮，疽，痔，鼠瘘，恶疮，头疡。蛇衔。

常　山

常山，味苦，寒。主伤寒寒热，热发温疟，鬼毒，胸中痰结，吐逆，互草。

蜀　漆

蜀漆，味辛，平。主疟及咳逆寒热，腹中癥坚，痞结积聚，邪气蛊毒，鬼疰。

甘　遂

甘遂，味苦，寒。主大腹疝瘕，腹满，面目浮肿，留饮宿食，破癥坚积

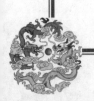

聚，利水谷道。主田。

白　敛

白敛，味苦，平。主痈肿，疽，疮，散结气，止痛，除热，目中赤，小儿惊痫，温疟，女子阴中肿痛。菟核，白草。

青　葙　子

青葙子，味苦，微寒。主邪气皮肤中热，风瘙身痒，杀三虫。子：名草决明，疗唇口青。草蒿，萋蒿。

藋　菌

藋菌，味咸，平。主心痛，温中，去长虫，白癜，蛲虫，蛇螫毒，癥瘕，诸虫。藋芦。

白　及

白及，味苦，平。主痈肿，恶疮，败疽，伤阴死肌，胃中邪气，贼风鬼击，痱缓不收。甘根，连及草。

大　戟

大戟，味苦，寒。主蛊毒，十二水腹满急痛，积聚，中风，皮肤疼痛，吐逆。邛钜。

泽　漆

泽漆，味苦，微寒。主皮肤热，大腹水气，四肢、面目浮脚，丈夫阴气不足。

茵 芋

茵芋，味苦，温。主五脏邪气，心腹寒热，羸瘦如疟状，发作有时，诸关节风湿痹痛。

贯 众

贯众，味苦，微寒。主腹中邪热气，诸毒，杀三虫。贯节，贯渠，百头，虎卷，扁府。

莞 花

莞花，味苦，寒。主伤寒、温疟，下十二水，破积聚，大坚癥瘕，荡涤肠胃中留癖，饮食寒热邪气，利水道。

牙 子

牙子，味苦，寒。主邪气热气，疥瘙，恶疡，疮，痔，去白虫。狼牙。

羊踯躅

羊踯躅，味辛，温。主贼风在皮肤中淫淫痛，温疟，恶毒，诸痹。

芫 花

芫花，味辛，温。主咳逆上气，喉鸣喘，咽肿短气，蛊毒，鬼疟，疝瘕，痈肿，杀虫鱼。去水。

姑 活

姑活，味甘，温。主大风邪气，湿痹寒痛。久服轻身，益寿耐老。冬葵子。

别　羁

别羁，味苦，微温。主风寒湿痹，身重，四肢疼酸，寒邪，历节痛。

商　陆

商陆，味辛，平。主水肿，疝瘕，痹，熨除痈肿，杀鬼精物。葛根，夜呼。

羊　蹄

羊蹄，味苦，寒。主头秃，疥瘙，除热，女子阴蚀。东方宿，连虫陆，鬼目。

萹　蓄

萹蓄，味苦，平。主浸淫，疥瘙，疽，痔，杀三虫。

狼　毒

狼毒，味辛，平。主咳逆上气，破积聚，饮食寒热，水气，恶疮，鼠瘘，疽蚀，鬼精蛊毒，杀飞鸟走兽。续毒。

鬼　臼

鬼臼，味辛，温。主杀蛊毒，鬼疰精物，辟恶气不祥，逐邪解百毒。爵犀，马目毒公，九臼。

白头翁

白头翁，味苦，温。主温疟，狂易寒热，癥瘕积聚，瘿气，逐血止痛，疗金疮。野丈人，胡王使者。

羊　桃

羊桃，味苦，寒。主熛热身暴赤色，除小儿热，风水积聚，恶疡。鬼桃，羊肠。

女　青

女青，味辛，平。主蛊毒，逐邪恶气，杀鬼温疟，辟不祥。雀瓢。

连　翘

连翘，味苦，平。主寒热，鼠瘘，瘰疬，痈肿，瘿瘤，结热，蛊毒。异翘，兰华，折根，轵，三廉。

石下长卿

石下长卿，味咸，平。主鬼疰精物，邪气恶鬼，杀百精蛊毒，老魅注易，亡走，啼哭悲伤，恍惚。徐长卿。

莔　茹

莔茹，味辛，寒。主蚀恶肉，败疮死肌，杀疥虫，排脓恶血，除大风热气，善忘不寐。

乌　韭

乌韭，味甘，寒。主皮肤往来寒热，利小肠膀胱气。

鹿　藿

鹿藿，味苦，平。主蛊毒，女子腰腹痛不乐，肠痈，瘰疬，疡气。

蚤 休

蚤休，味苦，微寒。主惊痫摇头弄舌，热气在腹中，癫疾，痈疮，阴蚀，下三虫，去蛇毒。蚩休。

石 长 生

石长生，味咸，微寒。主寒热，恶疮大热，辟鬼气不祥。丹草。

陆 英

陆英，味苦，寒。主骨间诸痹，四肢拘挛疼酸，膝寒痛，阴痿，短气不足，脚肿。

荩 草

荩草，味苦，平。主久咳上气喘咳，久寒惊悸，痂疥，白秃，疡气，杀皮肤小虫。

牛 扁

牛扁，味苦，微寒。主身皮疮热气，可作浴汤，杀牛虱小虫，疗牛病。

夏 枯 草

夏枯草，味，苦，微寒。主寒热，瘰疬，鼠瘘，头疮，破癥，散瘿结气，脚肿湿痹。轻身。夕句，乃东。

屈 草

屈草，味苦。主胸胁下痛，邪气肠间寒热，阴痹。久服轻身益气耐老。

巴　豆

巴豆，味辛，温。主伤寒，温疟寒热，破癥瘕，结聚坚积，留饮痰澼，大腹水胀，荡练五脏六腑，开通闭塞，利水谷道，去恶肉，除鬼毒，蛊疰邪物，杀虫鱼。巴椒。

蜀　椒

蜀椒，味辛，温。主邪气咳逆，温中，逐骨节皮肤，死肌，寒湿痹痛，下气。久服之，头不白，轻身增年。

皂　荚

皂荚，味辛，温。主风痹死肌，邪气风头，泪出，利九窍，杀精物。

柳　华

柳华，味苦，寒。主风水，黄疸，面热黑。柳絮。叶：主马疥痂疮。实：主溃痈，逐脓血。子汁：疗渴。

楝　实

楝实，味苦，寒。主温疾，伤寒大热，烦狂，杀三虫，疗疡，利小便水道。

郁李仁

郁李仁，味酸，平。主大腹水肿，面目、四肢浮肿，利小便水道，根：主齿龂肿，龋齿，坚齿。爵李。

莽　草

莽草，味辛，温。主风头，痈肿，乳痈，疝瘕，除结气，疥瘙，杀虫鱼。

雷　丸

雷丸，味苦，寒。主杀三虫，逐毒气，胃中热，利丈夫，不利女子，作摩膏，除小儿百病。

梓白皮

梓白皮，味苦，寒。主热，去三虫。

桐　叶

桐叶，味苦，寒。主恶蚀疮，着阴。皮：主五痔，杀三虫。

石　南

石南，味辛，平。主养肾气，内伤阴衰，利筋骨皮毛。实：杀虫毒，破积聚，逐风痹。鬼目。

黄　环

黄环，味苦，平。主蛊毒，鬼疰，鬼魅邪气在脏中，除咳逆寒热。凌泉，大就。

溲　疏

溲疏，味辛，寒。主身皮肤中热，除邪气，止遗溺。可作浴汤。

鼠　李

鼠李，味苦，微寒。主寒热，瘰疬疮。

松　萝

松萝，味苦，平。主瞋怒，邪气，止虚汗，头风，女子阴寒肿痛。女萝。

药 实 根

药实根，味辛，温。主邪气诸疼酸，续绝伤，补骨髓。连木。

蔓　椒

蔓椒，味苦，平。主风寒湿痹，历节疼，除四肢厥气，膝痛。豕椒。

栾　华

栾华，味苦，寒。主目痛泪出伤眦，消目肿。

淮　木

淮木，味苦，平。主久咳上气，伤中虚羸，女子阴蚀漏下赤白沃。百岁城中木。

大豆黄卷

大豆黄卷，味甘，平。主湿痹，筋挛，膝痛。

腐　婢

腐婢，味辛，温。主痎疟，寒热邪气，泄利，阴不起，病酒头痛。

瓜　蒂

瓜蒂，味苦，寒。主大水，身面四肢浮肿，下水，杀蛊毒，咳逆上气及食诸果，病在胸腹中，皆吐，下之。

神农本经

苦瓠

苦瓠，味苦，寒。主大水，四肢面目浮肿，下水，令人吐。

六畜毛蹄甲

六畜毛蹄甲，味咸，平。主鬼疰，蛊毒，寒热，惊痫癫痓，狂走。骆驼毛尤良。

燕屎

燕屎，味辛，平。主蛊毒，鬼疰，逐不祥邪气，破五癃，利小便。

天鼠屎

天鼠屎，味辛，寒。主面痈肿，皮肤洗洗时痛，腹中血气，破寒热积聚，除惊悸。

伏翼

伏翼，味咸，平。主目瞑明目，夜视有精光。久服令人喜乐，媚好，无忧。蝙蝠。

鼺鼠

鼺鼠，主堕胎，令产易。

蝦蟆

蝦蟆，味辛，寒。主邪气，破癥坚血，痈肿，阴疮。服之不患热病。

马　刀

马刀，味辛，微寒。主漏下赤白，寒热，破石淋，杀禽兽贼鼠。

蟹

蟹，味咸，寒。主胸中邪气热结痛，喎僻，面肿败漆。烧之致鼠。

蛇　蜕

蛇蜕，味咸，平。主小儿百二十种惊痫瘈疭，癫疾，寒热，肠痔，虫毒，蛇痫。火熬之良。龙子衣，龙付，弓衣，龙子单衣。

蝟　皮

蝟皮，味苦，平。主五痔，阴蚀，下血赤白五色，血汁不止，阴肿痛引腰背，酒煮杀之。

蠮　螉

蠮螉，味辛，平。主久聋，咳逆，毒气，出刺，出汗。

蜣　蜋

蜣蜋，味咸，寒。主小儿惊痫瘈疭，腹胀，寒热，大人癫疾，狂易。蛣蜣。

蛞　蝓

蛞蝓，味咸，寒。主贼风喎僻，趺筋及脱肛，惊痫挛缩。陵蠡。

白颈蚯蚓

白颈蚯蚓，味咸，寒。主蛇瘕，去三虫，伏尸，鬼疰，蛊毒，杀长虫，仍自化作水。

蛴螬

蛴螬，味咸，微温。主恶血，血瘀，痹气，破折血在胁下坚满痛，月闭，目中淫肤，青翳，白膜。蟦蛴。

石蚕

石蚕，味咸，寒。主五癃，破石淋，堕胎。肉：解结气，利水道，除热。沙虱。

雀瓮

雀瓮，味甘，平。主小儿惊痫，寒热，结气，蛊毒，鬼疰。躁舍。

樗鸡

樗鸡，味苦，平。主心腹邪气，阴痿，益精强志，生子，好颜色，补中轻身。

斑猫

斑猫，味辛，寒。主寒热，鬼疰，蛊毒，鼠瘘，恶疮，疽蚀，死肌，破石癃。龙尾。

蝼蛄

蝼蛄，味咸，寒。主产难，出肉中刺，溃痈肿，下哽噎，解毒，除恶疮。蟪蛄，天蝼，毂。夜出者良。

蜈　蚣

蜈蚣，味辛，温。主鬼疰，蛊毒，啖诸蛇、虫、鱼毒，杀鬼物老精，温疫，去三虫。

马　陆

马陆，味辛，温。主腹中大坚癥，破积聚，息肉，恶疮，白秃。百足。

地　胆

地胆，味辛，寒。主鬼疰，寒热，鼠瘘，恶疮，死肌，破癥瘕，堕胎。蚖青。

萤　火

萤火，味辛，微温。主明目，小儿火疮，伤热气，蛊毒，鬼疰，通神精。夜光。

衣　鱼

衣鱼，味咸，温。主妇人疝瘕，小便不利，小儿中风，项强背起，摩之。白鱼。

鼠　妇

鼠妇，味酸，温。主气癃不得小便，妇人月闭血瘕，痫痓，寒热，利水道。员蟠，蛜蝛。

水　蛭

水蛭，味咸，平。主逐恶血，瘀血，月闭，破血瘕积聚，无子，利水道。

木 虻

木虻，味苦，平。主目赤肿，眦伤泪出，瘀血血闭，寒热，酸惭，无子。魂常。

蜚 虻

蜚虻，味苦，微寒。主逐瘀血，破下血积，坚痞，癥瘕寒热，通利血脉及九窍。

蜚 蠊

蜚蠊，味咸，寒。主血瘀，癥坚寒热，破积聚，咽喉痹，内寒无子。

䗪 虫

䗪虫，味咸，寒。主心腹寒热洗洗。血积癥瘕，破坚下血闭，生子。地鳖。

贝 子

贝子，味咸，平。主目瞖，鬼疰，蛊毒，腹痛，下血，五癃，利水道。烧用之良。

神农本草经

〔魏〕吴普等　述

〔清〕孙星衍
　　　孙冯翼　辑

李顺保　主校注
赵鲲鹏　协校注

学苑出版社

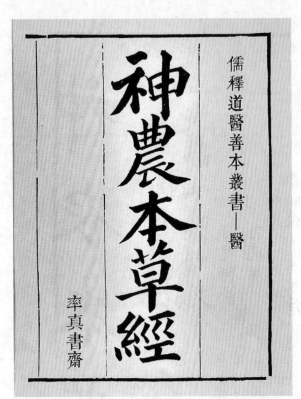

儒釋道醫善本叢書——醫

神農本草經

率真書齋

清代周学海刻《神农本草经》书影（封面）

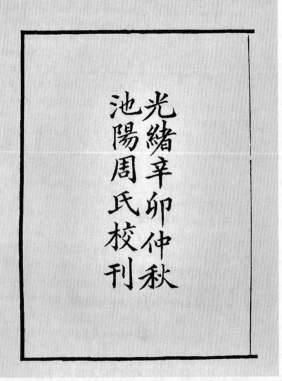

光緒辛卯仲秋

池陽周氏校刊

清代周学海刻《神农本草经》书影（副封）

校 注 说 明

一、作者简介

孙星衍（1753～1818），字渊如，江苏武进（古阳湖）人，清乾隆进士，清乾嘉时期官员，曾任山东督粮道。孙氏又是文人，精通经史子集及音训之学，撰有《尚书今古文注疏》《周易集解》《寰宇访碑录》等书。孙氏虽非药物学家，但备有经史子集深厚功底，在其侄孙冯翼（字凤卿）的协助下，辑注《神农本草经》，该本校勘佳良，对后世影响深远，意义重大。

二、内容简介

1. 该刊本为三卷本，收录 365 种中药，分为上经、中经和下经，末后附有：《本草经》佚文、《吴氏本草》十二条、诸药制使。

2. 该本以《证类本草》白大字为底本，先列《神农本草经》经文，再列《太平御览》《吴普本草》《名医别录》《大观本草》《艺文类聚》等典籍注文。该本的重要特色是孙氏对每味药物均加以自己的考证和见解，引用经史子集资料甚多，是其他刊本所不及，如《说文解字》《广雅》《尔雅》《毛诗》《山海经》《淮南子》《抱扑子》《周礼》《吕氏春秋》《玉篇》《范子计然》《夏小正》《管子》《老子》《左传》《荀子》《楚辞》《史记》《战国策》《汉书音义》《国语》《博物志》《齐民要术》《方言》《县志》《昭明文选》《伤寒论》《异物志》《初学记》《图经本草》《司马相如赋》《春秋左传》《本草给遗》《本草纲目》《吴越春秋》《后汉书》《本草衍义》《桐君药录》《梦溪笔谈》《列子》《一切经音义》《考工记》《西京杂记》《本草药性》《孝经》《颜之推家训》《四声本草》《庄子》《魏略》《白虎通》《广志》《周书》《礼记》《本草经集注》等等，可谓参考资料齐全，引经据典无暇可击。

3. 该本增补了"升麻""黍米""粟米"三味药物，并将《证类本草》中的"诸药制使"附录在后，又增补《本草经》佚文和《吴氏本草》十二条于后，以补其《神农本草经》之不足。

4. 该本改用诸多古字，如孙氏在其"本草经序"所言：至其经文，或以"痒"为"癢"、"创"为"疮"、"淡"为"痰"、"注"为"蛀"、"沙"为"砂"、"兔"为"菟"之类，皆由传写之误，据古订正，勿嫌惊俗也。实为画蛇添足，多此一举。由此可见，孙氏是文人，虽精通音训，但非医家，故不明医家之约定用字，为保持原著之本，今校注未纠正其弊端。

三、版本的简介

1. 清嘉庆四年（1799）孙氏刻问经堂丛书本，现藏国家图书馆、北京师范大学图书馆、上海中医药大学图书馆等。

2. 清光绪十七年（1891）周学海刊《儒释道医善本丛书》一书《神农本草经》。现藏中国中医科学院图书馆、天津中医药大学图书馆、河南中医药大学图书馆等。

3. 中华书局（1930）四部（珍仿宋版印）备要本。现藏国家图书馆、中国中医科学院图书馆、北京中医药大学图书馆等。

4. 人民卫生出版社（1963）铅印本。

5. 岳麓书社（1990）影印上海大东书局《中国医学大成》本。

四、版本选择

本次校注采用率直书斋版为底本，简称周氏本（中国中医科学院图书馆藏本），因其与问经堂本相同，故参校中华书局本和其他注本。

五、校注的其他说明

1. 原著系繁体字竖排本，今改用简化字横排本，因排本改变，故原书"右"一律改为"上"。中医特殊用字的繁体字不改简化字，如"癥"不改"症"。通假字未改。

2. 原书中有少许药名用字不合现名，为保存原貌而不改，如"菖蒲""亭历""消石""茈胡""肉松蓉""因陈""伏苓""女贞实""桑蜱蛸""慈石""槀本""厄子""邱蚓""班苗"等等。

3. 原书上有"魏吴普等述"，虽不见其他版本，但仍保持原书原貌。

4. 原书中的少数古字、异体字等，一般改用现字，如"沉"改"沈"、"旁光"改"膀胱"、"楚词"改"楚辞"等，皆在注释中说明之。

李顺保

2021 年 2 月

《本草经》序

《记》①曰：医不三世，不服其药。郑康成②曰：慎物齐也。孔冲远③引旧说云：三世者，一曰《黄帝针灸》④，二曰《神农本草》，三曰《素女脉诀》⑤。康成《周礼注》亦曰：五药，草、木、虫、石、谷也。其治合之齐，则存乎神农、子仪之术。是《礼记注》所谓慎物齐者，犹言治合之齐，指本草诸书而言也。冲远既引旧说，复疑其非郑义，过矣。《汉书》⑥引本草方术而《艺文志》⑦阙载，贾公彦⑧引《中经簿》⑨，有《子仪本草经》⑩一卷，不言出于神农。至隋《经籍志》，始载《神农本草经》三卷，与今分上、中、下三品者相合，当属汉以来旧本。《隋志》⑪又载雷公《本草集注》四卷，《蔡邕本草》七卷，今俱不传。自《别录》⑫以后，累有损益升降，随时条记，或传合本文，不相别白。据陆元朗⑬《经典释文》⑭所引，则经文与《名医》所附益者，合并为一，其来旧矣。孙君伯渊偕其从子，因《大观本草》⑮黑白字书，厘正

---

① 纪：书名，《礼记》之简称。此句出自《礼记·曲礼》篇中。

② 郑康成：郑玄（127～200），字康成，山东高密人。东汉经学家，为汉代经学的集大成者，世界称郑学，著《天文七政论》《中侯》《三礼注》《毛诗传笔》《周易注》《古文尚书注》《论语注》《孝经注》等。

③ 孔冲远：孔颖达（574～648），字冲远，孔子第31世孙，河北衡水人。唐代经学家，任国子监博士、国子监祭酒等职，主编《五经正义》。

④ 黄帝针经：古书名，《灵枢经》最初的书名。

⑤ 素女脉诀：古书名，相传我国最早的脉学著作，其作者不详，原书早佚。

⑥ 汉书：书名。东汉班固撰，100篇，120卷，我国第一部纪传体断代史，二十四史之一，主要记载自西汉汉高祖元年（前206），至王莽四年（23）止的历史。

⑦ 艺文志：书名。班固撰《汉书》中一篇，分六艺略。

⑧ 贾公彦：生卒不详，河北邯郸人，唐代儒家、经学家，著《周礼义疏》。官至太常博士。

⑨ 中经薄：书名。三国时期魏国郑默撰，是官府藏书目录，现已佚。

⑩ 子仪本草经：书名，相传系扁鹊弟子子仪所著，早于《神农本草经》，原书早佚。

⑪ 隋志：书名，即《隋书·经籍志》，唐代魏征等撰。

⑫ 别录：书名，《名医别录》之简称，药物学著作，成书约在汉末，作者不详，原书已佚，其佚文主要见《证类本草》《本草纲目》中。

⑬ 陆元朗：陆德明（约550～630），名元朗，以字行，苏州吴县人。唐代经学家、训诂学家，著《经典释文》。

⑭ 经典释文：书名。唐代陆元朗撰，三十卷，阐明《周易》《古文尚书》《毛诗》《三礼》《三传》《孝经》《论语》《尔雅》各经。

⑮ 大观本草：书名。《经史证类大观本草》之简称，成书于宋徽宗大观二年（1108）。

《神农本经》三卷，又据《太平御览》①引《经》云：生山谷、生川泽者，定为本文，其有预章、朱崖、常山、奉高、郡县名者，定为后人羼入。释《本草》者，以吴普本为最古，散见于诸书征引者，缀集之以补《大观》本所未备，疏通古义，系以考证，非澹雅之才，沉郁之思，未易为此也。古者协阴阳之和，宣赢缩之节，凡夫含声负气，以及倒生旁达，蠕飞蠕动之伦，胥尽其性，遇物能名，以达于利用，生生之具，儒者宜致思焉。《淮南王》②书曰：地黄主属骨，而甘草主生肉之药也。又曰：大戟去水，亭历愈张，用之不节，乃反为病。《论衡》③曰：治风用风，治热用热，治边用蜜、丹。《潜夫论》④曰：治疾当真人参，反得支罗服；当得麦门冬，反蒸横麦，已而不识真，合而服之，病以浸剧。斯皆神农之绪言，惟其赡涉者博，故引类比方，悉符药论。后儒或忽为方技家言，渔猎所及，又是末师而非往古，甚至经典所载鸟兽草木，亦辗转而昧其名，不已慎乎！《后汉书·华佗传》吴普从佗学，依准佗疗，多所全济，佗以五禽之戏别传；又载魏明帝使普为禽戏，普以其法语诸医，疑其方术相传，别有奇文异数。今观普所释《本草》，则神农、黄帝、岐伯、雷公、桐君、医和、扁鹊，以及后代名医之说，靡不赅载，则其多所全济。由于稽考之勤，比验之密，而非必别有其奇文异数，信乎！非读三世书者，不可服其药也。世俗所传，黄帝、神农、扁鹊之书，多为后人窜易，余愿得夫闳览博物者为之是正也。因孙君伯仲校定《本草》，而发其端。至其书考证精审，则读者宜自得之。

余姚⑤邵晋涵⑥序

---

① 太平御览：类书名。宋代李昉等撰，一千卷，五十五门。
② 淮南王：西汉淮南王刘安。此处应指刘安和门客合撰的《淮南子》一书。
③ 论衡：书名。东汉王充撰，科学著作，85篇，30卷。
④ 潜夫论：书名。东汉王符撰，社科类著作，36篇，10卷。
⑤ 余姚：浙江省余姚市。
⑥ 邵晋涵：字与桐（1743～1796）浙江余姚人。清代著名学者、史学家、经学家，撰《尔雅正义》，担当《四库全书》编修。

《本草经》序

儒者不必以医名，而知医之理，则莫过于儒者。春秋时，和与缓，神于医者也。其通《周易》，辨皿虫之义，医也，而实儒也。世之言医者，必首推神农。然使神农非与太乙①游，则其传不正；非作赭鞭钩铒②，巡五岳四渎，则其识不广；非以土地所生万千类，验其能治与否，则其业不神。传不正，识不广，业不神，虽日取玉石、草木、禽兽、虫鱼、米谷之属，历试之，亲尝之，亦仅与商贾市贩等耳，于医乎何欤！吾故曰：神农，千古之大儒也。考《崇文总目》③，载《食品》一卷，《五脏论》一卷，皆系之神农。其本久不传，传之者，《神农本草经》耳，而亦无专本。唐审元衷辑之，《书录解题》谓之《大观本草》，《读书志》谓之《证类本草》。阙后缪希雍有《疏》④，卢之颐有《乘雅半偈》⑤，皆以《本经》为之主。然或参以臆说，或益以衍断，解愈纷，义愈晦，未有考核精审。卓然有所发明者，则证古难，证古而折衷于至是，为尤难。孙渊如观察，偕其从子凤卿，辑《神农本草经》三卷，于《吴普》《名医》外，益以《说文》《尔雅》《广雅》《淮南子》《抱朴子》诸书，不列古方，不论脉证，而古圣殷殷治世之意，灿然如列眉⑥。孔子曰：多识于鸟、兽、草、木之名。又曰：致知在格物⑦，则是书也。非徒医家之书，而实儒家之书也，其远胜于希雍、之颐诸人也，固宜。或以《本草》之名，始见《汉书·平帝纪》《楼护传》⑧，几有疑于《本草经》者。然神农始尝百草，始有医药，见于《三

---

① 太乙：又作"太一"、"泰一"，是我国古代哲学术语，阐明宇宙万物的本源，后又作星名，此处指星官名，即帝星，在天龙座内，属紫微垣。

② 赭鞭钩铒：赭，红色；钩，镰刀；铒，除草器。此句言神农用红色的鞭和镰刀除草器在寻求药草，再尝百草。

③ 崇文总目：书目名。北宋崇文馆（宫廷图书馆）藏书目录，王尧臣等编辑，原书已佚，清代《四库全书》收残卷再编。

④ 疏：书名。《神农本草经疏》之简称，又名《本草经疏》，系明代著名医药学家，缪希雍（1546～1627），字仲淳，号幕台，江苏常熟人所著，30卷，以注疏形式阐释药物。

⑤ 乘雅半偈：药物学著作，《本草乘雅半偈》之简称，系明代医学卢之颐，字繇生，号晋公，浙江杭州人所著。

⑥ 列眉：言无可疑，现释为明白，如：朗若列眉。

⑦ 致知在格物：语出《礼记·大学》，简称"格致"，意为穷究事物的原理而获得知识。

⑧ 楼护传：书名，《汉书》中的楼护传记。楼护，字君卿，汉朝时期齐地人，中医世家，自幼随父在长安行医，后任职京兆尹，再因王莽事体而贬为平民。

皇纪》①矣。因三百六十五种，注释为七卷，见于陶隐居《别录》矣。增一百十四种，广为二十卷，《唐本草》宗之；增一百三十三种，孟昶复加厘定，《蜀本草》又宗之。至郡县，本属后人所附益，《经》但云生山谷、生川泽耳。《洪范》以康宁为福，《雅》《颂》称寿考万年，又何疑于久服轻身延年为后世方士之说者！大抵儒者之嗜学如医然。渊源，其脉也；复审，其胗视也；辨邪正，定是非，则温寒平热之介也。观察方闻缀学，以鸿儒名，海内求其著述者，如金膏水碧之珍。凤卿好博闻，妍丹吮墨，日以儒为事，则上溯之羲皇以前，数千年如一日，非嗜之专且久而能然耶！顾吾独怪是编中，无所谓治书癖者，安得起神农而一问之。

嘉庆四年②太岁在己未冬十月望日宣城③张炯④撰于瞻园之灌术庄

---

① 三皇纪：史书名。唐代司马贞补缺《史纪》所作，记载有巢氏、燧人氏、伏羲氏的事绩，都有神话色彩。

② 嘉庆四年：清嘉庆己未年，即1799年。

③ 宣城：今安徽省宣城县。

④ 张炯：字季和，号星斋，安徽省宣城县人，著《黄山纪游诗》。

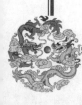

《本草经》序

《神农本草经》三卷，所传白字书，见《大观本草》。按：《嘉祐补注》①序云：所谓《神农本经》者，以朱字；《名医》因《神农》旧条而有增补者，以墨字间于朱字。《开宝重定》②序云：旧经三卷，世所流传，《名医别录》互为编纂。至梁贞白先生③陶弘景，乃以《别录》参其《本经》，朱墨杂书，时谓明白。据此，则宋所传黑白字书，实陶弘景手书之本。自梁以前，神农、黄帝、岐伯、雷公、扁鹊各有成书，魏吴普④见之，故其说药性主治，各家殊异。后人纂为一书，然犹有旁注，或朱、墨字之别，《本经》之文以是不乱。旧说本草之名，仅见《汉书·平帝纪》及《楼护传》。予按：《艺文志》有《神农黄帝食药》七卷，今本讹为《食禁》，贾公彦《周礼·医师》疏引其文，正作《食药》，宋人不考，遂疑《本草》非《七略》中书。贾公彦引《中经簿》，又有《子仪本草经》一卷，疑亦此也。梁《七录》有《神农本草》三卷。其卷数不同者，古今分合之异。神农之世，书契未作，说者以此疑《经》，如皇甫谧⑤言，则知四卷成于黄帝。陶弘景云：轩辕以前，文字未传，药性所主，当以识识相因，至于桐、雷，乃著在于编简，此书当与《素问》同类。其言良是。且《艺文志》农、兵、五行、杂占、经方、神仙诸家，俱有神农书，大抵述作有本，其传非妄。是以《博物志》⑥云：太古书今见存有《神农经》《春秋

---

① 嘉祐补注：书名。本名《补注神农本草》，又名《嘉祐补注本草》，系北宋嘉祐年间，掌禹锡等人撰，原书已佚，部分内容保存在《证类本草》中。

② 开宝重定：书名。《开宝重定本草》之简称，又名《开宝新详定本草》，系刘翰等北宋开宝年间所撰写，原书已佚，佚文见于《证类本草》中。

③ 贞白先生：陶弘景（456～536）字通明，号华阳隐居，卒谥"贞白先生"。江苏丹阳人，南朝齐梁时期道家、医药学家，撰《本草经集注》等多部医书。

④ 吴普：三国魏时期，江苏广陵人，医学家，华佗的弟子，著《吴普本草》。原书已佚，另著《华佗药方》。

⑤ 皇甫谧：幼名静（215～282），字士安，号玄晏先生，甘肃平凉灵台人。魏晋时期的文学家、历史学家、医学家。撰《黄帝针灸甲乙经》及文学和历史学等著作。

⑥ 博物志：书名。西晋张华撰，十卷，记载异境奇物及古代琐闻杂事等，原书已佚，由后人搜辑而成。

传注》。贾逵①以《三坟》②为三皇之书,神农预其列。《史记》言:秦始皇不去医药卜筮之书,则此《经》幸与《周易》并存。颜之推③《家训》乃云:《本草》神农所述。而有豫章、朱崖、赵国、常山、奉高、真定、临淄、冯翊等郡县名出诸药物,皆由后人所羼,非本文。陶弘景亦云:所出郡县,乃后汉时制,疑仲景、云化等所记。按:薛综④注《张衡赋》引《本草经》:太一禹余粮,一名石脑,生山谷。是古本无郡县名。《大平御览》引《经》,上云:生山谷或川泽,下云:生某山某郡。明"生山谷"《本经》文也。其下郡县,《名医》所益。今《大观》本俱作黑字,或合其文,云"某山川谷","某郡川泽",恐传写之误,古本不若此。仲景、元化后,有吴普、李当之⑤,皆修此《经》。当之书,世少行用。《魏志·华佗传》言:"普从佗学",隋《经籍志》称《吴普本草》,梁有六卷。《嘉祐本草》云:普修《神农本草》成四百四十一种,唐《经籍志》尚存六卷,今广内不复存,惟诸书多见引据。其说药性,寒温五味最为详悉。是普书宋时已佚,今其文惟见掌禹锡所引《艺文类聚》《初学记》《后汉书注》《事类赋》诸书。《太平御览》引据尤多,足补《大观》所缺。重是《别录》前书,因采其文附于《本经》,亦略备矣。其普所称有神农说者,即是《本经》《大观》或误作黑字,亦据增其药物,或数浮于三百六十五种,由后人以意分合,难以定之。其药名,有禹余粮、王不留行、徐长卿、鬼督邮之属,不类太古时文。按:字书以禹为虫,不必夏禹。其余名号,或系后人所增,或声音传述,改古旧称所致。又《经》有云:宜酒渍者,或以酒非神农时物,然《本草衍义》已据《素问》首言:以妄为常,以酒为浆。谓"酒自黄帝始"。又按:《文选注》引《博物志》亦云:杜康作酒。王著⑥《与杜康绝交书》曰:康,字仲宁,或云黄帝时人。则俱不得疑《经》矣。孔子云:述而不作,信而好古。又云:多识于鸟、兽、草、木之名。今儒家拘泥耳目,未能及远,不睹

---

① 贾逵:字景伯(30~101),陕西扶风人。东汉经学家、天文学家,撰《春秋左氏传解诂》《国语解诂》等书,原书已佚。

② 三坟:古书名。一说是三皇之书,一说是天、地、人三礼,今存《三坟书》,分山坟、气坟、形坟。

③ 颜之推:字介(531~约590),山东临沂人。南北朝时期的杰出学者、文学家、官员、家庭教育家,著《颜氏家训》,后人称"古今家训之祖"。可参阅李顺保编注《中国古代家训集》。

④ 薛综:字敬文(176~243),安徽濉溪人,三国时吴国大儒、名医、文学家,撰《私载》《五宗图述》《二京解》书。

⑤ 李当之:三国时药学家,华佗之弟子,著《李当之药录》《李当之药方》《李当之本草经》,现已散佚,佚文见后世药物著作中。

⑥ 王著:晋陵曲阿人,笃好酒五年。杜康,字仲宁,相传系黄帝时宰人,号酒泉太守,是古代酒的创制者,后以"杜康"作酒的代称。《与杜康绝交书》是一篇古文,出自《书钞》,又见《文选》。

医经、本草之书；方家循守俗书，不察古本药性异同之说；又见明代李时珍作《本草纲目》，其名已愚，仅取《大观》本，割裂旧文，妄加增驳，迷误后学。予与家凤卿集成是书，庶以辅冀完经，启蒙方伎，略以所知，加之考证。《本经》云：上药本上经，中药本中经，下药本下经。是古以玉石、草木等上、中、下品分卷，而序录别为一卷。陶序朱书云：《本草经》卷上注云：序药性之源本，论病名之形诊；卷中云：玉石、草木三品；卷下云虫、兽、果、菜、米，合三品。此《名医》所改，今依古为次。又《帝王世纪》及陶序称四卷者，掌禹锡云：按旧本亦作四卷。韩保昇又云：《神农本草》上、中、下并序录，合四卷。若此，则三、四之异，以有序录。则《抱朴子》《养生要略》《大平御览》所引《神农经》，或云问于太乙子，或引太乙子云云，皆《经》所无，或亦在序录中，后人节去之耳。至其经文，或以"痒"为"癢"、"创"为"疮"、"淡"为"痰"、"注"为"蛀"、"沙"为"砂"、"兔"为"菟"之类，皆由传写之误，据古订正，勿嫌惊俗也。其辨析物类，引据诸书本之《毛诗》《尔雅》《说文》《方言》《广雅》诸子杂家，则凤卿增补之力居多云。

阳湖孙星衍

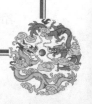

神农本草经

新刻《神农本草经》序

　　著本草者，代有明哲矣，而求道者必推本于神农，以为神圣之至诚尽性，其兴物以前民者，义至精而用至大也。历三代之世以迄秦汉，守其书而传习之，盖无敢违其教者。自陶贞白杂入《名医别录》，朱墨分书，其书无专本矣。至宋以降，朱墨互淆，其书无真本矣。纷纭散乱，千有余岁，好古者乃欲一一收拾以复其旧，亦难矣哉。故灵胎徐氏①有《本草百种录》，修园陈氏②有《本草经读》，各于经旨有所发明。不愧述者，要止体厥功能，以便世用。而于三品之全物，卒阙焉而无闻，久之乃得顾氏辑本，复于同郡石埭徐氏借得孙氏辑本，二书皆以考核为能者也，而于其中不能无疑焉。孙氏之书，比于顾氏，详且博矣，其所引据，于性味功用，一无所发。盖孙氏本非知医者，此无足怪。乃于名物形状，亦徒罗列富有，莫正是非。如水萍则藻蘋并列，柳华则柽杞同称。如此之类，未可殚举。然而备录前文，以待来哲之论定焉。犹曰贤者至虚至慎，阙所不知之义也。若夫橘柚用其实也，非用其木，青蘘为巨胜苗，巨胜九谷长，其可实谷而苗草耶？二种出入，嫌于妄作矣。尤异者，孙顾二书，同出《大观》，而三品互殊，几于十二。顾氏诋孙不考《本经》目录，故三品种数，显与名例相违。夫《本经》目录，载在李氏《纲目》第二卷，昭昭者也。孙氏之辑此书，不可谓不勤者矣，独于此忽焉而不一寓目耶？岂谓《本经》久无真本，安所得其目录？李氏所述不足据耶？然而名例相违又何也？夫数典者经生之空谈，而无与于医之实用者也。天下无无用之物，而患无用物之人。物无不乐效用于人，而人每至于负物。是书也，苟不求所以用之，即名物品数尽如神农之旧，而何所济于世？古圣垂教之深心，历代贤士表章之盛意，其在是耶？用药一用兵也，善用则攻即为补，不善用则补亦杀人。世人于兵皆知不可妄动，独于医药往往轻于尝试，抑独何哉？学海虑古籍之湮也，亟为刊布而叙

　　① 灵胎徐氏：徐大椿（1693~1771），字灵胎，江苏吴江人。清代著名医家，撰《神农本草经百种录》《医贯砭》《医学源流论》《伤寒类方》《慎疾刍言》《兰台轨范》等多部医书。
　　② 修园陈氏：陈念祖（约1753~1823），字修园，号慎修，另字良友，福建长乐人。清代著名医家，著述颇丰，后人辑成《陈修圆医书十六种》。

其梗概如此，以见舍顾而从孙者，亦取征引之富赡耳。至于名象之是非，功用之变化，在善读者之自得之矣。

时光绪辛卯①秋仲建德周学海②澄之记

神农本草经

---

① 光绪辛卯：1891年。
② 周学海：字澄之，安徽建德人。清代医学，著《周氏医学丛书》，系脉学专著。

本草经卷一

吴　普　等述
孙星衍
孙冯翼　同辑

上　经

上药一百二十种为君，主养命以应天。无毒，多服、久服不伤人。欲轻身益气，不老延年者，本上经。

丹沙	云母	玉泉	石钟乳	涅石
消石	朴消	滑石	石胆	空青
曾青	禹余粮	太乙余粮	白石英	紫石英
五色石脂	白青	扁青		

上玉石上品一十八种，旧同。

昌蒲	鞠华	人参	天门冬	甘草
干地黄	术	兔丝子	牛膝	充蔚子
女萎	防葵	茈葫	麦门冬	独活
车前子	木香	署豫	薏苡仁	泽泻
远志	龙胆	细辛	石斛	巴戟天
白英	白蒿	赤箭	奄闾子	析蓂子
菥实	赤黑青白黄紫芝		卷柏	蓝实
芎劳	蘼芜	黄连	络石	蒺藜子
黄耆	肉松容	防风	蒲黄	香蒲
续断	漏芦	营实	天名精	决明子
丹参	茜根	飞廉	五味子	旋华
兰草	蛇床子	地肤子	景天	因陈

杜若	沙参	白兔藿	徐长卿	石龙刍
薇衔	云实	王不留行	升麻	青蘘
姑活	别羁	屈草	淮木	

上草上品七十三种，旧七十二种。

牡桂	菌桂	松脂	槐实	枸杞
柏实	伏苓	榆皮	酸枣	蘗木
干漆	五加皮	蔓荆实	辛夷	桑上寄生
杜仲	女贞实	木兰	蕤核	橘柚

上木上品二十种，旧一十九种。

发髲

上人一种，旧同。

| 龙骨 | 麝香 | 牛黄 | 熊脂 | 白胶 |
| 阿胶 | | | | |

上兽上品六种，旧同。

| 丹雄鸡 | 雁肪 |

上禽上品二种，旧同。

| 石蜜 | 蜂子 | 蜜蜡 | 牡蛎 | 龟甲 |
| 桑螵蛸 | 海蛤 | 文蛤 | 蠡鱼 | 鲤鱼胆 |

上虫鱼上品一十种，旧同。

| 藕实茎 | 大枣 | 葡萄 | 蓬蘽 | 鸡头实 |

上果上品五种，旧六种。

| 胡麻 | 麻蕡 |

上米谷上品二种，旧三种。

| 冬葵子 | 苋实 | 瓜蒂 | 瓜子 | 苦菜 |

上菜上品五种，旧同。

丹　沙

　　味甘，微寒。主身体五脏百病，养精神，安魂魄，益气，明目，杀精魅邪恶鬼。久服通神明，不老。能化为汞。生山谷。

　　《太平御览》①引多有"生山谷"三字，《大观》②本作"生符陵山谷"，俱作黑字。考"生山谷"是经文，后人加郡县耳，宜改为白字，而以郡县为黑字。下皆仿此。

　　《吴普本草》③曰：丹沙，神农，甘；黄帝，苦，有毒；扁鹊，苦；李氏，大寒。或生武陵。采无时。能化汞④成水银。畏磁石，恶咸水。《大平御览》

　　《名医》⑤曰：作末，名真朱。光色如云母，可折者良。生符陵山谷，采无时。

　　【按⑥】《说文》⑦云：丹，巴越之赤石也。丹象采丹井，一象丹形，丹古文丹，彤亦古文丹⑧。沙，水散石也。澒，丹沙所化为水银也。《管子·地数》⑨篇云：山上有丹沙者，其下有钰金。《淮南子·地形训》⑩云：赤天七百岁生赤丹，赤丹七百岁生赤澒。高诱云：赤丹，丹沙也。《山海经》⑪云：丹粟。粟、沙，音之缓急也。沙旧作砂，非。汞即澒省文。《列仙传》⑫云：赤斧能作水澒炼丹与消石服之。按：金石之药，古人云久服轻身延年者，谓当避谷，绝人道，或服数十年，乃效耳。今人和肉食服之，遂多相反，转以成疾，不可疑古书之虚诬。

---

　　①　太平御览：类书名。宋代李昉等辑，成书于公元985年，一千卷，五十五门。
　　②　大观：中药书名。《经史证类大观本草》之简称《大观本草》，于大观（北宋徽宗）二年（1108）重修而易名。
　　③　吴普本草：中药书名。三国时期魏国吴普撰，原书已佚，清代焦理堂从《证类本草》《太平御览》等书中，辑出。
　　④　汞：周氏本作"未"，误，今据中华书局本改。
　　⑤　名医：中药书名。系《名医别录》之简称，作者佚名，成书于汉末，原书已佚，佚文多见于《证类本草》《本草纲目》等书中，后被南朝梁陶弘景辑于《本草经集注》中。
　　⑥　按：周氏本和中华局本皆作"案"，今据现代汉语改"按"。全书统改，不再赘述。
　　⑦　说文：《说文解字》，汉代许慎撰，简称《说文》，是我国第一部字书。
　　⑧　丹：周氏本和中华局本皆作"丹象丹井，丹象丹形，古文作丹，亦作彤"误，今据《说文解字》改。
　　⑨　管子：书名。相传系春秋时期齐国管仲撰，共24卷。《地数》是篇名，管仲，春秋时期政治家，齐国卿，尊称"仲父"，后又称"管子"。
　　⑩　淮南子：书名。亦称《淮南鸿烈》，系西汉淮南王刘安及其门客所撰，以道家学说为主，系杂家著作，该书已佚外篇，仅存内21篇。
　　⑪　山海经：书名。作者佚名，系古代地理著作，掺杂远古神话传说，亦有物产、药物、医巫等内容。成书早在战国，亦有西汉之著作。
　　⑫　列仙传：书名。旧说汉代刘向撰，记载神仙故事七十则。

云 母

味甘，平。主身皮死肌，中风寒热，如在车船上，除邪气，安五脏，益子精，明目，久服轻身延年。一名云珠，一名云华，一名云英，一名云液，一名云沙，一名磷石。生山谷。

《名医》曰：生太山、齐卢山及琅邪、北定山石间。二月采。

此录《名医》说者，即是仲景①、元化②及普③所说，但后人合之，无从别耳，亦以补普书不备也。

【接】《列仙传》云：方回炼食云母。《抱朴子·仙药》④篇云：云母有五种：五色并具而多青者，名云英，宜以春服之；五色并具而多赤者，名云珠，宜以夏服之；五色并具而多白者，名云液，宜以秋服之；五色并具而多黑者，名云母，宜以冬服之；但有青黄二色者，名云沙，宜以季夏服之；晶晶⑤纯白，名磷石，可以四时长服之也。李善《文选》⑥注引《异物志》⑦：云母，一名云精，入地万岁不朽。《说文》无磷字。《玉篇》⑧云：磷，薄也，云母之别名。

玉 泉

味甘，平。主五脏百病，柔筋强骨，安魂魄，长肌肉，益气，久服耐寒暑《御览》引耐字多作能，古通，不饥渴，不老神仙。人临死服五斤，死三年色不变。一名玉札。《御览》引作：玉浓。《初学记》⑨引云：玉桃，服之长生不死。《御览》又引云：玉桃，服之长生不死。若不得早服之，临死日服之，其尸毕天地不朽。则札疑当作桃。生山谷。

---

① 仲景：张机，字仲景，河南南阳人。东汉杰出医学家，创造性地著出《伤寒论》和《金匮要略》，后世尊为"医圣"、"医方之祖"。

② 元化：华佗，字元化，又名旉，安徽亳县人。东汉杰出的外科学家，创制"麻沸散"麻醉剂。精通内、外、妇、儿、针灸等科，又创制"五禽戏"健身法。华佗著作均佚，《华佗中藏经》仍后人托名之作。

③ 普：指《吴普本草》，见前注。

④ 抱朴子：书名。东晋著名医药学家葛洪，字稚川所著，分内外篇，系道家著作，在《仙药》篇中有药物、化学、制学的内容。

⑤ 晶（xiǎo）：洁白。《广雅·释器》"晶，白也"。又读 jiǎo，出自《说文解字》："读若皎"。

⑥ 文选：总集书名。南朝梁萧统（昭明太子）编选录自先秦至梁的诗文辞赋，为现存最早的诗文选集，世称《昭明文选》。

⑦ 异物志：书名。汉代杨孚撰，是一部记载当时的环境、资源、生产、历史、传说、文化、风俗等内容。原著已佚。

⑧ 玉篇：字书。南朝梁顾野王撰30卷，收字16917个。原著只存残卷。

⑨ 初学记：类书名。唐代徐坚等撰，30卷，取材于群经诸子、历代诗赋、唐初储家作品。

神农本草经

《吴普》曰：玉泉，一名玉屑。神农、岐伯、雷公，甘；李氏①，平。畏款冬，恶青竹。《御览》。白玉杶如白头公。同上、《事类赋》②引云：白玉体如白首翁。

【按】《周礼·玉府》③：王斋，则供食玉。郑云：玉是阳精之纯者，食之以御水气。郑司农云：王斋，当食玉屑。《抱朴子·仙药》篇云：玉，可以乌米酒及地榆酒化为水，亦可以葱浆消之为粕，亦可饵以为丸，亦可烧以为粉。服之一年以上，入水不霑，入火不灼，刃之不伤，百毒不犯也。不可用已成之器，伤人无益，当得璞玉，乃可用也。得于阗国白玉尤善，其次有南阳徐善亭部经界山中玉，及日南卢容水中玉，亦佳。

石钟乳

味甘，温。主咳逆上气，明目益精，安五脏，通百节，利九窍，下乳汁。
《御览》引云：一名留公乳。《大观》本作：一名公乳。黑字。**生山谷。**

《吴普》曰：钟乳，一名虚中。神农，辛；桐君、黄帝、医和，甘；扁鹊，甘，无毒。《御览》引云：李氏，大寒。生山谷《御览》引云：太山山谷阴处岸下，溜汁成《御览》引作：溜汁所成聚，如乳汁，黄白色，空中相通。二月、三月采，阴干。凡《吴普本草》，掌禹锡④所引者不复注，惟注其出《御览》诸书者。

《名医》曰：一名公乳，一名芦石，一名夏石。生少室及太山。采无时。

【按】《范子计然》⑤云：石钟乳，出武都，黄白者善。凡引《计然》，多出《事文类聚》⑥《文选》注、《御览》及《大观本草》。《列仙传》云：邛疏煮石髓而服之，谓之石钟乳。钟，当为湩，《说文》云：乳汁也。钟，假音字。

---

① 李氏：此指李时珍《本草纲目》。
② 事类赋：类书名。宋代吴淑撰，30卷，以赋形式汇集天文，直至虫部等14部、子目100篇。
③ 周礼：书名。战国时期作品，是儒家经典之一，搜集周朝王室官制和战国时期各国制度，添加儒家政治思想的汇编。
④ 掌禹锡：字唐卿，河南郾城人。北宋药物学家和地理学家，北宋官员。奉宋仁宗令，与林亿、苏颂、张洞等共撰《嘉佑补注神发本草》，又编《图经本草》。
⑤ 范子计然：书名。相传是春秋时代范蠡所著，范蠡字少伯，河南南阳人，春秋时期政治家、大商人。该书已佚。范子即范蠡，计然是春秋晋国公子、博学而内敛。
⑥ 事文类聚：类书名。宋代祝穆撰，共170卷，搜集古今诗合编成书，突出儒家文化。

涅　石
旧作：矾石，据郭璞①注，
《山海经》引作：涅石

味酸，寒。主寒热泄利，白沃阴蚀，恶创，目痛，坚筋骨齿。炼饵服之，轻身，不老，增年。一名羽碻。生山谷。

《吴普》曰：矾石，一名羽碻，一名羽泽。神农、岐伯，酸；扁鹊，咸；雷公，酸，无毒。生河西，或陇西，或武都、石门。采无时。岐伯，久服伤人骨。《御览》。

《名医》曰：一名羽泽，生河西及陇西、武都、石门。采无时。

【按】《说文》无"矾"字。《玉篇》云：矾，石也；碻，矾石也。《西山经》②云：女床之山，其阴多涅石。郭璞云：即矾石也，楚人名为涅石，秦名为羽涅也。《本草经》亦名曰：涅石也。《范子计然》云：矾石出武都。《淮南子·俶真训》云：以涅染缁。高诱云：涅，矾石也。旧，涅石作矾石，羽涅作羽碻，非。

消　石

味苦，寒。主五脏积热，胃张闭，涤去蓄结饮食，推陈致新，除邪气。炼之如膏，久服轻身。《御览》引云：一名芒硝。《大观》本作黑字。生山谷。

《吴普》曰：消石，神农，苦；扁鹊，甘。凡出掌禹锡所引，亦见《御览》者，不著所出。

《名医》曰：一名芒消。生益州及武都、陇西、西羌。采无时。

【按】《范子计然》云：硝石，出陇道。据《名医》一名芒消，又别出芒消条，非。《北山经》③云：京山其阴有元礵。疑礵即消异文。

朴　消

味苦，寒。主百病，除寒热邪气，逐六腑积聚、结固留癖，能化七十二种石。炼饵服之，轻身神仙。生山谷。

《吴普》曰：朴硝石，神农、岐伯、雷公，无毒。生益州，或山阴。入土

---

① 郭璞：字景纯，山西闻喜人。东晋文学家、训诂学家，官员。撰《尔雅注》《方言注》《山海经注》等。

② 西山经：书名。系《山海经》中之一篇名，记载以华山为首的77座山的地理和神仙故事。

③ 北山经：书名。系《山海经》中之一篇名，记载三个山系的地理和神话故事。

千岁不变。炼之不成，不可服。《御览》。

《名医》曰：一名消石朴，生益州，有盐水之阳，采无时。

【按】《说文》云：朴，木皮也。此盖消石外裹如玉璞耳。旧作硝，俗字。

滑 石

味甘，寒。主身热泄澼，女子乳难，癃闭。利小便，荡胃中积聚寒热，益精气。久服轻身，耐饥，长年。生山谷。

《名医》曰：一名液石，一名共石，一名脱石，一名番石。生赭阳，及太山之阴，或掖北白山，或卷山。采无时。

【按】《范子计然》云：滑石，白滑者善。《南越志》①云：臀城县出臀石，即滑石也。

石 胆

味酸，寒。主明目，目痛，金创，诸痫痉，女子阴蚀痛，石淋寒热，崩中下血，诸邪毒气，令人有子。炼饵服之不老，久服增寿神仙。能化铁为铜，成金银《御览》引作：合成。一名毕石。生山谷。

《吴普》曰：石胆，神农，酸，小寒；李氏，大寒；桐君，辛，有毒；扁鹊，苦，无毒。《御览》引云：一名黑石，一名铜勒，生羌道或句青山。二月庚子、辛丑采。

《名医》曰：一名黑石，一名棋石，一名铜勒。生羌道、羌里、句青山。二月庚子、辛丑日采。

【按】《范子计然》云：石胆，出陇西羌道。陶弘景云：《仙经》②一名立制石。《周礼·疡医》：凡疗疡，以五毒攻之。郑③云：今医方有五毒之药，作之，合黄堥④，置石胆、丹沙、雄黄、矾石、慈石⑤其中，烧之三日三夜，其烟上著，以鸡羽扫取之以注创，恶肉破骨则尽出。《图经》⑥曰：故翰林学士杨亿尝笔记直史馆杨嵎，有疡生于颊，人语之，依郑法合烧，药成，注之疮中，遂愈。信古方攻病之速也。

---

① 南越志：古方志书名。南朝宋沈怀远撰，共 8 卷，记载岭南越民族的社会历史、文化、古迹、趣闻等内容。原书已佚，散录在《说郛》《汉唐地理书钞》中。
② 仙经：书名，道教经典著作。
③ 郑：郑玄，字康成，山东高密人。东汉经学家，撰《周礼注》等书。
④ 黄堥（wǔ）：黄土烧制成的瓦器。《集韵》："堥、瓦器。"
⑤ 慈石：中药磁石之别名。
⑥ 图经：中药书名，即《图经本草》又名《本草图经》，宋代苏颂等编撰，20 卷，每药附图。

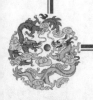

空　青

味甘，寒。主青盲耳聋，明目，利九窍，通血脉，养精神。久服轻身，延年不老。能化铜铁铅锡作金。生山谷。

《吴普》曰：空青，神农，甘；一经，酸。久服有神仙玉女来侍，使人志高。《御览》。

《名医》曰：生益州，及越巂山有铜处。铜精熏则生空青，其腹中空。三月中旬采，亦无时。

【按】《西山经》云：皇人之山，其下多青。郭璞云：空青，曾青之属。《范子计然》云：空青出巴都。司马相如①赋云：丹青。张辑云：青，青䥖也。颜师古②云：青䥖，今之丹青也。

曾　青

味酸，小寒。主目痛，止泪，出风痹，利关节，通九窍，经破癥坚积聚。久服轻身不老。能化金铜。生山谷。

《名医》曰：生蜀中及越巂。采无时。

【按】《管子·揆度》篇云：秦明山之曾青。《荀子》③云：南海则有曾青。杨倞④注：曾青，铜之精。《范子计然》云：曾青出弘农豫章，白青出新涂。青色者善。《淮南子·地形训》云：青天⑤岁生青曾。高诱⑥云：青曾，青石也。

禹余粮

味甘，寒。主咳逆，寒热烦满，下《御览》有"痫"字赤白，血闭癥瘕，大热。炼饵服之，不饥，轻身延年。生池泽及山岛中。

《名医》曰：一名白余粮，生东海及池泽中。

---

① 司马相如：字长卿，四川成都人。西汉辞赋家，作《子虚赋》《上林赋》《长门赋》等。
② 颜师古：名籀，陕西西安人。唐训诂学家、官员。撰《汉书注》《急就章注》等。
③ 荀子：书名。荀子著，共3双篇，总结和发展了先秦的哲学思想。荀子名况，战国时赵国人，战国时代的思想家、教育家，著《荀子》。
④ 杨倞（ging）：河南灵宝人。唐朝官员，著《荀子法》。
⑤ 天：周本和中华书局本均作"夭"，误，今据《淮南子》改。
⑥ 高诱：东汉河北涿县人，文学家，著《孟子章句》《孝经注》《佚》《战国策注》（残）《淮南子注》等

【按】《范子计然》云：禹余粮出河东。《列仙传》云：赤斧上华山取禹余粮。《博物志》①云：世传昔禹治水，弃其所余食于江中，而为药也。按：此出《神农经》，则禹非夏禹之禹，或本名白余粮，《名医》等移其名耳。

太一余粮②

味甘，平。主咳逆上气、癥瘕、血闭、漏下，除邪气。久服耐寒暑，不饥，轻身，飞行千里，神仙。《御览》引作：若神仙。一名石脑。生山谷。

《吴普》曰：太一禹余粮，一名禹哀。神农、岐伯、雷公，甘，平；李氏，小寒；扁鹊，甘，无毒。生太山上。有甲，甲中有白，白中有黄，如鸡子黄色。九月采，或无时。

《名医》曰：生太山。九月采。

【按】《抱朴子·金丹》篇云：《灵丹经》用丹沙、雄黄、雌黄、石硫黄、曾青、矾石、磁石、戎盐、太一禹余粮，亦用六一泥及神室祭醮合之，三十六日成。

白 石 英

味甘，微温。主消渴，阴痿，不足，咳逆《御览》引作：呕逆，胸膈间久寒，益气，除风湿痹。《御览》引作：阴湿痹。久服轻身《御览》引作：身轻健，长年。生山谷。

《吴普》曰：白石英，神农，甘；岐伯、黄帝、雷公、扁鹊，无毒。生太山。形如紫石英，白泽，长者二三寸。采无时。《御览》引云：久服，通日月光。

《名医》曰：生华阴及太山。

【按】司马相如赋有白玕。苏林③云：白玕，白石英也。司马贞④云：出鲁阳山。

紫 石 英

味甘，温。主心腹咳逆《御览》引作：呕逆，邪气，补不足，女子风寒在子

---

① 博物志：笔记。西汉张华撰，十卷，多记载异境奇物，古代琐闻杂事。
② 太一余粮：目录作"太乙余粮"皆别名，正名为"禹余粮"，系褐铁矿的矿石。
③ 苏林：字孝友，陈留外黄人。汉末文学家，官员。
④ 司马贞：字子正，河南沁阳人。唐代史学家。官员。著《史记索隐》30卷。

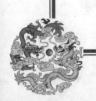

宫，绝孕十年无子。久服温中，轻身延年。生山谷。

《吴普》曰：紫石英，神农、扁鹊，味甘，平；李氏，大寒；雷公，大温；岐伯，甘，无毒。生太山或会稽。采无时。欲令如削，紫色达头如樗蒲者。

又曰：青石英，形如白石英，青端赤后者是；赤石英，形如白石英，赤端白后者是，赤泽有光，味苦，补心气；黄石英，形如白石英，黄色如金，白后者是；黑石英，形如白石英，黑泽有光。《御览》、掌禹锡引此节文。

《名医》曰：生太山，采无时。

青石、赤石、黄石、白石、黑石脂等①

味甘，平。主黄疸，泄利，肠癖脓血，阴蚀，下血赤白，邪气，痈肿，疽痔，恶创，头疡，疥瘙。久服补髓益气，肥健不饥，轻身延年。五石脂，各随五色补五脏。生山谷中。

《吴普》曰：五色石脂，一名青、赤、黄、白、黑符。青符，神农，甘；雷公，酸，无毒；桐君，辛，无毒；李氏，小寒。生南山，或海涯。采无时。赤符，神农、雷公，甘；黄帝、扁鹊，无毒；李氏，小寒。或生少室，或生太山。色绛，滑如脂。黄符，李氏，小寒；雷公，苦。或生嵩山。色如豚脑、雁雏。采无时。白符，一名随髓字。岐伯、雷公，酸，无毒；李氏，小寒；桐君，甘，无毒；扁鹊，辛。或生少室天娄山，或太山。黑符，一名石泥。桐君，甘，无毒。生洛西山空地。

《名医》曰：生南山之阳，一本作南阳。又云：黑石脂，一名石涅，一名石墨。

【按】《吴普》引神农甘云云：五石脂各有条，后世合为一条也。《范子计然》云：赤石脂，出河东。赤色者善。《列仙传》云：赤须子好食石脂。

白 青

味甘，平。主明目，利九窍，耳聋，心下邪气，令人吐，杀诸毒、三虫。久服通神明，轻身延年不老。生山谷。

《吴普》曰：神农，甘，平；雷公，酸，无毒。生豫章。可消而为铜。《御览》。

《名医》曰：生豫章。采无时。

【按】《范子计然》云：白青出巴郡。

---

① 青石、赤石、黄石、白石、黑石脂等：目录为"五色石脂"。

扁　青

味甘，平。主目痛，明目，折跌，痈肿，金创不瘳，破积聚，解毒气《御览》引作：辟毒，利精神。久服轻身不老。生山谷。

《吴普》曰：扁青，神农、雷公，小寒，无毒。生蜀郡。治丈夫内绝，令人有子。《御览》引云：治痈肿、风痹。久服轻身。

《名医》曰：生朱崖、武都、朱提。采无时。

【按】《范子计然》云：扁青，出弘农、豫章。

上玉石上品一十八种，旧同。

昌　蒲

味辛，温。主风寒湿痹，咳逆上气，开心孔，补五脏，通九窍，明耳目，出声音。久服轻身，不忘，不迷或①，延年。一名昌阳。《御览》引云：生石上，一寸九节②者，久服轻身云云。《大观》本无"生石上"三字，有云：一寸九节者良，作黑字。生池泽。

《吴普》曰：昌蒲，一名尧韭。《艺文类聚》③引云：一名昌阳。

《名医》曰：生上洛及蜀郡严道。五月十二日采根，阴干。

【按】《说文》云：茚④，昌蒲也，益州生。菲，茚菲也。《广雅》⑤云：卬，昌阳，昌蒲也。《周礼·醢人》云：昌本。郑云：昌本，昌蒲根，切之四寸为菹。《春秋左传》⑥云：飨以昌歜。杜预云：昌歜，昌蒲菹。《吕氏春秋》⑦云：冬至后五旬七日，昌始生。昌者，百草之先，于是始耕。《淮南子·说山训》云：昌羊，去蚤虱而来蛉穷。高诱云：昌羊，昌蒲。《列仙传》云：商邱子胥食昌蒲根，务光服蒲韭根。《离骚草木疏》⑧云：沈存中云：所谓兰荪，即今昌蒲是也。

---

① 或：通"惑"，迷惑，疑惑。《玉篇》："或，有疑也。"颜师古："或，迷也"

② 九节：此名"九节菖蒲"、"九节石菖蒲"，菖蒲之优良者。

③ 艺文类聚：类书名。唐代欧阳询等撰，一百卷，收载唐前古籍1400多部，分类汇编48部。

④ 茚（áng）：周氏本，和中华书局本均作"茚"（qiáng），误，今据《说文解字》改。

⑤ 广雅：训诂书名。三国时期魏国张揖撰，十卷。

⑥ 春秋左传：史学书名。又名《左传》儒家圣典之一，《十三经》之一，相传系春秋时期左丘明撰，故又名《春秋左氏传》，记载春秋时期的各国历史。

⑦ 吕氏春秋：书名，秦国丞相吕不韦等共撰，26卷，160篇，汇集先秦各派学说，以儒道学为主。

⑧ 离骚草木疏：书名。宋代吴仁杰撰，多以《山海经》为据，注释屈原名著《离骚》。

鞠 华①

味苦，平。主风，头眩肿痛，目欲脱，泪出，皮肤死肌，恶风湿痹。久服利血气，轻身耐老延年。一名节华。生川泽及田野。

《吴普》曰：菊华，一名白华《初学记》，一名女华，一名女茎。

《名医》曰：一名日精，一名女节，一名女华，一名女茎，一名更生，一名周盈，一名傅延年，一名阴成。生雍州。正月采根，三月采叶，五月采茎，九月采花，十一月采实，皆阴干。

【按】《说文》云：蘜，治墙也。蘜，日精也，似秋华，或省作蓻②。《尔雅》云：蘜，治墙。郭璞云：今之秋华，菊。则蘜、蘜、蓻，皆秋华字，今惟作菊。《说文》以为大菊、蘧麦，假音用之也。

人 参

味甘，微寒。主补五脏，安精神，定魂魄，止惊悸，除邪气，明目，开心，益智。久服轻身延年。一名人衔，一名鬼盖。生山谷。

《吴普》曰：人参，一名土精，一名神草，一名黄参，一名血参，一名人微，一名玉精。神农，甘，小寒；桐君、雷公，苦；岐伯、黄帝，甘，无毒；扁鹊，有毒。生邯郸。三月生叶小兑，核黑茎有毛。三月、九月采根，根有头、足、手、面目如人。《御览》。

《名医》曰：一名神草，一名人微，一名土精，一名血参。如人形者有神。生上党及辽东。二月、四月、八月上旬采根。竹刀刮，曝干，无令见风。

【按】《说文》云：薓，人薓，药草，出上党。《广雅》云：地精，人葠也。《范子计然》云：人参，出上党，状类人者善。刘敬叔《异苑》③云：人参，一名土精，生上党者佳。人形皆具，能作儿啼。

天 门 冬

味苦，平。主诸暴风湿偏痹，强骨髓，杀三虫，去伏尸。久服轻身，益

---

① 鞠华：目录作"蘜华"。
② 蓻：同蘜。
③ 异苑：志怪小说集。南朝宋刘敬叔撰，10卷，记述南朝宋前的怪异之事。

气，延年。一名颠勒。《尔雅》①注引云：门冬，一名满冬。今无文。**生山谷。**

《名医》曰：生奉高山。二月、七月、八月采根，暴干。

【按】《说文》云：蘠，蘠蘼，虋冬也。《中山经》②云：条谷之山，其草多虋③冬。《尔雅》云：蘠蘼，虋冬。《列仙传》云：赤须子食天门冬。《抱朴子·仙药》篇云：天门冬，或名地门冬，或名筵门冬，或名颠棘，或名淫羊食，或名管松。

甘 草

味甘，平。主五脏六腑寒热邪气，坚筋骨，长肌肉，倍力，金创肿解毒。久服轻身延年。《御览》引云：一名美草，一名密甘。《大观》本作黑字。**生川谷。**

《名医》曰：一名密甘，一名美草，一名蜜草，一名蕗当作蕇④草。生河西积沙山及上郡。二月、八月除日采根，暴干，十日成。

【按】《说文》云：苷，甘草也；蘦，大苦也；苦，大苦苓也。《广雅》云：美草，甘草也。《毛诗》⑤云：隰有苓。《传》云：苓，大苦。《尔雅》云：蘦，大苦。郭璞云：今甘草蔓延生，叶似荷青黄，茎赤黄有节，节有枝相当。或云蘦似地黄，此作甘，省字。蘦、苓通。

干 地 黄

味甘，寒。主折跌绝筋，伤中，逐血痹，填骨髓，长肌肉。作汤除寒热积聚，除痹。生者尤良。久服轻身，不老。一名地髓。生川泽。

《名医》曰：一名芐，一名芑。生咸阳。黄土地者佳。二月、八月采根，阴干。

【按】《说文》云：芐，地黄也。《礼》曰：钘毛牛藿，羊芐豕薇。《广雅》云：地髓，地黄也。《尔雅》云：芐，地黄。郭璞云：一名地髓，江东呼芐。《列仙传》云：吕尚服地髓。

---

① 尔雅：词典. 我国最早的一部词典，儒家经典之一，成书于战国时期，共19篇，作者不详。
② 中山经：系《山海经》中的一篇。
③ 虋：周氏本和中华局本均作蘦，今据大成本改。
④ 蕇（tíng）：甘草别名。
⑤ 毛诗：《诗》古文学派，相传为西汉毛亨和毛苌所传，是现今存有的最早《诗经》本。

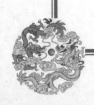

术

味苦，温。主风寒湿痹，死肌，痉，疸，止汗，除热，消食。作煎饵。久服轻身，延年，不饥。一名山蓟。《艺文类聚》引作：山筋。生山谷。

《吴普》曰：术，一名山连，一名山芥，一名天苏，一名山姜。《艺文类聚》。

《名医》曰：一名山姜，一名山连。生郑山、汉中、南郑。二月、三月、八月、九月采根，暴干。

【按】《说文》云：荗，山蓟也。《广雅》云：山姜，荗也。白术，牡丹也。《中山经》云：首山草多荗。郭璞云：荗，山蓟也。《尔雅》云：术，山蓟。郭璞云：今术似蓟，而生山中。《范子计然》云：术，出三辅，黄白色者善，《列仙传》云：涓子好饵术。《抱朴子·仙药》篇云：术，一名山蓟，一名山精。故《神药经》①曰：必欲长生，长服山精。

兔丝子

味辛，平。主续绝伤，补不足，益气力，肥健。汁去面𪒠。久服明目，轻身，延年。一名兔芦。生川泽。

《吴普》曰：兔丝，一名玉女，一名松萝，一名鸟萝，一名鸭萝，一名复实，一名赤网。生山谷。《御览》。

《名医》曰：一名菟缕，一名唐蒙，一名玉女，一名赤网，一名兔累。生朝鲜田野，蔓延草木之上，色黄而细为赤网，色浅而大为兔累。九月采实，暴干。

【按】《说文》云：蒙，玉女也。《广雅》云：兔邱，兔丝也；女萝，松萝也。《尔雅》云：唐蒙，女萝。女萝，兔丝。又云：蒙，玉女。《毛诗》云：爰采唐矣。《传》云：唐蒙，菜名。又：茑与女萝。《传》云：女萝，菟丝，松萝也。陆玑云：今菟丝蔓连草上生，黄赤如金，今合药菟丝子是也，非松萝。松萝，自蔓松上，枝正青，与菟丝异。《楚辞》②云：被薜荔兮带女萝。王逸云：女萝，兔丝也。《淮南子》云：千秋之松，下有茯苓，上有兔丝。高诱注云：茯苓，千岁松脂也。菟丝生其上而无根。旧作菟，非。

---

① 神药经：书名。《神农药经》之简称。

② 楚辞：书名。周氏本和中华书局本，均作"词"，误，今据原著改。西汉刘向撰，搜集屈原等人的辞赋，因多楚地色彩，故名"楚辞"。

牛 劎①

味苦，酸《御览》作：辛。主寒《御览》作：伤寒湿痿痹，四肢拘挛，膝痛不可屈伸，逐血气，伤热火烂，堕胎。久服轻身，耐老《御览》作：能老。一名百倍。生川谷。

《吴普》曰：牛劎，神农，甘；一经，酸；黄帝、扁鹊，甘：李氏，温；雷公，酸，无毒。生河内或临邛。叶如夏蓝，茎本赤。二月、八月采。《御览》。

《名医》曰：生河内及临朐。二月、八月、十月采根，阴干。

【按】《广雅》云：牛茎，牛膝也。陶弘景②云：其茎有节，似膝，故以为名也。膝，当作劎。

充 蔚 子

味辛，微温。主明目益精，除水气。久服轻身。茎主瘾疹痒，可作浴汤。一名益母，一名益明，一名大札。生池泽。

《名医》曰：一名贞蔚。生海滨。五月采。

【按】《说文》云：蓷，萑也。《广雅》云：益母，充蔚也。《尔雅》云：萑，蓷。郭璞云：今茺蔚也。《毛诗》云：中谷有蓷。《传》云：蓷，鵻也。陆玑③云：旧说及魏博士济阴周元明皆云菴闾，是也。《韩诗》④及《三苍》⑤说悉云：益母，故曾子见益母而感。刘歆曰：蓷，臭秽。臭秽，即茺蔚也。旧作茺，非。

女 萎

味甘，平。主中风暴热，不能动摇，趺筋结肉，诸不足。久服去面黑皯，好颜色，润泽，轻身，不老。生山谷。

《吴普》曰：女萎，一名葳蕤，一名玉马，一名地节，一名虫蝉，一名乌萎，一名荧，一名玉竹。神农，苦；一经，甘；桐君、雷公、扁鹊，甘，无

---

① 牛劎：目录作"牛膝"，今用名。
② 陶弘景：周氏本作"陶宏景"，误，今据中华书局本改。
③ 陆玑：字元恪，苏州人，三国吴学者，官员，撰《毛诗草木鸟兽虫鱼疏》等书。
④ 韩诗：汉初北京人韩婴，撰《诗》集。
⑤ 三苍：字书，又名"三仓"。由《苍颉篇》《爰历篇》《博学篇》三合一而成。

毒：黄帝，辛。生太山山谷。叶青黄相值如姜。二月、七月采。治中风暴热。久服轻身。《御览》。一名左眄。久服轻身，耐老。同上。

《名医》曰：一名荧，一名地节，一名玉竹①，一名马熏。生太山及邱陵。立春后采，阴干。

【按】《尔雅》云：荧，委萎。郭璞云：药草也，叶似竹，大者如箭，竿有节，叶狭而长，表白里青，根大如指，长一二尺，可啖。陶弘景②云：按《本经》有女萎，无萎蕤，《别录》③有萎蕤，而为用正同，疑女萎即萎蕤也，惟名异耳。陈藏器④云：《魏志·樊阿传》：青黏，一名黄芝，一名地节。此即萎蕤。

防　葵

味辛，寒。主疝瘕肠泄，膀胱热结，溺不下，咳逆，温疟，癫痫，惊邪狂走。久服坚骨髓，益气，轻身。一名梨盖。生川谷。

《吴普》曰：房葵，一名梨盖，一名爵离，一名房苑，一名晨草，一名利如，一名方盖。神农，辛，小寒；桐君、扁鹊，无毒；岐伯、雷公、黄帝，苦，无毒。茎叶如葵，上黑黄。二月生根，根大如桔梗，根中红白，六月花白，七月、八月实白。三月三日采根。《御览》。

《名医》曰：一名房慈，一名爵离，一名农果，一名利茹，一名方盖。生临淄，及嵩高、太山、少室。三月三日采根，暴干。

【按】《博物志》云：防葵，与狼毒相似。

茈　胡

味苦，平。主心腹，去肠胃中结气，饮食积聚，寒热邪气，推陈出新，久服轻身，明目，益精。一名地熏。

《吴普》曰：茈葫，一名山菜，一名茹草。神农、岐伯、雷公，苦，无毒。生冤句。二月、八月采根暴干。《御览》

《名医》曰：一名山菜，一名茹草。叶，一名芸蒿，辛香可食，生宏农及

---

① 玉竹：周氏本作"正竹"，误，今据中华书局本改。

② 陶弘景：同上注。

③ 别录：药学书名。系《名医别录》简称，辑者佚名，成书于汉末，原书早佚，后被陶弘景收载于《本草经集注》中而保存至今。

④ 陈藏器：唐代药学家，浙江本鄞人，撰《本草拾遗》十卷。

冤句。二月、八月采根。暴干。

【按】《博物志》云：芸蒿，叶似邪蒿，春秋有白蒻，长四五寸，香美可食。长安及河内并有之。《夏小正》①云：正月采芸。《月令》②云：仲春芸始生。《吕氏春秋》云：菜之美者，华阳之芸。皆即此也。《急就篇》③有芸，颜师古注云：即今芸蒿也。然则是此茈胡叶矣。茈、柴，前声相转。《名医》别出前胡条，非。陶弘景云：《本经》上品有茈胡而无此，晚来医乃用之。

麦门冬

味甘，平。主心腹结气，伤中伤饱，胃络脉绝，羸瘦短气。久服轻身，不老，不饥。生川谷及堤阪。

《吴普》曰：一名马韭，一名虋冬，一名忍冬，一名忍陵，一名不死药，一名仆垒，一名随脂。《太平御览》引云：一名羊韭；秦，一名马韭，一名禹韭；又越，一名羊荠，一名爱韭，一名禹韭，一名虋韭，一名禹余粮，神农、岐伯，甘，平；黄帝、桐君、雷公，甘，无毒；李氏，甘，小温；扁鹊，无毒。生山谷肥地。叶如韭，肥泽丛生。采无时。实青黄。

《名医》曰：秦名羊韭，齐名爱韭，楚名马韭，越名羊蓍，一名禹葭，一名禹余粮。叶如韭，冬夏长生，生函谷肥土，石间久废处。二月、三月、八月、十月采，阴干。

【按】《说文》云：荵，荵冬草。《中山经》云：青要之山，是多仆累。据《吴普》说，即麦门冬也。忍、荵，垒、累，音同。陶弘景云：实如青珠，根似穬麦，故谓麦门冬。

独 活

味苦，平。主风寒所击，金疮止痛，贲豚，痫痓，女子疝瘕。久服轻身，耐老。一名羌活，一名羌青，一名护羌使者。生川谷。

《吴普》曰：独活，一名胡王使者。神农、黄帝，苦，无毒。八月采。此药有风花不动，无风独摇。《御览》。

《名医》曰：一名胡王使者，一名独摇草。此草得风不摇，无风自动。生

---

① 夏小正：历书。此书为我国最早的农事历书，撰者佚名，成书于战国时期，由《经》和《传》组成。

② 月令：书名。《礼记》的篇名，记述每年夏历时令和相关事物，较《夏小正》丰富而系统。

③ 急就篇：书名，字书。西汉史游撰，共34章，又名《急就章》

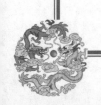

雍州，或陇西南安。二月、八月采根，暴干。

【按】《列仙传》云：山图服羌活、独活，则似二名。护羌、胡王，皆羌字缓声，犹专诸为专设诸，庚公差为庚公之斯，非有义也。

车前子

味甘，寒，无毒。主气癃，止痛，利水道小便，除湿痹。久服轻身，耐老。一名当道。《御览》有云：一名：牛舌。《大观》本作：牛遗，黑字。生平泽。

《名医》曰：一名芣苢，一名虾蟆衣，一名牛遗，一名胜舄。生真定邱陵阪道中。五月五日采，阴干。

【按】《说文》云：芣，一曰芣苢。苢，芣苢。一名马舄，其实如李，令人宜子。

《周书》①所说。《广雅》云：当道，马舄也。《尔雅》云：芣苢，马舄；马舄，车前。郭璞云：今车前草，大叶长穗，好生道边，江东呼虾蟆衣。又：薡牛蘈。孙炎②云：车前，一名牛蘈。《毛诗》云：采采芣苢。《传》云：芣苢，马舄；马舄，车前也。陆玑云：马舄，一名车前，一名当道。喜在牛迹中生，故曰车前、当道也。今药中车前子是也。幽州人谓之牛舌草。

木 香

味辛。主邪气，辟毒疫温鬼，强志，主淋露。《御览》引云：主气不足。《大观》本作黑字。久服不梦寤魇寐。《御览》引云：一名密青。又云：轻身，致神仙。《大观》本俱作黑字。生山谷。

《名医》曰：一名蜜香。生永昌。

署 豫 旧作薯蓣，《御览》作：署豫，是。

味甘，温。主伤中，补虚羸，除寒热邪气，补中，益气力，长肌肉。久服耳目聪明，轻身，不饥，延年。一名山芋。生山谷。

《吴普》曰：薯蓣，一名诸署。《御览》作：署豫，作：诸署。《艺文类聚》亦作诸。齐越名山芋，一名修脆，一名儿草。《御览》引云：秦楚名玉延，齐越名山芋，郑赵名山

① 周书：纪传体史书。唐代令狐德棻等编，50卷。主要记载北朝周朝的历史。
② 孙炎：字伯融，江苏句容人，明朝诗人，官员。

芋,一名玉延。神农,甘,小温;桐君、雷公,甘《御览》作:苦,无毒。或生临朐钟山。始生赤茎细蔓,五月华白,七月实青黄,八月熟落,根中白,皮黄,类芋。《御览》引云:二月、三月、八月采根。恶甘遂。

《名医》曰:秦楚名玉延。郑越名土藷,生嵩高。二月、八月采根,暴干。

【按】《广雅》云:玉延,藷藇,署预也。《北山经》云:景山草多藷藇。郭璞云:根似羊蹄,可食,今江南单呼为藷,语有轻重耳。《范子计然》云:藷藇,本出三辅,白色者善。《本草衍义》①云:山药,上一字犯宋英庙讳,下一字曰藷,唐代宗名豫,故改下一字为药。

薏苡仁

味甘,微寒。主筋急,拘挛不可屈伸,风湿痹,下气。久服轻身,益气。其根下三虫。一名解蠡。生平泽及田野。

《名医》曰:一名屋菼,一名起实,一名赣。生真定。八月采实,采根无时。

【按】《说文》云:薏②,薏苢,一曰薏英。赣,一曰薏苢。《广雅》云:赣,起实,薏目也。《吴越春秋》③:鲧娶于有莘氏之女,名曰女嬉,年壮未孳,嬉于砥山,得薏苡而吞之,意若为人所感,因而妊孕。《后汉书·马援传》④:援在交趾,常饵薏苡实,用能轻身、省欲,以胜瘴。薏,俗作薏,非。

泽 泻

味甘,寒。主风寒湿痹,乳难,消水,养五脏,益气力,肥健。久服耳目聪明,不饥,延年,轻身,面生光,能行水上。一名水泻,一名芒芋,一名鹄泻。生池泽。

《名医》曰:生汝南。五、六、八月采根,阴干。

【按】《说文》云:藚,水写也。《尔雅》云:蕍蕮。郭璞云:今泽蕮。又:藚,牛唇。郭璞云:《毛诗传》云:水蕮也,如续断,寸寸有节,拔之可复。《毛诗》云:言采其藚。《传》云:藚,水舄也。陆玑云:今泽舄也。其叶如车前草大,其味亦相似。徐州广陵人食之。

---

① 本草衍义:中药书名。宋代寇宗奭撰,20卷,刊于1116年。
② 薏:薏的古体字。
③ 吴越春秋:书名。东汉赵晔撰,记叙春秋时期吴国和越国的史事。原书12卷,今存10卷。
④ 后汉书:书名。南朝宋范晔撰,纪传体东汉史。

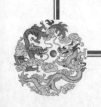

远　志

味苦，温。主咳逆伤中，补不足，除邪气，利九窍，益智慧，耳目聪明，不忘，强志倍力。久服轻身，不老。叶名小草，一名棘菀陆德明《尔雅音义》[1]引作：菀，一名葽绕《御览》作：要绕，一名细草。生川谷。

《名医》曰：生太山及冤句。四月采根、叶，阴干。

【按】《说文》云：菀，棘菀也。《广雅》云：蕀菀，远志也。其上谓之小草。《尔雅》云：葽绕，蕀菀。郭璞云：今远志也。似麻黄，赤华，叶锐而黄。

龙　胆

味苦涩。主骨间寒热，惊痫邪气，续绝伤，定五胜，杀蛊毒。久服益智，不忘，轻身，耐老。一名陵游。生山谷。

《名医》曰：生齐朐及冤句。二月、八月、十一月、十二月采根，阴干。

细　辛

味辛，温。主咳逆，头痛脑动，百节枸挛，风湿痹痛，死肌。久服明目，利九窍，轻身，长年。一名小辛。生山谷。

《吴普》曰：细辛，一名细草。《御览》引云：一名小辛。神农、黄帝、雷公、桐君，辛，小温；岐伯，无毒；李氏，小寒。如葵叶，色赤黑，一根一叶相连。《御览》引云：三月、八月采根。

《名医》曰：生华阴。二月、八月采根，阴干。

【按】《广雅》云：细条、少辛，细辛也。《中山经》云：浮戏之山，上多少辛。郭璞云：细辛也。《管子·地员》篇云：小辛大蒙。《范子计然》云：细辛，出华阴。色白者善。

石　斛

味甘，平。主伤中，除痹，下气，补五脏，虚劳，羸瘦，强阴。久服厚肠胃，轻身，延年。一名林兰。《御览》引云：一名禁生。《大观》本作黑字。生山谷。

---

① 尔雅音义：书名。唐代陆德明撰，书证《尔雅》之正。

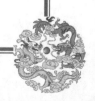

《吴普》曰：石斛，神农，甘，平；扁鹊，酸；李氏，寒。《御览》。

《名医》曰：一名禁生，一名杜兰，一名石蓫。生六安水傍石上。七月、八月采茎，阴干。

【按】《范子计然》云：石斛出六安。

巴戟天

味辛，微温。主大风邪气，阴痿不起，强筋骨，安五脏补中，增志，益气。生山谷。

《名医》曰：生巴郡及下邳。二月、八月采根，阴干。

白英

味甘，寒。主寒热，八疸，消渴，补中益气。久服轻身，延年。一名谷菜。元本误作黑字。生山谷。

《名医》曰：一名白草。生益州，春采叶，夏采茎，秋采花，冬采根。

【按】《尔雅）云：苻，鬼目。郭璞云：今江东有鬼目草，茎似葛，叶圆而毛，子如耳珰也，赤色丛生。唐本注白英云：此鬼目草也。

白蒿

味甘，平。主五脏邪气，风寒湿痹，补中益气，长毛发令黑，疗心悬，少食常饥。久服轻身，耳目聪明，不老。生川泽。

《名医》曰：生中山。二月采。

【按】《说文》云：蘩，白蒿也；艾；冰台也。《广雅》云：蘩母，旁勃也。《尔雅》云：艾，冰台。郭璞云：今艾，白蒿。《夏小正》云：二月采蘩。《传》云：蘩，由胡。由胡者，繁母也。繁母者，旁勃也。《尔雅》云：蘩，皤蒿。郭璞云：白蒿。又：蘩，由胡。郭璞云：未详。《毛诗》云：于以采蘩。《传》云：蘩，皤蒿也，又：采蘩祁祁。《传》云：蘩，白蒿也。陆玑云：凡艾，白色者，为皤蒿。《楚辞》①王逸注云：艾，白蒿也。按：皤、白，音义皆相近。艾，是药名，《本草经》无者，即白蒿是也。《名医》别出艾条，非。

---

① 楚辞：周氏本和中华书局本均作为《楚词》，误，据今现行本改。全书同此，不在赘述。

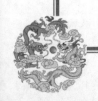

赤　箭

味辛，温。主杀鬼精物、蛊毒恶气。久服益气力，长阴，肥健，轻身，增年。一名离母，一名鬼督邮。生川谷。

《吴普》曰：鬼督邮，一名神草，一名阎狗。或生大山，或少室。茎，箭赤，无叶，根如芋子。三月、四月、八月采根，日干。治痈肿。《御览》。

《名医》曰：生陈仓、雍州，及太山、少室。三月、四月、八月采根，暴干。

【按】《抱朴子》云：按仙方中有合离草，一名独摇，一名离母。所以谓之合离，离母者，此草为物，下根如芋魁，有游子十二枚周环之，去大魁数尺，虽相须，而实不相连，但以气相属耳。别说云：今医家见用天麻，即是此赤箭根。

奄　闾　子 旧作菴蕳。《御览》作奄闾，是。

味苦，微寒。主五脏瘀血，腹中水气，胪张留热，风塞湿痹，身体诸痛。久服轻身，延年，不老。生川谷。

《吴普》曰：奄闾，神农、雷公、桐君、岐伯，苦，小温，无毒；李氏，温。或生上党。叶青厚两相当，七月花白，九月实黑。七月、九月、十月采。驴马食，仙去。《御览》。

《名医》曰：驱驴食之，神仙。生雍州，亦生上党及道边。十月采实，阴干。

【按】司马相如赋有奄闾。张揖云：奄闾，蒿也，子可治疾。

析　蓂　子

味辛，微温。主明目，目痛泪出，除痹，补五脏，益精光。久服轻身，不老。一名蔑析，一名大蕺，一名马辛。生川泽及道旁。

《吴普》曰：析蓂，一名析目，一名荣冥，一名马骍。雷公、神农、扁鹊，辛；李氏，小温。四月采，干二十日。生道旁。得细辛良，畏干姜、苦参、荠实。神农，无毒。生野田。五月五日采，阴干。治腹胀。《御览》。

《名医》曰：一名大荠。生咸阳。四月、五月采，暴干。

【按】《说文》云：蓂，析蓂，大荠也。《广雅》云：析蓂，马辛也，《尔雅》

云：析蓂，大荠。郭璞云：荠，叶细，俗呼之曰老荠。旧作薪，非。

蓍实

味苦，平。主益气，充肌肤，明目，聪慧，先知。久服不饥，不老，轻身。生山谷。

《吴普》曰：蓍实，味苦、酸，平，无毒。主益气，充肌肤，明目，聪慧，先知。久服不饥，不老，轻身。生少室山谷。八月、九月采实，暴干。《御览》。

《名医》曰：生少室。八月、九月采实，日干。

【按】《说文》云：蓍，蒿属，生千岁，三百茎。《史记·龟策传》云：蓍，百茎共一根。

赤 芝①

赤芝味苦，平。主胸中结，益心气，补中，增慧智，不忘，久食轻身，不老，延年，神仙，一名丹芝；黑芝味咸，平，主癃，利水道，益肾气，通九窍，聪察，久食轻身，不老，延年，神仙，一名元芝；青芝味酸，平，主明目，补肝气，安精魂，仁恕，久食轻身，不老，延年，神仙，一名龙芝；白芝味辛，平，主咳逆上气，益肺气，通利口鼻，强志意，勇悍，安魄，久食轻身，不老，延年，神仙，一名玉芝；黄芝味甘，平。主心腹五邪，益脾气，安神，忠信和乐，久食轻身，不老，延年，神仙，一名金芝；紫芝味甘，温，主耳聋，利关节，保神，益精气，坚筋骨，好颜色，久服轻身，不老，延年，一名木芝。生山谷。旧作六种，今并。

《吴普》曰：紫芝，一名木芝。

《名医》曰：赤芝生霍山，黑芝生恒山，青芝生太山，白芝生华山，黄芝生嵩山，紫芝生高夏地上，色紫，形如桑《御览》。六芝皆无毒。六月、八月采。

【按】《说文》云：芝，神草也。《尔雅》云：茵芝。郭璞云：芝，一岁三华，瑞草。《礼·内则》云：芝栭。卢植注云：芝，木芝也。《楚辞》云：采三秀于山间。王逸云：三秀，谓芝草。《后汉书·华佗传》有漆叶青黏散，注引佗传曰：青黏者，一名地节，一名黄芝。主理五脏，益精气。本字书无黏字，相传音女廉反。《列仙传》云：吕尚服泽芝。《抱朴子·仙药》篇云：赤者如珊

① 赤芝：目录作"赤黑青白黄紫芝"。

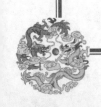

瑚，白者如截肪，黑者如泽漆，青者如翠羽，黄者如紫金，而皆光明洞彻，如坚冰也。

卷　柏

味辛，温。生山谷。主五脏邪气，女子阴中寒热痛，癥瘕，血闭，绝子。久服轻身，和颜色。一名万岁。生山谷石间。

《吴普》曰：卷柏，神农，辛；桐君、雷公，甘。《御览》引云：一名豹足，一名求股，一名万岁，一名神枝。时生山谷。

《名医》曰：一名豹足，一名求股，一名交时。生常山。五月、七月采，阴干。

【按】《范子计然》云：卷柏，出三辅。

蓝　实

味苦，寒。主解诸毒，杀蛊蚑、注鬼、螫毒。久服头不白，轻身。生平泽。

《名医》曰：其茎叶可以染青。生河内。

【按】《说文》云：葴，马蓝也。蓝，染青草也。《尔雅》云：葴，马蓝。郭璞云：今大叶冬蓝也。《周礼》掌染草。郑注云：染草，蓝蒨，象斗之属。《夏小正》：五月启灌蓝。《毛诗》云：终朝采蓝。《笺》云：蓝，染草也。

芎　藭

味辛，温。主中风入脑，头痛，寒痹，筋挛缓急，金创，妇人血闭无子。生川谷。

《吴普》曰：芎藭《御览》引云：一名香果，神农、黄帝、岐伯、雷公，辛，无毒；扁鹊，酸，无毒；李氏，生温，熟寒。或生胡无桃山阴，或太山。《御览》作：或斜谷西岭，或太山。叶香细，青黑，文赤如藁本，冬夏丛生，五月华赤，七月实黑，茎端两叶。三月采。根有节，似马衔状。

《名医》曰：一名胡穷，一名香果。其叶名靡芜。生武功斜谷西岭。三月、四月采根，暴干。

【按】《说文》云：营，营穷，香草也。芎，司马相如说或从弓。《春秋左传》云：有山鞠穷乎。杜预云：鞠穷所以御湿。《西山经》云：号山，其草多芎䓖。郭璞云：芎䓖，一名江离。《范子计然》云：芎䓖生始无，枯者善。有脱字，司马相如赋有芎䓖，司马贞引司马彪云：芎䓖，似藁本。郭璞云：今历阳呼为江离。

蘼 芜

味辛，温。主咳逆，定惊气，辟邪恶，除蛊毒鬼注，去三虫。久服通神。一名薇芜。生川泽。

《吴普》曰：蘼芜，一名芎䓖。《御览》。

《名医》曰：一名茳蓠，芎䓖苗也。生雍州及冤句。四月、五月采叶，暴干。

【按】《说文》云：蘪，蘪芜也。茳，茳蓠，蘪芜。《尔雅》云：蕲茞，蘪芜。郭璞云：香草，叶小如委状。《淮南子》云：似蛇床。《山海经》云：臭如蘪芜。司马相如赋有江离、蘪芜。司马贞引樊光云：藁本，一名蘪芜，根名蕲芷。

黄 连

味苦，寒。主热气，目痛，眦伤泣出，明目《御览》引云：主茎伤。《大观》本无，肠澼，腹痛下利，妇人阴中肿痛。久服令人不忘。一名王连。生川谷。

《吴普》曰：黄连，神农、岐伯、黄帝、雷公，苦，无毒；李氏，小寒。或生蜀郡、太山之阳。《御览》。

《名医》曰：生巫阳及蜀郡、太山。二月、八月采。

【按】《广雅》云：王连，黄连也。《范子计然》云：黄连，出蜀郡。黄肥坚者善。

络 石

味苦，温。主风热，死肌，痈伤，口干舌焦，痈肿不消，喉舌肿，水浆不下。久服轻身，明目，润泽，好颜色，不老，延年。一名石鲮。生川谷。

《吴普》曰：落石，一名鳞石，一名明石，一名县石，一名云华，一名云珠，一名云英，一名云丹。神农，苦，小温；雷公，苦，无毒；扁鹊、桐君，甘，无毒；李氏，大寒，云药中君。采无时。《御览》。

《名医》曰：一名石蹉，一名略石，一名明石，一名领石，一名县石。生太山或石山之阴，或高山岩石上，或生人间。正月采。

【按】《西山经》云：上申之山多硌石，疑即此。郭璞云：硌，磊硌，大石貌。非也。唐本注云：俗名耐冬，山南人谓之石血，以其包络石木而生，故名络石。《别录》谓之石龙藤。以石上生者良。

疾藜子

味苦，温。主恶血，破癥结积聚，喉痹，乳难。久服长肌肉，明目，轻身。一名旁通，一名屈人，一名止行，一名豺羽，一名升推。《御览》引云：一名君水香，《大观》本无文，生平泽，或道旁。

《名医》曰：一名即藜，一名茨。生冯翊。七月、八月采实，暴干。

【按】《说文》云：荠，蒺藜也。《诗》曰：墙有茨，以茨为茅苇，覆屋字①《尔雅》云：茨，蒺藜。郭璞云：布地蔓生，细叶，子有三角，刺人。《毛诗》云：墙有茨。《传》云：茨，蒺藜也。

黄 耆

味甘，微温。主痈疽久败创，排脓止痛，大风癞疾，五痔鼠瘘，补虚，小儿百病。一名戴糁。生山谷。

《名医》曰：一名戴椹，一名独椹，一名芰草，一名蜀脂，一名百本。生蜀郡白水、汉中。二月、十月采，阴干。

肉松容

味甘，微温。主五势七伤，补中，除茎中寒热、痛，养五脏，强阴，益精气，多子，妇人癥瘕。久服轻身。生山谷。

《吴普》曰：肉苁蓉，一名肉松蓉。神农、黄帝，咸；雷公，酸，小温《御览》作：李氏小温。生河西《御览》作：东山阴地，长三四寸，丛生，或代郡《御览》下有雁门二字。二月至八月采。《御览》引云：阴干用之。

《名医》曰：生河西及代郡雁门。五月五目采，阴干。

【按】《吴普》云：一名肉松蓉，当是古本，蓉即是容字俗写，苁蓉非正字也。陶弘景云：是野马精落地所生，生时似肉。旧作肉苁蓉，非。

---

① 字：周氏本和中华书局本均作"字"，今据《诗经》改。

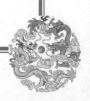

神农本草经

防　风

味甘，温，无毒。主大风头眩痛，恶风，风邪，目盲无所见，风行周身，骨节疼痹《御览》作：痛，烦满。久服轻身。一名铜芸《御览》作：芒。生川泽。

《吴普》曰：防风，一名回云，一名回草，一名百枝，一名蕳根，一名百韭，一名百种。神农、黄帝、岐伯、桐君、雷公、扁鹊，甘，无毒；李氏，小寒。或生邯郸、上蔡。正月生叶，细圆，青黑黄白；五月花黄；六月实黑。三月、十月采根，日干。琅琊者良。《御览》。

《名医》曰：一名茴草，一名百枝，一名屏风，一名蕳根，一名百蜚。生沙苑，及邯郸、琅邪、上蔡。二月、十月采根，暴干。

【按】《范子计然》云：防风，出三辅。白者善。

蒲　黄

味甘，平。主心腹，膀胱①寒热，利小便，止血，消瘀血。久服轻身，益气力，延年，神仙。生池泽。

《名医》曰：生河东。四月采。

【按】《玉篇》云：蒚，谓今蒲头，有台，台上有重台，中出黄，即蒲黄。陶弘景云：此即蒲厘花上黄粉也，《仙经》亦用此。考《尔雅》苻离其上蒚，苻离与蒲厘声相近，疑即此。

香　蒲

味甘，平。主五脏心下邪气，口中烂臭，坚齿，明目，聪耳。久服轻身，耐老《御览》作：能老。一名睢《御览》云：睢蒲。生池泽。

《吴普》曰：睢，一名睢石，一名香蒲。神农、雷公，甘。生南海池泽中。《御览》。

《名医》曰：一名醮。生南海。

【按】《说文》云：菩，草也。《玉篇》云：菩，香草也。又音蒲。《本草图经》云：香蒲，蒲黄苗也。春初生嫩叶，未出水时，红白色，茸茸然。《周礼》以为菹。

---

① 膀胱：周氏本和中华书局本均做"旁光"，今据现代名词改。全书同，均改，下不再注。

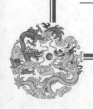

续　断

味苦，微温。主伤寒，补不足，金创痈伤，折跌，续筋骨，妇人乳难。《御览》作：乳痈，云：崩中、漏血。《大观》本作黑字。久服益气力。一名龙豆，一名属折。生山谷。

《名医》曰：一名接骨，一名南草，一名槐。生常山。七月、八月采，阴干。

【按】《广雅》云：裹，续断也。《范子计然》云：续断，出三辅。《桐君药录》①云：续断，生蔓延，叶细，茎如荏大，根本黄白，有汁。七月、八月采根。

漏　芦

味甘，咸寒。主皮肤热，恶创，疽痔，湿痹，下乳汁。久服轻身益气，耳目聪明，不老，延年。一名野兰。生山谷。

《名医》曰：生乔山。八月采根，阴干。

【按】《广雅》云：飞廉，漏芦也。陶弘景云：俗中取根，名鹿骊。

营　实

味酸，温。主痈疽恶创，结肉跌筋，败创，热气，阴蚀不瘳，利关节。一名墙薇，一名蔷蘼，一名牛棘。生川谷。

《吴普》曰：蔷薇，一名牛勒，一名牛膝，一名蔷蘼，一名山枣。《御览》。

《名医》曰：一名牛勒，一名蔷蘼，一名山棘。生零陵及蜀郡。八月、九月采，阴干。

【按】陶弘景云：即是墙薇子。

天 名 精

味甘，寒。主瘀血，血瘕欲死，下血，止血，利小便。久服轻身，耐老。一名麦句姜，一名虾蟆蓝，一名豕首。生川泽。

---

①　桐君药录：桐君系黄帝的大臣，药学家，撰《桐君采药录》，又名《桐君药录》。已佚。

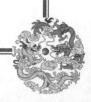

《名医》曰：一名天门精，一名玉门精，一名彘颅，一名蟾蜍兰，一名觐。生平原，五月采。

【按】《说文》云：薽，豕首也。《尔雅》云：茢薽，豕首。郭璞云：今江东呼豨首，可以焆蚕蛹。陶弘景云：此即今人呼为豨莶。《唐本》云：鹿活草是也。《别录》：一名天蔓菁，南人呼为地松。掌禹锡云：陈藏器别立地菘条，后人不当仍其谬。

决 明 子

味咸，平。主青盲，目淫，肤赤，白膜，眼赤痛，泪出。久服益精光《太平御览》引作：理目珠精。理，即治字，轻身。生川泽。

《吴普》曰：决明子，一名草决明，一名羊明。《御览》。

《名医》曰：生龙门。石决明生豫章。十月采，阴干百日。

【按】《广雅》云：羊蓠藕，芙光也。又：决明，羊明也。《尔雅》云：薢茩，芙光。郭璞云：芙，明也。叶黄锐，赤华，实如山茱萸。陶弘景云：形似马蹄决明。

丹 参

味苦，微寒。主心腹邪气，肠鸣幽幽如走水，寒热积聚，破癥除瘕，止烦满，益气。一名却蝉草。生川谷。

《吴普》曰：丹参，一名赤参，一名木羊乳，一名却蝉草。神农、桐君、黄帝、雷公、扁鹊，苦，无毒；李氏，大寒。岐伯，咸。生桐柏，或生太山山陵阴。茎华小方如茬，毛、根赤。四月华紫，五月采根，阴干。治心腹痛。《御览》。

《名医》曰：一名赤参，一名木羊乳。生桐柏山及太山。五月采根，暴干。

【按】《广雅》云：却蝉，丹参也。

茜 根

味苦，寒。主寒湿风痹，黄疸，补中。生川谷。

《名医》曰：可以染绛。一名地血，一名茹藘，一名茅蒐，一名茜。生乔山。二月、三月采根，暴干。

【按】《说文》云：茜，茅蒐也。蒐，茅蒐，茹藘。人血所生、可以染绛，从草从鬼。《广雅》云：地血，茹藘，蒨也。《尔雅》云：茹藘，茅蒐。郭璞云：今蒨也，可以染绛。《毛诗》云茹藘在阪。《传》云：茹藘，茅蒐也。陆玑云：一名地血，齐人谓之茜，徐州人谓之牛蔓。徐广注《史记》云：茜，一名红蓝，其花染缯，赤黄也。按：《名医》别出红蓝条，非。

飞　廉

味苦，平。主骨节热。胫重酸疼。久服令人身轻。一名飞轻。以上四字，原本黑字。生川泽。

《名医》曰：一名伏兔，一名飞雉，一名木禾。生河内。正月采根，七月、八月采花，阴于。

【按】《广雅》云：伏猪，木禾也。飞廉，漏芦也。陶弘景云：今既别有漏芦，则非此别名耳。

五味子

味酸，温。主益气，咳逆上气，劳伤羸瘦，补不足，强阴，益男子精。《御览》引云：一名会及。《大观》本作黑字。生山谷。

《吴普》曰：五味子，一名元及。《御览》。

《名医》曰：一名会及，一名元及。生齐山及代郡。八月采实，阴干。

【按】《说文》云：菋，荎猪也。荎，荎猪草也。藉，荎藉也。《广雅》云：会及，五味也。《尔雅》云：菋，荎藉。郭璞云：五味也。蔓生，子丛在茎头。《抱朴子·仙药》篇云：五味者，上五行之精，其子有五味。移门子[1]服五味子十六年，色如玉女，入水不霑，入火不灼也。

旋　华

味甘，温。主益气，去面皯《御览》作：皯黑色，媚好。《御览》作：令人色悦泽。其根味辛，主腹中裹热邪气，利小便。久服不饥，轻身。一名筋根华，一名金沸。《御览》引云：一名美草。《大观》本作黑字。生平泽。

《名医》曰：生豫州。五月采，阴干。

【按】陶弘景云：东人呼为山姜，南人呼为美草。《本草衍义》云：世又谓

---

[1]　移门子：古人名，生平不详。《太平御览》作“羡门子”。

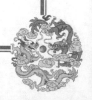

之鼓子花。

兰　草

味辛，平。主利水道，杀蛊毒，辟不祥。久服益气，轻身，不老，通神明。一名水香。生池泽。

《名医》曰：生大吴。四月、五月采。

【按】《说文》云：兰，香草也。《广雅》云：蕳，兰也。《易》：其臭如兰。郑云：兰，香草也。《夏小正》：五月蓄兰。《毛诗》云：方秉蕳兮。《传》云：蕳，兰也。陆玑云：蕳，即兰，香草也。其茎、叶似药草泽兰。《范子计然》云：大兰出汉中三辅，兰出河东宏农①，白者善。元杨齐贤注李白诗引《本草》云：兰草、泽兰二物同名，兰草一名水香，云都梁是也。《水经》：零陵郡都梁西小山上，有淳水，其中悉生兰草，绿叶紫茎。泽兰，如薄荷，微香，荆湘岭南人家多种之，与兰大抵相类。颜师古以兰草为泽兰，非也。

蛇 床 子

味苦，平。主妇人阴中肿痛，男子阴痿湿痒，除痹气，利关节，癫痫恶创。久服轻身。一名蛇米。生川谷及田野。

《吴普》曰：蛇床，一名蛇珠。《御览》。

《名医》曰：一名蛇粟，一名虺床，一名思盐，一名绳毒，一名枣棘，一名墙蘼。生临淄。五月采实，阴干。

【按】《广雅》云：蚍粟，马床，蚍床也。《尔雅》云：盱，虺床。《淮南子·氾论训》云：乱人者，若蛇床之与蘼芜。

地 肤 子

味苦，寒。主膀胱热，利小便，补中，益精气。久服耳目聪明，轻身，耐老。一名地葵。《御览》引云：一名地华，一名地脉。《大观》本无"一名地华"四字，"脉"作"麦"，皆黑字。生平泽及田野。

《名医》曰：一名地麦。生荆州。八月、十月采实，阴干。

【按】《广雅》云：地葵，地肤也。《列仙传》云：文宾服地肤。郑樵云；

---

① 宏农：中华局书本作"弘"农。

地肤，日落帚，亦曰地扫。《尔雅》云：葥，马帚，即此也。今人亦用为帚。

景　天

味苦，平。主大热，火创，身热烦，邪恶气。华，主女人漏下赤白，轻身，明目。一名戒火，一名慎火。《御览》引云：一名水母。《大观》本作黑字，"水"作"火"。生川谷。

《名医》曰：一名火母，一名救火，一名据火。生太山。四月四日、七月七日采，阴干。

【按】陶弘景云：今人皆盆养之于屋上，云以降火。

因　陈 《御览》作：茵蔯

味苦，平。主风湿寒热邪气，热结，黄疸。久服轻身，益气，耐老。《御览》作：能老。生邱陵阪岸上。

《吴普》曰：因尘，神农、岐伯、雷公，苦，无毒；黄帝辛，无毒。生田中。叶如蓝，十一月采。《御览》。

《名医》曰：白兔食之，仙。生太山。五月及立秋采，阴干。

【按】《广雅》云：因尘，马先也。陶弘景云：《仙经》云：白蒿，白兔食之仙。而今因陈乃云此，恐非耳。陈藏器云：茵蔯，经冬不死，因旧苗而生，故名茵蔯，后加蒿字也。据此，知旧作茵蔯蒿，非。又按：《广雅》云：马先，疑即马新蒿，亦白蒿之类。

杜　若

味辛，微温。主胸胁下逆气，温中，风入脑户，头肿痛，多涕泪出。久服益精《艺文类聚》引作：益气，明目，轻身。一名杜衡。《艺文类聚》引作：蘅，非。生川泽。

《名医》曰：一名杜连，一名白连，一名白芩，一名若芝。生武陵及冤句。二月、八月采根，暴干。

【按】《说文》云：若，杜若，香草。《广雅》云：楚蘅，杜蘅也。《西山经》云：天帝之上有草焉，其状如葵，其臭如蘪芜，名曰杜衡。《尔雅》云：杜，土卤。郭璞云：杜蘅也，似葵而香。《楚辞》云：采芳州兮杜若。《范子计然》

云：杜若，生南郡汉中。又云：秦蘅，出于陇西天水。沈括①《补笔谈》云：杜若即今之高良姜，后人不识，又别出高良姜条。按：《经》云：一名杜衡，是。《名医》别出杜蘅条，非也。衡，正字，俗加草。

沙　参

味苦，微寒。主血积惊气，除寒热，补中，益肺气。久服利人。一名知母。生川谷。

《吴普》曰：白沙参，一名苦心，一名识美，一名虎须，一名白参，一名志取，一名文虎。神农、黄帝、扁鹊，无毒；岐伯，咸；李氏，大寒。生河内川谷，或般阳渎山。三月生，如葵，叶青，实白如芥，根大白如芜菁。三月采。《御览》。

《名医》曰：一名苦心，一名志取，一名虎须，一名白参，一名识美，一名文希。生河内及宛句、般阳续山。二月、八月采根，暴干。

【按】《广雅》云：苦心，沙参也，其蒿，青蘘也。《范子计然》云：白沙参，出洛阳。白者善。

白 兔 藿

味苦，平。主蛇虺，蜂虿、猘狗、菜肉、蛊毒、注②。一名白葛。生山谷。

《吴普》曰：白兔藿，一名白葛谷。《御览》。

《名医》曰：生交州。

【按】陶弘景云：都不闻有识之者，想当似葛耳。唐本注云：此草荆襄山谷大有，俗谓之白葛。

徐 长 卿

味辛，温。主鬼物，百精，蛊毒，疫疾，邪恶气，温疟。久服强悍，轻身。一名鬼督邮。生山谷。

《吴普》曰：徐长卿，一名石下长卿。神农、雷公，辛。或生陇西。三月

---

① 沈括：字存中，杭州人。北宋科学家、政治家、官员。撰《梦溪笔谈》。
② 注：据《重修政和经史证类备用本草》作"鬼注"，是。

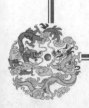

采。《御览》。

《名医》曰：生太山及陇西。三月采。

【按】《广雅》云：徐长卿，鬼督邮也。陶弘景云：鬼督邮之名甚多，今俗用徐长卿者，其根正如细辛，小短扁扁尔，气亦相似。

石龙刍

味苦，微寒。主心腹邪气，小便不利，淋闭，风湿，鬼注，恶毒。久服补虚羸，轻身，耳目聪明，延年。一名龙须，一名草续断，一名龙珠。生山谷。

《吴普》曰：龙刍，一名龙多，一名龙须，一名续断，一名龙本，一名草毒，一名龙华，一名悬莞。神农、李氏，小寒；雷公、黄帝，苦，无毒；扁鹊，辛，无毒。生梁州。七月七日采。《御览》此条误附续断。

《名医》曰：一名龙华，一名悬莞，一名草毒。生梁州湿地。五月、七月采茎，暴干。

【按】《广雅》云：龙木，龙须也。《中山经》云：贾超之山，其中多龙修。郭璞云：龙须也，似莞而细。生山石穴中。茎列垂，可以为席。《别录》云：一名方宾。郑樵云：《尔雅》所谓：蔄鼠，莞也。旧作蒢，非。

薇 衔

味苦，平。主风湿痹，历节痛，惊痫，吐舌，悸气，贼风，鼠瘘，痈肿。一名糜衔。生川泽。

《吴普》曰：薇蘅，一名糜蘅，一名无颠，一名承膏，一名丑，一名无心。《御览》。

《名医》曰：一名承膏，一名承肌，一名无心，一名无颠。生汉中及冤句、邯郸。七月采茎、叶，阴干。

云 实

味辛，温。主泄利旧作：痢，《御览》作：泄利，肠澼，杀虫蛊毒，去邪恶结气，止痛，除热。华主见鬼精物，多食令人狂走。久服轻身，通神明。生川谷。

《吴普》曰：云实，一名员实，一名大豆。神农，辛，小温；黄帝，咸；雷公，苦。叶如麻，两两相值，高四五尺，大茎空中，六月花，八月、九月实。十月采。《御览》。

《名医》曰：一名员实，一名云英，一名天豆。生河间。十月采，暴干。

【按】《广雅》云：天豆，云实也。

王不留行

味苦，平。主金创，止血逐痛，出刺，除风痹内寒。久服轻身，耐老《御览》作：能老，增寿。生山谷。

《吴普》曰：王不留行，一名王不流行。神农，苦，平；岐伯、雷公，甘。三月、八月采。《御览》。

【按】郑樵云：王不留行，曰禁宫花，曰剪金花，叶似槐，实作房。

升　麻

味甘，辛。《大观》本作：甘，平。主解百毒，杀百老物殃鬼，辟温疾、障邪毒蛊。久服不夭。《大观》本作：主解百毒，杀百精老物殃鬼，辟瘟疫瘴气、邪气蛊毒。此用《御览》文。一名周升麻。《大观》本作：周麻。生山谷。旧作黑字。据《吴普》有云：神农，甘，则《本经》当有此，今增入。

《吴普》曰：升麻，神农，甘。《御览》。

《名医》曰：生益州。二月、八月采根，日干。

【按】《广雅》云：周麻，升麻也。此据《御览》。

青　蘘

味甘，寒。主五脏邪气，风寒湿痹，益气，补脑髓，坚筋骨。久服耳目聪明，不饥，不老，增寿。巨胜苗也。生川谷。旧在米谷部，非。

《吴普》曰：青蘘，一名梦神。神农，苦；雷公，甘。《御览》。

《名医》曰：生中原。

【按】《抱朴子·仙药》篇云：《孝经·援神契》曰：巨胜延年。又云：巨胜，一名胡麻，饵服之，不老，耐风湿，补衰老也。

姑　活

味甘，温。主大风邪气，湿痹寒痛。久服轻身，益寿，耐老。一名冬葵子

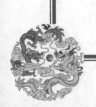

旧在唐本退中，无毒。今增。

《名医》曰：生河东。

【按】《水经注》解县引《神农本草》云：地有固活、女疏、铜芸、紫苑之族也。陶弘景云：方药亦无用此者，乃有固活丸，即是野葛一名，此又名冬葵子，非葵菜之冬葵子，疗体乖异。

别　羁

味苦，微温。主风寒湿痹。身重，四肢疼酸，寒邪厉节痛。生川谷。旧在唐本退中，无毒。今增。

《名医》曰：一名别枝，一名别骑，一名鳖羁。生蓝田。二月、八月采。

【按】陶弘景云：方家时有用处，今俗亦绝耳。

屈　草

味苦。主胸胁下痛，邪气，腹间寒热阴痹。久服轻身，益气，耐老。《御览》作：补益，能老。生川泽。旧在唐本退中，无毒。今增。

《名医》曰：生汉中。五月采。

【按】陶弘景云：方药不复用，俗无识者。

淮　木

味苦，平。主久咳上气，伤中虚赢，女子阴蚀，漏下赤白沃。一名百岁城中木。生山谷。旧在唐本退中，无毒。今增。

《吴普》曰：淮木，神农、雷公，无毒。生晋平阳、河东平泽。治久咳上气，伤中赢虚，补中益气。《御览》。

《名医》曰：一名炭木。生太山。采无时。

【按】李当之云：是樟树上寄生树，大衔枝在肌肉，今人皆以胡桃皮当之，非也。桐君云：生上洛，是木皮，状如厚朴，色似桂白，其理一纵一横。今市人皆削以充厚朴，而无正纵横理，不知此复是何物，莫测真假，何者为是也。

上草上品七十三种，旧七十二种。考六芝当为一，升麻当白字，米谷部误入青蘘，唐本退六种，姑活、屈草、淮木皆当入此。

牡　桂

味辛，温。主上气咳逆，结气喉痹，吐吸，利关节，补中益气。久服通神，轻身，不老。生山谷。

《名医》曰：生南海。

【按】《说文》云：桂，江南木，百药之长，梫，桂也。《南山经》云：招摇之山多桂。郭璞云：桂，叶似枇杷，长二尺余，广数寸，味辛，白花，丛生山峰，冬夏常青，间无杂木。《尔雅》云：梫，木桂。郭璞云：今人呼桂皮厚者为木桂，及单名桂者，是也。一名肉桂，一名桂枝，一名桂心。

菌　桂

味辛，温。主百病，养精神，和颜色，为诸药先聘通使。久服轻身，不老，面生光华，媚好，常如童子，生山谷。

《名医》曰：生交阯、桂林岩崖间。无骨，正圆如竹。立秋采。

【按】《楚辞》云：杂申椒与菌桂兮。王逸云：茉、桂，皆香木。《列仙传》云：范蠡好服桂。

松　脂

味苦，温。主疽，恶疮，头疡，白秃，疥瘙，风气，安五脏，除热。久服轻身，不老，延年。一名松膏，一名松肪。生山谷。

《名医》曰：生太山。六月采。

【按】《说文》云：松木也，或作案。《范子计然》云：松脂出陇西。如胶者，善。

槐　实

味苦，寒。主五内邪气热，止涎唾，补绝伤，五痔，火创，妇人乳瘕，子脏急痛。生平泽。

《名医》曰：生河南。

【按】《说文》云：槐，木也。《尔雅》云：櫰，槐大叶而黑。郭璞云：槐树叶大，色黑者，名为櫰。又：守宫槐，叶昼聂宵炕^①。郭璞云：槐叶昼日聂合而夜炕布者，名为守宫槐。

枸　杞

味苦，寒。主五内邪气，热中消渴，周痹。久服坚筋骨，轻身，不老。《御览》作：耐老。一名杞根，一名地骨，一名枸忌，一名地辅。生平泽。

《吴普》曰：枸杞，一名枸己，一名羊乳。《御览》。

《名医》曰：一名羊乳，一名却暑，一名仙人杖，一名西王母杖。生常山及诸邱陵阪岸。冬采根，春夏采叶，秋采茎、实，阴干。

【按】《说文》云：檵，枸杞也。杞，枸杞也。《广雅》云：地筋，枸杞也。

《尔雅》云：杞，枸檵。郭璞云：今枸杞也。《毛诗》云：集于苞杞。《传》云：杞，枸檵也。陆玑云：苦杞秋熟正赤，服之轻身益气。《列仙传》云：陆通食橐卢木实。《抱朴子·仙药》篇云：象柴，一名托卢是也，或名仙人杖，或云西王母杖，或名天门精，或名却老，或名地骨，或名枸杞也

柏　实

味甘，平。主惊悸，安五脏，益气，除湿痹。久服令人悦泽美色，耳目聪明，不饥，不老，轻身，延年。生山谷。

《名医》曰：生太山。柏叶尤良。由四时各依方面采，阴干。

【按】《说文》云：柏，鞠也。《广雅》云：栝，柏也。《尔雅》云：柏椈。郭璞云：《礼记》曰：鬯白以椈。《范子计然》云：柏脂出三辅。上，升价七千；中，三千一斗。

伏　苓

味甘，平。主胸胁逆气《御览》作：疝气，忧恚，惊邪，恐悸，心下结痛，寒热满咳逆，口焦舌干，利小便。久服安魂，养神，不饥，延年。一名茯菟。《御览》作：茯神。按元本云：其有抱根者，名茯神。作黑字。生山谷。

《吴普》曰：茯苓通神。桐君，甘；雷公、扁鹊、甘，无毒。或生茂州大松根下，入地三丈一尺。二月、七月采。《御览》。

---

① 炕（hāng）：张开。郭璞注："聂，合；炕，张也。"

《名医》曰：其有抱根者，名茯神。生太山大松下。二月、八月采，阴干。

【按】《广雅》云：茯神，茯苓也。《范子计然》云：茯苓，出嵩高，三辅。《列仙传》云：昌容采茯苓，饵而食之。《史记》诸先生云：《传》曰：下有伏灵，上有兔丝。所谓伏灵者，在兔丝之下，状似飞鸟之形。伏灵者，千岁松根也，食之不死。《淮南子·说林训》云：茯苓掘，兔丝死。旧作茯，非。

榆 皮

味甘，平。主大小便不通，利水道，除邪气。久服轻身，不饥。其实尤良。一名零榆。生山谷。

《名医》曰：生颖川。三月采皮，取白，暴干；八月采实。

【按】《说文》云：榆，白枌；枌，榆也。《广雅》云：柘榆，梗榆也。《尔雅》云：榆，白枌。郭璞云：枌榆，先生叶，却著荚，皮色白。又：藲荎。郭璞云：今云刺榆。《毛诗》云：东门之枌。《传》云：枌，白榆也。又：山有蕰。《传》云：蕰，荎也，陆玑云：其针刺如柘，其叶如榆，瀹为茹，美滑如白榆之类，有十种，叶皆相似，皮及木理异矣。

酸 枣

味酸，平。主心腹寒热，邪结气聚，四肢酸疼，湿痹。久服安五脏，轻身，延年。生川泽。

《名医》曰：生河东。八月采实，阴干，四十日成。

【按】《说文》云：樲，酸枣也。《尔雅》云：樲，酸枣。郭璞云：实小味酢。《孟子》云：养其樲棘。赵岐云：樲棘，小棘，所谓酸枣是也。

檗 木

味苦，寒。主五脏、肠胃中结热，黄疸，肠痔，止泄利，女子漏下赤白，阴阳蚀创。一名檀桓。生山谷。

《名医》曰：生汉中及永昌。

【按】《说文》云：檗，黄木也；蘗，木也。司马相如赋有檗，张辑云：檗木，可染者。颜师古云：檗，黄蘗也。

干 漆

味辛，温，无毒。主绝伤，补中，续筋骨，填髓脑，安五脏，五缓六急，风寒湿痹。生漆，去长虫。久服轻身，耐老。生川谷。

《名医》曰：生汉中。夏至后采之。

【按】《说文》云：桼，木汁，可以鬃物。象形，桼如水滴而下。以漆为漆水字。《周礼·载师》云：漆林之征。郑玄云：故书漆林为桼林。杜子春云：当为漆林。

五 加 皮

味辛，温。主心腹疝气，腹痛，益气，疗躄，小儿不能行，疽创阴蚀。一名豺漆。

《名医》曰：一名豺节。生汉中及冤句。五月、十月采茎，十月采根，阴干。

【按】《大观本草》引东华真人《煮石经》云：舜常登苍梧山，曰：厥金玉之香草，朕用偃息正道。此乃五加也。鲁定公母单服五加酒，以致不死。

蔓 荆 实

味苦，微寒。主筋骨间寒热痹，拘挛，明目坚齿，利九窍，去白虫。久服轻身，耐老。小荆实亦等。生山谷。

《名医》曰：生河间、南阳、冤句，或平寿都乡高岸上，及田野中。八月、九月采实，阴干。

【按】《广雅》云：牡荆，蔓荆也。《广志》云：楚，荆也。牧荆，蔓荆也。据牡、曼，声相近，故《本经》于蔓荆，不载所出州土，以其见牡荆也。今或别为二条，非。

辛 夷

味辛，温。主五脏身体寒，风头脑痛，面皯。久服下气，轻身，明目，增年，耐老。一名辛矧《御览》作：引，一名侯桃，一名房木。生川谷。

《名医》曰：九月采实，暴干。

神农本草经

【按】《汉书·杨雄赋》云：列新雉于林薄。师古云：新雉，即辛夷耳，为树甚大，其木枝叶皆芳，一名新矧。《史记·司马相如传》：杂以流夷。注《汉书音义》曰：流夷，新夷也。陶弘景云：小时气辛香，即《离骚》所呼新夷者。陈藏器云：初发如笔，北人呼为木笔，其花最早，南人呼为迎春。按：唐人名为玉蕊，又曰玉兰。

桑上寄生

味苦，平。主腰痛，小儿背强，痈肿，安胎，充肌肤，坚发齿，长须眉，其实明目，轻身，通神。一名寄屑，一名寓木，一名宛童。生川谷。

《名医》曰：一名茑。生弘农桑树上。三月三日采茎，阴干。

【按】《说文》云：茑，寄生也。《诗》曰：茑与女萝。或作樢。《广雅》云：宛重，寄生樢也。又：寄屏，寄生也。《中山经》云：龙山上多寓木。郭璞云：寄生也。《尔雅》云：寓木，宛童。郭璞云：寄生树，一名茑。《毛诗》云：茑与女萝。《传》云：茑，寄生也。陆玑云：茑，一名寄生。叶似当卢，子如覆盆子，赤黑甜美。

杜　　仲

味辛，平。主腰脊痛，补中，益精气，坚筋骨，强志，除阴下痒湿，小便余沥。久服轻身，耐老。一名思仙。生山谷。

《吴普》曰：一名杜仲，一名木绵，一名思仲。《御览》。

《名医》曰：一名思仲，一名木绵。生上虞及上党、汉中。二月、五月、六月、九月采皮。

【按】《广雅》云：杜仲，曼榆也。《博物志》云：杜种，皮中有丝，折之则见。

女　贞　实

味苦，平。主补中，安五脏，养精神，除百疾。久服肥健，经身，不老。生山谷。

《名医》曰：生武陵。立冬采。

【按】《说文》云：桢，刚木也。《东山经》云：太山上多桢木。郭璞云：女桢也，叶冬不凋。《毛诗》云：南山有杞。陆玑云：木杞，其树如樗陈藏器作：

采，一名狗骨，理白滑，其子为木虮子，可合药。司马相如赋有女贞，师古曰：女贞树，冬夏常青，未尝调落，若有节操，故以名焉。陈藏器云：冬青也。

木　兰

味苦，寒。主身大热在皮肤中，去面热赤皰、酒皶，恶风癫疾，阴下痒湿。明耳目。一名林兰。

《名医》曰：一名杜兰，皮似桂而香。生零陵及太山。十二月采皮，阴干。

【按】《广雅》云：木栏，桂栏也。刘逵注《蜀都赋》①云：木兰，大树也，叶似长生，冬夏荣，常以冬华。其实如小柿，甘美。南人以为梅，其皮可食。颜师古注《汉书》云：皮似椒而香，可作面膏药。

蕤　核

味甘，温，主心腹邪气，明目，目赤痛伤泪出。久服轻身益气，不饥。生川谷。

《吴普》曰：蕤核，一名蕤。神农、雷公，甘，平，无毒。生池泽。八月采。补中，强志，明目，久服不饥。《御览》。

《名医》曰：生函谷及巴西。

【按】《说文》云：桵，白桵，棫。《尔雅》云：棫，白桵。郭璞云：桵，小木，丛生有刺，实如耳珰，紫赤可啖。《一切经音义》②云：《本草》作蕤，今桵核是也。

橘　柚

味辛，温。主胸中瘕热逆气，利水谷。久服去臭，下气，通神。一名橘皮。生川谷。旧在果部，非。

《名医》曰：生南山、江南。十月采。

【按】《说文》云：橘果，出江南，柚条也，似橙而酢。《尔雅》云：柚条。郭璞云：似橙实酢，生江南。禹贡云：厥包，橘柚。伪孔云：大曰橘，小曰

---

① 蜀都赋：西晋文学家左思所写《三都赋》之一，描写巴蜀的风土人情等，其他为《吴都赋》《魏都赋》，是三国时期的三国国都。

② 一切经音义：训古学类书。唐代释玄应、释慧琳合著，多取佛经中的难字加以音训。

柚。《列子·汤问》①篇云：吴楚之国有木焉，其名为櫾，碧树而冬生，实丹而味酸，食其皮汁，已愤厥之疾。司马相如赋有橘柚，张揖曰：柚，即橙也，似橘而大，味酢皮厚。

上木上品二十种，旧一十九种，考果部，橘柚当入此。

发　髲

味苦，温。主五癃，关格不通，利小便水道，疗小儿痫，大人痓，仍自还神化。

【按】《说文》云：发，根也。髲，鬄也。鬄，髲也。或作鬄。《毛诗》云：不屑，髢也。《笺》云：髢，髲也。《仪礼》云：主妇被锡。注云：被锡，读为髲鬄。古者或剔贱者、刑者之发，以被妇人之紒为饰，因名髲鬄焉。李当之云：是童男发。据汉人说，发髲当是剃刑人发，或童男发。《本经》不忍取人发用之，故用剃余也。方家至用天灵盖，害及枯骨，卒不能治病。古人所无矣。

上人一种，旧同。

龙　骨

味甘，平。主心腹鬼注，精物老魅，咳逆，泄利脓血，女子漏下，癥瘕坚结，小儿热气惊痫。齿，主小儿大人惊痫，癫疾狂走，心下结气，不能喘息，诸痉，杀精物。久服轻身，通神明，延年。生山谷。

《吴普》曰：龙骨，生晋地山谷阴，大水所过处。是龙死骨也，青白者善。十二月采，或无时。龙骨，畏干漆、蜀椒、理石。龙齿，神农、李氏，大寒，治惊痫。久服轻身。《御览》《大观》本节文。

《名医》曰：生晋地及太山，岩水岸土穴中死龙处。采无时。

【按】《范子计然》云：龙骨，生河东。

麝　香

味辛，温。主辟恶气，杀鬼精物，温疟，蛊毒，痫痓，去三虫，久服除

---

① 列子：书名。相传是战国时期列御寇撰，8篇，原书已佚，后晋人所著，多为民间故事、寓言和神话传说等内容。

邪，不梦寤厌寐，生川谷。

《名医》曰：生中台及益州、雍州山中。春分取之。生者益良。

【按】《说文》云：麝，如小麋，脐有香，黑色獐也。《御览》引多三字。《尔雅》云：麝父麌足。郭璞云：脚似麌，有香。

牛　黄

味苦，平。主惊痫寒热，热盛狂痓，除邪逐鬼。生平泽。

《吴普》曰：牛黄，味苦，无毒。牛出入呻《御览》作：鸣吼者有之。夜有光《御览》作：夜视有光。走《御览》有牛字角中，牛死，入胆中，如鸡子黄。《后汉书·延笃传》注。

《名医》曰：生晋地。于牛得之，即阴干百日，使时燥，无令见日月光。

熊　脂

味甘，微寒。主风痹不仁，筋急，五脏腹中积聚，寒热羸瘦，头疡白秃，面皯。久服强志，不饥，轻身。生山谷。

《名医》曰：生雍州。十一月取。

【按】《说文》云：熊，兽似豕，山居，冬蛰。

白　胶

味甘，平。主伤中劳绝，腰痛，羸瘦，补中益气，女人血闭无子，止痛安胎。久服轻身，延年。一名鹿角胶。

《名医》曰：生云中。煮鹿角作之。

【按】《说文》云：胶，昵也，作之以皮。《考工记》[①]云：鹿胶青白，牛胶火赤。郑云：皆谓煮，用其皮，或用角。

阿　胶

味甘，平。主心腹内崩，劳极，洒洒如疟状，腰腹痛，四肢酸疼，女子下血，安胎。久服轻身，益气。一名傅致胶。

---

① 考工记：书名。作者不详。先秦时期的科学著作。

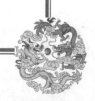

《名医》曰：生东平郡。煮牛皮作之。出东阿。

【按】二胶，《本经》不著所出，疑《本经》但作胶，《名医》增白字、阿字，分为二条。

上兽上品六种。旧同。

丹 雄 鸡

味甘，微温。主女人崩中漏下，赤白沃，补虚温中，止血，通神，杀毒，辟不祥。头，主杀鬼，东门上者尤良；肪，主耳聋；肠，主遗溺；肶胵里黄皮，主泄利；屎白，主消渴，伤寒寒热；黑雌鸡，主风寒湿痹，五缓六急，安胎；翮羽，主下血闭；鸡子，主除热，火疮痫痉，可作虎魄神物；鸡白蠹，肥脂。生平泽。

《吴普》曰：丹鸡卵，可作琥珀。《御览》。

《名医》曰：生朝鲜。

【按】《说文》云：鸡，知时畜也。籀文作鸡。肪，肥也。肠，大小肠也。胜，鸟胵；胵，鸟胃也。菌，粪也。翮，羽茎也。羽，鸟长毛也。此作肶，省文。尿即屎字古文。徙，亦菌假音字也。

雁　　肪

味甘，平。主风挛拘急，偏枯，气不通利。久服益气，不饥，轻身，耐老。一名鹜肪。生池泽。

《吴普》曰：雁肪，神农、岐伯、雷公，甘，无毒。《御览》有"鹜肪"二字、当作一名鹜肪。杀诸石药毒。《御览》引云：采无时。

《名医》曰：生江南。取无时。

【按】《说文》云：雁，鹅也。鹜，舒凫也。《广雅》云：鸬鹅，仓鸬，雁也。凫，鹜鸭也。《尔雅》云：舒雁，鹅。郭璞云：《礼记》曰：出如舒雁，今江东呼鸬。又：舒凫，鹜。郭璞云：鸭也。《方言》云：雁，自关而东谓之鸬鹅，南楚之外谓之鹅，或谓之仓鸬。据《说文》云，别有雁，以为鸿雁字，无鸭字。鸭，即雁之急音。此雁肪，即鹅、鸭脂也，当作雁字。《名医》不晓，别出鹜肪条，又出白鸭、鹅条，反疑此为鸿雁，何其谬也。陶、苏皆乱之。

上禽上品二种，旧同。

石　蜜

味甘，平。主心腹邪气，诸惊痫痉，安五脏，诸不足，益气补中，止痛，解毒，除众病，和百药。久服强志，轻身，不饥，不老。一名石饴。生山谷。

《吴普》曰：石蜜，神农、雷公，甘，气平。生河源或河梁。《御览》又一引云：生武都山谷。

《名医》曰：生武都河源及诸山石中。色白如膏者良。

【按】《说文》云：䖠䗋，甘饴也。一曰螟子，或作蜜。《中山经》云：平逢之山多沙石，实惟蜂蜜之庐。郭璞云：蜜，赤蜂名。《西京杂记》①云：南越王献高帝石蜜五斛。《玉篇》云：螶蚃，甘饴也。苏恭云：当去石字。

蜂　子

味甘，平。主风头，除蛊毒，补虚羸伤中。久服令人光泽，好颜色，不老。大黄蜂子，主心腹张满痛，轻身益气。土蜂子，主痈肿。一名蜚零。生山谷。

《名医》曰：生武都。

【按】《说文》云：蠭，飞虫螫人者。古文省作蜂。《广雅》云：蠮螉，蜂也。又：土蜂，蟺蟓也。《尔雅》云：土蠭。郭璞云：今江南大蠭。在地中作房者，为土蠭，啖其子，即马蠭，今荆巴间呼为蟺。又：木蠭。郭璞云：似土蠭而小，在树上作房，江东亦呼为木蠭，又食其子。《礼记·檀弓》云：范，则冠。郑云：范，蠭也。《方言》云：蠭，燕赵之间，谓之蠮螉，其小者，谓之蠭蟓，或谓之蚴蜕，其大而蜜谓之壶蠭。郭璞云：今黑蠭，穿竹木作孔，亦有蜜者，或呼笛师。按：蠭，名为范者，声相近，若司马相如赋以汜为枫，《左传》沨沨即汜汜也。

蜜　腊

味甘，微温。主下利脓血，补中，续绝伤金创。益气，不饥，耐老。生山谷。

《名医》曰：生武都蜜房木石间。

---

① 西京杂记：古小说集。西汉刘歆撰，多记西汉国都西京（今西安）遗闻佚事。

【按】《西京杂记》云：南越王献高帝蜜烛二百枚。《玉篇》云：蜡，蜜滓。陶弘景云：白蜡生于蜜中，故谓蜜蜡。《说文》无蜡字。张有云：腊，别蜡，非。旧作蜡，今据改。

牡 蛎

味咸，平。主伤寒寒热，温疟洒洒，惊恚怒气，除拘缓、鼠瘘，女子带下赤白。久服强骨节，杀邪气，延年。一名蛎蛤。生池泽。

《名医》曰：一名牡蛤。生东海。采无时。

【按】《说文》云：蠇，蚌属，似螊微大，出海中，今民食之。读若赖。又云：蜃属有三，皆生于海。蛤厉，千岁雀所化，秦谓之牡厉。

龟 甲

味咸，平。主漏下赤白，破癥瘕、痎疟、五痔、阴蚀、湿痹、四肢重弱、小儿囟不合。久服轻身，不饥。一名神屋。生池泽。

《名医》曰：生南海及湖水中，采无时。

【按】《广雅》云：介，龟也。高诱注《淮南子》龟壳，龟甲也。

桑蜱蛸

味咸，平。主伤中，疝瘕，阴痿，益精生子，女子血闭腰痛，通五淋，利小便水道。一名蚀肬。生桑枝上。采，蒸之。

《吴普》曰：桑蛸条，一名今本脱此二字蚀肬，一名害焦，一名致。神农，咸，无毒。《御览》。

《名医》曰：螳螂子也。二月、三月采，火炙。

【按】《说文》云：蟲，蟲蛸也，或作蜱蛸。蟲蛸，螳蜋子。《广雅》云：蟷蟭，乌渍，冒焦，螵蛸也。《尔雅》云：不过螳蟭，其子蜱蛸。郭璞云：一名蟷蟭，螳蟭卵也。《范子计然》云：螵蛸，出三辅，上价三百。旧作螵，声相近，字之误也。《玉篇》云：蜱，同螵。

海 蛤

味苦，平。主咳逆上气，喘息烦满，胸痛寒热。一名魁蛤。

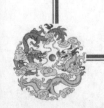

《吴普》曰：海蛤，神农，苦；岐伯，甘；扁鹊，咸。大节头有文，文如磨齿。采无时。

《名医》曰：生南海。

【按】《说文》云：蛤，蜃属。海蛤者，百岁燕所化。魁蛤，一名复累，老服翼所化。《尔雅》云：魁陆。郭璞云：《本草》云：魁，状如海蛤，圆而厚朴，有理纵横，即今之蚶也。《周礼》鳖人供蠃。郑司农云：蠃，蛤也。杜子春云：蠃，螷也。《周书·王会》云：东越海蛤。孔晁云：蛤，文蛤。按：《名医》别出海蛤条云：，一名魁陆，一名活东，非。

文　蛤

主恶疮，蚀《御览》作：除阴蚀，**五痔。**《御览》下有：大孔出血。《大观》本作：黑字。

《名医》曰：生东海。表有文。采无时。

蠡　鱼 《初学记》引作：鳢鱼

味甘，寒。主湿痹，面目浮肿，下大水。一名鲖鱼。生池泽。

《名医》曰：生九江。采无时。

【按】《说文》云：鳢，鲖也，鲖，鳢也。读若绤襭。《广雅》：鲡，鳎鲖也。《尔雅》云：鳢。郭璞云：鲖也。《毛诗》云：鲂鳢。《传》云：鳢，鲖也。据《说文》云：鳢，鳠也，与鳢不同。而毛苌、郭璞以鲖释鳢，与许不合。然《初学记》引此亦作鳢。盖二字音同，以致讹舛，不可得详。《广雅》又作鲡，亦音之讹。又《广志》云：豚鱼一名鲖《御览》，更异解也。又陆玑云：鳢，即鲍鱼也。似鳢，狭厚。今京东人犹呼鳢鱼。又《本草衍义》曰：蠡鱼，今人谓之黑鲤鱼，道家以为头有星为厌。据此诸说，若作鳢字，《说文》所云：鲖，《广志》以为江豚，《本草衍义》以为黑鲤鱼；若作鳢字，《说文》又以为鳠，《广雅》以为鳗鲡，陆玑以为鲍鱼。说各不同，难以详究。

鲤鱼胆

味苦，寒。主目热赤痛青盲，明目。久服强悍，益志气。生池泽。

《名医》曰：生九江。采无时。

【按】《说文》云：鲤，鳣也；鳣，鲤也。《尔雅》云：鲤鳣。舍人云：鲤，一名鳢。郭璞注鲤云：今赤鲤鱼，注鳢云：大鱼似鳢。《毛诗》云：鳣鲔发发。《传》云：鳣，鲤也。据此，知郭璞别为二，非矣。《古今注》云：兖州人呼赤鲤为赤骥，谓青鲤为青马，黑鲤为元驹，白鲤为白骐，黄鲤为黄雉。

上虫鱼上品一十种，旧同。

藕实茎

味甘，平。主补中养神，益气力，除百疾。久服轻身，耐老，不饥，延年。一名水芝丹。生池泽。

《名医》曰：一名莲。生汝南。八月采。

【按】《说文》云：藕，夫渠根；莲，夫渠之实也；茄，夫渠茎。《尔雅》云：荷，芙渠。郭璞云：别名芙蓉，江东呼荷。又：其茎茄，其实莲。郭璞云：莲，谓房也。又：其根藕。

大　枣

味甘，平。主心腹邪气，安中养脾，助十二经，平胃气，通九窍，补少气，少津液，身中不足，大惊，四肢重，和百药，久服轻身，长年。叶覆麻黄，能令出汗。生平泽。

《吴普》曰：枣主调中，益脾气，令人好颜色，美志气。《大观本草》引《吴氏本草》。

《名医》曰：一名干枣，一名美枣，一名良枣。八月采。生河东。暴干。

【按】《说文》云：枣，羊枣也。《尔雅》云：遵羊枣。郭璞云：实小而圆，紫黑色，今俗呼之为羊矢枣。又：洗大枣。郭璞云：今河东猗氏县出大枣，子如鸡卵。

蒲　萄

味甘，平。主筋骨湿痹，益气，倍力，强志，令人肥健，耐饥，忍风寒。久食轻身，不老，延年。可作酒。生山谷。

《名医》曰：生陇西、五原、敦煌。

【按】《史纪·大宛列传》云：大宛左右，以蒲萄为酒，汉使取其实来，于是天子始种苜蓿、蒲萄肥饶地。或疑此《本经》不合有蒲萄，《名医》所增，当为黑字。然《周礼·场人》云：树之果蓏，珍异之物。郑玄云：珍异，葡萄、枇杷之属。则古中国本有此，大宛种类殊常，故汉特取来植之。旧作葡，据《史记》作蒲。

蓬蘽

味酸，平。主安五脏，益精气，长阴令坚，强志倍力，有子。久服轻身，不老。一名覆盆。生平泽。

《吴普》曰：缺盆，一名决盆《御览》。《甄氏本草》①曰：覆葐子，一名马瘘，一名陆荆。同上。

《名医》曰：一名陆蘽，一名阴蒬。生荆山及冤句。

【按】《说文》云：蘽，木也；茥，缺盆也。《广雅》云：蕨盆、陆英，莓也。《尔雅》云：茥，蕨盆。郭璞云：覆盆也，实似莓而小，亦可食。《毛诗》云：葛，藟虆之。陆玑云：一名巨瓜，似燕薁，亦连蔓，叶似艾，白色，其子赤，可食。《列仙传》云：昌容食蓬蘽根。李当之云：即是人所食莓。陶弘景云：蓬蘽是根名，覆盆是实名。

鸡头实

味甘苦，平。主湿痹，腰脊膝痛，补中，除暴疾，益精气，强志，令耳目聪明。久服轻身，不饥，耐老，神仙。一名雁喙实。生池泽。

《名医》曰：一名芡。生雷泽。八月采。

【按】《说文》云：芡，鸡头也。《广雅》云：茷芡，鸡头也。《周礼·笾人》：加笾之实，芡。郑玄云：芡，鸡头也。《方言》云：茷芡，鸡头也，北燕谓之茷，青徐淮泗之间谓之芡，南楚江湘之间谓之鸡头，或谓之雁头，或谓之乌头。《淮南子·说山训》②云：鸡头，已瘘。高诱云：水中芡，幽州谓之雁头。《古今注》云：叶似荷而大，叶上蹙绉如沸，实有芒刺，其中有米，可以度饥，即今蔿子也。

上果上品五种，旧六种，今以橘柚入木。

胡麻

味甘，平。主伤中虚羸，补五内《御览》作：脏，益气力，长肌肉，填髓脑。

---

① 甄氏本草：唐代医药家甄立言撰《本草药性》3卷之代称。

② 淮南子·说山训：原文作《淮南子·说山训》，误，今据武进庄逵古本《淮南子》改。

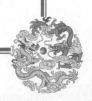

久服轻身，不老。一名巨胜。叶，名青蘘。生川泽。

《吴普》曰：胡麻，一名方金。神农、雷公，甘，无毒。一名狗虱。立秋采。

《名医》曰：一名狗虱，一名方茎，一名鸿藏。生上党。

【按】《广雅》云：狗虱、巨胜、藤苰，胡麻也。《孝经·援神契》①云：钜胜延年。宋均云：世以钜胜为苟杞子。陶弘景云：本生大宛，故曰胡麻。按：《本经》已有此，陶说非也，且与麻蕡并列，胡之言大，或以叶大于麻，故名之。

麻　蕡

味辛，平。主五劳七伤，利五脏，下血，寒气。多食令人见鬼狂走。久服通神明，轻身。一名麻勃。麻子，味甘，平，主补中益气，肥健，不老，神仙。生川谷。

《吴普》曰：麻子中仁，神农、岐伯，辛；雷公、扁鹊，无毒。不欲牡厉、白薇。先藏地中者，食，杀人。麻蓝，一名麻蕡，一名青欲，一名青葛。神农，辛；岐伯，有毒；雷公，甘。畏牡厉、白薇。叶上有毒，食，杀人。麻勃，一名麻花。雷公，辛，无毒。畏牡厉。《御览》。

《名医》曰：麻勃，此麻花上勃勃者。七月七日采，良。子，九月采。生太山。

【按】《说文》云：麻，与枲同，人所治，在屋下。枲，麻也。萉，枲实也，或作黂。芓，麻母也，冀芓也，以黂为杂香草。《尔雅》云：黂，枲实。枲麻。孙炎云：黂，麻子也。郭璞云：别二名。又：芓，麻母。郭璞云：苴，麻盛子者。《周礼·笾人②》：朝事之笾，其实麷蕡。郑云：蕡，枲实也。郑司农云：麻实曰蕡。《淮南子·齐俗训》云：胡人见蕡，不知其可以为布。高诱云：蕡，麻实也。据此则弘景以为牡麻无实，非也；唐本以为麻实，是。

上米谷上品二种，旧三种，今以青蘘入草。

冬葵子

味甘，寒。主五脏六腑寒热，羸瘦，五癃，利小便。久服坚骨，长肌肉，

轻身，延年。

《名医》曰：生少室山。十二月采之。

【按】《说文》云：芺，古文终，葵菜也。《广雅》云：蘠，葵也。考芺与终形相近，当即《尔雅》蒴葵。《尔雅》云：蒴葵，繁露。郭璞云：承露也，大茎小叶，华紫黄色。《本草图经》云：吴人呼为繁露，俗呼胡燕支，子可妇人涂面及作口脂。按：《名医》别有落葵条，一名繁露，亦非也。陶弘景以为终冬至春作子，谓之冬葵，不经甚矣。

苋　实

味甘，寒。主青盲，明目，除邪，利大小便，去寒热。久服益气力，不饥，轻身。一名马苋。

《名医》曰：一名莫实。生淮阳及田中。叶如蓝。十一月采。

【按】《说文》云：苋，苋菜也。《尔雅》云：蕡，赤苋。郭璞云：今苋菜之赤茎者。李当之云：苋实，当是今白苋。唐本注云：赤苋，一名䔲，今名莫实，字误。

瓜　蒂

味苦，寒。主大水，身面四肢浮肿，下水，杀蛊毒，咳逆上气，及食诸果病在胸腹中，皆吐下之。生平泽。

《名医》曰：生嵩高。七月七日采，阴干。

【按】《说文》云：瓜，胍也，象形；蒂，瓜当也。《广雅》云：水芝，瓜也。陶弘景云：甜瓜蒂也。

瓜　子

味甘，平。主令人悦泽，好颜色，益气不饥。久服轻身，耐老。一名水芝《御览》作：土芝。生平泽。

《吴普》曰：瓜子，一名瓣。七月七日采，可作面脂。《御览》。

《名医》曰：一名白瓜子。生嵩高。冬瓜仁也。八月采。

【按】《说文》云：瓣，瓜中实。《广雅》云：冬瓜，蒛也，其子谓之瓤。陶弘景云：白，当为甘。旧有白字，据《名医》云：一名白瓜子，则本名当无。

苦　菜

　　味苦，寒。主五脏邪气，厌谷，胃痹。久服安心益气，聪察少卧，轻身，耐老。一名荼草，一名选。生川谷。

　　《名医》曰：一名游冬。生益州山陵道旁，凌冬不死。三月三日采，阴干。

　　【按】《说文》云：荼，苦菜也。《广雅》云：游冬，苦菜也。《尔雅》云：荼，苦菜。又：槚，苦荼。郭璞云：树小如栀子，冬生叶，可煮作羹。今呼早采者为荼，晚取者为茗。一名荈，蜀人名之苦菜。陶弘景云：此即是今茗。茗，一名荼。又令人不眠，亦凌冬不凋而兼其止。生益州。唐本注驳之，非矣。选与荈音相近。

　　上菜上品五种，旧同。

神农本草经

本草经卷二

吴　普　等述

孙星衍　　同辑
孙冯翼

中　经

中药一百二十种为臣，主养性以应人。无毒有毒，斟酌其宜。欲遏病补羸者，本中经。

雄黄	石流黄	雌黄	水银	石膏
慈石	凝水石	阳起石	孔公孽	殷孽
铁精落	理石	长石	肤青	

上玉石中品十四种，旧十六种。

干姜	枲耳实	葛根	括楼	苦参
当归	麻黄	通草	芍药	蠡实
瞿麦	元参	秦艽	百合	知母
贝母	白芷	淫羊藿	黄芩	狗脊
石龙芮	茅根	紫菀	紫草	败酱
白鲜皮	酸酱	紫参	藁本	石韦
萆薢	白薇	水萍	王瓜	地榆
海藻	泽兰	防己	款冬华	牡丹
马先蒿	积雪草	女菀	王孙	蜀羊泉
爵床	假苏	翘根		

上草中品四十九种，旧四十六种。

| 桑根白皮 | 竹叶 | 吴茱萸 | 卮子 | 芜荑 |

神农本草经

枳实	厚朴	秦皮	秦茱	山茱萸
紫崴	猪苓	白棘	龙眼	松萝
卫矛	合欢			

上木中品一十七种，旧同。

白马茎	鹿茸	牛角鰓	羖羊角	狗阴茎
麢羊角	犀角			

上兽中品七种，旧同。

燕屎	天鼠屎

上禽中品二种，旧三种。

蝟皮	露蜂房	鳖甲	蟹	柞蝉
蛴螬	乌贼鱼骨	白僵蚕	鮀鱼甲	樗鸡
活蝓	石龙子	木虻	蜚虻	蜚廉
蟅虫	伏翼			

上虫鱼中品一十七种，旧十六种。

梅实

上果中品一种，旧同。

大豆黄卷赤	粟米	黍米
小豆		

上米谷中品三种，旧二种。

蓼实	葱实薤	水苏

上菜中品三种，旧同。

雄　黄

味苦，平，寒。主寒热鼠瘘恶创，疽痔死肌，杀精恶物鬼、邪气、百虫毒，胜五兵。炼食之，轻身，神仙。一名黄食石。生山谷。

《吴普》曰：雄黄，神农，苦。山阴有丹雄黄，生山之阳，故曰雄，是丹

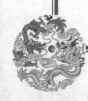

之雄，所以名雄黄也。

《名医》曰：生武都，敦煌山之阳。采无时。

【按】《西山经》云：高山其下多雄黄。郭璞云：晋太兴三年，高平郡界有山崩，其中出数千斤雄黄。《抱朴子·仙药》篇云：雄黄，当得武都山所出者，纯而无杂，其赤如鸡冠，光明晔晔，可用耳；其但纯黄似雌黄，色无赤光者，不任以作仙药，可以合理病药耳。

石 流 黄 流，旧作：硫。《御览》引作：流，是

味酸，温。主妇人阴蚀，疽痔，恶血，坚筋骨，除头秃，能化金银铜铁奇物。《御览》引云：石流青白色，主益肝气，明目；石流赤，生羌道山谷。生山谷。

《吴普》曰：硫黄，一名石留黄。神农、黄帝、雷公，咸，有毒；医和、扁鹊，苦，无毒。或生易阳，或河西。或五色。黄，是潘水石液也。潘，即矾古字，烧令有紫焰者。八月、九月采。治妇人血结。《御览》云：治妇人绝阴。能合金银铜铁。

《名医》曰：生东海牧羊山，及太山、河西山。矾石液也。

【按】《范子计然》：石流黄，出汉中。又云：刘冯饵石流黄而更少。刘逵注《吴都赋》云：流黄，土精也。

雌 黄

味辛，平。主恶创，头秃，痂疥，杀毒虫虱，身痒，邪气，诸毒。炼之，久服轻身，增年，不老。生山谷。

《名医》曰：生武都，与雄黄同山生。其阴山有金，金精熏则生雌黄。采无时。

水 银

味辛，寒。主疥瘘痂疡，白秃，杀皮肤中虱，堕胎，除热，杀金银铜锡毒。熔化还复为丹。久服神仙，不死。生平土。

《名医》曰：一名汞。生符陵，出于丹砂。

【按】《说文》云：澒，丹沙所化为水银也。《广雅》云：水银谓之汞。《淮南子·地形训》云：白矾九百岁生白澒，白澒九百岁生白金。高诱云：白澒，水银也。

石　膏

味辛，微寒。主中风寒热，心下逆气，惊喘，口干苦焦，不能息，腹中坚痛，除邪鬼，产乳，金创。生山谷。

《名医》曰：一名细石。生齐山及齐卢山、鲁蒙山。采无时。

慈　石

味辛，寒。主周痹，风湿，肢节中痛，不可持物，洗洗酸消，除大热烦满及耳聋。一名元石，生山谷。

《吴普》曰：慈石，一名磁君。

《名医》曰：一名处石。生太山，及慈山山阴，有铁处则生其阳。采无时。

【按】《北山经》云：灌题之山，其中多磁石。郭璞云：可以取铁。《管子·地数》篇云：山上有慈石者，下必有铜。《吕氏春秋·精通》篇云：慈石召铁。《淮南子·说山训》云：慈石能引铁。只作慈，旧作磁，非。《名医》别出元石条，亦非。

凝 水 石

味辛，寒。主身热，腹中积聚，邪气，皮中如火烧，烦满。水饮之，久服不饥。一名白水石。生山谷。

《吴普》曰：神农，辛；岐伯、医和、扁鹊，甘，无毒；李氏，大寒。或生邯郸。采无时。如云母色。《御览》引云：一名寒水石。

《名医》曰：一名寒水石，一名凌水石，盐之精也。生常山，又中水县及邯郸。

【按】《范子计然》云：凝水石，出河东。色泽者善。

阳 起 石

味咸，微温。主崩中漏下，破子脏中血，癥瘕结气，寒热腹痛，无子，阴痿不起《御览》引作：阴阳不合，补不足。《御览》引有“拘挛”二字。一名白石。生山谷。

《吴普》曰：阳起石，神农、扁鹊，酸，无毒；桐君、雷公、岐伯，咸，无毒；李氏，小寒。或生太山。《御览》引云：或阳起山。采无时。

《名医》曰：一名石生，一名羊起石。云母根也。生齐山及琅邪，或云山、阳起山。采无时。

孔 公 蘖

味辛，温。主伤食不化，邪结气，恶创，疽瘘痔，利九窍，下乳汁。《御览》引云：一名通石。《大观》本作黑字。生山谷。

《吴普》曰：孔公蘖，神农，辛；岐伯，咸；扁鹊，酸，无毒。色青黄。

《名医》曰：一名通石，殷蘖根也，青黄色。生梁山。

殷 蘖

味辛，温。主烂伤瘀血，泄利寒热，鼠瘘，癥瘕结气。一名姜石。生山谷。按：此当与孔公蘖为一条。

《名医》曰：钟乳根也。生赵国，又梁山及南海。采无时。

铁 精①

平。主明目，化铜。铁落，味辛，平，主风热恶创，疡疽创痂，疥气在皮肤中。铁，主坚肌耐痛。生平泽。旧为三条，今并。

《名医》曰：铁落，一名铁液。可以染皂。生牧羊及祈城或析城。采无时。

【按】《说文》云：铁，黑金也。

理 石

味辛，寒。主身热，利胃，解烦，益精明目，破积聚，去三虫。一名立制石。生山谷。

《名医》曰：一名肌石。如石膏，顺理而细。生汉中及庐山。采无时。

---

① 铁精：目录作"铁精落"。

长 石

味辛，寒。主身热，四肢寒厥，利小便，通血脉，明目，去翳眇，下三虫，杀蛊毒。久服不饥。一名方石。生山谷。

《吴普》曰：长石，一名方石，一名直石。生长子山谷。如马齿，润泽，玉色长鲜。服之不机。《御览》。

《名医》曰：一名土石，一名直石。理如马齿，方而润泽，玉色。生长子山，及太山、临淄。采无时。

肤 青

味辛，平。主蛊毒及蛇、菜、肉诸毒，恶创。生川谷。

《名医》曰：一名推青，一名推石。生益州。

【按】陶弘景云：俗方及《仙经》并无用此者，亦相与不复识。

上玉石中品一十四种，旧十六种，考铁落、铁宜与铁精为一。

干 姜

味辛，温。主胸满，咳逆上气，温中止血，出汗，逐风湿痹，肠澼下利。生者尤良。久服去臭气，通神明。生川谷。

《名医》曰：生犍为及荆州、扬州。九月采。

【按】《说文》云：姜，御湿之菜也。《广雅》云：蔟，廉姜也。《吕氏春秋·本味》篇云：和之美者，阳朴之姜。高诱注：阳朴，地名，在蜀郡。司马相如《上林赋》有茈姜云云。

枲耳实

味甘，温。主风头寒痛，风湿周痹，四肢拘挛痛，恶肉死肌。久服益气，耳目聪明，强志轻身。一名胡枲，一名地葵。生川谷。

《名医》曰：一名菆，一名常思。生安陆及六安田野。实熟时采。

【按】《说文》云：莪，卷耳也；苓，卷耳也。《广雅》云：苓耳、菆、常枲、胡枲，枲耳也。《尔雅》云：卷耳，苓耳。郭璞云：江东呼为常枲，形似鼠耳，丛生如盘。《毛诗》云：采采卷耳。《传》云：卷耳，苓耳也。陆玑云：

叶青白色，似胡荽，白花，细茎蔓生。可煮为茹，滑而少味。四月中生子，正如妇人耳珰，今或谓之耳珰草。郑康成谓是白胡荽，幽州人谓之爵耳。《淮南子·览冥训》云：位贱尚枲。高诱云：枲者，枲耳，菜名也。幽冀谓之檀菜，雒下谓之胡枲。

葛　根

味甘，平。主消渴，身大热，呕吐，诸痹，起阴气，解诸毒。葛谷，主下利十岁以上。一名鸡齐根。生川谷。

《吴普》曰：葛根，神农，甘。生太山。《御览》。

《名医》曰：一名鹿藿，一名黄斤。生汶山。五月采根，暴干。

括 楼 根

味苦，寒。主消渴，身热烦满，大热，补虚安中，续绝伤。一名地楼。生川谷及山阴。

《吴普》曰：括楼，一名泽耳，一名泽姑。《御览》。

《名医》曰：一名果蠃，一名天瓜，一名泽姑。实，名黄瓜。二月、八月采根，暴干，三十日成。生弘农。

【按】《说文》云：菩，菩菱，果蓏也。《广雅》云：王白蕡也。当为王菩。《尔雅》云：果蠃之实，括楼。郭璞云：今齐人呼之为天瓜。《毛诗》云：果蠃之实，亦施于宇。《传》云：果蠃，括楼也。《吕氏春秋》云：王善生。高诱云：善，或作瓜，瓠瓟也。按：《吕氏春秋》善字乃菩之误。

苦　参

味苦，寒。主心腹结气，癥瘕积聚，黄疸，溺有余沥，逐水，除痈肿，补中，明目，止泪。一名水槐，一名苦薏。生山谷及田野。

《名医》曰：一名地槐，一名菟槐，一名骄槐，一名白茎，一名虎麻，一名岑茎，一名禄曰，一名陵朗。生汝南。三月、八月、十月采根，暴干。

当　归

味甘，温。主咳逆上气，温疟，寒热，洗在皮肤中《大观》本：洗音癣，妇人漏下，绝子，诸恶创疡，金创。煮饮之。一名干归。生川谷。

《吴普》曰：当归，神农、黄帝、桐君、扁鹊，甘，无毒；岐伯、雷公，辛，无毒；李氏，小温。或生羌胡地。

《名医》曰：生陇西。二月、八月采根，阴干。

【按】《广雅》云：山蕲，当归也。《尔雅》云：薜，山蕲。郭璞云：今似蕲而粗大。又：薜，白蕲。郭璞云：即上山蕲。《范子计然》云：当归，出陇西。无枯者善。

麻　黄

味苦，温。主中风，伤寒头痛，温疟，发表出汗，去邪热气，止咳逆上气，除寒热，破癥坚积聚。一名龙沙。

《吴普》曰：麻黄，一名卑相，一名卑监。神农、雷公，苦，无毒；扁鹊，酸，无毒；李氏，平。或生河东。四月、立秋采。《御览》。

《名医》曰：一名卑相，一名卑盐。生晋地及河东。立秋采茎，阴干令青。

【按】《广雅》云：龙沙，麻黄也。麻黄茎，狗骨也。《范子计然》云：麻黄，出汉中三辅。

通　草 《御览》作蓪草。

味辛，平。主去恶虫，除脾胃寒热，通利九窍、血脉、关节，令人不忘。一名附支。生山谷。

《吴普》曰：蓪草，一名丁翁，一名附支。神农、黄帝，辛；雷公，苦。生石城山谷。叶菁蔓延生，汁白。正月采。《御览》。

《名医》曰：一名丁翁。生石城及山阳。正月采枝，阴干。

【按】《广雅》云：附支，蓪草也。《中山经》云：升山，其草多寇脱。郭璞云：寇脱草，生南方，高丈许，似荷叶，而茎中有瓢正白，零陵人植而日灌之，以为树也。《尔雅》云：离南，活莌。郭璞注同。又：倚商，活脱。郭璞云：即离南也。《范子计然》云：蓪草，出三辅。

芍　药

味苦，平。主邪气腹痛，除血痹，破坚积、寒热、疝瘕，止痛，利小便，益气《艺文类聚》引云：一名白术。《大观》本作黑字。生川谷及丘陵。

《吴普》曰：芍药，神农，苦；桐君，甘，无毒；岐伯，咸；李氏，小寒；雷公，酸。一名甘积，一名解仓，一名诞，一名余容，一名白术。三月三日采。《御览》。

《名医》曰：一名白术，一名余容，一名犁食，一名解食，一名铤。生中岳。二月、八月采根，暴干。

【按】《广雅》云：挛夷，芍药也；白术，牡丹也。《北山经》云：绣山，其草多芍药。郭璞云：芍药，一名辛夷，亦香草属。《毛诗》云：赠之以芍药。《传》云：芍药，香草。《范子计然》云：芍药，出三辅。崔豹《古今注》云：芍药有二种，有草芍药，有木芍药。木者花大而色深，俗呼为牡丹，非也。又云：一名可离。

蠡 实

味甘，平。主皮肤寒热，胃中热气，风寒湿痹，坚筋骨，令人嗜食。久服轻身。花、叶去白虫。一名剧草，一名三坚，一名豕首。生川谷。

《吴普》曰：蠡实，一名剧草，一名三坚，一名剧荔花《御览》。一名泽蓝，一名豕首。神农、黄帝，甘，辛，无毒。生宛句。五月采。同上。

《名医》曰：一名荔实。生河东。五月采实，阴干。

【按】《说文》云：荔，草也。似蒲而小，根可作刷。《广雅》：马薤，荔也。《月令》云：仲冬之月，荔挺出。郑云：荔挺，马薤也。高诱注《淮南子》云：荔，马荔草也。《通俗文》[①]云：一名马兰。颜之推[②]云：此物河北平泽率生之，江东颇多，种于阶庭，但呼为旱蒲，故不识马薤。

瞿 麦

味苦，寒。主关格，诸癃结，小便不通，出刺，决痈肿，明目去翳，破胎堕子，下闭血。一名巨句麦。生川谷。

《名医》曰：一名大菊，一名大兰。生大山。立秋采实，阴干。

【按】《说文》云：蘧，蘧麦也。菊，大菊、蘧麦。《广雅》云：茈葳、陵苕，蘧麦也。《尔雅》云：大菊，蘧麦。郭璞云：一名麦句姜，即瞿麦。陶弘景云：子颇似麦，故名瞿麦。

---

① 通俗文：书名。东汉服虔撰，是我国第一部通俗词书。该书早佚，散见于后代典籍中。
② 颜之推：字介，山东临沂人。南北朝人，文学家、教育家。撰《颜氏家训》名著。

元 参

味苦，微寒。主腹中寒热积聚，女子产乳余疾，补肾气，令人目明。一名重台。生川谷。

《吴普》曰：元参，一名鬼脏，一名正马，一名重台，一名鹿腹，一名端，一名元台。神农、桐君、黄帝、雷公、扁鹊，苦，无毒；岐伯，咸；李氏，寒。或生冤朐山阳。二月生，叶如梅毛，四四相植似芍药，黑茎方，高四五尺，花赤，生枝间，四月实黑。《御览》。

《名医》曰：一名元台，一名鹿肠，一名正马，一名减，一名端。生河间及冤句。三月、四月采根，暴干。

【按】《广雅》云：鹿肠，元参也。《范子计然》云：元参，出三辅。青色者善。

秦 艽

味苦，平。主寒热邪气，寒湿风痹，肢节痛，下水，利小便。生山谷。

《名医》曰：生飞乌山。二月、八月采根，暴干。

【按】《说文》云：艽，草之相丩者。《玉篇》作艽，居包切。云秦艽，药艽同。萧炳[1]云：《本经》名秦瓜，然则今《本经》名，亦有《名医》改之者。

百 合

味甘，平。主邪气腹张，心痛，利大小便，补中益气。生川谷。

《吴普》曰：百合，一名重迈，一名中庭。生冤朐及荆山。《艺文类聚》引云：一名重匡。

《名医》曰：一名重箱，一名摩罗，一名中逢花，一名强瞿。生荆州。二月、八月采根，暴干。

【按】《玉篇》云：蟠，百合蒜也。

---

[1] 萧炳：五代时期江西吉水人，药物学家，撰《四声本草》四卷、《本草类略》五卷、已佚。

知　母

味苦，寒。主消渴热中，除邪气，肢体浮肿，下水，补不足，益气。一名蚔母，一名连母，一名野蓼，一名地参，一名水参，一名水浚，一名货母，一名蝭母。生川谷。

《吴普》曰：知母，神农、桐君，无毒。补不足，益气。《御览》引云：一名提母。

《名医》曰：一名女雷，一名女理，一名儿草，一名鹿列，一名韭蓬，一名儿踵草，一名东根，一名水须，一名沈燔，一名薅。生河内。二月、八月采根，暴干。

【按】《说文》云：芪，芪母也。荨，芜藩也，或从爻作薚。《广雅》云：芪母、儿踵，东根也。《尔雅》云：薚，莸藩。郭璞云：生山上。叶如韭。一曰蝭母。《范子计然》云：蝭母，出三辅。黄白者善。《玉篇》作莐母。

贝　母

味辛，平。主伤寒烦热，淋沥，邪气，疝瘕，喉痹，乳难，金创，风痉。一名空草。

《名医》曰：一名药实，一名苦花，一名苦菜，一名商蔄字草，一名勤母。生晋地。十月采根，暴干。

【按】《说文》云：莔，贝母也。《广雅》云：贝父，药实也。《尔雅》云：莔，贝母。郭璞云：根如小贝，圆而白花，叶似韭。《毛诗》云：言采其虻。《传》云：虻，贝母也。陆玑云：其叶如括楼而细小，其子在根下如芋子，正白，四方连累相著有分解也。

白　茝

味辛，温。主女人漏下赤白、血闭、阴肿、寒热、风头侵目泪出。长肌肤，润泽，可作面脂。一名芳香。生川谷。

《吴普》曰：白芷，一名虈，一名苻离，一名泽芬，一名葩。《御览》。

《名医》曰：一名白茝，一名虈，一名莞，一名苻离，一名泽芬。叶一名蒚麻，可作浴汤。生河东下泽。二月、八月采根，暴干。

【按】《说文》云：茝，虈也；虈楚谓之篱，晋谓之虈，齐谓之茝。《广雅》

云：白芷，其叶谓之药。《西山经》云：号山，其草多药薯。郭璞云：药，白芷别名；薯，香草也。《淮南子·修务训》云：身苦秋药被风。高诱云：药，白芷，香草也。王逸注《楚辞》云：药，白芷。按：《名医》一名莞云云，似即《尔雅》莞，符离，其上蒚。而《说文》别有藙，夫蓠也，蒚，夫蓠上也。是非一草。舍人云：白蒲，一名符蓠，楚谓之莞。岂蒲与茝相似，而《名医》误合为一乎？或《说文》云：楚谓之蓠，即夫蓠也，未可得详。旧作芷，非。

淫羊藿

味辛，寒。主阴痿绝伤、茎中痛，利小便，益气力，强志。一名刚前。生山谷。

《吴普》曰：淫羊藿，神农、雷公，辛；李氏，小寒。坚骨。《御览》。

《名医》曰：生上郡阳山。

黄芩

味苦，平。主诸热黄疸，肠澼泄利，逐水，下血闭，恶创，疽蚀火疡。一名腐肠。生川谷。

《吴普》曰：黄芩，一名黄文，一名妒妇，一名虹胜，一名经芩，一名印头，一名内虚。神农、桐君、黄帝、雷公、扁鹊，苦，无毒；李氏，小温。二月生，赤黄叶，两两四四相值，茎空中或方圆，高三四尺，四月花紫红赤，五月实黑根黄。二月至九月采。《御览》。

《名医》曰：一名空肠，一名内虚，一名黄文，一各经芩，一名妒妇。生秭归及冤句。三月三日采根，阴干。

【按】《说文》云：芩，黄芩也。《广雅》云：菳葿、黄文、内虚，黄芩也。《范子计然》云：黄芩，出三辅。色黄者善。

狗脊

味苦，平。主腰背强，关机缓急，周痹，寒湿膝痛。颇利老人。一名百枝。生川谷。

《吴普》曰：狗脊，一名狗青，一名赤节。神农、桐君、黄帝、岐伯、雷公、扁鹊，甘，无毒；李氏，小温。如草薢，茎节如竹，有刺，叶圆赤，根黄白，亦如竹根，毛有刺。岐伯经云：茎长节，叶端员，青赤，皮白，有赤脉。

《名医》曰：一名强脊，一名扶盖，一名扶筋。生常山。二月、八月采根，暴干。

【按】《广雅》云：菝絜，狗脊也。《玉篇》云：菝菰，狗脊根也。《名医》别出菝契条，非。

石龙芮

味苦，平。主风寒湿痹，心腹邪气，利关节，止烦满。久服轻身，明目，不老。一名鲁果能《御览》作：食果，一名地椹。生川泽石边。

《吴普》曰：龙芮，一名姜苔，一名天豆。神农，苦，平；岐伯，酸；扁鹊、李氏，大寒；雷公，咸，无毒。五月五日采。《御览》。

《名医》曰：一名石能，一名彭根，一名天豆。生太山。五月五日采子，二月、八月采皮，阴干。

【按】《范子计然》云：石龙芮，出三辅。色黄者善。

茅　根

味甘，寒。主劳伤虚羸，补中益气，除瘀血、血闭、寒热，利小便。其苗，主下水。一名兰根，一名茹根。生山谷、田野。

《名医》曰：一名地管，一名地筋，一名兼杜。生楚地，六月采根。

【按】《说文》云：茅，菅也；菅，茅也。《广雅》云：菅，茅也。《尔雅》云：白华，野菅。郭璞云：菅，茅属。《诗》云：白华菅兮，白茅束兮。《传》云：白华，野菅也，已沤为菅。

紫　菀

味苦，温。主咳逆上气，胸中寒热结气，去蛊毒，痿蹶，安五脏。生山谷。

《吴普》曰：紫菀，一名青苑。《御览》。

《名医》曰：一名紫蒨，一名青苑。生房陵及真定、邯郸。二月、三月采根，阴干。

【按】《说文》云：菀，茈菀，出汉中房陵。陶弘景云：白者，名白菀。唐本注云：白菀，即女菀也。

紫　草

味苦，寒。主心腹邪气，五疸，补中益气，利九窍，通水道。一名紫丹，一名紫芙。《御览》引云：一名地血。《大观》本无文。生山谷。

《吴普》曰：紫草，节赤，二月花。《御览》。

《名医》曰：生砀山及楚地。三月采根，阴干。

【按】《说文》云：茈，草也；藐，茈草也，茈，草也，可以染留黄。《广雅》云：茈莫，茈草也。《山海经》云：劳山多茈草。郭璞云：一名紫莫，中染紫也。《尔雅》云：藐，茈草。郭璞云：可以染紫。

败　酱

味苦，平。主暴热火创，赤气，疥瘙，疽痔，马鞍热气。一名鹿肠。生川谷。

《名医》曰：一名鹿首，一名马草，一名泽败。生江夏。八月采根，暴干。

【按】《范子计然》云：败酱，出三辅。陶弘景云：气如败酱，故以为名。

白　鲜

味苦，寒。主头风，黄疸，咳逆，淋沥，女子阴中肿痛，湿痹死肌，不可屈伸、起止、行步。生川谷。

《名医》曰：生上谷及冤句。四月、五月采根，阴干。

【按】陶弘景云：俗呼为白羊鲜，气息正似羊膻，或名白膻。

酸　酱

味酸，平。主热，烦满，定志益气，利水道。产难，吞其实立产。一名醋酱。生川泽。

《吴普》曰：酸酱，一名酢酱。《御览》。

《名医》曰：生荆楚及人家田园中。五月采，阴干。

【按】《尔雅》云：葴，寒酱。郭璞云：今酸酱草，江东呼曰苦葴。

紫　参

味苦、辛，寒。主心腹积聚，寒热邪气，通九窍，利大小便。一名牡蒙。生山谷。

《吴普》曰：伏蒙，一名紫参，一名泉戎，一名音腹，一名伏菟，一名重伤。神农、黄帝，苦；李氏，小寒。生河西山谷或宛句商山。圆聚生，根黄赤有文，皮黑中紫，五月花紫赤，实黑，大如豆。三月采根。《御览》《大观》本节文。

《名医》曰：一名众戎，一名童肠，一名马行。生河西及冤句。三月采根，火炙使紫色。

【按】《范子计然》云：紫参，出三辅。赤青色者善。

稁　本

味辛，温。主妇人疝瘕、阴中寒、肿痛、腹中急，除风头痛，长肌肤，悦颜色。一名鬼卿，一名地新。生山谷。

《名医》曰：一名微茎。生崇山，正月、二月采根，暴干，三十日成。

【按】《广雅》云：山茝、蔚香，藁本也。《管子·地员》篇云：五臭畴生藁本。《荀子·大略》篇云：兰茝藁本，渐于蜜醴，一佩易之。樊光注《尔雅》云：藁本，一名麋芜，根名蕲芷。旧作藳，非。

石　韦

味苦，平。主劳热邪气、五癃闭不通、利小便水道。一名石𮌎。生山谷石上。

《名医》曰：一名石皮。生华阴山谷。不闻水及人声者良。二月采叶，阴干。

萆　薢

味苦，平。主腰背痛，强骨节，风寒湿周痹，恶创不瘳，热气。生山谷。

《名医》曰：一名赤节。生真定。八月采根，暴干。

【按】《博物志》云：菝葜与萆薢相乱。

白　薇

　　味苦，平。主暴中风，身热肢满，忽忽不知人，狂惑，邪气，寒热酸疼，温疟洗洗，发作有时。生川谷。

　　《名医》曰：一名白幕，一名微草，一名春草，一名骨美。生平原。三月三日采根，阴干。

水　萍

　　味辛，寒。主暴热身痒《艺文类聚》《初学记》作：疡，此是，**下水气，胜酒，长须发**《艺文类聚》作：乌髭，**消渴。久服轻身。一名水华。**《艺文类聚》引云：一名水廉。**生池泽。**

　　《吴普》曰：水萍，一名水廉。生泽水上。叶圆小，一茎一叶，根入水，五月华白。三月采，日干。《御览》。

　　《名医》曰：一名水白，一名水苏。生雷泽。三月采，暴干。

　　【按】《说文》云：苹，萍也，无根，浮水而生者。萍，苹也。蘋，大萍也。《广雅》云：薸，萍也。《夏小正》云：七月湟潦生苹。《尔雅》云：萍，萍。郭璞云：水中浮萍，江东谓之薸。又其大者，蘋毛。《毛诗》云：于以采蘋。《传》云：苹，大萍也。《范子计然》曰：水萍，出三辅。色青者善。《淮南子·原道训》云：萍，树根于水。高诱云：萍，大苹也。

王　瓜

　　味苦，寒。主消渴，内痹，瘀血，月闭，寒热，酸疼，益气，愈聋。一名土瓜。生平泽。

　　《名医》曰：生鲁地田野及人家垣墙间。三月采根，阴干。

　　【按】《说文》云：黀，王黀也。《广雅》云：藈菇、瓜瓟，王瓜也。《夏小正》云：四月王黀秀。《尔雅》云：钩，藈菇。郭璞云：钩，瓟也，一名王瓜，实如瓟瓜，正赤，味苦。《月令》：王瓜生。郑玄云：《月令》云：王黀生。孔颖达云：疑王黀，则王瓜也。《管子·地员》篇：剽土之次曰五沙，其种大黀细黀，白茎青秀以蔓。《本草图经》云：大黀，即王黀也。芴，亦谓之土瓜，自别是一物。

地　榆

味苦，微寒。主妇人乳痓痛，七伤，带下病，止痛，除恶肉，止汗，疗金创。《御览》引云：主消酒。又云：明目。《大观本草》消酒作黑字，而无明目。生山谷。

《名医》曰：生桐柏及冤句。二月、八月采根，暴干。

【按】《广雅》云：菗蒏，地榆也。陶弘景云：叶似榆而长，初生布地，而花、子紫黑色，如豉，故名玉豉。

海　藻

味苦，寒。主瘿瘤气，颈下核，破散结气，痈肿，癥瘕，坚气，腹中上下鸣，下十二水肿。一名落首。生池泽。

《名医》曰：一名薄。生东海。七月七日采，暴干。

【按】《说文》云：藻，水草也，或作藻。《广雅》云：海萝，海藻也。《尔雅》云：莙，海藻也。郭璞云：药草也，一名海萝。如乱发，生海中。《本草》云。又：薄，石衣。郭璞云：水苔也，一名石发，江东食之，或曰薄。叶似蕹而大，生水底也，亦可食。

泽　兰

味苦，微温。主乳妇内衄《御览》作：衄血，中风余疾，大腹水肿，身面四肢浮肿，骨节中水，金创，痈肿，创脓。一名虎兰，一名龙枣。生大泽傍。

《吴普》曰：泽兰，一名水香。神农、黄帝、岐伯、桐君，酸，无毒；李氏，温。生下地水傍。叶如兰，二月生，香，赤节，四叶相值枝节间。

《名医》曰：一名虎蒲。生汝南。三月三日采，阴干。

【按】《广雅》云：虎兰，泽兰也。

防　己

味辛，平。主风寒温疟，热气诸痫，除邪，利大小便。一名解离。《御览》作：石解。引云：通腠理，利九窍。《大观》本六字黑。生川谷。

《吴普》曰：木防己，一名解离，一名解燕。神农，辛；黄帝、岐伯、桐君，苦，无毒；李氏，大寒。如芳，茎蔓延，如艿，白根外黄似桔梗，内黑又如车辐解。二月、八月、十月采根。《御览》。

《名医》曰：生汉中。二月、八月采根，阴干。

【按】《范子计然》云：防己，出汉中、旬阳。

款 冬 花①

味辛，温。主咳逆上气，善喘，喉痹，诸惊痫，寒热邪气。一名橐吾《御览》作：石，一名颗冻《御览》作：颗冬，一名虎须，一名兔奚。生山谷。

《吴普》曰：款冬，十二月花黄白。《艺文类聚》。

《名医》曰：一名氐冬。生常山及上党水傍。十一月采花，阴干。

【按】《广雅》云：苦萃，款冻也。《尔雅》云：菟奚，颗冻。郭璞云：款冬也。紫赤华，生水中。《西京杂记》云：款冬，花于严冬。傅咸②《款冬赋》序曰：仲冬之月，冰凌积雪，款冬独敷华艳。

牡 丹

味辛，寒。主寒热，中风，瘛疭，痉，惊痫，邪气，除癥坚，瘀血留舍肠胃，安五脏，疗痈创。一名鹿韭，一名鼠姑。生山谷。

《吴普》曰：牡丹，神农、岐伯，辛；李氏，小寒；雷公、桐君，苦，无毒；黄帝，苦，有毒。叶如蓬相植，根如柏黑，中有核。二月采，八月采，暴干。人食之，轻身益寿。《御览》。

《名医》曰：生巴郡及汉中。二月、八月采根，阴干。

【按】《广雅》云：白茱，牡丹也。《范子计然》云：牡丹出汉中、河内。赤色者亦善。

马 先 蒿

味平。主寒热、鬼注，中风，湿痹，女子带下病，无子。一名马屎蒿。生川泽。

《名医》曰：生南阳。

【按】《说文》云：蔚，牡蒿也。《广雅》云：因尘，马先也。《尔雅》云：

---

① 款冬花：目录作"款冬华"，华、花古通用。
② 傅咸：字长虞，陕西耀县人。西晋官员，文学家，撰写多首辞赋，《款冬赋》是其一首。

蔚，牡菣。郭璞云：无子者。《毛诗》云：匪莪伊蔚。《传》云：蔚，牡菣也。陆玑云：三月始生，七月华，华似胡麻华而紫赤，八月为角，角似小豆，角锐而长。一名马新蒿。按：新、先，声相近。

积雪草

味苦，寒。主大热，恶创，痈疽，浸淫赤熛，皮肤赤，身热。生川谷。

《名医》曰：生荆州。

【按】陶弘景云：荆楚人以叶如钱，谓为地钱草。徐仪《药图》名连钱草。《本草图经》云：咸、洛二京亦有，或名胡薄荷。

女　菀 《御览》作：苑

味辛，温。主风洗洗，霍乱，泄利，肠鸣，上下无常处，惊痫，寒热百疾。生川谷或山阳。

《吴普》曰：女菀，一名白菀，一名织女菀。《御览》。

《名医》曰：一名白菀，一名织女菀，一名茆。生汉中。正月、二月采，阴干。

【按】《广雅》云：女肠，女菀也。

王　孙

味苦，平。主五脏邪气，寒湿痹，四肢疼酸，膝冷痛。生川谷。

《吴普》曰：黄孙，一名王孙，一名蔓延，一名公草，一名海孙。神农、雷公，苦，无毒；黄帝，甘，无毒。生西海山谷及汝南城郭垣下。蔓延，赤文，茎叶相当。《御览》。

《名医》曰：吴，名白功草；楚，名王孙；齐，名长孙。一名黄孙，一名黄昏，一名海孙，一名蔓延。生海西及汝南城郭下。

【按】陶弘景云：今方家皆呼黄昏，又云牡蒙。

蜀羊泉

味苦，微寒。主头秃，恶创热气，疥瘙痂癣虫，疗龋齿。生川谷。

《名医》曰：一名羊泉，一名饴。生蜀郡。

【按】《广雅》云：柒姑，艾但鹿何，泽翱也。唐本注云：此草一名漆姑。

爵　床

味咸，寒。主腰脊痛，不得着床，俯仰艰难，除热，可作浴汤。生川谷及田野。

《吴普》曰：爵床，一名爵卿《御览》。

《名医》曰：生汉中。

【按】别本注云：今人名为香苏。

假　苏

味辛，温。主寒热鼠瘘，瘰疬生创，破结聚气，下瘀血，除湿痹。一名鼠蓂。生川泽。旧在菜部，今移。

《吴普》曰：假苏，一名鼠实，一名姜芥《御览》，一名荆芥。叶似落藜而细，蜀中生啖之。蜀本注。

《名医》曰：一名姜芥。生汉中。

【按】陶弘景云：即荆芥也。姜、荆，声讹耳。先居草部中，今人食之，录在菜部中也。

翘　根

味甘，寒，平。《御览》作：味苦平。主下热气，益阴精，令人面悦好，明目。久服轻身，耐老。生平泽。旧在唐本退中，今移。

《吴普》曰：翘根，神农、雷公，甘，有毒。三月、八月采，以作蒸，饮酒病人。《御览》。

《名医》曰：生嵩高。二月、八月采。

【按】陶弘景云：方药不复用，俗无识者。

上草中品四十九种，旧四十六种，考菜部假苏及唐本退中翘根，宜入此。

桑根白皮

味甘，寒。主伤中，五劳六极，羸瘦，崩中，脉绝，补虚益气。叶，主除寒热出汗。桑耳黑者，主女子漏下赤白汁，血病，癥瘕积聚，阴痛，阴阳寒热，无子。五木耳①名檽，益气，不饥，轻身，强志。生山谷。

《名医》曰：桑耳，一名桑菌，一名木麦。生犍为。六月多雨时采，即暴干。

【按】《说文》云：桑，蚕所食叶。木黄，木耳也。蕈，桑黄。《尔雅》云：桑瓣有葚栀。舍人云：桑树，一半有葚，半无葚，名栀也。郭璞云：瓣，半也。又：女桑，桋桑。郭璞云：今俗呼桑树小而条长者，为女桑树。又：檿山桑。郭璞云：似桑材中作弓及车辕。又：桑柳槐条。郭璞云：阿那垂条。

竹　叶

味苦，平。主咳逆上气溢，筋急，恶疡，杀小虫。根作汤，益气止渴，补虚下气；汁，主风痓；实，通神明，轻身益气。

《名医》曰：生益州。

【按】《说文》云：竹，冬生草也。象形，下烝②者。箁箬也。

吴　茱　萸《御览》引：无吴字，是。

味辛，温。主温中，下气，止痛，咳逆，寒热，除湿、血痹，逐风邪，开凑旧作：腠，《御览》作凑，是。理。根，杀三虫。一名藙。生山谷。

《名医》曰：生冤句。九月九日采，阴干。

【按】《说文》，茱，茱萸，茱属。萸，茱萸也。藙，煎茱萸，《汉律》：会稽献藙一斗。《广雅》云：椇、樧、梲、樾、枺，茱萸也。《三苍》云：藙，茱萸也《御览》。《尔雅》云：椒、樧，丑莍。郭璞云：茱萸子，聚生成房貌，今江东亦呼莍樧，似茱萸而小，赤色。《礼记》云：三牲用藙。郑云：藙，煎茱萸也，《汉律》会稽献焉，《尔雅》谓之樧。《范子计然》云：茱萸，出三辅。陶弘景云：《礼记》名藙，而俗中呼为薂子。当是不识藙字，似薂字，因以相传。

卮旧作：栀，《艺文类聚》及《御览》引作：支，是。子

味苦，寒。主五内邪气，胃中热气，面赤，酒泡，皶鼻，白赖，赤癞，创疡。一名木丹。生川谷。

---

①　五木耳：桑、槐、楮、柳、榆之耳，为五耳。《唐本草》。
②　烝：古通"垂"。

《名医》曰：一名越桃。生南阳，九月采实，暴干。

【按】《说文》云：栀，黄木可染者。《广雅》云：栀子，楛桃也。《史记·货殖传》云：巴蜀地烧卮。《集解》云：徐广曰：音支，烟支也，紫赤色也。据《说文》当为为栀。

芜荑

味辛。主五内邪气，散皮肤骨节中淫淫温行毒，去三虫，化食。一名无姑，一名蔽薽。《御览》引云：逐寸白，散腹中温温喘息。《大观》本作黑字。生川谷。

《名医》曰：一名蔽薽。生晋山。三月采实，阴干。

【按】《说文》云：梗，山枌榆，有束，荚可为芜荑者。《广雅》云：山榆，母估也。《尔雅》云：莁荑，蔱蘠。郭璞云：一名白蕢。又：无姑，其实夷。郭璞云：无姑，姑榆也。生山中。叶圆而厚，剥取皮合渍之，其味辛香，所谓芜荑。《范子计然》云：芜荑在地，赤心者善。

枳实

味苦，寒。主大风在皮肤中，如麻豆苦痒《御览》作：痒，非，除寒热结，止利旧作：痢，《御览》作：利，是，长肌肉，利五脏，益气轻身。生川泽①。

《吴普》曰：枳实，苦。雷公，酸，无毒；李氏，大寒。九月、十月采，阴干。《御览》。

《名医》曰：生河内。九月、十月采，阴干。

【按】《说文》云：枳木似橘。《周礼》云：橘逾淮而化为枳。沈括《补笔谈》云：六朝以前，医方唯有枳实，无积壳，后人用枳之小嫩者为枳实，大者为枳壳。

厚朴

味苦，温。主中风，伤寒，头痛，寒热，惊悸，气血痹，死肌，去三虫。

《吴普》曰：厚朴，神农、岐伯、雷公，苦，无毒；李氏，小温。《御览》引云：一名原皮。生交阯。

《名医》曰：一名厚皮，一名赤朴。其树名榛，其子名逐。生交阯、冤句。

---

① 泽：中华书局本作"谷"。

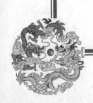

九月、十月采皮，阴干。

【按】《说文》云：朴，木皮也，榛木也。《广雅》云：重皮，厚朴也。《范子计然》云：厚朴，出弘农。按：今俗以榛为亲，不知是厚朴。《说文》榛栗字作亲。

秦　皮

味苦，微寒。主风寒湿痹，洗洗寒气，除热，目中青翳、白膜。久服头不白，轻身。生川谷。

《吴普》曰：芩皮，一名秦皮。神农、雷公、黄帝、岐伯酸，无毒；李氏，小寒。或生冤句水边。二月、八月采。《御览》。

《名医》曰：一名芩皮，一名石檀。生庐江及冤句。二月、八月采皮，阴干。

【按】《说文》云：梣，青皮木，或作檆。《淮南子·俶真训》云：梣木，色青翳。高诱云：梣木，苦历木也。生于山，剥取其皮，以水浸之，正青皮，洗眼，愈人目中肤翳。据《吴普》云：芩皮，名秦皮。《本经》作秦皮者，后人以俗称改之，当为芩皮。

秦　茅

味辛，温。主风邪气，温中，除寒痹，坚齿发，明目。久服轻身，好颜色，耐老，增年，通神。生川谷。

《名医》曰：生太山及秦岭上，或琅邪。八月、九月采实。

【按】《说文》云：茅，茅莍；莍，茅樾实裹如裘者。樾似茱萸，出淮南。《广雅》云：樾棣，茱萸也。《北山经》云：景山多秦椒。郭璞云：子似椒而细叶草也。《尔雅》云：樾，大椒。郭璞云：今椒树丛生，实大者，名为樾。又：椒樾，丑莍。郭璞云：莍，萸子聚成房貌。今江东亦呼莍樾，似茱萸而小，赤色。《毛诗》云：椒聊之实。《传》云：椒聊，椒也。陆玑云：椒树，似茱萸，有针刺，叶坚而滑泽，蜀人作茶，吴人作茗，皆合煮其叶以为香。《范子计然》云：秦椒，出天水陇西，细者善。《淮南子·人间训》云：申椒、杜茝，美人之所怀服。旧作椒，非。据《山海经》有秦椒，生闻喜景山，则秦非秦地之秦也。

山茱萸

味酸，平。主心下邪气，寒热，温中，逐寒湿痹，去三虫。久服轻身。一名蜀枣。生山谷。

《吴普》曰：山茱萸，一名魁实，一名鼠矢，一名鸡足。神农、黄帝、雷公、扁鹊，酸，无毒；岐伯，辛；一经，酸。或生冤句、琅邪，或东海承县。叶如梅，有刺毛。二月华如杏，四月实如酸枣赤，五月采实。《御览》。

《名医》曰：一名鸡足，一名魁实。生汉中及琅邪、冤句、东海承县。九月、十月采实，阴干。

紫 葳

味酸，《御览》作咸，微寒。主妇人产乳余疾，崩中，癥瘕血闭，寒热羸瘦，养胎。生川谷。

《吴普》曰：紫葳，一名武葳，一名瞿麦，一名陵居腹，一名鬼目，一名茇华。神农、雷公，酸；岐伯，辛；扁鹊，苦，咸；黄帝，甘，无毒。如麦根黑。正月、八月采。或生直定。《御览》。

《名医》曰：一名陵苕，一名茇华。生西海及山阳。

【按】《广雅》云：茈葳，陵苕，蘧麦也。《尔雅》云：苕，陵苕。郭璞云：一名陵时。《本草》云：又黄华，蔈；白华，茇。郭璞云：苕、华色异，名亦不同。《毛诗》云：苕之华。《传》云：苕，陵苕也。《范子计然》云：紫威，出三辅。李当之云：是瞿麦根。据李说与《广雅》合。而唐本注引《尔雅》注有：一名陵霄四字，谓即陵霄花。陆玑以为鼠尾，疑皆非，故不采之。

猪 苓

味甘，平。主痎疟，解毒蛊注《御览》作：蛀。不祥，利水道。久服轻身，耐老《御览》作：能老。一名猳猪屎。生山谷。

《吴普》曰：猪苓，神农，甘；雷公，苦，无毒。《御览》引云：如茯苓，或生冤句。八月采。

《名医》曰：生衡山及济阴、冤句。三月、八月采，阴干。

【按】《庄子》①云：豕零。司马彪注作：豕囊，云：一名猪苓，根似猪卵，可以治渴。

白　棘

味辛，寒。主心腹痛，痈肿溃脓，止痛。一名棘针。生川谷。

《名医》曰：一名棘刺。生雍州。

【按】《说文》云：棘，小枣丛生者。《尔雅》云：髦颠棘。孙炎云：一名白棘。李当之云：此是酸枣树针，今人用天门冬苗代之，非是真也。按：《经》云：天门冬，一名颠勒。勒、棘声相近，则今人用此，亦非无因也。

龙　眼

味甘，平。主五脏邪气，安志厌食。久服强魂，聪明，轻身，不老，通神明。一名益智。生山谷。

《吴普》曰：龙眼，一名益智。《要术》：一名比目。《御览》。

《名医》曰：其大者，似槟榔。生南海。

【按】《广雅》云：益智，龙眼也。刘达注《吴都赋》云：龙眼，如荔枝而小，圆如弹丸，味甘胜荔枝。苍梧、交阯、南海、合浦皆献之，山中人家亦种之。

松　罗

味苦，平。主瞋怒邪气，止虚汗、头风，女子阴寒、肿病。一名女萝。生山谷。

《名医》曰：生熊耳山松树上。五月采，阴干。

【按】《广雅》云：女萝，松萝也。《毛诗》云：茑与女萝。《传》云：女萝、菟丝，松萝也。陆玑云：松萝自蔓松上，枝正青，与兔丝异。

卫　矛

味苦，寒。主女子崩中下血，腹满，汗出，除邪，杀鬼毒、蛊注。一名鬼

---

① 庄子：书名。庄子，名周，战国时间宋国人，思想家，哲学家，文学家，庄学的创立者，庄子作品收入《庄子》一书中。

箭。生山谷。

《吴普》曰：鬼箭，一名卫矛。神农、黄帝、桐君，苦，无毒。叶如桃，有羽。正月、二月、七月采，阴干。或生田野。《御览》。

《名医》曰：生霍山。八月采，阴干。

【按】《广雅》云：鬼箭，神箭也。陶弘景云：其茎有三羽，状如箭羽。

合　欢

味甘，平。主安五脏，利心志《艺文类聚》作：和心志，《御览》作：和心气，令人欢乐无忧。久服轻身，明目，得所欲。生山谷。

《名医》曰：生益州。

【按】唐本注云：或曰合昏。欢、昏音相近。《日华子》云：夜合。

上木中品一十七种，旧同。

白马茎

味咸，平。主伤中脉绝，阴不起，强志益气，长肌肉，肥健，生子。眼，主惊痫，腹满，疟疾，当杀用之。悬蹄，主惊邪，瘈疭，乳难，辟恶气、鬼毒、蛊注、不祥。生平泽。

《名医》曰：生云中。

鹿　茸

味甘，温，主漏下恶血，寒热，惊痫，益气强志，生齿不老。角，主恶创痈肿，逐邪恶气，留血在阴中。

《名医》曰：茸，四月、五月解角时取，阴干，使时躁。角，七月采。

牛角䚡

下闭血，瘀血疼痛，女人带下血。髓，补中填骨髓。久服增年。胆可丸药。

【按】《说文》云：䚡，角中骨也。

羖羊角

味咸，温。主青盲，明目，杀疥虫，止寒泄，辟恶鬼虎狼，止惊悸。久服安心，益气，轻身。生川谷。

《名医》曰：生河西。取无时。

【按】《说文》云：羖，夏羊。牝，曰羖。《尔雅》云：羊牝，羖。郭璞云：今人便以牂、羖为黑、白羊名。

牡狗阴茎

味咸，平。主伤中，阴痿不起，令强热大，生子，除女子中带下十二疾。一名狗精。胆主明目。

《名医》曰：六月上伏取，阴干百日。

麢羊角

味咸，寒。主明目，益气，起阴，去恶血注下，辟蛊毒、恶鬼、不祥，安心气，常不厌寐。生川谷。

《名医》曰：生石城及华阴山。采无时。

【按】《说文》云：麢，大羊而细角。《广雅》云：美皮，冷角。《尔雅》云：麢，大羊。郭璞云：麢羊，似羊而大，角圆锐，好在山崖间。陶弘景云：《尔雅》名羱羊。据《说文》云：莧，山羊细角也。《尔雅》云：羱，如羊。郭璞云：羱，似吴羊而大角，角椭，出西方。莧，即羱正字。然《本经》羚字，实麢字俗写，当以麢为是。《尔雅》释文引《本草》作麢。

犀　角

味苦，寒。主百毒蛊注，邪鬼，障气，杀钩吻、鸩羽、蛇毒，除迷惑，不厌寐。久服轻身。生山谷。

《名医》曰：生永昌及益州。

【按】《说文》云：犀，南徼外牛，一角在鼻，一角在顶，似豕。《尔雅》云：犀，似豕。郭璞云：形似水牛，猪头，大腹，庳脚。脚有三蹄，黑色。三角，一角顶上，一角鼻上，一角额上。鼻上者，即食角也，小而不椭。好食棘。亦有一角者。《山海经》云：琴鼓之山，多白犀。郭璞云：此与辟寒、蠲忿、辟尘、辟暑诸犀，皆异种也。《范子计然》云：犀角，出南郡，上价八千，中三千，下一千。

上兽中品七种，旧同。

燕　屎

味辛，平。主蛊毒、鬼注，逐不祥、邪气，破五癃，利小便。生平谷。

《名医》曰：生高山。

【按】《说文》云：燕，玄鸟也。籋口，布翄，枝尾，象形。作巢避戊己。乙，元鸟①也。齐鲁谓之乙，取其名自呼，象形。或作鳦。《尔雅》云：燕鳦。《夏小正》云：二月，来降燕乃睇。《传》云：燕，乙也。九月，陟元鸟蛰。《传》云：元②鸟者，燕也。

天 鼠 屎

味辛，寒。主面痈肿，皮肤洗洗时痛，肠中血气，破寒热积聚，除惊悸。一名鼠沄，一名石肝。生山谷。

《名医》曰：生合浦，十月、十二月取。

【按】李当之云：即伏翼屎也。李云：天鼠。《方言》一名：仙鼠。按：今本《方言》云：或之老鼠，当为天字之误也。

上禽中品二种，旧同。

蝟　皮

味苦，平。主五痔、阴蚀，下血赤白五色，血汁不止，阴肿，痛引腰背。酒煮杀之。生川谷。

《名医》曰：生楚山田野。取无时。

【按】《说文》云：彚，似豪猪者，或作蝟。《广雅》云：虎王，蝟也。《尔雅》云：彚，毛刺。郭璞云：今谓状似鼠。《淮南子·说山训》云：鹊矢中蝟。

---

① 元鸟：中华书局本作"玄鸟"。
② 元鸟：中华书局本作"玄鸟"。

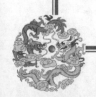

露蜂房

味苦，平。主惊痫，瘈疭，寒热邪气，癫疾，鬼精蛊毒，肠痔。火熬之，良。一名蜂肠。生山谷。

《名医》曰：一名白穿，一名蜂勒。生牂柯。七月七日采，阴干。

【按】《淮南子·氾论训》云：蜂房不容卵。高诱云：房巢也。

鳖 甲

味咸，平。主心腹癥瘕坚积、寒热，去痞，息肉，阴蚀，痔，恶肉。生池泽。

《名医》曰：生丹阳。取无时。

【按】《说文》云：鳖，甲虫也。

蟹

味咸，寒。主胸中邪气，热结痛，喎僻面肿，败漆，烧之致鼠。生池泽。

《名医》曰：生伊洛诸水中。取无时。

【按】《说文》云：蟹，有二敖八足，旁行，非蛇、鳝之穴无所庇。或作蠏，蛫蟹也。《荀子·劝学》篇云：蟹，六跪而二螯，非蛇蟮之穴无所寄托。《广雅》云：蜅蟹，蛫也。《尔雅》云：蜻蜱，小者蟧。郭璞云：或曰即蟚蜞也，似蟹而小。

柞 蝉

味咸，寒。主小儿惊痫，夜啼，癫病，寒热，生杨柳上。

《名医》曰：五月采，蒸干之。

【按】《说文》云：蝉以旁鸣者，蜩蝉也。《广雅》云：蝈蛄，蝉也；复育，蜕也。旧作蚱蝉。《别录》云：蚱者，鸣蝉也。壳，一名楷蝉，又名伏蜟。按：蚱，即柞字。《周礼·考工记》云：侈则柞。郑玄云：柞，读为咋咋然之咋，声大外也。《说文》云：諎，大声也，音同柞。今据作柞。柞蝉，即五月鸣蜩之蜩。《夏小正》云：五月良蜩鸣。《传》：蜋蜩也，五采具。《尔雅》云：蜩，蜋蜩。《毛诗》云：如蜩。《传》云：蜩，蝉也。《方言》云：楚，谓之蜩；宋卫

之间，谓之蝘蝐；陈郑之间谓之蜋蜩；秦晋之间，谓之蝉；海岱之间，谓之
蚱。《论衡》云：蝉，生于复育，开背而出。而《玉篇》云：蚱蝉，七月生。
陶弘景音蚱作笮，云痖蝉，是为《月令》之寒蝉，《尔雅》所云蜕也。唐本注，
非之。

蛴螬

味咸，微温。主恶血，血瘀《御览》作：血瘅，痹气，破折，血在胁下坚满
痛，月闭，目中淫肤，青翳白膜。一名蟦蛴。生平泽。

《名医》曰：一名墍齐，一名敎齐。生河内人家积粪草中。取无时。反行
者良。

【按】《说文》云：齏，齏蛴也；蛴，蛴齏也；蝎，蛴齏也。《广雅》云：
蛭蛒，蚕蠋，地蚕，蛊蟦，蟦蛴。《尔雅》云：蟦，蛴螬。郭璞云：在粪土中。
又：蝤蛴，蝎。郭璞云：在木中。今虽通名蝎，所在异。又：蝎，蛣掘。郭璞
云：木中蠹虫。蝎，桑蠹。郭璞云：即蛣掘。《毛诗》云：领如蝤蛴。《传》云：
蝤蛴，蝎虫也。《方言》云：蟦蛴，谓之蟦。自关而东，谓之蝤蟦，或谓之蚕
蠋，或谓之上蟺蝡；梁益之间，谓之蛒，或谓之蝎，或谓之蛭蛒；秦晋之间，
谓之蠹，或谓之天蝼。《列子·天瑞》篇云：乌足根为蛴螬。《博物志》云：蛴
螬以背行，快于足用。《说文》无蟦字，当借蜚字为之。声相近，字之误也。

乌贼鱼骨

味咸，微温。主女子漏下赤白经汁，血闭，阴蚀肿痛，寒热癥瘕，无子。
生池泽。

《名医》曰：生东海。取无时。

【按】《说文》云：鲗，乌鲗，鱼名，或作鲗，左思赋有乌贼。刘逵注云：
乌贼鱼，腹中有墨。陶弘景云：此是鹗乌所化作，今其口脚具存，犹相似尔。

白僵蚕

味咸。主小儿惊痫，夜啼，去三虫，灭黑皯，令人面色好，男子阴疡病。
生平泽。

《名医》曰：生颍川。四月取自死者。

【按】《说文》云：蚕，任丝也。《淮南子·说林训》云：蚕，食而不饮，

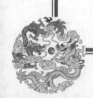

二十二日而化。《博物志》云：蚕三化，先孕而后交。不交者，亦生子，子后为螝，皆无眉目，易伤，收采亦薄。《玉篇》作蟁蚕，正当为僵，旧作殭，非。

鮀鱼甲

味辛，微温，主心腹癥痕，伏坚，积聚，寒热，女子崩中，下血五色，小腹阴中相引痛，创疥，死肌。生池泽。

《名医》曰：生南海。取无时。

【按】《说文》鳝，鱼名，皮可为鼓，鼍，水中似蜥蜴，长大。陶弘景云：鮀，即鼍甲也。

樗　鸡

味苦，平。主心腹邪气，阴痿，益精，强志，生子，好色，补中轻身。生川谷。

《名医》曰：生河内樗树上。七月采，暴干。

【按】《广雅》云：樗鸠，樗鸡也。《尔雅》云：螒，天鸡。李巡云：一名酸鸡。郭璞云：小虫，黑身赤头，一名莎鸡，又曰樗鸡。《毛诗》云：六月莎鸡振羽。陆玑云：莎鸡，如蝗而斑色，毛翅数重，其翅正赤，或谓之天鸡。六月中，飞而振羽，索索作声。幽州谓之蒲错是也。

活　蝓

味咸，寒。主贼风喎僻，轶筋及脱肛，惊痫，挛缩。一名陵蠡。生池泽。

《名医》曰：一名土蜗，一名附蜗。生大山及阴地沙石垣下。八月取。

【按】《说文》云：蝓，虒蝓也。蠃，一名虒蝓。《广雅》云：蠡蠃，蜗牛，蜬蝓也。《中山经》云：青要之山，是多仆累。郭璞云：仆累，蜗牛也。《周礼》：鳖人，祭祀供蠃。郑云：蠃，蜬蝓。《尔雅》云：蚹蠃，蜬蝓。郭璞云：即蜗牛也。《名医》又别出蜗牛条，非。旧作蛞，《说文》所无。据《玉篇》云：蛞蛞东，知即活东异文，然则当为活。

石龙子

味咸，寒。主五癃，邪结气，破石淋，下血，利小便水道。一名蜥易。生川谷。

《吴普》曰：石龙子，一名守宫，一名石蜴，一名石龙子。《御览》。

《名医》曰：一名山龙子，一名守宫，一名石蜴。生平泽及荆山石间。五月取，著石上，令干。

【按】《说文》云：蜥，虫之蜥易也。易，蜥易，蝘蜓，守宫也，象形。蝘在壁曰蝘蜓，在草曰蜥易，或作蝘。蚖，荣蚖，蛇医，以注鸣者。《广雅》云：蛤解，蠦蠪，蚵蟗，蜥蝎也。《尔雅》云：蝾螈，蜥蝎；蜥蝎，蝘蜓；蝘蜓，守宫也。《毛诗》云：胡为虺蜴。《传》云：蜴，螈也。陆玑云：虺蜴，一名蝾螈，蜴也，或谓之蛇医，如蜥蝎，青绿色，大如指，形状可恶。《方言》云：守宫，秦晋、西夏谓之守宫，或谓之蠦蠪，或谓之蜥易，其在泽中者，谓之蜥蝎；南楚谓之蛇医，或谓之蝾螈；东齐、海岱谓之蟪蛦；北燕谓之祝蜒；桂林之中，守宫大而能鸣者，谓之蛤解。

木 虻

味苦，平。主目赤痛，眦伤泪出，瘀血，血闭，寒热酸惭，无子。一名魂常。生川泽。

《名医》曰：生汉中。五月取。

【按】《说文》云：蟁，啮人飞虫。《广雅》云：蟁蟁，蟁也。此省文。《淮南子·齐俗训》云：水虿，为蟌蟁。高诱云：青蛉也。又《说山训》云：虻，散积血。

蜚 虻

味苦，微寒。主逐瘀血，破下血积，坚痞癥瘕，寒热，通利血脉及九窍。生川谷。

《名医》曰：生江夏。五月取。腹有血者良。

蜚 廉

味咸，寒。主血瘀《御览》引云：逐下血，癥坚，寒热，破积聚，喉咽痹，内寒无子。生川泽。

《吴普》曰：蜚廉虫，神农、黄帝云：治妇人寒热。《御览》。

《名医》曰：生晋阳及人家屋间。立秋采。

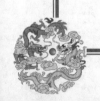

【按】《说文》云：蜚，卢蜚也。蜚，臭虫，负蠜也。蠜，皀蠜也。《广雅》云：飞蟅，飞蠊也。《尔雅》云：蜚，蠦蜚。郭璞云：即负盘臭虫。唐本注云：汉中人食之下气，名曰石姜，一名卢蜚，一名负盘。旧作蠊，据邢昺疏引此作廉。

䗪　虫

味咸，寒。主心腹寒热洗洗，血积癥瘕，破坚，下血闭，生子大良，一名地鳖。生川泽。

《吴普》曰：䗪虫，一名土鳖。《御览》。

《名医》曰：一名土鳖。生河东及沙中，人家墙壁下，土中湿处。十月，暴干。

【按】《说文》云：䗪虫，属蠜，皀蠜也。《广雅》云：负蠜，蟅也。《尔雅》示：草虫，负蠜。郭璞云：常羊也。《毛诗》云：喓喓草虫。《传》云：草虫，常羊也。陆玑云：小大长短如蝗也。奇音，青色，好在茅草中。

伏　翼

味咸，平。主目瞑，明目，夜视有精光。久服令人熹乐，媚好无忧。一名蝙蝠。生川谷。旧在禽部，今移。

《吴普》曰：伏翼，或生人家屋间。立夏后，阴干，治目冥，令人夜视有光。《艺文类聚》。

《名医》曰：生太山及人家屋间。立夏后采，阴干。

【按】《说文》云：蝙，蝙蝠也；蝠，蝙蝠，服翼也。《广雅》云：伏翼，飞鼠，仙鼠，蚨蟙也。《尔雅》云：蝙蝠，服翼。《方言》云：蝙蝠，自关而东，谓之伏翼，或谓之飞鼠，或谓之老鼠，或谓之仙鼠；自关而西，秦陇之间，谓之蝙蝠；北燕谓之蟙蠼。李当之云：即天鼠。

上虫鱼中品一十七种，旧十六种，考禽部伏翼宜入此。

梅　实

味酸，平。主下气，除热烦满，安心，肢体痛，偏枯不仁，死肌，去青黑志，恶疾。生川谷。

《吴普》曰：梅实《大观本草》作：核，明目，益气《御览》不饥。《大观本草》引

《吴氏本草》。

《名医》曰：生汉中。五月采，火干。

【按】《说文》云：蘱，干梅之属，或作藻。某，酸果也，以梅为柟。《尔雅》云：梅柟。郭璞云：似杏，实酢。是以某注梅也。《周礼》：笾人馈食，笾，其实干蘱。郑云：干蘱，干梅也。有桃诸、梅诸，是其干者。《毛诗》疏云：梅暴为腊，羹臛虀中，人含之以香口。《大观本草》。

上果中品一种，旧同。

大豆黄卷^①

味甘，平。主湿痹，筋挛，膝痛。生大豆，涂痈肿，煮汁饮，杀鬼毒，止痛。赤小豆，主下水，排痈肿脓血。生平泽。

《吴普》曰：大豆黄卷，神农、黄帝、雷公，无毒。采无时。去面黑干。得前胡、乌喙、杏子、牡历、天雄、鼠屎，共蜜和，佳。不欲海藻、龙胆。此法，大豆初出黄土芽是也。生大豆，神农、岐伯，生熟寒。九月采。杀乌头毒，并不欲元参。赤小豆，神农、黄帝，咸；雷公，甘。九月采。《御览》

《名医》曰：生大山。九月采。

【按】《说文》云：尗，豆也，象豆生之形也；荅，小尗也；藿，尗之少也。《广雅》云：大豆，尗也；小豆，荅也；豆角，谓之荚；其叶，谓之藿。《尔雅》云：戎叔谓之荏叔。孙炎云：大豆也。

粟　米

味咸，微寒。主养肾气，去胃、脾中热，益气。陈者，味苦，主胃热，消渴，利小便。《大观本草》作黑字，据《吴普》增。

《吴普》曰：陈粟，神农、黄帝，苦，无毒。治脾热，渴。粟，养肾气。《御览》。

【按】《说文》云：粟，嘉谷实也。孙炎注《尔雅》粢稷云：粟也，今关中人呼小米为粟米，是。

黍　米

味甘，温。主益气，补中，多热，令人烦。《大观》本作黑字，据《吴普》增。

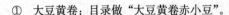

① 大豆黄卷：目录做"大豆黄卷赤小豆"。

神农本草经

《吴普》曰：黍，神农，甘，无毒。七月取，阴干。益中补气。《御览》。

【按】《说文》云：黍，禾属而黏者。以大暑而种，故谓之黍。孔子曰：黍，可为酒，禾入水也。《广雅》云：粢，黍稻，其采谓之禾。《齐民要术》引《氾胜之书》曰：黍，忌丑。又曰：黍，生于巳，壮于酉，长于戌，老于亥，死于丑，恶于丙午，忌于丑寅卯。按：黍，即穄之种也。

上米谷中品三种，旧二种，大、小豆为二，无粟米、黍米，今增。

蓼　实

味辛，温。主明目，温中，耐风寒，下水气，面目浮肿。痈疡。马蓼，去肠中蛭虫，轻身。生川泽

《吴普》曰：蓼实，一名天蓼，一名野蓼，一名泽蓼。《艺文类聚》

《名医》曰：生雷泽。

【按】《说文》云：蓼，辛菜，蔷虞也。蔷、蔷虞，蓼。《广雅》云：茏，茏，葒，马蓼也。《尔雅》云：蔷虞，蓼。郭璞云：虞蓼，泽蓼。又：茏，茏古。其大者蘬①。郭璞云：俗呼茏草为茏鼓，语转耳。《毛诗》云：隰有游龙。《传》云：龙，红草也。陆玑云：一名马蓼，叶大而赤色，生水中，高丈余。又：以薅荼蓼。《传》云：蓼，水草也。

葱　实②

味辛，温。主明目，补中不足。其茎可作汤，主伤寒寒热，出汗，中风，面目肿。薤，味辛，温。主金创，创败，不饥，耐老。生平泽。

《名医》曰：生鲁山。

【按】《说文》云：薤，菜也，叶似韭。《广雅》云：韭，薤，荞，其华谓之菁。《尔雅》云：薤，鸿荟。郭璞云：即薤菜也。又：劲山，薤。陶弘景云：葱、薤异物，而今共条，《本经》既无韭，以其同类故也。

水　苏

味辛，微温。主下气，辟口臭，去毒，辟恶。久服通神明，轻身，耐老。

---

① 蘬：周氏本和中华书局本均作"归"，误，今据《尔雅·释草》改。
② 葱实：目录作"葱实薤"。

生池泽。

《吴普》曰：芥蒩，一名水苏，一名劳祖。《御览》。

《名医》曰：一名鸡苏，一名劳祖，一名芥蒩，一名芥苴。生九真，七月采。

【按】《说文》云：苏，桂荏也。《广雅》云：芥蒩，水苏也。《尔雅》云：苏，桂荏。郭璞云：苏，荏类，故名桂荏。《方言》云：苏，亦荏也。关之东西，或谓之苏，或谓之荏；周郑之间，谓之公蒉；沅湘之南，谓之蒈，其小者，谓之蘸菜。按：蘸菜，即香薷也，亦名香菜。《名医》别出香薷条，非。今紫苏、薄荷等，皆苏类也。《名医》俱别出之。

上菜中品三种，旧四种，考葱实，宜与薤同条，今并。假苏，宜入草部。

本草经卷三

吴　普　等述
孙星衍
孙冯翼　同辑

下　经

下药一百二十五种为左使，主治病以应地。多毒，不可久服。欲除寒热邪气，破积聚，愈疾者，本下经。

| 石灰 | 礜石 | 铅丹 | 粉锡锡镜鼻 | 代赭石 |
| 戎盐 | 白垩 | 冬灰 | 青琅玕 | |

上玉石下品八种，旧一十二种。

附子	乌头	天雄	半夏	虎掌
鸢尾	大黄	亭历	桔梗	莨荡子
草蒿	旋覆花	藜芦	钩吻	射干
蛇合	恒山	蜀漆	甘遂	白敛
青葙子	蘿菌	白及	大戟	泽漆
茵芋	贯众	荛华	牙子	羊蹢躅
商陆	羊蹄	萹蓄	狼毒	白头翁
鬼臼	羊桃	女青	连翘	闾茹
乌韭	鹿藿	蚤休	石长生	陆英
荩草	牛扁	夏枯草	芫华	

上草下品四十九种，旧四十八种。

| 巴豆 | 蜀茮 | 皂荚 | 柳华 | 楝实 |
| 郁李仁 | 莽草 | 雷丸 | 桐叶 | 梓白皮 |

石南 黄环 溲疏 鼠李 药实根
栾华 蔓荛

上木下品一十七种，旧一十八种。

豚卵 麋脂 鼺鼠 六畜毛蹄甲

上兽下品四种，旧同。

虾蟆 马刀 蛇蜕 邱蚓 蠮螉
吴蚣 水蛭 班苗 贝子 石蚕
雀瓮 蜣螂 蝼蛄 马陆 地胆
鼠妇 荧火 衣鱼

上虫鱼下品一十八种，旧同。

桃核仁 杏核仁

上木下品二种，旧同。

腐婢

上米谷下品一种，旧同。

苦瓠 水靳

上菜下品二种，旧同。

彼子

上一种，未祥。

石 灰

味辛，温。主疽疡，疥瘙，热气，恶创，癞疾，死肌，堕眉，杀痔虫，去黑子息肉，一名恶灰。生山谷。

《名医》曰：一名希灰。生中山。

【按】恶灰，疑当为垩灰。希、石，声之缓急。

礜　石

味辛，大热。主寒热，鼠瘘，蚀创，死肌，风痹，腹中坚。一名青分石，一名立制石，一名固羊石。《御览》引云：除热，杀百兽。《大观》本作黑字。出山谷。

《吴普》曰：白礜石，一名鼠乡。神农、岐伯，辛，有毒；桐君，有毒；黄帝，甘，有毒。李氏云：或生魏兴，或生少室。十二月采。《御览》引云：一名太白，一名泽乳，一名食盐①。又云：李氏大寒，主温热。

《名医》曰：一名白礜石，一名太白石，一名泽乳，一名食盐。生汉中及少室。采无时。

【按】《说文》云：礜，毒石也。出汉中。《西山经》云：皋涂之山，有白石焉，其名曰礜，可以毒鼠。《范子计然》云：礜石，出汉中。色白者善。《淮南子·地形训》云：白天，九百岁，生白礜。高诱云：白礜，礜石也。又《说林训》云：人食礜石而死，蚕食之而肥。高诱云：礜石出阴山。一日能杀鼠。按：《西山经》云：毒鼠，即治鼠瘘也。

铅　丹

味辛，微寒，主上《御览》引作：吐下，云：久服成仙，逆胃反，惊痫癫疾，除热下气。炼化还成九光。久服通神明。生平泽。

《名医》曰：一名铅华。生蜀郡。

【按】《说文》云：铅，青金也。陶弘景云：即今熬铅所作黄丹也。

粉　锡

味辛，寒。主伏尸毒螫，杀三虫。一名解锡。锡镜鼻，主女子血闭，癥瘕，伏肠，绝孕。生山谷。旧作二种，今并。

《名医》曰：生桂阳。

【按】《说文》云：锡，银、铅之间也。

---

① 盐：周氏本作“览”，误，今据中华书局本改。

神农本草经

代　赭

　　味苦，寒。主鬼注，贼风，蛊毒，杀精物恶鬼，腹中毒邪气，女子赤沃漏下。一名须丸。生山谷。

　　《名医》曰：一名血师。生齐国。赤红青色，如鸡冠，有泽。染爪甲不渝者良。采无时。

　　【按】《说文》云：赭，赤土也。《北山经》云：少阳之山，其中多美赭。《管子·地数》篇云：山上有赭者，其下有铁。《范子计然》云：石赭，出齐郡，赤色者善；蜀赭，出蜀郡。据《元和郡县志》云：少阳山在交城县，其地近代也。

戎　盐

　　主明目、目痛，益气，坚肌骨，去毒蛊。大盐，令人吐。《御览》引云：主肠胃结热。《大观》本作黑字。**卤盐，味苦，寒，主大热，消渴狂烦，除邪及下蛊毒，柔肌肤。**《御览》引云：一名寒石，明目益气。**生池泽。**旧作三种，今并。

　　《名医》曰：戎盐，一名胡盐。生胡盐山，及西羌、北地、酒泉、福禄城东南角。北海，青；南海，赤。十月采。大盐，生邯郸，又河东。卤盐，生河东盐池。

　　【按】《说文》云：盐，咸也。古者宿沙初作煮海盐。卤，西方咸地也。从西省，象盐形，安定有卤县。东方，谓之斥；西方，谓之卤盐。河东盐池，袤五十一里，广七里，周百十六里。《北山经》云：景山南望，盐贩之泽。郭璞云：即解县盐池也，今在河东猗氏县。按：在山西安邑运城。

白　垩

　　味苦，温。主女子寒热，癥瘕，目闭，积聚。生山谷。

　　《吴普》曰：白垩，一名白鳝。《一切经音义》。

　　《名医》曰：一名白善。生邯郸。采无时。

　　【按】《说文》云：垩，白涂也。《中山经》云：葱聋之山，是多白垩。

冬　灰

味辛，微温。主黑子，去疣、息肉、疽蚀、疥瘙。一名藜灰。生川泽。

《名医》曰：生方谷。

青琅玕

味辛，平。主身痒，火创，痈伤，疥瘙，死肌。一名石珠。生平泽。

《名医》曰：一名青珠。生蜀郡。采无时。

【按】《说文》云：琅玕，似珠者，古文作珲。《禹贡》云：雍州贡璆琳琅玕，郑云：琅玕，珠也。

上玉石下品九种，旧十二种，粉锡、锡镜鼻为二，戎盐、大盐、卤盐为三，非，考当各为一。

附　子

味辛，温。主风寒咳逆邪气，温中，金创，破癥坚积聚，血瘕，寒湿，踒《御览》作：瘘，躄拘挛，膝痛不能行步。《御览》引云：为百药之长。《大观》本作黑字。生山谷。

《吴普》曰：附子，一名茛。神农，辛；岐伯、雷公，甘，有毒；李氏，苦，有毒，大温。或生广汉。八月采。皮黑，肥白。《御览》。

《名医》曰：生犍为及广汉。冬月采为附子，春采为乌头。《御览》。

【按】《范子计然》：附子，出蜀武都。中白色者善。

乌　头

味辛，温。主中风，恶风洗洗，出汗，除寒湿痹，咳逆上气，破积聚、寒热。其汁煎之，名射罔，杀禽兽。一名奚毒，一名即子，一名乌喙。生山谷。

《吴普》曰：乌头，一名茛，一名千秋，一名毒公，一名卑负《御览》作：果负，一名耿子。神农、雷公、桐君、黄帝，甘，有毒。正月始生，叶厚，茎方，中空，叶四四相当，与蒿相似。又云：乌喙，神农、雷公、桐君、黄帝，有毒；李氏，小寒。十月采。形如乌头，有两岐相合，如乌之喙，名曰乌喙也。所畏、恶、使，尽与乌头同。又：茛子，一名茛。神农、岐伯，有大毒；

李氏，大寒。八月采，阴干。是附子角之大者，畏、恶与附子同。《御览》《大观》本节文。

《名医》曰：生朗陵。正月、二月采，阴干。长三寸以上为天雄。

【按】《说文》云：茴，乌喙也。《尔雅》云：芨，堇草。郭璞云：即乌头也。江东呼为堇。《范子计然》云：乌头，出三辅，中白者善。《国语》[①]云：骊姬置堇于肉。韦昭[②]云：堇，乌头也。《淮南子·主术训》云：莫凶于鸡毒。高诱云：鸡毒，乌头也。按：鸡毒，即奚毒；即子，即茴子、侧子也。《名医》别出侧子条，非。

天　雄

味辛，温。主大风，寒湿痹，历节痛，拘挛缓急，破积聚，邪气，金创，强筋骨，轻身健行。一名白幕《御览》引云：长阴气，强志，令人武勇，力作不倦。《大观》本作黑字。生山谷。

《名医》曰：生少室。二月采根，阴干。

【按】《广雅》云：䕡，奚毒，附子也。一岁为茴子，二岁为乌喙，三岁为附子，四岁为乌头，五岁为天雄。《淮南子·缪称训》云：天雄、乌喙，药之凶毒也。良医以活人。

半　夏

味辛，平。主伤寒寒热，心下坚，下气，喉咽肿痛，头眩，胸张，咳逆，肠鸣，止汗。一名地文，一名水玉。以上八字，原本黑字。生川谷。

《吴普》曰：半夏，一名和姑。生微邱，或生野中。叶三三相偶，二月始生，白华，圆上。《御览》。

《名医》曰：一名示姑。生槐里。五月、八月采根，暴干。

【按】《月令》云：五月半夏生。《范子计然》云：半夏，出三辅。色白者善。《列仙传》云：赤松子服水玉以教神农，疑即半夏别名。

虎　掌

味苦，温。主心痛寒热，结气，积聚，伏梁，伤筋，痿，拘缓，利水道。

---

① 国语：书名。传为春秋时期左丘明著，21卷，记西周末至春秋诸国贵族的言论。
② 韦昭：字弘嗣，江苏丹阳人，三国时吴国重臣、史学家，撰《国语注》《吴书》等。

生山谷。

《吴普》曰：虎掌，神农、雷公，苦，无毒；岐伯、桐君，辛，有毒。立秋九月采之。《御览》引云：或生太山，或宛朐。

《名医》曰：生汉中及冤句。二月、八月采，阴干。

【按】《广雅》云：虎掌，瓜属也。

鸢　尾

味苦，平。主蛊毒邪气，鬼注，诸毒，破癥瘕积聚，去水，下三虫。生山谷。

《吴普》曰：鸢尾，治蛊毒。《御览》。

《名医》曰：一名乌园。生九疑山。五月采。

【按】《广雅》云：鸢尾，乌萐，射干也。疑当作：鸢尾，乌园也；乌翣，射干也。是二物。唐本注云：与射干全别。

大　黄

味苦，寒。主下瘀血，血闭，寒热，破癥瘕积聚，留饮宿食，荡涤肠胃，推陈致新，通利水谷《御览》此下有"道"字，调中化食，安和五脏，生山谷。

《吴普》曰：大黄，一名黄良，一名火参，一名肤如。神农、雷公，苦，有毒；扁鹊，苦，无毒；李氏，小寒，为中将军。或生蜀郡北部，或陇西。二月始生，花黄赤叶，四四相当，黄茎高三尺许；三月，花黄；五月，实黑。三月采根，根有黄汁，切，阴干。《御览》。

《名医》曰：一名黄良。生河西及陇西。二月、八月采根，火干。

【按】《广雅》云：黄良，大黄也。

亭　历 旧作：葶苈，《御览》作亭历。

味辛，寒。主癥瘕积聚，结气，饮食寒热，破坚。一名大室，一名大适。生平泽及田野。

《名医》曰：一名下历，一名蕇蒿。生藁城。立夏后采实，阴干。得酒。良。

【按】《说文》云：蕇，亭历也。《广雅》云：狗荠、大室，亭苈也。《尔雅》云：蕇，亭历。郭璞云：实、叶皆似芥。《准南子·缪称训》云：亭历愈张。

《西京杂记》云：亭历，死于盛夏。

桔　梗

味辛，微温。主胸胁痛如刀刺，腹满，肠鸣幽幽，惊恐悸气。《御览》引云：一名利如。《大观》本作黑字。生山谷。

《吴普》曰：桔梗，一名符扈，一名白药，一名利如，一名梗草，一名卢如。神农、医和，苦，无毒；扁鹊、黄帝，咸；岐伯、雷公，甘，无毒；李氏，大寒。叶如荠苨，茎如笔管，紫赤。二月生。《御览》

《名医》曰：一名利如，一名房图，一名白药，一名梗草，一名荠苨。生嵩高及冤句。二、八月采根，暴干。

【按】《说文》云：桔，桔梗，药名。《广雅》云：犁如，桔梗也。《战国策》①云：今求柴胡、桔梗于沮泽，则累世不得一焉，及之睪黍、梁父之阴，则郄车而载耳。《尔雅》云：苨，蒵苨。郭璞云：荠苨。据《名医》云是此别名，下又出荠苨条，非。然陶弘景亦别为二矣。

莨荡子

味苦，寒。主齿痛出虫，肉痹拘急，使人健行，见鬼。多食令人狂走。久服轻身，走及奔马，强志，益力，通神。一名横唐。生川谷。

《名医》曰：一名行唐。生海滨及雍州。五月采子。

【按】《广雅》云：蒬萍，阆荡也。陶弘景云：今方家多作狼蓎。旧作菪。按：《说文》无菪、蓎字。《史记·淳于意传》云：菑川王美人怀子而不乳，饮以莨蓎药一撮。《本草图经》引作：浪荡，是。

草　蒿

味苦，寒。主疥瘙，痂痒，恶创，杀虱，留热在骨节间，明目。一名青蒿，一名方溃。生川泽。

《名医》曰：生华阴。

【按】《说文》云：蒿，菣也；菣，香蒿也，或作堅。《尔雅》云：蒿，菣。郭璞云：今人呼青蒿香中炙啖者为菣。《史记·司马相如传》：菴䕡。注《汉书

---

① 战国策：书名。西汉刘向编写战国时游说之士的策谋和言论的汇编。

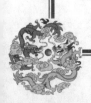

音义》曰：菴蕳，蒿也。陶弘景云：即今青蒿。

旋复花①

味咸，温。主结气，胁下满，惊悸，除水，去五脏间寒热，补中下气。一名金沸草，一名盛椹。生川谷。

《名医》曰：一名戴椹。生平泽。五月采花，日干，二十日成。

【按】《说文》云：复，盗庚也。《尔雅》云：复，盗庚。郭璞云：旋复似菊。

藜　　芦 《御览》作：梨芦。

味辛，寒。主蛊毒，咳逆，泄利肠澼，头疡疥瘙，恶创，杀诸蛊毒，去死肌。一名葱苒。生山谷。

《吴普》曰：藜芦，一名葱葵，一名丰芦，一名惠葵。《御览》引云：一名山葱，一名公苒。神农、雷公，辛，有毒；《御览》引云：黄帝，有毒。岐伯，咸，有毒；李氏，大寒，大毒；扁鹊，苦，有毒，寒。大叶，根小相连。《御览》引云：二月采根。

《名医》曰：一名葱葵，一名山葱。生太山。三月采根，阴干。

【按】《广雅》云：藜芦，葱薚也。《范子计然》云：藜芦，出河东。黄白者善。《尔雅》云：茖，山葱。疑非此。

钩　　吻 《御览》作：肠。

味辛，温。主金创，乳痓，中恶风，咳逆上气，水肿，杀鬼注旧作：疰，《御览》作：注，是。蛊毒。一名野葛。生山谷。

《吴普》曰：秦，钩肠，一名毒根，一名野葛。神农，辛；雷公，有毒，杀人。生南越山，或益州。叶如葛，赤茎大如箭，方，根黄。或生会稽东冶②。正月采。《御览》。

《名医》曰：生傅高山及会稽东野。

【按】《广雅》云：莨，钩吻也。《淮南子·说林训》云：蝮蛇螫人，傅以

---

① 旋复花：目录作"旋覆花"。
② 东冶：周氏本和中华书局本均作"东治"，误，今据古地名改。

和菫则愈。高诱云：和菫，野葛，毒药。《博物志》云：钩吻毒，桂心、葱叶沸解之。陶弘景云：或云钩吻是毛茛。沈括《补笔谈》云：闽中人呼为吻莽，亦谓之野葛，岭南人之胡蔓，俗谓之断肠草。此草，人间至毒之物，不入药用。恐《本草》所出别是一物，非此钩吻也。

射 干

味苦，平。主咳逆上气，喉痹咽痛不得消息，散急气，腹中邪逆，食饮大热。一名乌扇，一名乌蒲。生川谷。

《吴普》曰：射干，一名黄远也。《御览》。

《名医》曰：一名乌翣，一名乌吹，一名草姜。生南阳田野。三月三日采根，阴干。

【按】《广雅》云：鸢尾、乌蓲，射干也。《荀子·劝学》篇云：西方有木焉，名曰射干，茎长四寸。《范子计然》云：射干根如口口口①安定。

蛇 合 原注云：合是"含"字。

味苦，微寒。主惊痫，寒热邪气，除热，金创，疽痔，鼠瘘，恶创，头疡。一名蛇衔。生山谷。

《名医》曰：生益州。八月采，阴于。

【按】《本草图经》云：或云是雀瓢，即是萝摩之别名。据陆玑云：芄兰一名萝摩，幽州谓之雀瓢，则即《尔雅》藋，芄兰也。《唐本草》别出萝摩条，非。又见女青。

恒 山 旧作：常山，《御览》作：恒山，是。

味苦，寒。主伤寒寒热，热发温疟，鬼毒，胸中痰结，吐逆。一名互草。生川谷。

《吴普》曰：恒山，一名漆叶。神农、岐伯，苦；李氏，大寒；桐君，辛，有毒。二月、八月采。

《名医》曰：生益州及汉中。八月采根，阴干。

【按】《后汉书·华佗传》云：佗授以漆叶青黏散：漆叶屑一斗，青黏十四

---

① 原文空字。

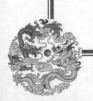

两，以是为率，言久服去三虫，利五脏，轻体，使人头不白。

蜀　漆

味辛，平。主疟及咳逆寒热，腹中癥坚，痞结，积聚，邪气，蛊毒，鬼注旧作：疰，《御览》作蛀。生川谷。

《吴普》曰：蜀漆叶，一名恒山。神农、岐伯、雷公，辛，有毒；黄帝，辛；一经，酸。如漆叶、蓝菁相似，五月采。《御览》。

《名医》曰：生江陵山及蜀汉中。常山苗也。五月采叶，阴干。

【按】《广雅》云：恒山，蜀漆也。《范子计然》云：蜀漆，出蜀郡。

甘　遂

味苦，寒。主大腹疝瘕，腹满，面目浮肿，留饮宿食，破癥坚积聚，利水谷道。一名主田。生川谷。

《吴普》曰：甘遂，一名主田，一名白泽，一名重泽，一名鬼丑，一名陵藁，一名甘藁，一名甘泽。神农、桐君，苦，有毒；岐伯、雷公，有毒。须二月、八月采。《御览》。

《名医》曰：一名甘藁，一名陵藁，一名陵泽，一名重泽。生中山。二月采根，阴干。

【按】《广雅》云：陵泽，甘遂也。《范子计然》云：甘遂，出三辅。

白　敛

味苦，平。主痈肿疽创，散结气，止痛除热，目中赤，小儿惊痫，温疟，女子阴中肿痛。一名兔核，一名白草。生山谷。

《名医》曰：一名白根，一名崑嵛。生衡山。二月、八月采根，暴干。

【按】《说文》云：蔹，白蔹也，或作莶。《毛诗》云：蔹蔓于野。陆玑疏云：蔹，似栝楼，叶盛而细，其子正黑，如燕薁，不可食也。幽人谓之乌服，其茎、叶煮以哺牛，除热。《尔雅》云：萰，菟荄。郭璞云：未详。据《玉篇》云：萰，白蔹也。《经》云：一名菟核，核与荄声相近，即此矣。

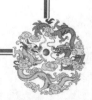

青葙子

味苦，微寒。主邪气，皮肤中热，风瘙身痒，杀三虫。子，名草决明，疗唇口青。一名草蒿，一名萋蒿。生平谷。

《名医》曰：生道傍。三月三日采茎、叶，阴干；五月六日采子。

【按】《魏略》①云：初平山有青牛先生，常服青葙子。葙，当作箱字。

藋菌

味咸，平。主心痛，温中，去长虫、白癣、蛲虫、蛇螫毒，癥瘕，诸虫。一名藋芦。生池泽。

《名医》曰：生东海及渤海章武。八月采，阴干。

【按】《尔雅》云：渟藋，茵芝。《文选》注引作：菌。《声类》云：渟藋，茵芝也。疑即此藋菌，或一名渟，一名芝，未敢定之。

白　及　《御览》作：芨。

味苦，平。主痈肿恶创，败疽，伤阴，死肌，胃中邪气，贼风鬼击，痱缓不收。一名甘草，一名连及草。生川谷。

《吴普》曰：神农，苦；黄帝，辛；李氏，大寒；雷公，辛，无毒。茎叶似生姜、藜芦。十月花，直上，紫赤，根白连。二月、八月、九月采。

《名医》曰：生北山及冤句，及越山。

【按】《隋羊公服黄精法》云：黄精，一名白及。亦为黄精别名。今《名医》别出黄精条。

大　戟

味苦，寒。主蛊毒、十二水，肿满急痛，积聚，中风，皮肤疼痛，吐逆。一名邛钜。按：此无"生川泽"三字者，古或与泽漆为一条。

《名医》曰：生常山。十二月采根，阴干。

【按】《尔雅》云：荞，邛钜。郭璞云：今药草大戟也。《淮南子·缪称训》

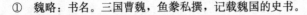

① 魏略：书名。三国曹魏，鱼豢私撰，记载魏国的史书。

云：大戟去水。

泽　漆

味苦，微寒。主皮肤热，大腹，水气，四肢面目浮肿，丈夫阴气不足。生川泽。

《名医》曰：一名漆茎，大戟苗也。生太山。三月三日、七月七日采茎叶，阴干。

【按】《广雅》云：黍茎，泽漆也。

茵　芋

味苦，温。主五脏邪气，心腹寒热，羸瘦如疟状，发作有时，诸关节风湿痹痛。生川谷。

《吴普》曰：茵芋，一名卑共。微温，有毒。状如莽草而细软。《御览》。

《名医》曰：一名莞草，一名卑共。生太山。三月三日采叶，阴干。

贯　众

味苦，微寒。主应中邪热气，诸毒，杀三虫。一名贯节，一名贯渠，一名百头，《御览》作：白，一名虎卷，一名扁符。生山谷。

《吴普》曰：贯众，一名贯来，一名贯中，一名渠母，一名贯钟、一名伯芹，一名药藻，一名扁符，一名黄钟。神农，岐伯，苦，有毒；桐君、扁鹊，苦；一经，甘，有毒；黄帝，咸，酸；一经，苦，无毒。叶黄，两两相对；茎黑，毛聚生。冬夏不老。四月花，八月实黑，聚相连卷，旁行生。三月、八月采根，五月采叶。《御览》。

《名医》曰：一名伯萍，一名药藻。此谓草鸱头。生元山及冤句、少室山。二月、八月采根，阴干。

【按】《说文》云：苪，草也。《广雅》云：贯节，贯众也。《尔雅》云：泺，贯众。郭璞云：叶圆锐，茎毛黑，布地，冬夏不死。一名贯渠。又上云：篇符止。郭璞云：未详。据《经》云：一名扁符，即此也。《尔雅》当云：篇符，止泺，贯众。

荛　花

味苦，平，寒。主伤寒温疟，下十二水，破积聚，大坚，癥瘕，荡涤肠胃中留癖饮食、寒热邪气，利水道。生川谷。

《名医》曰：生咸阳及河南中牟。六月采花，阴干。

牙　子

味苦，寒。主邪气、热气，疥瘙，恶疡，创痔，去白虫。一名狼牙。生川谷。

《吴普》曰：狼牙，一名支兰，一名狼齿，一名犬牙，一名抱子。神农、黄帝，苦，有毒；桐君，或咸；岐伯、雷公、扁鹊，苦，无毒。生冤句。叶青，根黄赤，六月、七月花，八月实黑。正月、八月采根。《御览》。

《名医》曰：一名狼齿，一名狼子，一名犬牙。生淮南及冤句。八月采根，暴干。

【按】《范子计然》云：狼牙，出三辅。色白者善。

羊蹄躅

味辛，温。主贼风在皮肤中，淫淫痛，温疟，恶毒，诸痹。生川谷。

《吴普》曰：羊踯躅花，神农、雷公，辛，有毒。生淮南。治贼风恶毒，诸邪气。《御览》。

《名医》曰：一名玉支，生太行山及淮南山。三月采花，阴干。

【按】《广雅》云：羊踯蓟，英光也。《古今注》云：羊踯躅花，黄羊食之则死，羊见之则踯躅分散，故名羊踯躅。陶弘景云：花苗似鹿葱。

商　陆

味辛，平。主水张，疝瘕，痹，熨除痈肿，杀鬼精物。一名葛根，一名夜呼。生川谷。

《名医》曰：如人形者有神。生咸阳。

【按】《说文》：葛草，枝枝相值，叶叶相当。《广雅》云：常蓼，马尾，苘陆也。《尔雅》云：蓫薚，马尾。郭璞云：今关西亦呼为蓫，江东为当陆。《周易·夬》云：苋陆夬夬。郑玄云：苋陆，商陆也。盖蓫，即蕩俗字；商，即蓫假音。

羊　蹄

味苦，寒。主头秃，疥瘙，除热，女子阴蚀<small>《御览》此四字作黑字。</small>一名东方宿，一名连虫陆，一名鬼目。生川泽。

《名医》曰：一名蓄。生陈留。

【按】《说文》云：蓮，草也，读若厘。藋，釐草也。茇，莹草也。《广雅》云：蓮，羊蹄也。《毛诗》云：言采其蓫。《笺》云：蓫，牛蘈也。陆德明云：本又作蓄。陆玑云：今人谓之羊蹄。陶弘景云：今人呼秃菜，即是蓄音之讹。《诗》云：言采其蓄。按：陆英，疑即此草之花，此草一名连虫陆。又陆英，即蒴藋，一名堇也，亦苦寒。

萹　蓄

味辛，平。主浸淫，疥瘙，疽痔，杀三虫。<small>《御览》引云：一名篇竹。《大观》本黑字。</small>生山谷。

《吴普》曰：萹蓄，一名蓄辩，一名萹蔓。<small>《御览》。</small>

《名医》曰：生东莱。五月采，阴干。

【按】《说文》云：萹，萹茿也；茿，萹茿也。薄，水萹。茿，读若督。《尔雅》云：竹，萹蓄。郭璞云：似小藜，赤茎节，好生道旁。可食，又杀虫。《毛诗》云：绿竹猗猗。《传》云：竹，萹竹也。《韩诗·薄》云：薄，萹茿也。《石经》同。

狼　毒

味辛，平。主咳逆上气，破积聚，饮食寒热，水气，恶创，鼠瘘，疽蚀，鬼精，蛊毒，杀飞鸟、走兽。一名续毒。生山谷。

《名医》曰：生秦亭及奉高。二月、八月采根，阴干。

【按】《广雅》云：狼毒也，疑上脱"续毒"二字。《中山经》云：大騩之山有草焉，其状如蓍而毛，青花而白实，其名曰狼，服之不夭，可以为腹病。

白头翁

味苦，温。主温疟，狂易，寒热，癥瘕，积聚，瘿气，逐血止痛，疗金疮。一名野丈人，一名胡王使者。生山谷。

《吴普》曰：白头翁，一名野丈人，一名奈河草。神农、扁鹊，苦，无毒。生嵩山川谷。破气狂寒热，止痛。《御览》。

《名医》曰：一名奈河草，生高山及田野。四月采。

【按】陶弘景云：近根处有白茸，状似人白头，故以为名。

鬼　臼

味辛，温。主杀蛊毒，鬼注，精物，辟恶气不样，逐邪，解百毒。一名爵犀，一名马目毒公，一名九臼。生山谷。

《吴普》曰：一名九臼，一名天臼，一名雀犀，一名马目公，一名解毒。生九真山谷及冤句。二月、八月采根。《御览》。

《名医》曰：一名天臼，一名解毒。生九真及冤句。二月、八月采根。

羊　桃

味苦，寒。主熛热，身暴赤色，风水积聚，恶疡，除小儿热。一名鬼桃，一名羊肠。生川谷。

《名医》曰：一名苌楚，一名御弋，一名铫弋。生山林及田野。二月采，阴干。

【按】《说文》云：苌，苌楚，铫弋，一名羊桃。《广雅》云：鬼桃、铫弋，羊桃也。《中山经》云：丰山多羊桃，状如桃而方，茎可以为皮张。《尔雅》云：长楚，铫芅。郭璞云：今羊桃也，或曰鬼桃。叶似桃，花白，子如小麦，亦似桃。《毛诗》云：隰有苌楚。《传》云：苌楚，铫弋也。陆玑云：今羊桃是也，叶长而狭，花紫赤色，其枝茎弱，过一尺，引蔓于草上。今人以为汲灌，重而善没，不如杨柳也。近下根，刀切其皮，著热灰中，脱之，可韬笔管。

女　青

味辛，平。主蛊毒，逐邪恶气，杀鬼温疟，辟不样。一名雀瓢。《御览》

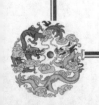

作：翔。

《吴普》曰：女青，一名雀由祇。神农、黄帝，辛。《御览》。

《名医》曰：蛇衔根也。生朱崖。八月采，阴干。

【按】《广雅》云：女青，乌葛也。《尔雅》云：萑，芄兰。郭璞云：萑芄蔓生，断之有白汁，可啖。《毛诗》云：芄兰之支。《传》云：芄，兰草也。陆玑云：一名萝摩。幽州人谓之雀瓢。《别录》云：雀瓢白汁，注虫蛇毒，即女青苗汁也。《唐本草》别出萝摩条，非。

连 翘

味苦，平。主寒热，鼠瘘，瘰疬，痈肿，恶创，瘿瘤，结热蛊毒。一名异翘，一名兰华，一名轵，一名三廉。生山谷。

《名医》曰：一名折根。生太山。八月采，阴干。

【按】《尔雅》云：连，异翘。郭璞云：一名连苕，又名连草。

兰 茹① 《御览》作：间，是。

味辛，寒。主蚀恶肉、败创、死肌，杀疥虫，排脓恶血，除大风热气，善忘不乐。生川谷。

《吴普》曰：间茹一名离楼，一名屈居。神农，辛；岐伯，酸、咸，有毒；李氏，大寒。二月采。叶圆黄，高四五尺，叶四四相当。四月华黄，五月实黑，根黄有汁，亦同黄。三月、五月采根。黑头者良。《御览》。

《名医》曰：一名屈据，一名离娄，生代郡。五月采，阴干。

【按】《广雅》云：屈居，芦茹也。《范子计然》云：间茹，出武都。黄色者善。

乌 韭

味甘，寒。主皮肤往来寒热，利小肠膀胱气。生山谷石上。

【按】《广雅》云：昔邪，乌韭也，在屋曰昔邪，在墙曰垣衣。《西山经》云：草荔，状如乌韭。《唐本》注云：即石衣也，亦名石苔，又名石发。按：《广雅》又云：石发，石衣也。未知是一否。

---

① 兰茹：目录作"间茹"，是。

鹿藿

味苦，平。主蛊毒，女子腰腹痛，不乐，肠痈，瘰疬《御览》作：历，疡气。生山谷。

《名医》曰：生汶山。

【按】《说文》云：蔨，鹿藿也，读若剽。《广雅》云：蔨，鹿藿也。《尔雅》云：蔨，鹿藿。其实，莥。郭璞云：今鹿豆也。叶似大豆，根黄而香，蔓延生。

蚤休

味苦，微寒。主惊痫，摇头弄舌，热气在腹中，癫疾，痈创，阴蚀，下三虫，去蛇毒。一名蚩休。生川谷。

《名医》曰：生山阳及冤句。

【按】郑樵云：蚤休，曰螫休，曰重楼金线，曰重台，曰草甘遂，今人谓之紫河车。服食家所用，而茎叶亦可爱，多植庭院间。

石长生

味咸，微寒。主寒热，恶创，火热，辟鬼气不祥《御览》作：经辟恶气不祥、鬼毒。一名丹草《御览》引云：丹沙草。生山谷。

《吴普》曰：石长生，神农，苦；雷公，辛；一经，甘。生咸阳。《御览》。

《名医》曰：生咸阳。

陆英

味苦，寒。主骨间诸痹，四肢拘挛，疼酸，膝寒痛，阴痿，短气不足，脚肿。生川谷。

《名医》曰：生熊耳及冤句。立秋采。又曰：蒴藋，味酸，温，有毒。一名堇今本误作：菫，一名芨。生田野。春夏采叶，秋冬采茎、根。

【按】《说文》云：堇，草也。读若厘。芨，堇草也，读若急。藋，厘草也。《广雅》云：蒴盆，陆英苺也。《尔雅》云：芨堇草。《唐本》注陆英云：此物，蒴藋是也。后人不识，浪出蒴藋条。今注云：陆英，味苦，寒，无毒；蒴藋，味酸，温，有毒。既此不同，难谓一种，盖其类尔。

荩　草

味苦，平，主久咳上气，喘逆，久寒，惊悸，痂疥，白秃，疡气，杀皮肤小虫。生川谷。

《吴普》曰：王刍，一名黄草。神农、雷公，口。生太山山谷。治身热邪气，小儿身热气。《御览》。

《名医》曰：可以染黄，作金色。生青州。九月、十月采。

【按】《说文》云：荩，草也；菉，王刍也。《尔雅》云：菉，王刍。郭璞云：菉，蓐也，今呼鸱脚莎。《毛诗》云：绿竹猗猗。《传》云：菉，王刍也。《唐本》注云：荩草，俗名菉蓐草，《尔雅》所谓王刍。

牛　扁

味苦，微寒。主身皮创热气，可作浴汤，杀牛虱小虫，又疗牛病。生川谷。

《名医》曰：生桂阳。

【按】陶弘景云：太常贮名扁特，或名扁毒。

夏 枯 草

味苦，辛。寒热，瘰疬，鼠瘘，头创，破癥，散瘿结气，脚肿，湿痹。轻身。一名夕句，一名乃东。生川谷。

《名医》曰：一名燕面。生蜀郡。四月采。

芫　华

味辛，温。主咳逆上气，喉鸣，喘，咽肿，短气，蛊毒，鬼疟，疝瘕，痈肿，杀虫鱼。一名去水。生川谷。旧在木部，非。

《吴普》曰：芫华，一名去水，一名败华，一名儿草根，一名黄大戟。神农、黄帝，有毒；扁鹊、岐伯，苦；李氏，大寒。二月生，叶青，加厚则黑。花有紫、赤、白者。三月花落尽，叶乃生。三月三日采花。芫花根，一名赤芫根。神农、雷公，苦，有毒。生邯郸。九月、八月采，阴干。久服令人泄。可用毒鱼。《御览》，亦见《图经》节文。

《名医》曰：一名毒鱼，一名杜芫。其根，名蜀桑，可用毒鱼。生淮南。三月三日采花，阴干。

【按】《说文》云：芫，鱼毒也。《尔雅》云：杬，鱼毒。郭璞云：杬，大木。子，似栗，生南方，皮厚，汁赤，中藏卵果。《范子计然》云：芫华，出三辅。《史记·仓公传》：临菑女子病蛲瘕，饮以芫花一撮，出蛲可数升，病已。颜师古注《急就篇》云：郭景纯说误耳。其生南方，用藏卵果，自别一芫木，乃左思所云绵杬、杶栌者耳，非毒鱼之杬。

上草下品四十九种，旧四十八种，考木部芫华，宜入此。

巴　豆

味辛，温。主伤寒、温疟寒热，破癥瘕结聚，坚积，留饮，痰癖，大腹水张，荡练五脏六腑，开通闭塞，利水谷道，去恶肉，除鬼毒、蛊注、邪物《御览》作：鬼毒邪注。杀虫鱼。一名巴叔旧作：椒。《御览》作：菽。生川谷。

《吴普》曰：巴豆，一名巴菽。神农、岐伯、桐君，辛，有毒；黄帝，甘，有毒；李氏，热，主寒温。叶如大豆。八月采。《御览》。

《名医》曰：生巴郡。八月采，阴干。用之，去心皮。

【按】《广雅》云：巴未，巴豆也。《列仙传》云：元俗饵巴豆《淮南子·说林训》云：鱼食巴菽而死，人食之而肥。

蜀　茮

味辛，温。主邪气咳逆，温中，逐骨节，皮肤死肌，寒湿痹痛，下气。久服之，头不白，轻身，增年。生川谷。

《名医》曰：一名巴椒，一名蓎藙。生武都及巴郡。八月采实，阴干。

【按】《范子计然》云：蜀椒，出武都。赤色者善。陆玑云：蜀人作茶。又见秦椒，即《尔雅》茮。陶弘景云：俗呼为樛。

皂　荚

味辛、咸，温。主风痹，死肌，邪气，风头，泪出，利九窍，杀精物。生川谷。

《名医》曰：生雍州及鲁邹县。如猪牙者良。九月、十月采，阴干。

神农本草经

【按】《说文》云：荚，草实。《范子计然》云：皂荚，出三辅。上价一枚一钱。《广志》曰：鸡栖子，皂荚也。《御览》。皂，即草省文。

柳 花①

味苦，寒。主风水，黄疸，面热黑。一名柳絮。叶，主马疥痂创；实，主溃痈，逐脓血；子汁，疗渴。生川泽。

《名医》曰：生琅邪。

【按】《说文》云：柳，小杨也；柽，河柳也，杨木也。《尔雅》：柽，河柳。郭璞云：今河旁赤茎小杨。又：旄，泽柳。郭璞云：生泽中者。又：杨，蒲柳。郭璞云：可以为箭。《左传》所谓董泽之蒲。《毛诗》云：无折我树杞。《传》云：杞，木名也。陆玑云：杞，柳属也。

楝 实

味苦，寒。主温疾，伤寒，大热烦狂，杀三虫，疗疡，利小便水道。生山谷。

《名医》曰：生荆山。

【按】《说文》云：楝，木也。《中山经》云：其实如楝。郭璞云：楝，木名。子如指头，白而黏，可以浣衣也。《淮南子·时则训》云：七月，其树楝。高诱云：楝实，凤凰所食，今雒城旁有楝树。实，秋熟。

郁李仁

味酸，平。主大腹水肿，面目四肢浮肿，利小便水道。根，主齿龈肿，龋齿，坚齿。一名爵李。生川谷。

《吴普》曰：郁李，一名雀李，一名车下李，一名棣。《御览》。

《名医》曰：一名车下李，一名棣。生高山及邱陵上。五月、六月采根。

【按】《说文》云：棣，白棣也。《广雅》云：山李，雀其薁也。《尔雅》云：常棣，棣。郭璞云：今关西有棣树，子如樱桃，可食。《毛诗》云：六月食郁。《传》云：郁，棣属。刘稹《毛诗义问》云：其树高五六尺，其实大如李，正赤，食之甜。又《诗》云：常棣之华。《传》云：常棣，棣也。陆玑云：奥李，

---

① 柳花：目录作"柳华"。

一名雀李，一日车下李，所在山中皆有。其花或白或赤，六月中子熟，大如李子，可食。沈括《补笔谈》云：《晋宫阁铭》曰：华林园中，有车下李三百一十四株，奠李一株。

莽　草

味辛，温。主风头痛肿，乳痈，疝瘕，除结气、疥瘙《御览》有：疽创二字，杀虫鱼。生山谷。

《吴普》曰：莽草，一名春草。神农，辛；雷公、桐君，苦，有毒。生上谷山谷中或冤句。五月采。治风。《御览》。

【按】《名医》曰：一名薚，一名春草。生上谷及冤句。五月采叶，阴干。

【按】《中山经》云：朝歌之山有草焉，名曰莽草，可以毒鱼。又：葌山有木焉，其状如棠而赤，叶可以毒鱼。《尔雅》云：葞，春草。郭璞云：一名芒草。《本草》云：《周礼》云：翦氏掌除蠹物，以莽草薰之。《范子计然》云：莽草，出三辅者善。陶弘景云：字亦作蒳。

雷　丸 《御览》作：雷公丸。

味苦，寒。主杀三虫，逐毒气、胃中热，利丈夫，不利女子。作摩膏，除小儿百病。《御览》引云：一名雷矢。《大观》本作黑字。生山谷。

《吴普》曰：雷丸，神农，苦；黄帝、岐伯、桐君，甘，有毒；扁鹊，甘，无毒；李氏，大寒。《御览》引云：一名雷实。或生汉中。八月采。

《名医》曰：一名雷矢，一名雷实。生石城及汉中土中。八月采根，暴干。

【按】《范子计然》云：雷矢，出汉中。色白者善。

桐　叶

味苦，寒。主恶蚀，创著阴皮，主五痔，杀三虫。华，主傅猪创，饲猪，肥大三倍。生山谷。

《名医》曰：生桐柏山。

【按】《说文》云：桐，荣也，梧，梧桐木，一名櫬。《尔雅》云：櫬梧。郭璞云：今梧桐。又：荣桐木。郭璞云：即梧桐。《毛诗》云：梧桐生矣。《传》云：梧桐，柔木也。

梓 白 皮

味苦，寒。主热，去三虫。叶，捣，傅猪创，饲猪，肥大三倍。生山谷。

《名医》曰：生河内。

【按】《说文》云：梓，楸也，或作榟，椅梓也。楸，梓也；槚，楸也。《尔雅》云：槐，小叶曰榎。郭璞云：槐，当为楸；楸，细叶者为榎。又：大而皵楸。郭璞云：老乃皮粗，皵者为楸。又：椅梓。郭璞云：即楸。《毛诗》云：椅，桐梓漆。《传》云：椅，梓属。陆玑云：梓者。楸之疏理白色而生子者曰梓，梓实桐皮曰椅。

神农本草经

石 南

味辛，苦。主养肾气，内伤，阴衰，利筋骨皮毛。实，杀蛊毒，破积聚，逐风痹。一名鬼目。生山谷。

《名医》曰：生华阴。二月、四月采实，阴干。

黄 环

味苦，平。主蛊毒，鬼注，鬼魅，邪气在脏中，除咳逆寒热。一名凌泉，一名大就。生山谷。

《吴普》曰：蜀，黄环，一名生刍，一名根韭。神农、黄帝、岐伯、桐君、扁鹊，辛；一经，味苦，有毒。二月生。初出正赤，高二尺，叶黄圆端，大茎，叶有汁，黄白。五月实圆，三月采根。根黄，从理如车辐。解治蛊毒。《御览》。

《名医》曰：生蜀郡。三月采根，阴干。

【按】《蜀都赋》有黄环。刘逵云：黄环，出蜀郡。沈括《补笔谈》云：黄环，即今朱藤也。天下皆有，叶如槐，其花穗悬紫色如葛，花可作菜食，火不熟，亦有小毒。京师人家园圃中，作大架种之，谓之紫藤花者，是也。

溲 疏

味辛，寒。主身、皮肤中热，除邪气，止遗溺，可作浴汤。生山谷及田野、故邱虚地。

《名医》曰：一名巨骨。生熊耳山。四月采。

【按】李当之云：溲疏，名杨栌。一名牡荆，一名空疏，皮白，中空，时时有节。子似枸杞，冬日熟，色赤，味甘、苦。

鼠 李

主寒热，瘰疬，创。生田野。

《吴普》曰：鼠李，一名牛李。《御览》。

《名医》曰：一名牛李，一名鼠梓，一名椑。采无时。

【按】《说文》云：梓，鼠梓木。《尔雅》云：梓，鼠梓。郭璞云：楸属也，今江东有虎梓。《毛诗》云：北山有梓。《传》云：梓，鼠梓。据《名医》名鼠梓，未知是此否。《唐本》注云：一名赵李，一名皂李，一名乌槎。

药 实 根

味辛，温。主邪气，诸痹疼酸，续绝伤，补骨髓。一名连木。生山谷。

《名医》曰：生蜀郡。采无时。

【按】《广雅》云：贝父，药实也。

栾 华

味苦，寒。主目痛，泪出，伤眦，消目肿。生川谷。

《名医》曰：生汉中。五月采。

【按】《说文》云：栾木，似栏。《山海经》云：云雨之山，有木名栾，黄木

赤枝青叶，群帝焉取药。《白虎通》①云：诸侯墓，树柏。大夫，栾。土，槐。沈括《补笔谈》云：栾有一种，树生，其实可作数珠者，谓之木栾，《本草》栾花是也。

---

① 白虎通：书名。《白虎通义》《白虎通德论》之省文，东汉班固等撰，四卷，记录汉章帝时在白虎观经学辩论的内容。

蔓椒①

味苦。主风寒湿痹，历节疼，除四肢厥气，膝痛。一名豕椒。生川谷及邱冢间。

《名医》曰：一名猪椒，一名彘椒，一名狗椒。生云中。采茎、根煮，酿酒。

【按】陶弘景云：俗呼为樛，以根菱小，不香尔。一名稀椒，可以蒸病出汗也。

上木下品一十七种，旧十八种，今移芫花入草。

豚卵

味苦，温。主惊痫，癫疾，鬼注，蛊毒，除寒热，贲豚，五癃，邪气，挛缩。一名豚颠。悬蹄，主五痔，伏热在肠，肠痈，内蚀。

【按】《说文》云：𧰲，小豚也。从象省，象形，从又，持肉以给祭祀，篆文作豚，《方言》云：猪，其子或谓之豚，或谓之豯。吴扬之间，谓之猪子。

麋脂

味辛，温。主痈肿，恶创，死肌，风寒湿痹，四肢拘缓不收，风头，肿气，通腠理②。一名官脂。生山谷。

《名医》曰：生南山及淮海边。十月取。

【按】《说文》云：麋，鹿属，冬至解其角。《汉书》云：刘向以为，麋之为言迷也，盖牝兽之淫者也。

鼺鼠

主堕胎，令人产易。生平谷。

《名医》曰：生山谷。

【按】《说文》云：鼺，鼠形，飞走且乳之鸟也。籀文作鸓。《广雅》云：

---

① 椒：目录作“荎”，古通用。
② 腠理：周氏本作“凑理”，误，今从中华局本改。

鼯鼱，飞鼺也。陶弘景云：是鼯鼠，一名飞生见。《尔雅》云：鼯鼠，夷由也。旧作鼺，非。

六畜毛蹄甲

味咸，平。主鬼注，蛊毒，寒热，惊痫，癫痓狂走。骆驼毛，尤良。

【按】陶弘景云：六畜，谓马、牛、羊、猪、狗、鸡也。蹄，即蹏省文。上兽下品四种，旧同。

虾 蟆

味辛，寒。主邪气，破癥坚血，痈肿，阴创。服之不患热病。生池泽。

《名医》曰：一名蟾蜍，一名鼁，一名去甫，一名苦蠪。生江湖。五月五日取，阴干。东行者良。

【按】《说文》云：虾，虾蟆也；蟆，虾蟆也；鼁，虾蟆也；鼀，①鼀，詹诸也。其鸣詹诸，其皮鼀鼀，其行先先。或作鼃鼁。鼃鼁，詹诸也。《夏小正》传云：蜮②也者，长股也，或曰屈造之属也。《诗》曰：得此鼃鼁，言其行鼁鼁。蜮鼀，詹诸，以脰鸣者。《广雅》云：蚼苦蠪胡鼀，虾蟆也。《尔雅》云：鼀鼁，蟾诸。郭璞云：似虾蟆，居陆地。《淮南》谓之去蚁。又：鼁蟆。郭璞云：蛙类。《周礼》云：蝈氏。郑司农云：蝈，读为蛙。蛙，虾蟆也。玄谓：蝈，今御所食蛙也。《月令》云：仲夏之月，反舌无声。蔡邕云：今谓之虾蟆。薛君《韩诗注》云，戚施，蟾蜍。高诱注《淮南子》云：蟾，蜍蠩也。又：蝈，虾蟆也。又：蟾蜍，虾蟆。又：鼓造，一曰虾蟆。《抱朴子·内篇》云：或问，魏武帝曾收左元放而桎梏之，而得自然解脱，以何法乎？《抱朴子》曰：以自解去父血。

马 刀

味辛，微寒《御览》有"补中"二字。《大观》本黑字。主漏下赤白，寒热，破石淋，杀禽兽贼鼠。生池泽。

《吴普》曰：马刀，一名齐蛤。神农、岐伯、桐君，咸，有毒；扁鹊，小

---

① 先（tù）：周氏本和中华书局本均作"兔"，误，今据《说文解字》改。下行两字同改。

② 蜮：中华书局本和《夏小正》均作"蜮"，是。

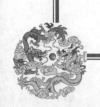

寒，大毒。生池泽、江海。采无时也。《御览》。

《名医》曰：一名马蛤。生江湖及东海。采无时。

【按】《范子计然》云：马刀，出河东。《艺文类聚》引《本经》云：文蛤，表有文，又曰马刀，一曰名蛤。则岂古本与文蛤为一邪？

蛇 蜕

味咸，平。主小儿百二十种惊痫，瘈疭，癫疾，寒热，肠痔，虫毒，蛇痫。火熬之良。一名龙子衣，一名蛇符，一名龙子单衣，一名弓皮。生川谷及田野。

《吴普》曰：蛇蜕，一名龙子单衣，一名弓皮，一名蚹附，名蚹筋，一名龙皮，一名龙单衣。《御览》。

《名医》曰：一名龙子皮。生荆州。五月五日、十五日取之，良。

【按】《说文》云：它，虫也。从虫而长，象冤曲垂尾形。或作蛇。蜕，蛇蝉所解皮也。《广雅》云：蝮蜟，蜕也。《中山经》云：来山多空夺。郭璞云：即蛇皮脱也。

邱 蚓

味咸，寒。主蛇瘕，去三虫，伏尸，鬼注，蛊毒，杀长虫。仍自化作水。生平土。

《吴普》曰：蚯蚓，一名白颈螳蟥，一名附引。《御览》。

《名医》曰：一名土龙。二月取，阴干。

【按】《说文》云：螾，侧行者，或作蚓，螼螾也。《广雅》云：蚯蚓，蜿蟮，引长也。《尔雅》云：螼蚓，蜇蚕。郭璞云：即蛩蟮也，江东呼寒蚓。旧作蚯，非。《吕氏春秋》《淮南子》邱蚓出，不从虫。又说《山训》云：螾，无筋骨之强。高诱注：螾，一名蜷蟮也。旧又有"白颈"二字。据《吴普》，古本当无也。

蠮 螉

味辛，平。主久聋，咳逆，毒气，出刺，出汗。生川谷。

《名医》曰：一名土蜂。生熊耳及牂柯，或人屋间。

【按】《说文》云：蠮，蠮蠃，蒲卢，细腰土蜂也。或作蜾蠃，蜾，蠃也。

《广雅》云：土蜂，蠮螉也。《尔雅》：土蜂。《毛诗》云：螟蛉有子，蜾蠃负之。《传》云：蜾蠃，蒲卢也。《礼记》云：夫政也者，蒲卢也。郑云：蒲卢，蜾蠃，谓土蜂也。《方言》云：蠭，其小者，谓之蠮螉，或谓之蚴蜕。《说文》无蠮字，或当为医。

吴 蚣

味辛，温。主鬼注，蛊毒，噉诸蛇、虫、鱼毒，杀鬼物，老精，温疟，去三虫。《御览》引云：一名至掌。《大观》本在水蛭下。生川谷。

《名医》曰：生大吴江南。赤头足者良。

【按】《广雅》云：蝍蛆，吴公也。

水 蛭

味咸，平。主逐恶血、瘀血、月闭《御览》作：水闭，破血瘕积聚，无子，利水道。生池泽。

《名医》曰：一名蚑，一名至掌。生雷泽。五月、六月采，暴干。

【按】《说文》云：蛭，蚑也；蟣，蛭蟣，至掌也。《尔雅》云：蛭，蚑。郭璞云：今江东呼水中蛭虫入人内者为蚑。又：蛭蟣，至掌。郭璞云：未详。据《名医》，即蛭也。

班 苗

味辛，寒。主寒热，鬼注，蛊毒，鼠瘘，恶创，疽蚀死肌，破石癃。一名龙尾。生川谷。

《吴普》曰：班猫，一名班蚝，一名龙蚝，一名班苗，一名胜发，一名盘蚝，一名晏青。神农，辛；岐伯，咸；桐君，有毒；扁鹊，甘，有大毒。生河内川谷，或生水石。

《名医》曰：生河东。八月取，阴干。

【按】《说文》云：螌，螌蝥，毒虫也。《广雅》云：螌蝥，晏青也。《名医》别出芫青条，非。芫、晏，音相近也。旧作猫，俗字。据吴氏云：一名班苗，是也。

贝　子

味咸，平。主目翳，鬼注，蛊毒，腹痛下血，五癃，利水道。烧用之良。生池泽。

《名医》曰：一名贝齿。生东海。

【按】《说文》云：贝，海介虫也。居陆，名猋；在水，名蜬，象形。《尔雅》云：贝小者，鲼。郭璞云：今细贝，亦有紫色，出日南。又：鲼，小而椭。郭璞云：即上小贝。

石　蚕

味咸，寒。主五癃，破五淋，堕胎，内解结气，利水道，除热。一名沙虱。生池泽。

《吴普》曰：石蚕，亦名沙虱。神农、雷公，酸，无毒。生汉中。治五淋，破腹内结气，利水道，除热。《御览》。

《名医》曰：生江汉。

【按】《广雅》云：沙虱，蜻蟏也。《淮南万毕术》云：沙虱，一名蓬活，一名地脾。《御览》虫，豸部，引李当之云：类虫，形如老蚕，生附石。《广志》云：沙虱，背色赤，大过虮。在水中，入人皮中，杀人。与李氏不同。

雀　瓮

味甘，平。主小儿惊痫，寒热结气，蛊毒鬼注。一名躁舍。

《名医》曰：生汉中。采，蒸之。生树枝间，蛅蟖房也。八月取。

【按】《说文》云：蛅，蛅斯黑也。《尔雅》云：蟔，蛅蟖。郭璞云：载属也。今青州人呼载为蛅蟖。按：《本经》名为雀瓮者，瓮与蛹，音相近，以其如雀子，又如茧虫之蛹，因呼之。

蜣　蜋

味咸，寒。主小儿惊痫，瘈疭，腹张寒热，大人癫疾狂易。一名蛣蜣。火熬之良。生池泽。

《名医》曰：生长沙。五月五日取，蒸，藏之。

【按】《说文》云：蜣，渠蜣。一曰天杜。《广雅》云：天杜，蜣蜋也。《尔雅》云：蛣蜣，蜣蜋。郭璞云：黑甲虫，噉粪土。《玉篇》蜣，蜣同，《说文》无蜣字，渠蜣，即蛣蜣，音之缓急。

蝼 蛄

味咸，寒。主产难，出肉中刺《御览》作：刺在肉中，溃痈肿，下哽噎《御览》作：咽，解毒，除恶创。一名蟪蛄《御览》作：蟏蛄，一名天蝼，一名㲉。夜出者良。生平泽。

《名医》曰：生东城。夏至取，暴干。

【按】《说文》云：蘲，蝼蛄也；蝼，蝼蛄也；蛄，蝼蛄也。《广雅》云：炙鼠、津姑、蝼蝛、蟓蛉、蛞蝼，蝼蛄也。《夏小正》云：三月，㲉则鸣。㲉，天蝼也。《尔雅》云：㲉，天蝼。郭璞云：蝼蛄也。《淮南子·时则训》云：孟夏之月，蝼蝈鸣。高诱云：蝼，蝼蛄也。《方言》云：蛄诣，谓之杜格；蝼螲，谓之蝼蛞，或谓之蟓蛉。南楚谓之杜狗，或谓之蟖蝼。陆玑《诗疏》云：《本草》又谓蝼蛄为石鼠，今无文。

马 陆

味辛，温。主腹中大坚癥，破积聚，息肉，恶创，白秃。一名百足。生川谷。

《吴普》曰：一名马轴。《御览》。

《名医》曰：一名马轴。生元菀。

【按】《说文》云：蠲，马蠲也。从虫、皿，益声；勹，象形。《明堂月令》曰：腐草为蠲。《广雅》云：蛆蝶，马蜕，马蚿也。又：马践，蠡蛆也。《尔雅》云：蛝，马践。郭璞云：马蠲勹，俗呼马蜒。《淮南子·时则训》云：季夏之月，腐草化为蚈。高诱云：蚈，马蚿也。幽冀谓之秦渠。又《氾论训》云：蚈，足众，而走不若蛇。又《兵略训》云：若蚈之足。高诱云：蚈，马蠸也。《方言》云：马蚿，北燕谓之蛆渠。其大者，谓之马蚰。《博物志》云：马蚿，一名百足，中断成两段，各行而去。

地 胆

味辛，寒。主鬼注，寒热，鼠瘘，恶创死肌，破癥瘕，堕胎。一名蚖青。

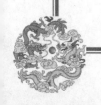

生川谷。

《吴普》曰：地胆，一名元青，一名杜龙，一名青虹。《御览》。

《名医》曰：一名青蛀。生汶山，八月取。

【按】《广雅》云：地胆，虵要，青蘸，青蠸也。陶弘景云：状如大马蚁，有翼。伪者，即班猫所化，状如大豆。

鼠 妇

味酸，温。主气癃不得小便，妇人月闭，血瘕，痫痉，寒热，利水道。一名负蟠，一名蚜威。生平谷。

《名医》曰：一名蟠蟥。生魏郡及人家地上。五月五日取。

【按】《说文》云：蚜，蚜威，委黍；委黍，鼠妇也；蟠，鼠妇也。《尔雅》云：蟠，鼠负。郭璞云：瓮器底虫。又：蚜威，委黍。郭璞云：旧说，鼠妇别名。《毛诗》云：伊威在室。《传》云：伊威，委黍也。陆玑云：在壁根下，瓮底中生，似白鱼。

荧 火

味辛，微温。主明目，小儿火创伤，热气，蛊毒，鬼注，通神。一名夜光。《御览》引云：一名熠耀，一名即炤。《大观》本作黑字。生池泽。

《吴普》曰：荧火，一名夜炤，一名熠耀，一名救火，一名景天，一名据火，一名挟火。《艺文类聚》。

《名医》曰：一名放光，一名熠耀，一名即炤。生阶地。七月七日收，阴干。

【按】《说文》云：粦，兵死及牛马之血为粦，鬼火也，从炎舛。《尔雅》云：荧火，即炤。郭璞云：夜飞，腹下有火。《毛诗》云：熠耀宵行。《传》云：熠耀，燐也；燐，荧火也。《月令》云：季夏之月，腐草化为萤。郑玄云：萤飞虫，萤火也。据毛苌以萤为粦，是也。《说文》无萤字，当以粦为之。《尔雅》作荧，亦是。旧作萤，非。又按：《月令》腐草为萤，当是蠲字假音。

衣 鱼

味咸，温，无毒。主妇人疝瘕，小便不利《御览》作：泄利，小儿中凤《御览》作：头风，项强《御览》作：彊，背起摩之。一名白鱼。生平泽。

《吴普》曰：衣中白鱼，一名蟫。《御览》。

《名医》曰：一名蟫。生咸阳。

【按】《说文》云：蟫，白鱼也。《广雅》云：白鱼，蛃鱼也。《尔雅》云：蟫，白鱼。郭璞云：衣，书中虫，一名蛃鱼。

上虫鱼下品一十八种，旧同。

桃核仁

味苦，平。主瘀血，血闭，瘕邪，杀小虫。桃花：杀注恶鬼，令人好颜色。桃枭：微温，主杀百鬼，精物。《初学记》引云：枭桃在树不落，杀百鬼。桃毛：主下血瘕寒热，积寒无子。桃蠹：杀鬼，邪恶不祥。生川谷。

《名医》曰：桃核，七月采，取仁，阴干；花，三月三日采，阴干；桃枭，一名桃奴，一名枭景，是实著树不落，实中者，正月采之；桃蠹，食桃树虫也。生太山。

【按】《说文》云：桃，果也。《玉篇》云：桃，毛果也。《尔雅》云：桃李丑核。郭璞云：子中有核仁。孙炎云：桃李之实，类皆有核。

杏核仁

味甘，温。主咳逆上气，雷鸣，喉痹下气，产乳，金刨，寒心，贲豚。生川谷。

《名医》曰：生晋山。

【按】《说文》云：杏，果也。《管子·地员》篇云：五沃之土，其木宜杏。高诱注《淮南子》云：杏，有窍在中。

上果下品二种，旧同。

腐婢

味辛，平。主痎疟，寒热，邪气，泄利，阴不起，病酒，头痛。生汉中。

《吴普》曰：小豆花，一名腐婢旧作：付月，误。神农，甘，毒。七月采，阴干四十日。治头痛，止渴。《御览》。

《名医》曰：生汉中。即小豆花也。七月采，阴干。

上米谷下品一种，旧同。

苦 瓠

味苦，寒。主大水，面目四肢浮肿，下水，令人吐。生川泽。

《名医》曰：生晋地。

【按】《说文》云：瓠瓟，瓟瓠也。《广雅》云：瓟，瓠也。《尔雅）云：瓠，栖瓣。《毛诗》云：瓠有苦叶。《传》云：瓟，谓之瓠。又：八月断壶。《传》云：壶，瓠也。《古今注》云：瓠，壶芦也。壶芦，瓠之无柄者。瓠，有柄者。又云：瓢，瓠也。其总曰瓟，瓠则别名。

水 斳

味甘，平。主女子赤沃，止血养精，保血脉，益气，令人健，嗜食。一名水英。生池泽。

《名医》曰：生南海。

【按】《说文》云：芹，楚葵也；蕲，菜类也。《周礼》有菦菹。《尔雅》云：芹，楚葵。郭璞云：今水中芹菜。《字林》①云：藔草，生水中。根.可缘器。又云：荮菜，似蒜，生水中。

上菜下品二种，旧同。

彼 子

味甘，温。主腹中邪气，去三虫，蛇螫，蛊毒，鬼注，伏尸。生山谷。旧在唐本退中。

《名医》曰：生永昌。

【按】陶弘景云：方家从来无用此者。古今诸医及药家，了不复识。又一名黑子，不知其形何类也。掌禹锡云：树似杉，子如槟榔。《本经》虫部云：彼子，苏注云：彼字合从木。《尔雅》云：彼，一名柀。

---

① 字林：书名。古字典。晋代吕忱撰，收字 12824 个。

神农本草经

序例白字①

　　三品，合三百六十五种，法三百六十五度，一度应一日，以成一岁。倍其数。合七百三十名也。

　　掌禹锡曰：本草例，《神农本经》以朱书，《名医别录》以墨书。《神农》药三百六十五种。今此言倍其数，合七百三十名。是并《名医别录》副品而言也。则此下节《别录》之文也，当作墨书矣。盖传写浸久。朱墨错乱之所致耳。

　　按：禹锡说是也，改为细字。

　　药有君、臣、佐、使，以相宜摄合和。宜用一君、二臣、三佐、五使，又可一君、三臣、九佐使也。

　　药有阴阳配合，子母兄弟，根茎华实。草石骨内。有单行者，有相须者，有相使者、有相畏者，有相恶者，有相反者，有相杀者，凡此七情，合和视之。当用相须、相使者良，勿用相恶、相反者。若有毒宜制，可用相畏、相杀者。不尔，勿合用也。

　　药有酸、咸、甘、苦、辛五味。又有寒、热、温、凉四气，及有毒、无毒，阴干、暴干，采造时月，生熟，土地所出，真伪陈新，并各有法。

　　药性有宜丸者，宜散者，宜水煮者，宜酒渍者，宜膏煎者，亦有一物兼宜者，亦有不可入汤酒者，并随药性，不得违越。

　　欲疗病，先察其原，先候病机。五脏未虚，六腑未竭，血脉未乱，精神未散，服药必活。若病已成，可得半愈。病势已过，命将难全。

　　若用毒药疗病，先起如黍粟，病去即止。不去，倍之。不去，十之。取去为度。

　　疗寒以热药，疗热以寒药。饮食不消，以吐下药；鬼注蛊毒，以毒药；痈肿创瘤，以创药。风湿，以风湿药。各随其所宜。

　　病在胸隔以上者，先食，后服药。病在心腹以下者，先服药而后食。病在四肢血脉者，宜空腹而在旦。病在骨髓者，宜饱满而在夜。

　　夫大病之主，有中风伤寒，寒热温疟，中恶霍乱，大腹水肿，肠澼下利，

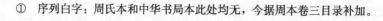

　　① 序列白字：周氏本和中华书局本此处均无，今据周本卷三目录补加。

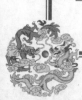

大小便不通，贲肫上气，咳逆呕吐，黄疸消渴，留饮癖食，坚积癥瘕，惊邪癫痫，鬼注，喉痹齿痛，耳聋目盲，金创踒折，痈肿恶创，痔瘘瘿瘤，男子五劳七伤、虚乏羸瘦，女子带下崩中、血闭阴蚀，虫蛇蛊毒所伤。此大略宗兆，其间变动枝叶，各宜依端绪以取之。

上序例白字。

神农本草经

《本草经》佚文

上药，令人身安命延，升天神仙，遨游上下，役使万灵，体生毛羽，行厨立至。《抱朴子·内篇》引《神农经》，据《太平御览》校。

中药养性，下药除病，能令毒虫不加，猛兽不犯，恶气不行，众妖并辟。《抱朴子·内篇》引《神农经》。

太一子曰：凡药，上者养命，中者养性，下者养病。《艺文类聚》引《本草经》。

太一子曰：凡药，上者养命，中药养性，下药养病。神农乃作赭鞭、钩𬭁尺制切。从六阴阳，与太乙外巡字五岳四渎，土地所生草石骨肉心灰①皮毛羽万千类，皆鞭问之，得其所能治主，当其五味，一日二字旧误作：百七十毒。《太平御览》引《本草经》。

神农稽首再拜，问于太乙子曰：曾闻之时寿过百岁，而徂落之咎，独何气使然也？太乙子曰；天有九门，中道最良。神农乃从其尝药，以拯救人命。《太平御览》引《神农本草》。

按：此诸条。与今《本经》卷上文略相似，诸书所引，较《本经》文多。又云：是太一子说，今无者，疑后节之。其云赭鞭、钩𬭁。当是煮辨、侯制之假音。鞭问之，即辨问之。无怪说也。

药物有大毒，不可入口鼻耳目者，即杀人，一曰钩吻卢氏曰：阴地黄精，不相连。根苗独生者，是也。二曰鸱状如雌鸡，生山中，三曰阴命赤色，著木悬②其子，生海中，四曰内童状如鹅，亦生海中，五曰鸩羽如雀，墨头赤喙，六曰螭蝎生海中，雄曰螭，雌曰蝎也。《博物志》引《神农经》。

药种有五物：一曰狼毒，占斯解之；二曰巴头，藿汁解之；三曰黎卢，汤解之；四曰天雄、乌头，大豆解之；五曰班茅，戎盐解之。毒菜害小儿，乳汁解，先食饮二升。《博物志》引《神农经》。

五芝及饵丹砂、玉札、曾青、雄黄、雌黄、云母、太乙禹余粮，各可单服，皆令人飞行，长生。《抱朴子·内篇》引《神农四经》。

春夏为阳，秋冬为阴。《文选》注引《神农本草》。

春为阳，阳温，生万物。同上。

---

① 灰：《太平御览》无此字。
② 悬：周氏本和中华书局本均作"县"，误，今据回经堂本改。

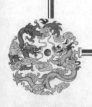

黄精与术，饵之却粒，或遇凶年，可以绝粒，谓之米脯。《大平御览》引《抱朴子》《神农经》。

五味，养精神，强魂魄。五石，养髓，肌肉肥泽。诸药，其味酸者，补肝、养心，除肾病。其味苦者，补心，养脾，除肝病。其味甘者，补肺，养脾，除心病。其味辛者，补肺，养肾，除脾病。其味咸者，补肺，除肝病。故五味应五行，四体应四时。夫人性生于四时，然后命于五行。以一补身，不死命神。以母养子，长生延年；以子守母，除病究年。《太平御览》引《养生要略》《神农经》。

按：此诸条，当是玉石草木三品前总论，而后人节去。

附《吴氏本草》十二条

龙眼　一名益智，一名比目。《齐民要术》。

鼠尾　一名䓞。一名山陵翘。治痢也，《太平御览》。

满阴实　生平谷或圃中。延蔓如瓜叶，实如桃。七月采。止渴延年。《太平御览》。

千岁　垣中肤皮，得姜、赤石脂治。《太平御览》。

小华　一名结草。《太平御览》。

木瓜　生夷陵。《太平御览》。

谷树皮　治喉闭。一名楮。《太平御览》。

樱桃　味甘。主调中益气，令人好颜色，美志气。一名朱桃，一名麦英也。《艺文类聚》。

李核　治仆僵。花，令人好颜色。《大平御览》。

大麦　一名穬麦。五谷之盛，无毒，治消渴，除热，益气。食蜜为使。麦种，一名小麦，无毒，治利而不中口。《太平御览》。

豉　益人气。《太平御览》。

晖日　一名鸩羽。《大平御览》。

附诸药制使

唐慎微曰:《神农本经》相使正各一种,兼以《药对》参之,乃有两三。

玉石上部

玉泉 畏款冬花。

玉屑 恶鹿角。

丹砂 恶磁石,畏咸水。

曾青 畏菟丝子。

石胆 水英为使,畏牡桂、菌桂、芫花、辛夷、白微。

钟乳 蛇床子为使,恶牡丹、牡蒙、元参、人参、术、羊血,畏紫石英、襄草。

云母 泽泻为使,畏鮀甲及流水。

消石 火为使,恶苦参、苦菜,畏女菀。

朴消 畏麦句姜。

芒消 石苇为使,恶麦句姜。

矾石 甘草为使,畏母砺。

滑石 石苇为使,恶曾青。

紫石英 长石为使,畏扁青、附子,不欲鮀甲、黄连、麦句姜。

白石英 恶马目毒公。

赤石脂 恶大黄,畏芫花。

黄石脂 曾青为使,恶细辛,畏蜚蠊。

太一余粮 杜仲为使,畏铁落、菖蒲、贝母。

玉石中部

水银 畏磁石。

殷孽 恶防己,畏术。

孔公孽 木兰为使,恶细辛。

神农本草经

阳起石　桑螵蛸为使。恶泽泻、菌桂、雷丸、蛇脱皮，畏菟丝子。

石膏　鸡子为使。恶莽草、毒公。

凝水石　畏地榆，解巴豆毒。

磁石　柴胡为使，畏黄石脂，恶牡丹、莽草。

元石　恶松脂、柏子仁、菌桂。

玉石下部

礜石　得火良，棘针为使，恶虎掌、毒公、鹜屎、细辛、水。

青琅玕　得水银良，畏鸡骨，杀锡毒。

特生礜石　得火良，畏水。

代赭　畏天雄。

方解石　恶巴亚。

大盐　漏芦为使。

草药上部

六芝　薯预为使，得发良，恶常山，畏扁青、茵陈。

术　防风、地榆为使。

天门冬　垣衣、地黄为使，畏曾青。

麦门冬　地黄、车前为使，恶款冬、苦瓠，畏苦参、青襄。

女萎蕤　畏卤。

干地黄　得麦门冬、清酒良，恶贝母，畏无夷。

昌蒲　秦艽、秦皮为使，恶地胆、麻黄。

泽泻　畏海蛤、文蛤。

远志　得茯苓、冬葵子、龙骨良，杀天雄、附子毒，畏珍珠、蜚蠊、藜芦。

齐蛤　薯预、紫芝为使，恶甘遂。

石斛　陆英为使，恶凝水石、巴豆，畏白殭蚕、雷丸。

菊花　术、枸杞根、桑根白皮为使。

甘草　术、干漆、苦参为使，恶远志，反甘遂、大戟、芫花、海藻。

人参　茯苓为使，恶溲疏，反藜芦。

牛漆　恶荧火、龟、陆英，畏白前。

细辛　曾青、东根为使。恶狼毒、山茱萸、黄耆，畏滑石、消石，反

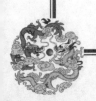

藜芦。

独活　蠡石为使。

柴胡　半夏为使，恶皂荚。畏女菀、藜芦。

菴蕳子　荆子、意苡仁为使。

菥蓂子　得荆子、细辛良，恶干姜、苦参。

龙胆　贯众为使，恶防葵、地黄。

菟丝子　得酒良，薯预、松脂为使，恶藋菌。

巴戟天　覆盆子为使，恶朝生、雷丸、丹参。

蒺藜子　乌头为使。

沙参　恶防己，反藜芦。

防风　恶干姜、藜芦、白敛、芫花，杀附子毒。

络石　杜仲、牡丹为使，恶铁落，畏菖蒲、贝母。

黄连　黄芩、龙骨、理石为使，恶菊花、芫花、元参、白鲜皮，畏款冬，胜乌头，解巴豆毒。

丹参　畏咸水，反藜芦。

天名精　垣衣为使。

决明子　蓍实为使，恶大麻子。

续断　地黄为使，恶雷丸。

芎䓖　白芷为使。

黄耆　恶龟甲。

杜若　得辛夷、细辛良，恶柴胡、前胡。

蛇床子　恶牡丹、巴豆、贝母。

茜根　畏鼠姑。

飞廉　得乌头良，恶麻黄。

薇衔　得秦皮良。

五味子　苁蓉为使，恶委蕤，胜乌头。

草药中部

当归　恶蕳茹，畏昌蒲、海藻、牡蒙。

秦艽　昌蒲为使。

黄芩　山茱萸、龙骨为使，恶葱实，畏丹砂、牡丹、藜芦。

芍药　须丸为使，恶石斛、芒消，畏消石、鳖甲、小蓟，反藜芦。

干姜　秦椒为使，恶黄连、黄芩、天鼠屎，杀半夏、莨菪毒。

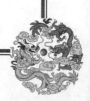

藁本 畏菌茹。

麻黄 厚朴为使，恶辛夷、石韦。

葛根 杀野葛、巴豆、百药毒。

前胡 半夏为使，恶皂荚，畏藜芦。

贝母 厚朴、白薇为使，恶桃花，畏秦艽、矾石、莽草，反乌头。

括楼 枸杞为使，恶干姜，畏牛膝、干漆，反乌头。

元参 恶黄耆、干姜、大枣、山茱萸，反藜芦。

苦参 元参为使，恶贝母、漏芦、菟丝子，反藜芦。

石龙芮 大戟为使，畏蛇蜕、吴茱萸。

萆薢 薏苡为使，畏葵根、大黄、柴胡、牡砺、前胡。

石韦 滑石、杏仁为使，得菖蒲良。

狗脊 萆薢为使，恶败酱。

瞿麦 蘘草、牡丹为使，恶螵蛸。

白芷 当归为使，恶旋覆花。

紫菀 款冬为使。恶天雄、瞿麦、雷丸、远志。畏茵蔯。

白鲜皮 恶螵蛸、桔梗、茯苓、萆薢。

白薇 恶黄耆、大黄、大戟、干姜、干漆、大枣、山茱萸。

紫参 畏辛夷。

淫羊藿 薯蓣为使。

款冬花 杏仁为使，得紫菀良，恶皂荚、消石、元参，畏贝母、辛夷、麻黄、黄芩、黄连、黄耆、青葙。

牡丹 畏菟丝子。

防己 殷孽为使，恶细辛，畏萆薢，杀雄黄毒。

女苑 畏卤咸。

泽兰 防己为使。

地榆 得发良，恶麦门冬。

海藻 反甘草。

草药下部

大黄 黄芩为使。

桔梗 节皮为使，畏白及，反龙胆、龙眼。

甘遂 瓜蒂为使，恶远志，反甘草。

葶苈 榆皮为使，得酒良，恶殭蚕、石龙芮。

芫花　决明为使，反甘草。

泽漆　小豆为使，恶薯蓣。

大戟　反甘草。

钩吻　半夏为使，恶黄芩。

藜芦　黄连为使，反细辛、芍药、五参，恶大黄。

乌头、乌喙　莽草为使，反半夏、括楼、贝母、白敛、白及，恶藜芦。

天雄　远志为使，恶腐婢。

附子　地胆为使，恶蜈蚣，畏防风，甘草、黄耆、人参、乌韭、大豆。

贯众　蘻菌为使。

半夏　射干为使，恶皂荚，畏雄黄、生姜、干姜、秦皮、龟甲，反乌头。

蜀漆　括楼为使，恶贯众。

虎掌　蜀漆为使，畏莽草。

狼牙　芜荑为使，恶枣肌、地榆。

常山　畏玉札。

白及　紫石英为使，恶理石、李核仁、杏仁。

白敛　代赭为使，反乌头。

蘻菌　得酒良，畏鸡子。

茼茹　甘草为使，恶麦门冬。

荩草　畏鼠妇。

夏枯草　土瓜为使。

狼毒　大豆为使，恶麦句姜。

鬼臼　畏垣衣。

木药上部

茯苓、茯神　马兰为使，恶白敛，畏牡蒙、地榆、雄黄、秦艽、龟甲。

杜仲　恶蛇蜕、元参。

柏实　牡砺、桂心、瓜子为使，畏菊花、羊蹄、诸石、面曲。

干漆　半夏为使，畏鸡子。

蔓荆子　恶乌头、石膏。

五加皮　远志为使，畏蛇皮、元参。

蘗木　恶干漆。

辛夷　芎䓖为使，恶五石脂，畏昌蒲、蒲黄、黄连、石膏、黄环。

酸枣仁　恶防己。

槐子　景天为使。

牡荆实　防己为使，恶石膏。

木药中部

厚朴　干姜为使，恶泽泻、寒水石、消石。

山茱萸　蓼实为使，恶桔梗、防风、防己。

吴茱萸　蓼实为使，恶丹参、消石、白垩，畏紫石英。

秦皮　大戟为使，恶茱萸。

占斯　解狼毒毒。

栀子　解踯躅毒。

秦椒　恶括楼、防葵，畏雌黄。

桑根白皮　续断、桂心、麻子为使。

木药下部

黄环　鸢尾为使，恶茯苓、防己。

石南　五加皮为使。

巴豆　芫花为使，恶蘘草，畏大黄、黄连、藜芦，杀斑猫毒。

栾华　决明为使。

蜀椒　杏仁为使，畏款冬。

溲疏　漏芦为使。

皂荚　柏实为使，恶麦门冬，畏空青、人参、苦参。

雷丸　荔实、厚朴为使。恶葛根。

兽上部

龙骨　得人参、牛黄良，畏石膏。

龙角　畏干漆、蜀椒、理石。

牛黄　人参为使，恶龙骨、地黄、龙胆、蜚蠊，畏牛膝。

白胶　得火良，畏大黄。

阿胶　得火良，畏大黄。

兽 中 部

犀角 松脂为使，恶藋菌、雷丸。

羧羊角 菟丝子为使。

鹿茸 麻勃为使。

鹿角 杜仲为使。

兽 下 部

麋脂 畏大黄。

伏翼 苋实、云实为使。

天鼠屎 恶白敛、白微。

虫鱼上部

蜜蜡 恶芫花、齐蛤。

蜂子 畏黄芩、芍药、牡蛎。

牡蛎 贝母为使，得甘草、牛膝、远志、蛇床良，恶麻黄、吴茱萸、辛夷。

桑螵蛸 畏旋覆花。

海蛤 蜀漆为使，畏狗胆、甘遂、芫花。

龟甲 恶沙参、蜚蠊。

虫鱼中部

蝟皮 得酒良，畏桔梗、麦门冬。

蜥蜴 恶硫黄、班猫、芜荑。

露蜂房 恶干姜、丹参、黄芩、芍药、牡蛎。

蟅虫 畏皂荚、昌蒲。

蛴螬 蜚蠊为使，恶附子。

鳖甲 恶矾石。

蟹 杀莨菪毒、漆毒。

鮀鱼甲 蜀漆为使，畏狗胆、甘遂、芫花。

乌贼鱼骨　恶白敛、白及。

虫鱼下部

蜣螂　畏羊角，石膏。
蛇蜕　畏磁石及酒。
班猫　马刀为使，畏巴豆、丹参、空青，恶肤青。
地胆　恶甘草。
马刀　得水良。

果 上 部

大枣　杀乌头毒。

果 下 部

杏仁　得火良，恶黄耆、黄芩、葛根，解锡、胡粉毒，畏蘘草。

菜 上 部

冬葵子　黄芩为使。
葱实　解藜芦毒。

米 上 部

麻蕡、麻子　畏牡蛎、白微，恶茯苓。

米 中 部

大豆及黄卷　恶五参、龙胆，得前胡、乌喙、杏仁、牡蛎良，杀乌头毒。
大麦　蜜为使。
上二百三十一种有相制使，其余皆无。三十四种积添。按：当云三十五种。
立冬之日，菊、卷柏先生，时为阳起石、桑螵蛸，凡十物使。主二百草，为之长。

立春之日，木兰、射干先生，为柴胡、半夏使。主头痛四十五节。

立夏之日，蜚蠊先生，为人参、茯苓使，主腹中七节，保神守中。

夏至之日。豕首、茱萸先生，为牡蛎、乌喙使，主四肢三十二节。

立秋之日，白芷、防风先生，为细辛、蜀漆使，主胸背二十四节。

原注：上此五条。出《药对》中，义旨渊深，非俗所究。虽莫可遵用，而是主统之本，故亦载之。

神农本草经

〔清〕顾观光　辑

李顺保　主校注
张新迪　协校注

学苑出版社

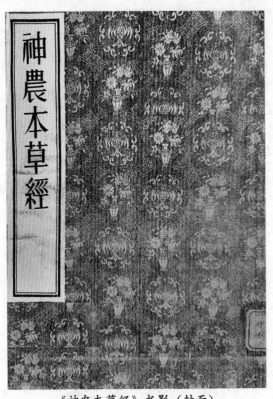

《神农本草经》书影（封面）

神農本草經卷一

金山顧觀光尙之學

序錄

上藥一百二十種爲君主養命以應天無毒多服久服不
傷人欲輕身益氣不老延年者本上經

丹砂　雲母　玉泉　石鍾乳

礬石　消石　朴硝　滑石

空靑　扁靑　禹餘糧　太一餘糧

白石英　紫石英　五色石脂　菖蒲

菊花　人參　天門冬　甘草

神農本草經卷一

七

《神农本草经》书影

校 注 说 明

一、作者简介

顾观光（1799～1862），字宾王，号尚之，又名漱泉，别号武陵山人，上海金山区钱家圩人。出身于殷实之中医世家，自幼聪慧过人，勤奋好学，但三次参加科举考试，均名落孙山，从而改攻医学，后成清代医家。顾氏不仅医术高明，还辑录已散失的《神农本草经》，诠释《伤寒论》《金匮要略论注》《伤寒经解》等。顾氏还兼有清代数学家和文学家及天文学家之名，撰写数学、文学、天文学等多部名著，《清史稿》赞顾氏"博通经、传、史、子百家"。

二、内容简介

顾观光自道光九年（1829）始，至道光 24 年（1844）止，撰写终稿《神农本草经》，其搜集底本资料，均取材于《证类本草》的白字文字，其编写体例亦同《证类本草》白字编排体例。

顾氏《神农本草经》系四卷本，卷一为序录，卷二为"上品"，载药 120 种，卷三为"中品"，载药 120 种，卷四为"下品"，载药 125 种，共 365 种中药。另外，书首有顾氏自序、逸文附录，书末有录《本草经》书。

顾氏《神农本草经》辑本，流行较广，对中药学的发展具有一定的贡献。

三、版本简介

1. 武陵山人遗书刻本：清光绪九年癸未（1883）独山莫祥芝刻本，现藏国家图书馆、中国医学科学院图书馆、中国中医科学院图书馆等。

2. 己丑刻本：清光绪十五年己丑（1889）刻本，现藏江西医科大学图书馆。

3. 甲辰刻本：清光绪三十年甲辰（1904）刻本，现藏中国医学科学院图书馆、成都中医药大学图书馆。

4. 抄本：现藏上海图书馆。

5. 影印本：1955 年人民卫生出版社。

四、本书版本选择

本书底本的版本选择用中国医学科学院所藏《武陵山人遗书》甲辰刻本，参校《证类本草》《本草纲目》等。

五、新版式说明

1. 原书为繁体字竖排本，无标点符号本，今改为简化字横排本，采用现代汉语标点和符号，原书中的"右"字，一律改为"上"字。

2. 原书中的古体字、异体字、俗写字，一律改为现代通用字。假借字视文体情况而定改正与否。

3. 原书中的药名仍保持原名，不改用现代通用名。

4. 凡中医的特殊用字，一律不改现代简化字，如"癥瘕"等。

5. 原书中双行小字注文，今改排楷体字单行。

李顺保

2021 年 3 月

顾氏自序

李濒湖[①]云："神农古本草，凡三卷三品，共三百六十五种，首有名例数条，至陶氏[②]作《别录》[③]，乃拆分各部，而三品亦移改，又拆出青箱、赤小豆二条。按：《本经》目录，青箱子在下品，非后人拆出也。疑"箱"当作"襄"。故有三百六十七种，逮乎唐宋屡经变易，旧制莫考。此上并李氏语。今考《本经》，三品不分部数，上品一百二十种，中品一百二十种，下品一百二十五种，见《本经》名例，品各一卷，又有序录一卷，故梁《七录》[④]云：三卷，而陶氏《别录》云：四卷，韩保昇[⑤]谓《神农本草》上、中、下，并序录，合四卷是也。梁陶隐居《名医别录》始分玉、石、草、木三品为三卷，虫、兽、果、菜、米、食，有名未用三品为三卷，又有序录一卷，合为七卷，故《别录》序后云："《本草经》卷上，序药性之原本，论病名之形诊，题记品录，详览施用。《本草经》卷中，玉、石、草、木三品，《本草经》卷下，虫、兽、果、菜、米、食三品，有名未用三品，上三卷，其中、下二卷，药合七百三十种，各别有目录，并朱墨杂书并子注，今大书分为七卷。以上并陶氏语。盖陶氏《别录》仍沿用《本经》上、中、下三卷之名，而中、下二卷，并以三品，分为子卷，《唐本草》[⑥]讥其草木同品，虫兽共条，披览既难，图绘非易是也。《别录》于《本经》诸条间有并析，如胡麻，《经》云：叶名青襄，即在胡麻条下，而《别录》乃分之，《本经》目录无青襄，中品葱薤，下品胡粉、锡镜鼻，并各自为条，而《别

---

① 李濒湖：李时珍（1518～1593），字东璧，号濒湖，湖北蕲春人。明代杰出的医药学家和科学家，著成名著《本草纲目》，收载1892种药物，且翻译多国文字，享有国际声誉。此外尚有《濒湖脉学》《奇经八脉考》等书。

② 陶氏：陶弘景（456～536），字通明，自号华阳隐居，江苏丹阳人。南北朝时代梁著明医药学家、道家、化学家。撰有《本草经集注》，系古代中药学的重要文献资料，此外尚撰有《效验方》《药总诀》《补阙肘后百一方》《养生延命录》《养生经》《古今刀剑录》等著作。

③ 别录：《别录》，即《名医别录》简称，作者佚名，一作陶弘景，成书约在汉末，南朝梁陶弘景在撰《本草经集注》时，收载了《名医别录》中的药物，使该书的基本内容保存下来，同时佚文亦保存《证类本草》《本草纲目》中。

④ 七录：书目名，南朝梁阮孝绪撰，收录图书6288种，44520卷，分为经典、记传、子兵、文集、术伎、佛法、仙道七录，共55部，原书已佚，但序目完整地保存在《广弘明集》卷三中。

⑤ 韩保昇：生卒年不详，四川人。五代时期药学家，与四川同事编著《重广英公本草》20卷，后易名《蜀本草》。

⑥ 唐本草：书名，《新修本草》简称，药物学著作，唐代苏敬等撰于659年，54卷，9类，载药850种，是世界上第一部由国家颁布的药典。

神农本草经

录》乃合之，由此类推，凡《证类本草》①三品与《本经》目录互异者，疑皆陶氏所移，李濒湖所谓拆分各部，移改三品者是也。青蘘之分，盖自《别录》始，《唐本草》注云：《本经》在草部上品，即指《别录》原次言之。赤小豆之分，则自《唐本草》始，是为三百六十七种，《唐本草》退姑活，别羁、石下长卿、翘根、屈草、淮木于有名未用，故云三百六十一种。见《别录》序后，《唐本草》注。宋本草又退彼子于有名未用，故云三百六十种。见《补注》总叙后。今就《证类本草》三品计之，上品一百四十一种，中品一百十三种，下品一百五种，已与《本经》名例绝不相符，又有人部一种，有名未用七种，并不言于三品何属，李濒湖所谓屡经变易，旧制莫考者是也。李氏《纲目》，世称为集大成，以今考之《本经》，而误注《别录》者四种。草薢、葱、薤、杏仁。从《本经》拆出，而误注他书者二种，土蜂、桃蠹虫。原无经文，而误注《本经》者一种，绿青，明注《本经》，而经文混入《别录》者三种，葈耳实、鼠妇、石龙子。经文混入《别录》，而误注《别录》者六种，王不留行、龙眼、肤青、姑活、石下长卿、燕屎。《别录》混入经文，而误注《本经》者四种，升麻、由跋、赭魁、鹰屎白。夫以濒湖之博洽而舛误至此，可见著书难，校书亦复不易。《开宝本草》②序云：朱字、墨字，无本得同，旧注、新注，其文互缺，则宋本已不能无误，又无论濒湖矣。今去濒湖二百余载，古书亡佚殆尽，幸而《证类本草》灵光岿然，又幸而《纲目》卷二，具载《本经》目录，得以寻其原委，而析其异同，《本经》三百六十五种之文，章章可考，无阙佚，无羡衍，岂非天之未丧斯文，而留以有待乎。近孙渊如③尝辑是书，刊入问经堂中，惜其不考《本经》目录，故三品种数，显与名例相违。缪仲淳④、张路玉⑤辈，未见《证类本草》，而徒据《纲目》以求经文，尤为荒陋。大率考古者不知医，业医者不知古，遂使赤文绿字埋没于陈编蠹简之中，不及今而亟为搜辑，恐数百年后，《证类》一书又复亡佚，则经文永无完璧之期矣。爰于繙阅之余，重为甄录其先后，则以《本经》目录定之，仍用韩氏之说，别为序录一卷，而唐宋类书所引有出《证类》外

---

① 证类本草：书名，《经史证类备急本草》之简称，药物学著作，宋代唐慎微撰，31卷，113类，载药1746种。

② 开宝本草：书名，统指《开宝新详定本草》，收载药物983种。原书已佚，佚文散见《证类本草》等书中。

③ 孙渊如：孙星衍，字渊如，见孙星衍《神农本草经》注释。

④ 缪仲淳：缪希雍（1546～1627），字仲淳，号慕台，江苏常熟市人。明代医家，撰《神农本草经疏》《先醒斋医学广笔记》，对中医药发展具有一定影响。

⑤ 张路玉：张璐（1617～1700），字路玉，号石顽，江苏苏州人。清代医家，著述颇多，如有《伤寒缵论》《伤寒绪论》《本经逢源》《诊宗三昧》《张氏医通》《千金方衍义》等。

者，亦备录焉，为考古计，非为业医计也，而非邃于古而明于医者，恐其闻之而骇，且惑也。

甲辰①九月霜降日顾观光识

神农本草经

---

① 甲辰：清光绪三十年（1904）。

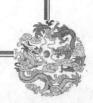

神农本草经卷一

金山顾观光尚之学

序　　录

上药一百二十种为君，主养命以应天。无毒，多服、久服不伤人。欲轻身益气，不老延年者，本上经。

丹砂	云母	玉泉	石钟乳	矾石
消石	朴消	滑石	石胆	空青
曾青	禹余粮	太一余粮	白石英	紫石英
五色石脂	昌蒲	菊花	人参	天门冬
甘草	干地黄	术	兔丝子	牛膝
充蔚子	女萎	防葵	麦门冬	独活
车前子	木香	薯蓣	薏苡仁	泽泻
远志	龙胆	细辛	石斛	巴戟天
白英	白蒿	赤箭	菴䕡子	菥蓂子
蓍实	赤芝黑芝	青芝	白芝	黄芝
紫芝	卷柏	蓝实	蘼芜	黄连
络石	蒺藜子	黄芪	肉苁蓉	防风
蒲黄	香蒲	续断	漏芦	天名精
决明子	丹参	飞廉	五味子	旋花
兰草	蛇床子	地肤子	景天	茵陈蒿
杜若	沙参	徐长卿	石龙刍	云实
王不留行	牡桂	菌桂	松脂	槐实
枸杞	橘柚	柏实	茯苓	榆皮
酸枣	干漆	蔓荆实	辛夷	杜仲
桑上寄生	女贞实	蕤核	漏实	大枣
葡萄	蓬蘽	鸡头实	胡麻	麻蕡

神农本草经

冬葵子	苋实	白瓜子	苦菜	龙骨
麝香	熊脂	白胶	阿胶	石蜜
蜂子	蜜蜡	牡蛎	龟甲	桑螵蛸

中药一百二十种为臣，主养性以应人。无毒有毒，斟酌其宜。欲遏病补羸者，本中经。

雄黄	雌黄	石硫黄	雌黄	水银
石膏	磁石	凝水石	阳起石	理石
长石	石胆	白青	扁青	肤青
干姜	菜耳实	葛根	括楼根	苦参
茈胡	芎䓖	当归	麻黄	通草
芍药	蠡实	瞿麦	元参	秦艽
百合	知母	贝母	白芷	淫羊藿
黄芩	石龙芮	茅根	紫苑	紫草
茜根	败酱	白鲜	酸浆	紫参
藁本	狗脊	萆薢	白兔藿	营实
白薇	薇术	翘根	水萍	王瓜
地榆	海藻	泽兰	防己	牡丹
款冬花	石韦	马先蒿	积雪草	女菀
王孙	蜀羊泉	爵床	栀子	竹叶
蘖木	吴茱萸	桑根白皮	芜荑	枳实
厚朴	秦皮	秦椒	山茱萸	紫葳
猪苓	白棘	龙眼	木兰	五加皮
卫矛	合欢	彼子	梅实	核桃仁
杏核仁	蓼实	葱实	薤	假苏
水苏	水靳	发髲	白马茎	鹿茸
牛角䚡	羖羊角	牡狗阴茎	羚羊角	犀角
牛黄	豚卵	麋脂	丹雄鸡	雁肪
鳖甲	鮀鱼甲	蠡鱼	鲤鱼胆	乌贼鱼骨
海蛤	文蛤	石龙子	露蜂房	蚱蝉
白僵蚕				

神农本草经

下药一百二十五种为佐使，主治病以应地。多毒，不可久服。欲除寒热邪气，破积聚，愈疾者，本下经。

孔公蘖	殷蘖	铁精	铁落	铁
铅丹	粉锡	锡镜鼻	代赭石	戎盐
大盐	卤碱	青琅玕	矾石	石灰
白垩	冬灰	附子	乌头	天雄
半夏	虎掌	鸢尾	大黄	葶苈
桔梗	莨菪子	草蒿	旋復花	藜芦
鉤吻	射干	蛇合	常山	蜀漆
甘遂	白敛	青葙子	蘼菌	白及
大戟	泽漆	茵芋	贯众	荛花
牙子	羊踯躅	芫花	姑活	别羁
商陆	羊蹄	萹蓄	狼毒	鬼臼
白头翁	羊桃	女青	连翘	石下长卿
蔄茹	乌韭	鹿藿	蚤休	石长生
陆英	荩草	牛扁	夏枯草	屈草
巴豆	蜀椒	皂荚	柳华	楝实
郁李仁	莽草	雷丸	梓白皮	桐叶
石南	黄环	溲疏	鼠李	松萝
药实根	蔓椒	栾华	淮木	大豆黄卷
腐婢	瓜蒂	苦瓠	六畜毛蹄甲	燕屎
天鼠屎	鼺鼠	伏翼	蝦蟆	马刀
蟹	蛇蜕	蝟皮	蠮螉	蜣蜋
蛞蝓	白颈蚯蚓	蛴螬	石蚕	雀瓮
樗鸡	斑猫	蝼蛄	蜈蚣	马陆
地胆	萤火	衣鱼	鼠妇	水蛭
木虻	蜚虻	蜚蠊	䗪虫	贝子

三品合三百六十五种，法三百六十五度。一度应一日，以成一岁，倍其数合七百三十名也。《宋本草》注云：《神农本经》药三百六十五种，今言倍其数，合七百三十名，是并《名医别录》副品而言，则此一节《别录》之文也。盖传写漫久，朱墨错乱，遂令后世览之者，掘摭此类，以谓非神农之书，乃后人附记之文，率以此故也。药有君臣佐使，以相宣摄合和，宜用一君二臣三佐五使，依明万历本。又可一君三臣九佐使也。

药有阴阳配合，子母兄弟，根茎花实，草石骨肉。《纲目》草石作：苗皮。

神农本草经

有单行者，有相须者，有相使者，有相畏者，有相恶者，有相反者，有相杀者。凡此七情，合和视之，依元大德本。当用相须，相使者良，勿用相恶相反者。若有毒宜制，可用相畏相杀者，不尔勿合用也。

药有酸、咸、甘、苦、辛五味，又有寒、热、温、凉四气及有毒、无毒，阴干、暴干，采造时月生熟土地所出，真伪陈新，并各有法。

药性有宜丸者，宜散者，宜水煮者，宜酒渍者，宜膏煎者，亦有一物兼宜者，亦有不可入汤、酒者，并随药性不得违越。

欲疗病，先察其源，先候病机，五脏未虚，六腑未竭，血脉未乱，精神未散，服药必活，若病已成，可得半愈，病势已过，命将难全。

若用毒药疗病，先起如黍粟病，去即止，若不去倍之，不去十之，取去为度。

疗寒以热药，疗热以寒药。饮食不消，以吐下药。鬼疰、蛊毒以毒药。痈肿疮瘤以疮药。风湿以风湿药。各随其所宜。

病在胸膈以上者，先食后服药，病在心腹以下者，先服药而后食，病在四肢、血脉者，宜空腹而在旦，病在骨髓者，宜饱满而在夜。

夫大病之主，有中风、伤寒、寒热、温疟、中恶、霍乱、大腹水肿、肠澼下痢、大小便不通、贲独上气、咳逆、呕吐、黄疸、消渴、留饮、癖食，坚积、癥瘕、惊邪、癫痫、鬼疰、喉痹、齿痛、耳聋、目盲、金疮、踒折、痈肿、恶疮、痔、瘘、瘿瘤、男子五劳七伤、虚乏羸瘦、女子带下、崩中、血闭、阴蚀、虫蛇蛊毒所伤。此大略宗兆，其间变动枝叶，各宜依端绪以取之。

逸 文 附 录

神农稽首再拜，问于太一，小子为众子之长，矜其饥寒劳苦，昼则弦矢逐狩同兽，求食欲水，夜则岩穴饮处、居无处所。小子矜之，道时风雨，殖种五谷，去温燥隧，随逐寒暑，不忧饥寒风雨疾苦。抄本《书抄·百五十八》。

神农稽首再拜，问于太一小子曰："凿井出泉，五味煎煮，口别生熟，后乃食咀，男女异利，子识其父。曾闻太古之时，人寿过百，无殂落之咎，独何气使然耶？"《御览》耶作也，二字古通。太一小子曰："天有九门，中道最良，日月行之，名曰国皇，字曰老人，出见南方，长生不死，众耀同光。"神农乃从其尝药，以拯救人命。《路史·炎帝纪注》，《御览·七十八》。

太一子曰："凡药上者养命，中药养性，下药养病。"神农乃作赭鞭钩铻，从六阴阳，与太一外，五岳四渎，土地所生，草石骨肉，心皮毛羽，万千类皆鞭问之，得其所能主治，当其五味，百七十余毒。《御览·九百八十四》。

上药令人身安命延，升天神仙，遨游上下，役使万灵，骨生毛羽，行厨立至。《抱朴子内篇·十一》。

中药养性，下药除病，能令毒蛊不加，猛兽不犯，恶气不行，众妖并辟。《抱朴子内篇·十一》。

药物有大毒，不可入口鼻耳目者，即杀人。一曰钩吻，二曰鸱，三曰阴命，四曰内童，五曰鸩。宋本《博物志·七》。

药种有五物，一曰狼毒，占斯解之；二曰巴豆，藿汁解之；三曰藜芦，汤解之；四曰天雄、乌头，大豆解之；五曰班茅，戎盐解之。毒菜害小儿，乳汁解，先食饮二升。宋本《博物志·七》。

五芝及饵丹砂、玉札、曾青、雄黄、雌黄、云母、太一禹余粮，皆可单服之，皆令人飞行长生。《抱朴子内篇·十一》。

春夏为阳，秋冬为阴。《文选·闲居赋注》。

春为阳，阳温生万物。《文选·关中诗注》。

五味养精神，强魂魄。玉石养髓，肌肉肥泽。诸药其味酸者补肝、养心、除肾病；其味苦者补心、养脾、除肝病；其味甘者补脾、养肺、除心病；其味辛者补肺、养肾、除脾病；其味咸者补肾、养肝、除肺病。故五味应五行，四体应四时。夫人性生于四时，然后命于五行。以一补身，不死命神。以母养子，长生延年。以子守母，除病究年。《御览·九百八十四》。

地有固活、女疏、铜云、紫菀之族。《水经·涑水注》。

常山有草，名神护，置之门上，每夜叱人。《初学记·五》。

神农本草经

神农本草经卷二

金山顾观光尚之学

上　品

丹　砂

丹砂，味甘，微寒。主身体五脏百病，养精神，安魂魄，益气，明目，杀精魅邪恶鬼。久服通神明不老。能化为汞。

云　母

云母，味甘，平。主身皮死肌，中风寒热，如在车船上，除邪气，安五脏，益子精，明目。久服轻身延年。一名云珠，一名云华，一名云英，一名云液，一名云砂，一名磷石。

玉　泉

玉泉，味甘，平。主五脏百病，柔筋强骨，安魂魄，长肌肉，益气。久服耐寒暑，不肌渴。不老神仙，人临死服五斤，死三年色不变。一名玉札。《初学记》作：玉桃。寇宗奭云：今详"泉"字，乃是"浆"字，于义方允浆中有玉，故曰：服五斤，云古即远，文字脱误也。采玉为浆，断无疑焉。

石　钟　乳

石钟乳，味甘，温。主咳逆上气，明目，益精，安五脏，通百节，利九窍，下乳汁。

矾 石

矾石，味酸，寒。主寒热泄痢，白沃，阴蚀，恶疮，目痛，坚骨齿。炼饵服之，轻身不老增年。一名羽涅的。

消 石

消石，味苦，寒。主五脏积热，胃胀闭，涤去蓄结饮食，推陈致新，除邪气。炼之如膏，久服轻身。

朴 消

朴消，味苦，寒。主百病，除寒热邪气，逐六府积聚，结固留癖，能化七十二种石。炼饵服之，轻身神仙。

滑 石

滑石，味甘，寒。主身热泄澼，女子乳难，癃闭，利小便，荡胃中积聚寒热，益精气。久服轻身，耐饥长年。

空 青

空青，味甘，寒。主青盲，耳聋，明目，利九窍，通血脉，养精神。久服轻身延年不老。能化铜、铁、铅、锡作金。

曾 青

曾青，味酸，小寒。主目痛止泪，出风痹，利关节，通九窍，破癥坚积聚。久服轻身不老。能化金、铜。

禹 余 粮

禹余粮，味甘，寒。主咳逆，寒热烦满，下赤白，《御览》赤白上有"痢"字，

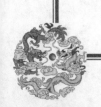

见九百八十八。血闭癥瘕，大热。炼饵服之，不饥，轻身延年。

太一余粮

太一余粮，味甘，平。主咳逆上气，癥瘕，血闭漏下，除邪气。久服耐寒暑，不饥，轻身飞行千里神仙。一名石脑。

白石英

白石英，味甘，微温。主消渴，阴痿不足，咳逆，《御览》呕逆见九百八十七。胸隔间久寒，益气，除风湿痹。久服轻身长年。

紫石英

紫石英，味甘，温。主心腹咳逆，《御览》呕逆见九百八十七。邪气，补不足，女子风寒在子宫，绝孕十年无子。久服温中，轻身延年。

五色石脂①

青石、赤石、黄石、白石、黑石脂等，味甘，平。主黄疸，泄痢肠澼脓血，阴蚀下血赤白，邪气痈肿、疽、痔、恶疮、头疡、疥瘙。久服补髓益气，肥健不肌，轻身延年。五石脂各随五色补五脏。

菖 蒲

菖蒲，味辛，温。主风寒痹，咳逆上气，开心孔，补五脏，通九窍，明耳目，出音声。久服轻身，不忘，不迷惑，延年。一名昌阳。此条依明万历本。

菊 花

菊花，味苦，平。主诸风，"诸"字依《纲目》补。头眩，肿痛，目欲脱，泪出，皮肤死肌，恶风湿痹。久服利血气，轻身耐老，延年。一名节华。

---

① 五色五脂：正文无，今据目录补。

人　参

人参，味甘，微寒。主补五脏，安精神，定魂魄，止惊悸，除邪气，明目，开心益智。久服轻身延年。一名人衔，一名鬼盖。

天 门 冬

天门冬，味苦，平。主诸暴风湿偏痹，强骨髓，杀三虫，去伏尸。久服轻身益气延年。一名颠勒。

甘　草

甘草，味甘，平，主五脏六腑寒热邪气，坚筋骨，长肌肉，倍力，金疮尰，解毒。《纲目》解金疮肿毒。久服轻身延年。

干 地 黄

干地黄，味甘，寒。主折跌绝筋，伤中，逐血痹，填骨髓，长肌肉，作汤除寒热积聚，除痹。生者尤良。久服轻身不老。一名地髓。

术

术，味苦，温。主风寒湿痹，死肌，痉，疸，止汗，除热，消食，作煎饵。久服轻身延年，不饥。一名山蓟。

菟 丝 子

菟丝子，味辛，平。主续绝伤，补不足，益气力，肥健人，此字依《纲目》补。汁去面䵟，久服明目，轻身延年。一名菟芦。

牛　膝

牛膝，味苦，酸。《御览》："酸"作"辛"，见九百九十二。主寒湿痿痹，四肢拘

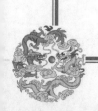

挛，膝痛不可屈，逐血气，伤热火烂，堕胎。久服轻身耐老。一名百倍。

茺 蔚 子

茺蔚子，味辛，微温。主明目，益精，除水气。久服轻身。茎，主瘾疹痒，可作浴汤。一名益母，一名益明，一名大札。

女 萎

女萎，味甘，平。主中风，暴热不能动摇，跌筋结肉，诸不足。久服去面黑黚，好颜色，润泽，轻身，不老。

防 葵

防葵，味辛，寒。主疝瘕，肠泄，膀胱热结，溺不下，咳逆，温疟，癫痫，惊邪狂走。久服坚骨髓，益气轻身。一名黎盖。

麦 门 冬

麦门冬，味甘，平。主心腹结气，伤中，伤饱，胃络脉绝，羸瘦短气。久服轻身，不老，不饥。

独 活

独活，味苦，平。依卢本。主风寒所击，金疮止痛，贲豚，痫痓，女子疝瘕。久服轻身耐老。一名羌活，一名羌青，一名护羌使者。

车 前 子

车前子，味甘，寒。原有"无毒"二字，依前后文例删，与卢本合。主气癃，止痛，利水道小便，《纲目》无此二字。除湿痹。久服轻身耐老。一名当道。

木　香

木香，味辛，温。此字依前后文例补，与卢本合。主邪气，辟毒疫温鬼，强志，主淋露。久服不梦寤魇寐。

薯　蓣

薯蓣，味甘，温。主伤中，补虚羸，除寒热邪气。补中，益气力，长肌肉。久服耳目聪明，轻身，不饥，延年。一名山芋。

薏苡仁

薏苡仁，味甘，微寒。主筋急拘挛，不可屈伸，风湿痹，下气。久服轻身益气。其根，下三虫。一名解蠡。

泽　泻

泽泻，味甘，寒。主风寒湿痹，乳难，消水，养五脏，益气力，肥健。久服耳目聪明，不饥，延年，轻身，面生光，能行水上。一名水泻，一名芒芋，一名鹄泻。

远　志

远志，味苦，温。主咳逆，伤中，补不足，除邪气，利九窍，益智慧，耳目聪明，不忘，强志，倍力。久服轻身不老。叶，名小草。一名棘菀，一名葽绕，一名细草。

龙　胆

龙胆，味苦，涩。邹本"涩"作"寒"。主骨间寒热，惊痫邪气，续绝伤，定五脏，杀蛊毒。久服益智不忘，轻身耐老。一名陵游。此条依明万历本。

细 辛

细辛，味辛，温。主咳逆，头痛脑动，百节拘挛，风湿痹痛死肌。久服明目，利九窍，轻身长年。一名小辛。

石 斛

石斛，味甘，平。主伤中，除痹，下气，补五脏虚劳羸瘦，强阴。久服厚肠胃，轻身延年。一名林兰。

巴 戟 天

巴戟天，味辛，微温。主大风邪气，阴痿不起，强筋骨，安五脏，补中，增志，益气。

白 英

白英，味甘，寒。主寒热，八疸，消渴，补中益气。久服轻身延年。一名谷菜。此条依明万历本。

白 蒿

白蒿，味甘，平。主五脏邪气，风寒湿痹，补中益气，长毛发令黑，疗心悬，少食常饥。久服轻身，耳目聪明不老。

赤 箭

赤箭，味辛，温。主杀鬼精物，蛊毒恶气。久服益气力，长阴，肥健，轻身增年。一名离母，一名鬼督邮。

菴䕡子

菴䕡子，味苦，微寒。主五脏瘀血，腹中水气，胪胀，留热，风塞湿痹，身体诸痛。久服轻身，延年不老。

蒺藜子

蒺藜子，味辛，微温。主明目，目痛泪出，除痹，补五脏，益精光。久服轻身不老。一名蒺藜，一名大戢，一名马辛。

菥实

菥实，味苦，平。主益气，充肌肤，明目，聪慧先知。久肌不饥，不老轻身。

赤芝

赤芝，味苦，平。主胸中结，益心气，补中，增慧智不忘。久食轻身不老，延年神仙。一名丹芝。

黑芝

黑芝，味咸，平。主癃，利水道，益肾气，通九窍，聪察。久食轻身不老，延年神仙。一名玄芝。

青芝

青芝，味酸，平。主明目，补肝气，安精魂，仁恕。久食轻身不老，延年神仙。一名龙芝。

白芝

白芝，味辛，平。主咳逆上气，益肺气，通利口鼻，强志意勇悍，安魄。久食轻身不老，延年神仙。一名玉芝。

黄　芝

黄芝，味甘，平。主心腹五邪，益脾气，安神忠和，和乐。久食轻身不老，延年神仙。一名金芝。

紫　芝

紫芝，味甘，温。主耳聋，利关节，保神益精，坚筋骨，好颜色。久服轻身，不老延年。一名木芝。

卷　柏

卷柏，味辛，温。主五脏邪气，女子阴中寒热痛，癥瘕，血闭绝子。久服轻身，和颜色。一名万岁。

蓝　实

蓝实，味苦，寒。主解诸毒，杀蛊、蚑、疰鬼、螫毒。久服头不白，轻身。

蘼　芜

蘼芜，味辛，温。主咳逆，定惊气，辟邪恶，除蛊毒、鬼疰，去三虫。久服通神。一名薇芜。

黄　连

黄连，味苦，寒。主热气目痛，眦伤泣出，明目，肠澼，腹痛下利，妇人阴中肿痛。久服令人不忘的。一名王连。

络　石

络石，味苦，温。主风热死肌，痈伤，口千舌焦，痈肿不消，喉舌肿，水浆不下。久服轻身明目，润泽好颜色，不老延年。一名石鲮。

蒺藜子

蒺藜子，味苦，温。主恶血，破癥结积聚，喉痹乳难。久服长肌肉，明目，轻身。一名旁通，一名屈人，名止行，一名豺羽，一名升推。

黄　芪

黄芪，味甘，微温。主痈疽，久败疮，排脓止痛，大风癞疾，五痔鼠瘘，补虚，小儿百病。一名戴糁。

肉苁蓉

肉苁蓉，味甘，微温。主五劳七伤，补中，除茎中寒热痛，养五脏，强阴，益精气，多子，妇人癥瘕。久服轻身。

防　风

防风，味甘，温。主大风头眩痛，恶风，风邪目盲无所见，风行周身骨节疼痹，《御览》作"痛"，见九百九十二，与《纲目》合。烦满。久服轻身。一名铜芸。

蒲　黄

蒲黄，味甘，平。主心、腹、膀胱寒热，利小便，止血，消瘀血。久服轻身，益气力，延年神仙。

香　蒲

香蒲，味甘，平。主五脏、心下邪气，口中烂臭，坚齿，明目，聪耳。久服轻身耐老。一名睢。

续　断

续断，味苦，微温。主伤寒，补不足，金疮痈伤，《御览》痈伤，见九百八十

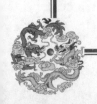

九。折跌，续筋骨，妇人乳难。久服益气力。一名龙豆，一名属折。

漏　芦

漏芦，味苦，寒。"苦"下，原有"咸"字，依前后文例删，与卢本合。主皮肤热，恶疮、疽、痔，湿痹，下乳汁。久服轻身益气，耳目聪明，不老延年。一名野兰。

天 名 精

天名精，味甘，寒。主瘀血，血瘕欲死，下血，止血，利小便。久服轻身耐老。一名麦句姜，一名虾蟆兰，一名豕首。

决 明 子

决明子，味咸，平，主青盲，目淫肤赤白膜，眼赤痛、泪出。久服益精光，轻身。

丹　参

丹参，味苦，微寒。主心腹邪气，肠鸣幽幽如走水，寒热积聚，破癥除瘕，止烦满。益气。一名郄蝉草。

飞　廉

飞康，味苦，平。主骨节热，胫重酸疼。久服令人身轻。依元大德本。

五 味 子

五味子，味酸，温。主益气，咳逆上气，劳伤羸瘦，补不足，强阴，益男子精。

旋　花

旋花，味甘，温。主益气，去面皯黑色，媚好。其根，味辛，主腹中寒热邪气，利小便。久服不饥，轻身。一名筋根花，一名金沸。

兰　草

兰草，味辛，平。主利水道，杀蛊毒，辟不祥。久服益气，轻身，不老，通神明。一名水香。

蛇床子

蛇床子，味苦，平。主妇人阴中肿痛，男子阴痿，湿痒，除痹气，利关节，癫痫，恶疮。久服轻身。一名蛇米。

地肤子

地肤子，味苦，寒。主膀胱热，利小便，补中益精气。久服耳目聪明，轻身耐老。一名地葵。

景　天

景天，味苦，平，主大热，火疮，身热烦，邪恶气。花：主女人漏下赤白，轻身，明目。一名戒火，一名慎火。

茵陈蒿

茵陈蒿，味苦，平。主风湿、寒热邪气，热结黄疸。久服轻身益气，耐老。

杜　若

杜若，味辛，微温。主胸胁下逆气，温中，风入脑户，头肿痛，多涕泪出，久服益精明目，轻身，一名杜蘅。《蜀本草》云：杜若子如豆蔻。

神农本草经

沙　参

沙参，味苦，微寒。主血积，惊气，除寒热，补中益肺气。久服利人。一名知母。

徐 长 卿

徐长卿，味辛，温。主鬼物百精、蛊毒、疫疾邪恶气，温疟。久服强悍，轻身。一名鬼督邮。

石 龙 刍

石龙刍，味苦，微寒。主胸腹邪气，小便不利，淋闭，风湿，鬼疰，恶毒。久服补虚羸，轻身，耳目聪明，延年。一名龙须，一名草续断，一名龙珠。

云　实

云实，味辛，温。主泄痢肠澼，杀虫，蛊毒，去邪恶，结气，止痛，除寒热。花：主见鬼精物。多食令人狂走。久服轻身，通神明。

王不留行

王不留行，味苦，平。"平"字，依前后例补，与卢本合。主金疮，止血，逐痛，出刺，除风痹内寒。久服轻身，耐老增寿。

牡　桂

牡桂，味辛，温。主上气咳逆，结气，喉痹吐吸，利关节，补中益气。久服通神，轻身不老。

菌　桂

菌桂，味辛，温。主百病，养精神，和颜色，为诸药先聘通使。久服轻身不老，面生光华，媚好，常如童子。

松　脂

松脂，味苦，温。主痈疽、恶疮、"痛"字，依《纲目》补。头疡，白秃，疥瘙风气，安五脏，除热。久服轻身，不老延年。一名松膏，一名松肪。

槐　实

槐实，味苦，寒。主五内的邪气热，止涎唾，补绝伤，五痔，火疮，妇人乳瘕，子脏急痛。

枸　杞

枸杞，味苦，寒。主五内邪气，热中消渴，周痹。久服坚筋骨，轻身不老。一名杞根，一名地骨，名枸忌，一名地辅。

橘　柚

橘抽，味辛，温。主胸中瘕热逆气，利水谷。久服除臭，下气，通神。一名橘皮。《证类本草》入果部，注云：自，水部，今移。蔻宗奭云：橘柚自是两种，故曰一名橘皮，是元无柚也，岂有两等之物，而治疗无一字别者。

柏　实

柏实，味甘，平。主惊悸，安五脏，益气，除风湿痹。久服令人润泽美色，耳目聪明，不饥不老，轻身延年。此条依明万历本。

茯　苓

茯苓，甘，平。主胸胁逆气忧患，惊邪恐悸，心下结痛，寒热烦满，咳逆，口焦舌干，利小便。久服安魂养神，不饥延年。一名茯菟。

榆　皮

榆皮，味甘，平。主大小便不通，利水道，除邪气。久服轻身不饥。其实尤良。一名零榆。

酸 枣 仁

酸枣仁，味酸，平。主心腹寒热，邪结气聚，四肢酸疼湿痹。久服安五脏，轻身延年。

干　漆

干漆，味辛，温。原有"无毒"二字，依前后文例删，与卢本合。主绝伤，补中，续筋骨，填髓脑，安五脏，五缓六急，风塞湿痹。生漆：去长虫。久服身轻，耐老。

蔓 荆 实

蔓荆实，味苦，微寒。主筋骨间寒热，湿痹拘挛，明目坚齿，利九窍，去白虫。久服轻身耐老。小荆实亦等。

辛　夷

辛夷，味辛，温。主五脏、身体寒热，风头脑痛，面皯。久服下气，轻身，明目，增年耐老。一名辛矧，一名侯桃，一名房木。依元大德本。

杜　仲

杜仲，味辛，平。主腰脊痛，补中益精气，坚筋骨，强志，除阴下痒湿，小便余沥。久服轻身，耐老。一名思仙。

桑上寄生

桑上寄生，味苦，平。主腰痛，小儿背强，痈肿，安胎，充肌肤，坚发齿，长须眉。其实：明目，轻身通神。一名寄屑，一名寓木，一名宛重。依元大德本。

女贞实

女贞实，味苦，平。主补中，安五脏，养精神，除百疾。久服肥健，轻身不老。

蕤核

蕤核，味甘，温。主心腹邪，《纲目》有"热"字。结气，明目，目赤痛伤泪出。久服轻身，益气不饥。

藕实茎

藕实茎，味甘，平。主补中，养神，益气力，除百疾。久服轻身，耐老，不饥，延年。一名水芝丹。

大枣

大枣，味甘，平。主心腹邪气，安中养脾，助十二经，平胃气，通九窍，补少气，少津液，身中不足，大惊，四肢重，和百药。久服轻身长年。叶覆麻黄，能令出汗。

葡萄

葡萄，味甘，平。主筋骨湿痹，益气倍力，强志，令人肥健，耐饥，忍风寒。久食轻身，不老延年。可作酒。

蓬蘽

蓬蘽，味酸，平。主安五脏，益精气，长阴令坚，邹本"坚"作"人"。强志，倍力，有子。久服轻身不老。一名覆盆。

鸡头实

鸡头实，味甘，平。主湿痹腰脊膝痛，补中，除暴疾，益精气，强志，令耳目聪明。久服轻身不饥，耐老神仙。一名鴈喙实。

胡麻

胡麻，味甘，平。主伤中虚羸，补五内，《御览》五脏，见九百八十九。益气力，长肌肉，填髓脑。久服轻身不老。一名巨胜。叶名青蘘。青蘘，味甘，寒。主五脏邪气，风寒湿痹，益气，补脑髓，坚筋骨。久服耳目聪明，不饥不老增寿，巨胜苗也。《本经》目录有"胡麻"，无"青蘘"。考经文通例，无有以一物而分二种者。此文上云：叶名青蘘，下云：巨胜苗也。明本是一条矣，其析为二，盖自陶氏《别录》始，而《唐本草》复合之，注云：青蘘《本经》在草部上品中，既墦唉。今从胡麻条下。

麻蕡

麻蕡，味辛，平。主五劳七伤，利五脏，下血寒气。多食令见鬼狂走。久服通神明轻身。一名麻勃。麻子，味甘，平。主补中益气。久服肥健，不老神仙。"久服"二字，依《纲目》补。

冬葵子

冬葵子，味甘，寒。主五脏六腑寒热，羸瘦，五癃，利小便。久服坚骨，长肌肉，轻身延年。

苋实

苋实，味甘，寒。主青盲明目，除邪，利大小便，去寒热。久服益气力，不饥轻身。一名马苋。

白 瓜 子

白瓜子，味甘，平。主令人悦泽，好颜色，益气不饥。久服轻身耐老。一名水芝。

苦 菜

苦菜，味苦，寒。主五脏邪气，厌谷，胃痹。久服安心益气，聪察少卧，轻身耐老。一名荼草，一名选。

龙 骨

龙骨，味甘，平。主心腹鬼疰，精物老魅，咳逆，泄痢脓血，女子漏下，癥瘕坚结，小儿热气，惊痫。齿：主小儿、大人惊痫，癫疾狂走，心下结气，不能喘息，诸痉，杀精物。久服轻身，通神明，延年。依卢本。

麝 香

麝香，味辛，温。主辟恶气，杀鬼精物，温疟，蛊毒，痫痓，去三虫。久服除邪，不梦寤魇寐。此条依明万历本。

熊 脂

熊脂，味甘，微寒。主风痹不仁，筋急，五脏、腹中积聚寒热，羸瘦，头疡，白秃，面皯皰。久服强志，不饥轻身。

白 膠

白膠，味甘，平。主伤中劳绝，腰痛羸瘦，补中益气，妇人血闭，无子，止痛安胎。久服轻身延年。一名鹿角膠。

阿　膠

阿膠，味甘，平。主心腹内崩，劳极，洒洒如疟状，腰腹痛，四肢酸疼，女子下血，安胎。久服轻身益气。一名傅致膠。

石　蜜

石蜜，味甘，平，主心腹邪气，诸惊痫痉，安五脏，诸不足，益气补中，止痛解毒，除众病，和百药。久服强志轻身，不饥不老。一名石饴。

蜂　子

蜂子，味甘，平。主风头，除蛊毒，补虚羸伤中。久服令人光泽，好颜色，不老。大黄蜂子：主心腹胀满痛，轻身益气。土蜂子：主痈肿。一名蜚零。

蜜　蜡

蜜蜡，味甘，微温。主下痢脓血，补中，续绝伤，金疮，益气，不饥，耐老。

牡　蛎

牡蛎，味咸，平。主伤寒寒热，温疟洒洒，惊恚怒气，除拘缓，鼠瘘，女子带下赤白。久服强骨节，杀邪鬼，延年。一名蛎蛤。

龟　甲

龟甲，味咸，平。主漏下赤白，破癥瘕，痎疟，五痔，阴蚀，湿痹，四肢重弱，小儿囟不合。久服轻身，不饥。一名神屋。

桑 螵 蛸

桑螵蛸，味咸，平。主伤中，疝瘕，阴痿，益精生子，女子血闭腰痛，通五淋，利小便水道。一名蚀肬。生桑技上，采蒸之。

神农本草经卷三

金山顾观光尚之学

中 品

雄 黄

雄黄，味苦，平。原衍"寒"字，依卢本删。主寒热，鼠瘘，恶疮，疽，痔，死肌，杀精物，恶鬼邪气，百虫毒，胜五兵。炼食之，轻身神仙。一名黄金石。依卢本。

雌 黄

雌黄，味辛，平。主恶疮，头秃，痂疥，杀毒虫虱，身痒，邪气诸毒。炼之久服轻身，增年不老。

石 硫 黄

石硫黄，味酸，温。主妇人阴蚀，疽痔，恶血，坚筋骨，除头秃，能化金、银、铜、铁奇物。

水 银

水银，味辛，寒。主疥瘘，依明万历本。痂疡，白秃，杀皮肤中虱，堕胎，除热，杀金、银、铜、锡毒，熔化还复为丹。久服神仙不死。

石　膏

石膏味辛，微寒。主中风寒热，心下逆气，惊喘，口干舌焦，不能息，腹中坚痛，除邪鬼，产乳，金疮。

磁　石

磁石，味辛，寒。主周痹风湿，肢节中痛，不可持物，洗洗酸消，除大热烦满及耳聋。一名玄石。

凝 水 石

凝水石，味辛，寒。主身热，腹中积聚邪气，皮中如火烧，烦满，水饮之。久服不饥。一名白水石。

阳 起 石

阳起石，味咸，微温。主崩中漏下，破子脏中血，癥瘕结气，寒热，腹痛，无子，阴痿不起，补不足。一名白石。

理　石

理石，味辛，寒。主身热，利胃解烦，益精明目，破积聚，去三虫。一名立制石。

长　石

长石，味辛，寒。主身热，四肢寒厥，利小便，通血脉，明目，去翳眇，下三虫，杀蛊毒。久服不饥。一名方石。

石　胆

石胆，味酸，寒。主明目，目痛，金疮，诸痫痓，女子阴蚀痛，石淋，寒

热，崩中下血，诸邪毒气，令人有子。炼饵服之不老，久服增寿神仙。能化铁为铜成金银。《御览》成上有"合"字，见九百八十七。一名毕石。

白　青

白青，味甘，平。主明目，利九窍，耳聋，心下邪气，令人吐，杀诸毒、三虫。久服通神明，轻身，延年不老。

扁　青

扁青，味甘，平。主目痛明目，折跌，痈肿，金疮不瘳，破积聚，解毒气，利精神。久服轻身不老。

肤　青

肤青，味辛，平。主虫毒及蛇、菜、肉诸毒，恶疮。

干　姜

干姜，味辛，温。主胸满，咳逆上气，温中止血，出汗，逐风湿痹，肠澼下痢。生者尤良。久服去臭气，通神明。《开宝本草》注云：陶注生姜刖出菜部韭条下，今并唐本注，移在本条。

枲耳实

枲耳实，味甘，温。主风头寒痛，风湿周痹，四肢拘挛痛，恶肉死肌。久服益气，耳目聪明，强志，轻身。一名胡枲，一名地葵。

葛　根

葛根，味甘，平。主消渴，身大热，呕吐，诸痹，起阴气，解诸毒。葛谷：主下痢十岁已上。一名鸡齐根。

251

神农本草经

栝楼根

栝楼根，味苦，寒。主消渴，身热，烦满大热，补虚安中，续绝伤。一名地楼。

苦 参

苦参，味苦，寒。主心腹结气，癥瘕积聚，黄疸，溺有余沥，逐水，除痈肿，补中明目止泪。一名水槐，一名叫苦蘵。

茈 胡

茈胡，味苦，平。主心腹，依《纲目》删"去"字。肠胃中结气，饮食积聚，寒热邪气，推陈致新。久服轻身明目，益精。一地薰。

芎 䓖

芎䓖，味辛，温。主中风入脑头痛，寒痹筋挛缓急，金疮，妇人血闭无子。

当 归

当归，味甘，温。主咳逆上气，温疟寒热洗洗在皮肤中，依卢本。夫人漏下绝子，诸恶疮疡，金疮，煮饮之。一名乾归。

麻 黄

麻黄，味苦，温。主中风、伤塞头痛，温疟，发表出汗，去邪热气，止咳逆上气，除寒热，破癥坚积聚。一名龙沙。

通 草

通草，味辛，平。主去恶虫，除脾胃寒热，通利九窍、血脉、关节，令人

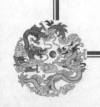

不忘。一名附支。

芍药

芍药，味苦，平。"平"字，依卢本补。主邪气腹痛，除血痹，破坚积，寒热，疝瘕，止痛，利小便。益气。

蠡实

蠡实，味甘，平。主皮肤寒热，胃中热气，风寒湿痹，坚筋骨，令人嗜食。久服轻身。花、叶：去白虫。一名剧草，一名三坚，一名豕首。

瞿麦

瞿麦，味苦，寒。主关格，诸癃结，小便不通，出刺，决痈肿，明目去翳[1]，破胎堕子、闭血。一名巨句麦。

元参

元参，味苦，微寒。主腹中寒热，积聚，女子产乳余疾。补肾气，令人目明。一名重台。

秦艽

秦艽，味苦，平。主寒热邪气，寒湿风痹，肢节痛，下水，利小便。

百合

百合，味甘，平。主邪气腹胀心痛，利大、小便。补中益气。

---

① 翳：眼病，又名白翳，今名白内障。

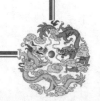

神农本草经

知　母

知母，味苦，寒。主消渴热中，除邪气，肢体浮肿，下水。补不足，益气。一名蚳母，一名连母，一名野蓼，一名地参，一名水参，一名水浚，一名货母，一名蝭母。

贝　母

贝母，味辛，平。依明万历本。主伤寒烦热，淋沥邪气，疝瘕，喉痹，乳难，金疮，风痉。一名空草。

白　芷

白芷，味辛，温。主女人漏下赤白，血闭阴肿，寒热，风头侵目泪出，长肌，
肤润泽，可作面脂。一名芳香。

淫羊藿

淫羊藿，味辛，寒。主阴痿绝伤，茎中痛，利小便。益气力，强志。一名刚前。

黄　芩

黄芩，味苦，平。主诸热，黄疸，肠澼泄痢，逐水，下血闭，恶疮疽蚀，火疡。一名腐肠。

石龙芮

石龙芮，味苦，平。主风寒湿痹，心腹邪气，利关节，止烦满。久服轻身明目，不老。一名鲁果能，一名地椹。

茅　根

茅根，味甘，寒。主劳伤虚羸，补中益气，除瘀血，血闭，寒热，利小便。其苗主下水。一名兰根，一名茹根。

紫　苑

紫苑，味苦，温。主咳逆上气，胸中寒热结气，去蛊毒，痿蹶，安五脏。

紫　草

紫草，味苦，寒。主心腹邪气，五疸，补中益气，利九窍，通水道。一名紫丹，一名紫芙。

茜　根

茜根，味苦，寒。主寒湿风痹，黄疸，补中。

败　酱

败酱，味苦，平。主暴热，火疮赤气，疥瘙疽痔，马鞍热气。一名鹿肠。

白　鲜

白鲜，味苦，寒。主头风，黄疸，咳逆，淋沥，女子阴中肿痛，湿痹死肌，不可屈伸，起止行步。

酸　浆

酸浆，味酸，平。主热烦满，定志益气，利水道，产难，吞其实立产。一名醋浆。

紫　参

紫参，味苦、辛，寒。主心腹积聚，寒热邪气，通九窍，利大小便。一名牡蒙。

藁　本

藁本，味辛，温。主妇人疝瘕，阴中寒肿痛，腹中急，除风头痛，长肌肤，悦颜色。一名鬼卿，一名地新。

狗　脊

狗脊，味苦，平。主腰背强，机关二字原倒，依卢本乙转。缓急，周痹寒湿膝痛，颇利老人。一名百枝。

萆　薢

萆薢，味苦，平。主腰背痛，强骨节，风寒湿周痹，恶疮不瘳，热气。

白 兔 藿

白兔藿，味苦，平。主蛇虺、蜂、虿、猘狗、菜、肉、蛊毒，鬼疰。一名白葛。

营　实

营实，味酸，温。主痈疽、恶疮结肉，跌筋败疮，热气，阴蚀不瘳，利关节。一名墙薇，一名墙麻，一名牛棘。

白　薇

白薇，味苦，平。主暴中风，身热肢满，忽忽不知人，狂惑邪气，寒热酸疼，温疟洗洗，发作有时。

薇衔

薇衔，味苦，平。主风湿痹，历节痛，惊痫吐舌，悸气，贼风，鼠疫，痈肿。一名糜衔。

翘根

翘根，味甘，寒，原有"平"字，依前后文例删，《御览》味苦，见九百九十一。卢本又作"甘平"。主下热气，益阴精，令人面悦好，明目。久服轻身耐老。

水萍

水萍，味辛，寒。主暴热身痒，下水气，胜酒，长须发，止消渴。依《纲目》。久服轻身。一名水花。

王瓜

王瓜，味苦，寒。主消渴，内痹瘀血，月闭，寒热酸疼，益气，愈聋。一名土瓜。

地榆

地榆，味苦，微寒。主妇人乳痓痛，七伤，带下病，止痛，除恶肉，止汗，疗金疮。

海藻

海藻，味苦，寒。主瘿瘤气、颈下核，破散结气，痈肿，癥瘕，坚气腹中上下鸣，下十二水肿。一名落首。

泽兰

泽兰，味苦，微温。主乳妇内衄，《御览》血衄见九百九十。中风馀疾，大腹水肿，身面、四肢浮脚，骨节中水，金疮痈肿疮脓。一名虎兰，一名龙枣。

防　己

防己，味辛，平。主风寒温疟，热气诸痫，除邪，利大小便。一名解离。

牡　丹

牡丹，味辛，寒。主寒热，中风瘛疭，痉、惊、痫邪气，除癥坚，瘀血留舍肠胃，安五脏，疗痈疮。一名鹿韭，一名鼠姑。

款 冬 花

款冬花，味辛，温。主咳逆上气，善喘，喉痹，诸惊痫，寒热邪气。一名橐吾，一名颗冻，一名虎须，一名菟奚。

石　韦

石韦，味苦，平。主劳热邪气，五癃闭不通，利小便水道。一名石䫉。

马 先 蒿

马先蒿，味苦，平。"苦"字，依前后例补，与卢本合。主寒热，鬼疰，中风湿痹，女子带下病，无子。一名马屎蒿。

积 雪 草

积雪草，味苦，寒。主大热，恶疮痈疽，浸淫赤熛，皮肤赤，身热。

女　菀

女菀，味辛，温。主风寒洗洗，霍乱，泄痢，肠鸣上下无常处，惊痫，寒热百疾。

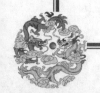

王　孙

王孙，味苦，平。主五脏邪气，寒湿痹，四肢疼酸，膝冷痛。

蜀 羊 泉

蜀羊泉，味苦，微寒。主头秃，恶疮热气，疥瘙痂，癣虫。依明万历本。

爵　床

爵床，味咸，寒。主腰背痛，不得著床，俯仰艰难，除热，可作浴汤。

栀　子

栀子，味苦，寒。主五内邪气，胃中热气，面赤，酒皰皶鼻，白癞，赤癞，疮疡。一名木丹。

竹　叶

竹叶，味苦，平。主咳逆上气，溢筋急，《纲目》"溢"作"疗"。恶疡，杀小虫。根：作汤，益气止渴，补虚下气。汁：主风痓。实：通神明，轻身益气。

蘖　木

蘖木，味苦，寒。主五脏、肠中结热，黄疸，肠痔，止泄痢，女子漏下赤白，阴阳伤，蚀疮。一名檀桓。依卢本。

吴 茱 萸

吴茱萸，味辛，温。主温中，下气止痛，咳逆寒热，除湿，血痹，逐风邪，开腠理。根：杀三虫。一名藙。

桑根白皮

桑根白皮，味甘，寒。主伤中，五劳六极，羸瘦，崩中，脉绝，补虚益气。叶：主除寒热出汗。桑耳：黑者，主女子漏下赤白汁，血病癥瘕积聚，阴痛，阴阳_{武进邹氏云：阳当作伤。}寒热无子。五木耳：名檽，益气不饥，轻身强志。《唐本草》注云：楮耳人常食，槐耳用疗痔，榆柳桑耳，此为五耳，软者并堪啖。

芜荑

芜荑，味辛，平。_{此字，依前后例补，与卢本合。}主五内邪气，散皮肤、骨节中淫淫温行毒，去三虫，化食。一名无姑，一名蔽薞。

枳实

枳实，味苦，寒。主大风，在皮肤中如麻豆苦痒，除寒热结，止痢，长肌肉，利五脏。益气轻身。

厚朴

厚朴，味苦，温。主中风伤寒，头痛寒热，惊悸，气血痹死肌，去三虫。

秦皮

秦皮，味苦，微寒。主风寒湿痹，洗洗寒气，除热，目中青翳、白膜。久服头不白，轻身。

秦椒

秦椒，味辛，温。主风邪气，温中除寒痹，坚齿发，明目。久服轻身，好颜色，耐老增年，通神。

山茱萸

山茱萸，味酸，平。主心下邪气，寒热，温中，逐寒湿痹，去三虫。久服轻身。一名蜀枣。

紫葳

紫葳，味酸，《御览》味咸，见九百九十二。武进邹氏云：今尝此物，味实咸，故从《御览》改正。微寒。主妇人产乳余疾，崩中，癥瘕血闭，寒热羸瘦，养胎。

猪苓

猪苓，味甘，平。依明万历本。主痎疟，解毒蛊症不祥，利水道。久服轻身耐老。一名猳猪屎。

白棘

白棘，味辛，寒。主心腹痛，痈肿溃脓，止痛。一名棘针。

龙眼

龙眼，味甘，平。主五脏邪气，安志，厌食。久服强魂聪明，轻身不老，通神明。一名益智。

木兰

木兰，味苦，寒。主身大热在皮肤中，去面热赤疱，酒皶，恶风，癫疾，阴下痒湿。明耳目。一名林兰。

五加皮

五加皮，味辛，温。主心腹疝气腹痛，益气疗躄，小儿不能行，疽疮，阴蚀。一名豺漆。

卫 矛

卫矛，味苦，寒。主女子崩中下血，腹满汗出，除邪，杀鬼毒蛊疰。一名鬼箭。

合 欢

合欢，味甘，平。主安五脏，利心志，《纲目》"利"作"和"。令人欢乐无忧。久服轻身，明目，得所欲。

彼 子

彼子，味甘，温。主腹中邪气，去三虫，蛇螫蛊毒，鬼疰，伏尸。《唐本草》注云：此"彼"字，当木旁作皮"柀"，仍音彼，木实也，误入虫部。《嘉祐本草》退入有名未用。今考《本经》目录，"彼子"在"合欢"后，"梅实"前，非木部，即果部也，其入虫部，盖自陶氏《别录》始。

梅 实

梅实，味酸，平。主下气，除热烦满，安心，肢体痛，偏枯不仁死肌，去青黑誌，恶肉。依卢本。

桃 核 仁

桃核仁，味苦，平。主瘀血，血闭瘕痕，"癥"字依《纲目》补。邪气，杀小虫。桃花：杀疰恶鬼，令人好颜色。桃凫：微温。主杀百鬼精物。桃毛：主下血瘕，寒热积聚，无子。依元大德本。桃蠹：杀鬼邪恶不祥。

杏 核 仁

杏核仁，味甘，温。主咳逆上气雷鸣，喉痹，下气，产乳，金疮，寒心贲豚。

蓼　实

蓼实，味辛，温。主明目，温中，耐风寒，下水气，面目浮肿，痈疡。马蓼，去肠中蛭虫。轻身。

葱　实

葱实，味辛，温。主明目。补中不足。其茎，可作汤，主伤寒寒热出汗，中风，面目肿。

薤

薤，味辛，温。依明万历本。主金疮疮败。轻身不饥，耐老。《别录》云：葱薤异物而今共条，考《本经》目录，则葱薤固二条也。盖亦陶氏合之。

假　苏

假苏，味辛，温。主寒热，鼠瘘，瘰疬，生疮，破结聚气，下瘀血，除湿痹。一名鼠蓂。《唐本草》注云：先居草部中，今人食之，录在菜部也。考《本经》目录，则"假苏"原在菜部，盖亦陶氏移之，《纲目》云：假苏即荆芥。

水　苏

水苏，味辛，微温。主下气，辟口臭，去毒辟恶。久服通神明，轻身耐老。依明万历本。

水　靳

水靳，味甘，平。主女子赤沃，止血养精，保血脉。益气，令人肥健，嗜食。一名水英。《别录》云：论靳主疗合是在上品，未解何意，乃在下，今按下当作中。

发　髲

发髲，味苦，温。主五癃，关格不通，利小便水道，疗小儿痫，大人痉，仍自还神化。

白马茎

白马茎，味咸，平。主伤中脉绝，阴不足，强志益气，长肌肉，肥健生子。眼：主惊痫，腹满，疟疾，当杀用之。悬蹄：主惊邪，瘈疭，乳难，辟恶气鬼毒，蛊疰不祥。

鹿　茸

鹿茸，味甘，温。主漏下恶血，寒热，惊痫，益气强志，生齿不老。角：主恶疮、痈肿，逐邪恶气，留血在阴中。依明万历本。

牛角鰓

牛角鰓[1]下闭血瘀血疼痛，女人带下血。髓：补中填骨髓。久服增年。胆，可丸药。

羖羊角

羖羊角，味咸，温。主青盲明目，杀疥虫，止寒泄，辟恶鬼、虎狼，止惊悸。久服安心，益气轻身。

牡狗阴茎

牡狗阴茎，味咸，平。主伤中，阴痿不起，令强热大生子，除女子带下十二疾。一名狗精。胆：主明目。

羚羊角

羚羊角，味咸，寒。主明目，益气起阴，去恶血注下，辟蛊毒恶鬼不祥，安心气，常不魇寐。

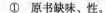

① 原书缺味、性。

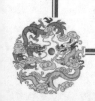

犀　角

犀角，味苦，寒。主百毒蛊，疰，邪鬼，瘴气，杀鉤吻、鸩羽、蛇毒，除邪不迷惑、魇寐。久服轻身。依元大德本。

牛　黄

牛黄，味苦，平。主惊痫寒热，热盛狂痓，除邪逐鬼。

豚　卵

豚卵，味甘，温。主惊痫癫疾，鬼疰蛊毒，除寒热，贲豚，五癃，邪气挛缩。一名豚颠。悬蹄：主五痔，伏热在肠，肠痈，内蚀。

麋　脂

麋脂，味辛，温。主痈肿、恶疮死肌，寒风湿痹，四肢拘缓不收，风头肿气，通腠理。一名官脂。

丹 雄 鸡

丹雄鸡，味甘，微温。主女人崩中，漏下赤白沃，补虚温中，止血，通神，杀毒辟不祥。依元大德本。头：主杀鬼，东门上者尤良。依明万历本。肪：主耳聋。肠：主遗溺。肶胵裹黄皮：主泄利。并依元大德本。屎白：主消渴，伤寒寒热。黑雌鸡：主风寒湿痹，五缓六急，安胎。依明万历本。翮羽：主下血闭。鸡子：主除热，火疮，痫痓。可作虎魄神物。鸡白蠹：肥脂。此二条，依元大德本。

雁　肪

雁肪，味甘，平。主风挛拘急，偏枯，气不通利。久服益气不饥，轻身，耐老。一名鹜肪。

鳖 甲

鳖甲，味咸，平。主心腹癥瘕，坚积，寒热，去痞、息肉、阴蚀、痔、恶肉。

鲑鱼甲

鲑鱼甲，味辛，微温。主心腹癥瘕，伏坚积聚，寒热，女子崩下血五色，小腹阴中相引痛，疮疥，死肌。陈藏器云：鲑鱼合作"鼍"字。《本经》作鲑鱼之别名，已出《本经》。今以鼍为鲑，非也。宜改为"鼍"字。

蠡 鱼

蠡鱼，味甘，寒。主湿痹，面目浮肿，下大水。一名鲖鱼。

鲤鱼胆

鲤鱼胆，味苦，寒。主目热赤痛，青盲明目。久服强悍，益志气。

乌贼鱼骨

乌贼鱼骨，味咸，微温。王注《素问》十一味咸冷，平，无毒。主女子漏下赤白，经汁血闭，阴蚀脚痛，寒热，癥瘕，无子。

海 蛤

海蛤，味苦，平。主咳逆上气喘息，烦满，胸痛寒热。一名魁蛤。

文 蛤

文蛤，主恶疮蚀，《御览》主除阴蚀，见九百四十二。五痔。

石 龙 子

石龙子，味咸，寒。主五癃，邪结气，破石淋下血，利小便水道，一名蜥蜴。

露 蜂 房

露蜂房，味苦，平。主惊痫，瘈疭，寒热邪气，癫疾，鬼精，蛊毒，肠痔。火熬之良。一名蜂肠。

蚱 蝉

蚱蝉，味咸，寒。主小儿惊厥，夜蹄，癫痫，寒热。生杨柳上。

白 殭 蚕

白殭蚕，味咸，平。此字依前后文例补，与卢本合。主小儿惊痫，夜啼，去三虫，灭黑皯，令人面色好，男子阴疡病。

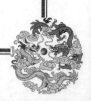

神农本草经卷四

金山顾观光尚之学

下　品

孔 公 孽

孔公孽，味辛，温。主伤食不化，邪结气，恶疮，疽，瘘，痔，利九窍，下乳汁。

殷　孽

殷孽，味辛，温。主烂伤瘀血，泄痢，寒热，鼠瘘，癥瘕结气。一名姜石。

铁　精

铁精，平。主明目。化铜。

铁　落

铁落，味辛，平。主风热，恶疮，疡，疽，疮，痂疥，气在皮肤中。

铁

铁，主坚肌耐痛。

铅　丹

铅丹，味辛，微寒。主吐逆胃反，惊痫癫疾，除热下气。炼化还成九光。久服通神明。

粉　锡

粉锡，味辛，寒。主伏尸，毒螫，杀三虫，一名解锡。《御览》七百十九"解"作"鲜"。

锡镜鼻

锡镜鼻，主女子血闭，癥瘕伏肠，绝孕。《别录》云：此物与胡粉异类，而今共条，当以非止成一药，故以附见锡品中也。按《本经》目录，锡镜鼻别为一条，盖自陶氏合之。

代赭石

代赭石，味苦，寒。主鬼疰，贼风，蛊毒，杀精物恶鬼，腹中毒邪气，女子赤沃漏下。一名须丸。

戎　盐

戎盐，主明目，目痛，益气，坚肌骨，去蛊毒。

大　盐

大盐，令人吐。

卤　碱

卤碱，味苦，寒。主大热消渴，狂烦，除邪及下蛊毒，柔肌肤。

青琅玕

青琅玕。味辛，平。主身痒，火疮，痈伤，疥瘙死肌。一名石珠。

矾　石

矾石，味辛，大热。主寒热，鼠瘘，蚀疮，死肌，风痹，腹中坚，癖邪气。此三字依《纲目》补。一名青分石，一名立制石，一名固羊石。

石　灰

石灰，味辛，温。主疽疡疥瘙，热气，恶疮癞疾依元大德本。死肌，堕眉，杀痔虫，去黑子、息肉。一名恶灰。

白　垩

白垩，味苦，温。主女子寒热癥瘕，月闭积聚。

冬　灰

冬灰，味辛，微温。主黑子，去肬、息肉，疽蚀疥瘙。一名藜灰。

附　子

附子，味辛，温。主风寒咳逆邪气，温中，金疮，破癥坚积聚，血瘕，寒湿踒躄，《御览》痹躄见九百九十。拘挛膝痛，不能行步。

乌　头

乌头，味辛，温。主中风，恶风，洗洗出汗，除寒湿痹，咳逆上气，破积聚，寒热，其汁煎之，名射罔，杀禽兽。一名奚毒，一名即子，一名乌喙。

天　雄

天雄，味辛，温。主大风寒湿痹，历节痛，拘挛缓急，破积聚，邪气，金疮。强筋骨，轻身健行。一名白幕。

半　夏

半夏，味辛，平。主伤寒寒热，心下坚，下气，喉咽肿痛，头眩，胸胀咳逆，肠鸣，止汗。依元大德本。

虎　掌

虎掌，味苦，温。主心痛寒热，结气，积聚，伏梁，伤筋痿，拘缓，利水道。

鸢　尾

鸢尾，味苦，平。主蛊毒邪气，鬼疰诸毒，破癥瘕积聚，去水，下三虫。

大　黄

大黄，味苦，寒。主下瘀血，血闭，寒热，破癥瘕积聚，留饮宿食，荡涤肠胃，推陈致新，通利水谷，调中化食，安和五脏。

葶　苈

葶苈，味辛，寒。主癥瘕积聚结气，饮食寒热，破坚逐邪，通利水道。一名大室，一名大适。

桔　梗

桔梗，味辛，微温。主胸胁痛如刀刺，腹满肠鸣幽幽，惊恐，悸气。

莨菪子

莨菪子，味苦，寒。主齿痛，出虫，肉痹拘急，使人健行见鬼，多食令人狂走。久服轻身，走及奔马，强志，益力，通神。一名横唐。

草 蒿

草蒿，味苦，寒。主疥瘙痂痒，恶疮，杀虱，武进邹氏云："虱"当作"虫"。留热在骨节间，明目。一名青蒿，一名方溃。

旋復花

旋復花，味咸，温。主结气胁下满，惊悸，除水，去五脏间寒热，补中，下气。一名金沸草。一名盛椹。

藜 芦

藜芦，味辛，寒。主蛊毒，咳逆，泄痢，肠澼，头疡，疥疮，恶疮，杀诸蛊毒，去死肌。一名葱苒。

鉤 吻

鉤吻，味辛，温。主金疮，乳痓，中恶风，咳逆上气，水肿，杀鬼疰、蛊毒。一名野葛。

射 干

射干，味苦，平。主咳逆上气，喉闭，咽痛，不得消息，散结气，腹中邪逆，食饮大热。一名乌扇，一名乌蒲。

蛇 合

蛇合，味苦，微寒。主惊痫，寒热邪气，除热金疮，疽，痔，鼠瘘，恶

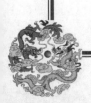

疮，头疡。一名蛇衔。《唐本草》注云："合"字乃是"含"字，陶见误本，宜改为"含"，含衔义同，见古《本草》也。

常　山

常山，《御览》作"恒山"，见九百十二。味苦，寒。主伤寒寒热，热发温疟，鬼毒，胸中痰结，吐逆。一名互草。

蜀　漆

蜀漆，味辛，平。主疟及咳逆寒热，腹中癥坚、痞结，积聚，邪气，蛊毒、鬼疰。

甘　遂

甘遂，味苦，寒。主大腹疝瘕，腹满，面目浮肿，留饮宿食，破癥坚积聚，利水谷道。一名主田。

白　敛

白敛，味苦，平。主痈肿、疽、疮，散结气，止痛，除热，目中赤，小儿惊痫，温疟，女子阴中肿痛。一名菟核，一名白草。

青　葙　子

青葙子，味苦，微寒。主邪气，皮肤中热，风瘙身痒，杀三虫。子：名草决明，疗唇口青。一名草蒿，一名萋蒿。

雚　菌

雚菌，味咸，平。主心痛，温中，去长虫，白瘕，蛲虫，蛇螫毒，癥瘕，诸虫。一名雚芦。

白 及

白及，味苦，平。主痈肿、恶疮、败疽、伤阴死肌，胃中邪气，贼风鬼击，痱缓不收。一名甘根，一名连及草。

大 戟

大戟，味苦，寒。主蛊毒，十二水，腹满急痛，积聚，中风，皮肤疼痛，吐逆。一名邛钜。

泽 漆

泽漆，味苦，微寒。主皮肤热，大腹水气，四肢、面目浮脚，丈夫阴气不足。

茵 芋

茵芋，味苦，温。主五脏邪气，心腹寒热，羸瘦如疟状，发作有时，诸关节风湿痹痛。

贯 众

贯众，味苦，微寒。主腹中邪，热气诸毒，杀三虫。一名贯节，一名贯渠，一名白头，一名虎卷，一名扁符。

荛 花

荛花，味苦，寒。主伤寒、温疟，下十二水，破积聚，大坚癥瘕，荡涤肠胃中留癖饮食，寒热邪气，利水道。

牙 子

牙子，味苦，寒。主邪气热气，疥瘙，恶疡，疮，痔，去白虫。一名

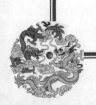

狼牙。

羊踯躅

羊踯躅，味辛，温。主贼风在皮肤中淫淫痛，温疟，恶毒，诸痹。

芫　花

芫花，味辛，温。主咳逆上气，喉鸣喘，咽肿短气，蛊毒，鬼疟，疝瘕，痈肿，杀虫鱼。一名去水。《证类本草》入木部，注云：本在草部，今移。

姑　活

姑活，味甘，温。主大风邪气，湿痹寒痛。久服轻身，益寿耐老，一名冬葵子。依明万历本。

别　羁

别羁，味苦，微温。主风寒湿痹，身重，四肢疼酸，寒历节痛。依元大德本。

商　陆

商陆，味辛，平。主水胀，疝瘕，痹，熨除痈肿，杀鬼精物。一名荡根，一名夜呼。

羊　蹄

羊蹄，味苦，寒。主头秃、疥瘙，除热，女子阴蚀。一名东方宿，一名连虫陆，一名鬼目。

萹　蓄

萹蓄，味苦，平。主浸淫、疥瘙、疽、痔，杀三虫。

狼　毒

狼毒，味辛，平。主咳逆上气，破积聚，饮食寒热，水气，恶疮，鼠瘘，疽蚀，鬼精蛊毒。杀飞鸟走兽。一名续毒。

鬼　臼

鬼臼，味辛，温。依元大德本。主杀蛊毒，鬼疰精物，辟恶气不祥，逐邪解百毒。一名爵犀，一名马目毒公，一名九臼。

白头翁

白头翁，味苦，温。依卢本。主温疟，狂易寒热，癥瘕积聚，瘿气，逐血止痛，金疮。一名野丈人，一名胡王使者。

羊　桃

羊桃，味苦，寒。主熛热身暴赤色，风水积聚，恶疡，除小儿热。一名鬼桃，一名羊肠。

女　青

女青，味辛，平。主蛊毒，逐邪恶气，杀鬼温疟，辟不祥。一名雀瓢。

连　翘

连翘，味苦，平。主寒热，鼠瘘，瘰疬，痈肿，恶疮，瘿瘤，结热，蛊毒。一名异翘，一名兰华，一名名折根，一名轵，一名三廉。

石下长卿

石下长卿，味咸，平。主鬼疰精物，邪恶气，杀百精盘毒老魅注易亡走，啼哭悲伤恍惚。一名徐长卿。

蔄 茹

蔄茹，味辛，寒。主蚀恶肉，败疮死肌，杀疥虫，排脓恶血，除大风热气，善忘不乐。

乌 韭

乌韭，味甘，寒。主皮肤往来寒热，利小肠、膀胱气。

鹿 藿

鹿藿，味苦，平。主蛊毒，女子腰腹痛不乐，肠痈，瘰疬、疡气。

蚤 休

蚤休，味苦，微寒。主惊痫，摇头弄舌，热气在腹中，癫疾，痈疮，阴蚀，下三虫，去蛇毒。一名蚩休。

石 长 生

石长生，味咸，微寒。主寒热，恶疮大热，辟鬼气不祥。一名丹草。

陆 英

陆英，味苦，寒。主骨间诸痹，四肢拘挛疼酸，膝寒痛，阴痿，短气不足，脚肿。

荩 草

荩草，味苦，平。主久咳，上气喘逆，久寒惊悸，痂疥、白秃疡气，杀皮肤小虫。

牛　扁

牛扁，味苦，微寒。主身皮疮热气，可作浴汤，杀牛虱小虫，又疗牛病。

夏枯草

夏枯草，味辛，寒。主寒热，瘰疬，鼠瘘，头疮，破癥，散瘿结气，脚肿湿痹，轻身。一名夕句，一名乃东。

屈　草

屈草，味苦，微寒。二字依前后文例补。主胸胁下痛，邪气，肠间寒热，阴痹。久服轻身，益气耐老。

巴　豆

巴豆，味辛，温。主伤寒，温疟寒热，破癥瘕，结聚坚积，留饮痰癖，大腹水胀，荡练五脏六腑，开通闭塞，利水谷道，去恶肉，除鬼毒、蛊疰物邪，杀虫鱼。一名巴椒。

蜀　椒

蜀椒，味辛，温。主邪气咳逆，温中，逐骨节皮肤死肌，寒湿痹痛，下气。久服之，头不白，轻身增年。

皂　荚

皂荚，味辛、咸，温。主风痹死肌，邪气，风头泪出，利九窍，杀精物。

柳　华

柳华，味苦，寒。主风水，黄疸，面热黑。一名柳絮。叶：主马疥痂疮。实：主溃痈，逐脓血。子汁：疗渴。依明万历本。

楝　实

楝实，味苦，寒。主温疾、伤寒大热，烦狂，杀三虫，疥疡，利小便水道。

郁李仁

郁李仁，味酸，平。主大腹水肿，面目、四肢浮肿，利小便水道，根，主齿龈肿，龋齿，坚齿。一名爵李。

莽　草

莽草，味辛，温。主风头，痈肿，乳肿，疝瘕，除结气，疥瘙，杀虫鱼。

雷　丸

雷丸，味苦，寒。主杀三虫，逐毒气，胃中热，利丈夫，不利女子。作摩膏，除小儿百病。

梓白皮

梓白皮，味苦，寒。主热，去三虫。叶：捣傅猪疮，饲猪肥大三倍。

桐　叶

桐叶，味苦，寒。主恶蚀疮，著阴。皮：主五痔，杀三虫。花：主傅猪疮，饲猪肥大三倍。

石　南

石南，味辛，平。依前后文例，与卢本合。主养肾气，内伤阴衰，利筋骨皮毛。实：杀蛊毒，破积聚，逐风痹。一名鬼目。

黄　环

黄环，味苦，平。主蛊毒，鬼疰鬼魅邪气在脏中，除咳逆寒热。一名凌泉，一名大就。

溲　疏

溲疏，味辛，寒。主身皮肤中热，除邪气，止遗溺。可作浴汤。

鼠　李

鼠李，主寒热，瘰疬疮。

松　萝

松萝，味苦，平。主瞋怒，邪气，止虚汗，头风，女子阴寒肿痛。一名女萝。

药实根

药实根，味辛，温。依前后文例，与卢本合。主邪气诸痹疼酸，续绝伤，补骨髓。一名连木。

蔓　椒

蔓椒，味苦，温。主风寒湿痹，历节疼，除四肢厥气，膝痛。一名家椒。

栾　华

栾华，味苦，寒。主目痛泪出伤眦，消目肿。

淮　木

淮木，味苦，平。主久咳上气，伤中虚羸，女子阴蚀漏下赤白沃。一名百岁城中木。

大豆黄卷

大豆黄卷，味甘，平。主湿痹筋挛膝痛。生大豆，塗痈肿，煮汁饮，杀鬼毒，止痛。《证类本草》注云：先附大豆黄卷条下，今分条。赤小豆：主下水，排痈肿脓血。《别录》云：大小豆，其条犹如葱薤义也。《图经》云：赤小豆旧与大豆同条，苏恭分之。

腐　婢

腐婢，味辛，平。主痎疟寒热邪气，泄利，阴不起，病酒头痛。

瓜　蒂

瓜蒂，味苦，寒。主大水，身面四肢浮肿，下水，杀蛊毒，咳逆上气及食诸果病在胸腹中，皆吐、下之。

苦　瓠

苦瓠，味苦，寒。主大水，面目、四肢浮肿，下水，令人吐。

六畜毛蹄甲

六畜毛蹄甲，味咸，平。主鬼疰，蛊毒，寒热，惊痫癫痓狂走。骆驼毛尤良。

燕　屎

燕屎，味辛，平。主蛊毒，鬼疰，逐不祥邪气，破五癃，利小便。

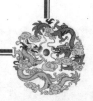

天鼠屎

天鼠屎，味辛，寒。主面痈肿，皮肤洗洗时痛，腹中血气，破寒热积聚，除惊悸。一名鼠法，一名石肝。

鼺鼠

鼺鼠，主堕胎，令产易。

伏翼

伏翼，味咸，平。主目瞑明目，夜视有精光。久服令人嘉乐，媚好，无忧。一名蝙蝠。生太山川谷。《证类本草》入禽部，注云：自虫鱼部，今移。

蝦蟆

蝦蟆，味辛，寒。主邪气，破癥坚血，痈肿，阴疮。服之不患热病。

马刀

马刀，味辛，微寒。主漏下赤白，寒热，破石淋，禽兽贼鼠。

蟹

蟹，味咸，寒。主胸中邪气热结痛，喎僻，面肿。败漆烧之致鼠。

蛇蜕

蛇蜕，味咸，平。主小儿百二十种惊痫瘛疭，癫疾，寒热，肠痔，虫毒，蛇痫。火熬之良。一名龙子衣，一名蛇符，一名龙子单衣，一名弓皮。

蝟 皮

蝟皮，味苦，平。主五痔，阴蚀，下血赤白，五色血汁不止，阴肿痛引腰背，酒煮杀之。

蠮 螉

蠮螉，味辛，平。主久聋，咳逆，毒气，出刺，出汗。

蜣 蜋

蜣蜋，味咸，寒。主小儿惊痫瘛疭，腹胀，寒热，大人癫疾、狂易。一名蛣蜣。火熬之良。

蛞 蝓

蛞蝓，味咸，寒。主贼风喝僻，轶筋及脱肛，惊痫挛缩。一名陵蠡。

白颈蚯蚓

白颈蚯蚓，味咸，寒。主蛇瘕，去三虫，伏尸，鬼疰，蛊毒，杀长虫，仍自化作水。

蛴 螬

蛴螬，味咸，微温。主恶血血瘀痹气，破折血在胁下坚满痛，月闭，目中淫肤，青翳，白膜。一名蟦蛴。

石 蚕

石蚕，味咸，寒。主五癃，破石淋，堕胎。肉：解结气，利水道，除热。一名沙虱。

雀瓮

雀瓮，味甘，平。主小儿惊痫，寒热，结气，蛊毒、鬼疰。一名躁舍。

樗鸡

樗鸡，味苦，平。主心腹邪气，阴痿，益精强志，生子，好色。补中轻身。

斑猫

斑猫，味辛，寒。主寒热，鬼疰，蛊毒，鼠瘘，恶疮，疽蚀死肌，破石癃。一名龙尾。

蝼蛄

蝼蛄，味咸，寒。主产难，出肉中刺，溃痈肿，下哽噎，解毒，除恶疮。一名蟪蛄，一名天蝼，一名毂。夜出者良。

蜈蚣

蜈蚣，味辛，温。主鬼疰，蛊毒，啖诸蛇、虫、鱼毒，杀鬼物老精，温疟，去三虫。

马陆

马陆，味辛，温。主腹中大坚癥，破积聚，息肉，恶疮，白秃。一名百足。

地胆

地胆，味辛，寒。主鬼疰，寒热，鼠瘘，恶疮死肌，破癥瘕，堕胎。一名蚖青。

螢　火

螢火，味辛，微温。主明目，小儿火疮，伤热气，蛊毒，鬼疰，通神精。一名夜光。

衣　鱼

衣鱼，味咸，温。依明万历本。主妇人疝瘕，小便不利，小儿中风，《御览》中风上多"头"字，见九百四十六。项强背起，摩之。一名白鱼。

鼠　妇

鼠妇，味酸，温。主气癃不得小便，妇人月闭血瘕，痫痓，寒热，利水道。一名眉蟠，一名蚜蝛。《别录》云：一名鼠负，言鼠多在坎中背则负之，今作"妇"字，如似乖理。

水　蛭

水蛭，味咸，平。主逐恶血，瘀血月闭，破血瘕积聚，无子，利水道。

木　虻

木虻，味苦，平。主目赤痛，眦伤泪出，瘀血血闭，寒热，酸㑇，无子。一名魂常。

蜚　虻

蜚虻，味苦，微寒。主逐瘀血，破下血积、坚痞、癥瘕，寒热，通利血脉及九窍。

蜚　蠊

蜚蠊，味咸，寒。主血瘀癥坚寒热，破积聚，喉咽闭，依元大德本。内寒无子。

䗪虫

䗪虫，味咸，寒。主心腹寒热洗洗。血积癥瘕，破坚下血闭，生子，大良。一名地鳖。

贝子

贝子，味咸，平。主目瞖，鬼疰，蛊毒，腹痛，下血，五癃，利水道。烧用之良。

录《本草经》书后_{己丑}①

　　《神农本草经》三品，共三百六十五种，以应周天之数，梁陶宏景《名医别录》又增三百六十五种，以白书为《本经》，墨书为《别录》，传写已久，舛错甚多，今二书皆已亡佚，所据者惟《纲目》而已，《纲目》于《本经》诸品，并入锡铜镜鼻、玉浆、大盐、翘根、蜀漆、海药实根、蒲黄、青蘘、赤芝、黄芝、白芝、黑芝、紫芝、柀子、瓜蒂、松脂、天鼠屎、白膠，一十八种，又析出大豆、赤小豆、木耳、檀桓、土蜂、桃蠹虫六种。凡三百五十三种，而《纲目》以檀桓属《拾遗》，以土蜂属《别录》，以桃蠹虫属《日华》②，并不云从《本经》析出，是数典而忘其祖矣。序例云《神农本草经》三百四十七种，除并入一十八种，似析出诸种例所不计，然大豆、赤小豆、木耳亦从《本经》析出，何以仍标《本经》葱、薤、杏仁显属《本经》中品，何以反标《别录》，反复推究，皆不可通，其中绿青、菓耳、鼠妇、石龙子，四条经文都无一字，岂《本经》之文岁久残缺与？抑《本经》之文混入《别录》与？序例又载《本经》目录，有木花、王不留行、龙眼、肤青、姑活、石下长卿、燕屎，而无绿青、术、升麻、由跋、赭魁、青蘘、鹰屎白，乃与本书互相参差，可见著书之难，以濒湖之博洽，冠古今者，而前后抵牾，疑非一人手笔，近世如缪仲淳《本草经疏》、张路玉《本经逢原》，经文皆据《纲目》，而于此等，疑窦不一为之疏通证明，甚至以《别录》等说，混作《经》言，朱紫无别，根干不分，盖医学之榛芜至于今而极矣。《本经》主治，其文简质古奥，即未必果出炎帝，要亦先秦古书，世惟知《素问》为医之祖，而于《神农本经》无有过而问者，岂不重可慨哉，今姑即《纲目》所载，采录成编，名例数条仍冠于首，异日当重为校补与海内同志共珍之。

---

　　① 己丑：清光绪十五年（1889）。
　　② 日华：书名，唐代药学家日华子撰《日华子诸家本草》，简称《日华本草》，20 卷，600 多种。原书已散佚，佚文见《类证本草》《本草纲目》中。

神农本草经

〔日〕森立之 辑

李顺保 主校注

张新迪 协校注

学苑出版社

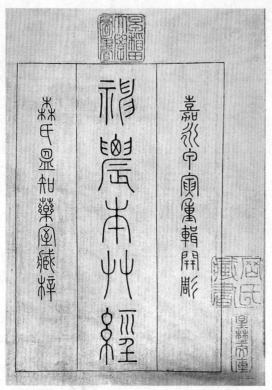

《神农本草经》森立之刻本书影（封面）

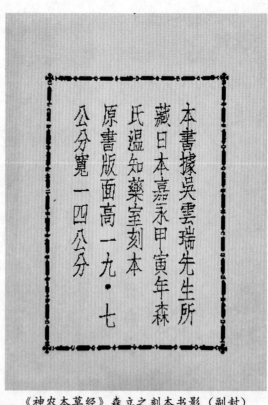

《神农本草经》森立之刻本书影（副封）

校 注 说 明

一、作者简介

森立之（1807～1885），又名森立夫，号枳园居士。出生于日本七代世医之家，先后从师涩江全善、伊泽兰轩、多纪无坚等医学大家。森立之，系日本江户后期的杰出的医学家、文献学家、考据学家。

森立之著作颇丰，计 180 种，涉及文学、文献学、考据学、历史、博物等诸多领域，但最多最重要的是医学，其医学著作有：《神农本草经》《素问考注》《金匮要略考注》《伤寒论考注》《灵枢考注》《扁鹊仓公传考注》等。其他非医学类著作恕不做介绍。

森立之曾担当江户医学馆教官，且从事临床医学实践，故积累了丰富的中医基础知识和临床医学经验，是日本江户后期汉方医学的光辉典范，亦对我国中医的研究、发展有一定的影响。

二、内容简介

该书载中药 357 种（上品 125 种，中品 114 种，下品 118 种）皆据《千金方》《医心方》《新修本草》《和名本草》等书为其根源，不同《本草纲目》的"目录"。

该书系五卷本，上卷（卷上）有多纪元坚的"序"和森立之的自"序"。中卷（卷中）分上品、中品、下品三卷。每味药物皆有四气五味及功能阐述，但无药物归经。下卷（卷下）附"考异"。

该书所载药物内容，基本与顾观光本相差无几，仅顺序排列、个别字句有差异，但森立之本"引证博且精"，较孙星衍和顾观光本严谨精确。

三、版本简介

1. 日本嘉永七年本：嘉永七年（1854）温知药室刻本，现藏中国科学院图书馆、中国中医科学院图书馆。

2. 日本昭和八年本：昭和八年（1933）东京文祥堂书店重印温知药室藏梓，因是同一刻本，翻印而已，故无差别。现藏中国中医科学院图书馆。

3. 1955 年群联出版社影印本。

4. 1957 年上海卫生出版社影印本。

神农本草经

四、选用版本介绍

本书选用中国中医科学院所藏日本嘉永七年温知药室刻本和昭和八年文祥堂书店翻印本作为底本，该刻本系吴云瑞先生所藏日本嘉永甲寅年森氏温知药室刻本，原书版面高 19.7 公分，宽 14 公分。

旁校和参校本则选用：孙星衍、孙冯翼本，顾观光本，《千金方》《太平御览》《医心方》《新修本草》等。

五、新版式说明

1. 原书系繁体字竖排本，无标点和符号，今改为现代简化字横排本。采用现代汉语标点和符号。原书中的"右"，一律改为"上"。

2. 原书中的古体字、异体字、俗写字，一律改为现代通用字。假借字视文体情况而定改正。

3. 原书中的药名仍保持原名，不改用现代通用名。

4. 凡中医中药特殊用字，一律不改现代简化字，如"癥瘕"等。

5. 原书中双行小字注文，今改排五楷字单行。

李顺保

2021 年 5 月

《神农本草经》序

　　医经从来，鲜有古本，至《本草经》而极矣。盖《素》《灵》《难经》及仲景书，俱有宋人所校。如《本草经》，则自陶隐居为之《集注》，而苏长史①续有《新修》之撰，而后转辗附益非一。而旧经之文，竟并合于诸家书中，无复专本之能传于后矣。赭鞭之事，邈乎远矣。要是往圣识识相因之遗言，则后之讲药性之理者，舍此将何从焉？但其转辗附益之非一，朱墨之相错，文字讹脱，亦复在所不免，此岂可听其沿革而不知所以考订之也耶？明卢不远②有见于斯，摘录为编，以收入于《医种子》中。然不远本无学识，徒采之李氏《纲目》，纰缪百出，何有于古本乎！嘉庆中孙伯渊③及凤卿有辑校本，颇称精善，然其叙次犹据李氏，而其名目亦或私意更改，且以序例退置编末，附以药对、诸药佐使，如此之类，均不免杜撰，顾彼土唐以上旧帙之存者不似。

　　皇国之多，文献无征，仍所以有此陋也欤。福山医员森立夫，才敏力学，枕藤此经，盖亦有年，近日征之唐以上旧帙，恍然悟古本之叙次，因又推而是正朱墨混淆者，参互审勘，务复隐居所睹之旧，录成清本，刊印传布之。盖《本草经》旧本面目，于是乎始显白于世。使后之讲药性者，人人得津逮于此，则立夫之功，不亦伟欤。立夫更著《本草经》考注若干卷，考证极密。余将怂恿其成，以俾与此本并行云。

　　嘉永七年④岁在阏逢摄提格五月壬子江户侍医尚药兼医学教谕丹波元坚撰

---

　　① 苏长史：苏敬（599～674），别名苏恭、苏鉴，河南淮阳人。唐代医学家，主持编撰《新修本草》，又名《唐本草》。被誉为世界上第一部药典。另合编《三家脚气论》。因曾担任右监门府长史等官职，故又称苏长史。

　　② 卢不远：卢复，字不远，明代医家，生平简介，参看《神农本经》"校注说明"。

　　③ 孙伯渊：孙星衍。字渊如、伯渊，清代文人，生平简介，参看《神农本经》"校注说明"。

　　④ 嘉永七年：日本天皇孝明年号，七年即1854年。

重辑《神农本草经》序

　　夫医之有《本草》，犹学者之有《说文》①也；药性之有良毒，犹篆文之有六书②也。未有不辨药性而能为医者，亦未有不知篆文而能为字者也。余从幼注意于本草学，日夜研究，殆三十年矣。每叹近世以《本草》为家者，大抵奉李氏《纲目》以为圭臬③，不知古本草之为何物，则其弊有不可胜道者焉。余尝窃欲复古本草之旧，仍取《证类本草》读之，而始知《纲目》之杜撰妄改不足据矣。再校以《新修本草》，而又知《证类》之已经宋人删改不足信也。更以真本《千金方》，及皇国《医心方》④《太平御览》所引校之，而知苏敬时校改亦复不少也。于是反复校雠，而后白黑二文始得复陶氏之旧。白黑二文始得复陶氏之旧，而后神农之经，可因以窥其全貌焉。遂就中采摭白字，辑为四卷。

　　考经名以本草者，盖谓药物以草为本。故《说文解字》云："药，治病草也。"《吕氏春秋·孟夏纪》云："是月也，聚蓄百药。"高诱注："是月，阳气极，百草成，故聚积也。"百药即是为百草所成，则可见药物以草为本也，明矣。其玉石、鸟兽、虫鱼属亦谓之药，则六书转注之义。《本经》记药品每称几种，亦与此一例。《本草》释云："药之众者，莫过于草。故举多者，言之本草。惟宗时俊《医家千字文》⑤引。韩保昇⑥云："按药有玉石、草木、虫兽，而直云'本草'者，为诸药中草类最众也。"《证类本草》引。此说是也。

　　其冠以"神农"二字者，犹《内经》冠以"黄帝"二字，未始出神农氏也。陶氏《本草经》序云："轩辕以前，文字未传，如六爻指垂画像，稼穑即事成迹。至于药性所主，当识识相因，不尔者，何由得闻？至桐雷乃著在于篇

---

　　① 说文：书名。《说文解字》之简称。属文字学书，是我国第一部，也是世界最古的书。东汉许慎撰，收字9353，又重文1163。清代段玉裁撰《说文解字注》。
　　② 六书：古人分析汉字的造字方法而归纳为象形、指事、会意、形声、转注、假借六种方法。
　　③ 圭（guī）臬（niè）：圭，古代测日影的器具；臬，射箭的靶子。合指事物的准则。
　　④ 皇国《医心方》：皇国，日本人森立之称日本国。《医心方》系综合性医书，30卷，辑录整理我国唐代前的各种医籍而成，系日人丹波康赖撰于982年。
　　⑤ 医家千字文：医史书。日人惟宗时俊撰于日本永仁元年（1293），主要记载中国唐宋时期医事活动250项，编成四言两句韵语，并详加注释。
　　⑥ 韩保昇：四川人。五代时期药物学家，合编《重广英公本草》20卷，又名《蜀本草》。

简。此书应与《素问》同类，但后人多更修饬之尔。"掌禹锡①等云："盖上世未著文字，师学相传，谓之本草。两汉以来，名医甚多，张机、华佗辈，始因古学，附以新说，通为编述，《本草》由是见于经录，此说是也。"按《帝王世纪》云："炎帝神农氏，尝味草木，宣药疗疾，救夭伤之命，百姓日用而不知，著《本草》四卷。"自此言始出，学者习见，以为《本草》神农所作，而或疑以禹余粮、胡麻为后人所增，殊不知虽白字经文未详成于何时，然以黑字已出，吴普②、李当之③辈推之，则其迥出于西汉以前可寻也，则其有禹余粮、胡麻，乃与《灵枢》有十二水名同例，复奚疑乎？

其书《汉志》不著录，唯《平帝纪·郊祀志》及《楼护传》并有本草之目，盖本草汉时方术之士专修之，所以汉书每连言方术、本草也。其谓上古无为，莫有疾病，纵有微恙，不至沉痼，故云上药养命、中药养性、下药治病，是固神农家古义。孙真人④云："古者日长，药在土下，自养经久，气味真实，百姓少欲，禀气忠信，感病轻微，易为医疗。"此之谓也。其上、中二品中，多有轻身延年之语者，盖谓此诸药，便为益气通脉之物，多服之，则耳目聪明、九窍通畅，久服乃至轻身延年也。

如古本草分类次序，以玉石为第一，次之以草木，次之以虫兽，次之以果菜，次之以米食。凡药以远于常食者为尊，故置之最初，以人常食者为卑，故置之最后，其尊卑等级，乃与《素问·上古天真论》所称"真人、至人、圣人、贤人"次第正同。《医心方》引《养生要集》云："郗悟《千金》载此文，悟作悟论服药云："夫欲服食，当寻性理所宜，审冷热之适，不可见彼得力，我便服之。初御药，先草次木次石，将药之大较，所谓精粗相代，阶粗以至精者也。"可以证矣。

其卷数，《隋志》有《神农本草经》三卷旧、新唐志并同；又有《神农本草》四卷，雷公集注；《本草经》四卷，蔡英撰；《本草钞》四卷。《帝王世纪》云："炎帝神农氏，著《本草》四卷。"《抱朴子》亦引《神农》四经，陶氏序云："今之所存，有此四卷，是其本经。"而《嘉祐本草》掌禹锡云："唐本亦作四卷。"韩保昇亦云："《神农本草》上、中、下并序录，合四卷。"然则陶氏以前本经正文必是四卷。据上药本上经、中药本中经、下药本下经之文，则三品三卷，并序录为四卷，宜如保昇所言也。而掌禹锡乃云："四字当做三，传写之

---

① 掌禹锡：字唐卿，河南郾城人。北宋地理学家、药物学家，合编《嘉佑补注神农本草经》20卷和《图经本草》20卷。
② 吴普：江苏广陵人。三国时期医家，华佗弟子，撰《吴普本草》《华佗药方》两书均散佚。
③ 李当之：三国时期药学家，华佗弟子，撰《李当之药录》《李当之药方》《李当之本草经》，均已散佚。
④ 孙真人：孙思邈（581～682），陕西耀县人，唐代药学家，撰《千金要方》《千金翼方》各30卷，后世称"药王"。因入道教，号真人。

误也。"何则？按梁《七录》①云："《神农本草》三卷。"又据今《本经》陶序后朱书云："《本草经》卷上、卷中、卷下，卷上注云："序药性之源本，论病名之形诊。"卷中云："玉石、草木三品。"卷下云："虫兽、果菜、米食三品。"即不云三卷外别有序录。明知韩保昇所云，又据误本，妄生曲说。今当从三卷为正，此说非是。何以知然？陶序后有云："上三卷其中下两卷，药合七百三十种。"据此则知陶所云"三卷"者，即唐宋诸类书等所引《本草经》朱墨混杂者。而《梁录》《隋志》所称《神农本草经》三卷，盖斥是也。若陶氏以前本，则必是四卷，非三卷也。而《纲目》序例，载《本草经》上药百二十品、中药百二十品、下药百二十五品目录。明代卢复《医种子》本依之，妄意条析，以充《本经》三卷之数，则潜妄不足据矣。清代孙星衍所辑《神农本经》三卷，考证颇精，然其体式，一依《证类》，此亦未足据也。今复古体，以序录为一卷，上药为一卷，中药为一卷，下药为一卷，凡四卷。

至于每卷各药次序，更不可问，但《证类》陶序后，引唐本注云："岂使草木同品，虫兽共条，披览既难，图绘非易"，据此则知苏敬以前陶氏七卷本，必是草木同品、虫兽共条矣。今据真本《千金方》及《医心方》所载七情条例，以草木混同、虫兽合并；如其无七情药，则依见存旧钞《新修本草》次序以补之。《新修》所缺则又依《本草和名》以足之。《本草和名》部分及药名次序，本之《新修本草》，故今复依之。

每条体例，一依《太平御览》，药名下直列一名，《证类本草》黑字鸱鹕屎，一名蜀水花，《新修本草》同，此特与《御览》合，据此则今本以一名置条末者，系苏敬所改。此条偶未历校改，足观旧本面目也。次举气味，干漆及白头翁条，气味下有"无毒"二白字，《御览》白头翁下亦有此二字，因考。每条无毒、有毒等语，原是白字，今此二条，白字无毒，黑字有毒，仅存古色，且《御览》及《嘉祐》，往往引吴氏载《神农》无毒等语，则无毒、有毒等字，盖《本经》既有之，《别录》亦有，陶朱墨杂书时，其相同者，皆从墨字例。但此二条，《本经》无毒，《别录》有毒，故不得不朱墨两书。《开宝》重定时，依此亦白黑两书也。可知《御览》撰修时，此二字已朱书也。然《御览》无毒、有毒等字，或有或无、殆不一定，今不得悉依此以补订，姑录俟考。次记出处，《御览》气味下每有"生山谷"等语，必是朱书原文。主治末亦有"生太山"等字，必是墨书原文。苏敬《新修》时，一变此体，直于主治下，记"生太山山谷"等语。《开宝》以后，全仿此体，古色不可见。今依《御览》补"生山谷"等字。陶氏以前之旧面，盖如此矣。但朱书原文，或有已经后人掺入者。《尔雅》释文引《本草》云："苦菜生益州川谷。"《名医别录》云："生山陵道旁。"是似"益州"二字，本经朱字已有之。而《颜氏家训》②云："《本草》，神农所述，而有豫章朱崖等郡县名，皆由后人所掺，非本文也。"然则陆氏所见七卷《本草》，已

---

① 七录：书目名，南朝梁阮孝绪撰，分经典、记转、子兵、文集、术伎、佛法、仙道七录。

② 颜氏家训：书名，南北朝时期的学者、文学家、官员颜之推撰，7卷20篇，是古代家庭教育读本，影响极深，后世称"古今家训之祖"。

为掺入本，未必仿于苏敬时也。次录主治，今本白字中，亦似间有错入黑字者，滑石、车前子、石韦、瞿麦、发发、燕矢、班苗、贝子、冬葵子条，并有"癃"字。石胆、石龙刍、石龙子、桑螵蛸、马刀条，并有"淋"字。石蚕条，"癃""淋"并称之类是也。今不可分别，以备后日参考耳。经文一从《证类本草》，是为《开宝》以来摹刻所传，尤可据也。其白黑分书，《大观》《政和》二本，互有出入。

及皇国所传各种古籍，唐宋诸类书所引，异同不少。亦皆一一校勘，别作考异，以附于后。但恐寡闻浅见，不免遗漏，以俟识者补订耳。

嘉永七年甲寅正月福山森立之书于员山温知药室中

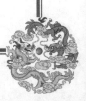

《本草经》序录

上药一百二十种为君，主养命，以应天。无毒，多服久服不伤人。欲轻身益气不老延年者，本上经。

中药一百二十种为臣，主养性，以应人。无毒有毒，斟酌其宜。欲遏病补虚羸者，本中经。

下药一百二十五种为佐使，主治病，以应地。多毒，不可久服。欲除寒热邪气、破积聚愈疾者，本下经。

药有君臣佐使，以相宣摄，合和宜用一君二臣五佐，又可一君臣九佐。

药有阴阳配合，子母兄弟，根茎花实，草石骨肉。有单行者，有相须者，有相使者，有相畏者，有相恶者，有相反者，有相杀者，凡此七情，合和视之。当用相须、相使者良，勿用相恶、相反者。若有毒宜制，可用相畏、相杀者，不尔勿用也。

药有酸咸甘苦辛五味，又有寒热温凉四气，及有毒无毒、阴干暴干、采治时月、生熟、土地所出、真伪陈新，并各有法。

药有宜丸者，宜散者，宜水煮者，宜酒渍者，宜膏煎者，亦有一物兼宜者，亦有不可人入汤酒者，并随药性，不得违越。

欲治病，先察其源，候其病机。五脏未虚，六腑未竭，血脉未乱，精神未散，服药必活。若病已成，可得半愈，病势已过，命将难全。

若用毒药疗病，先起如黍粟，病去既止，不去倍之，不去十之取去为度。

治寒以热药，治热以寒药，饮食不消以吐下药，鬼注蛊毒以毒药，痈肿疮瘤以疮药，风湿以风湿药，各随其所宜。

病在胸膈以上者，先食后服药；病在心腹以下者，先服药而后食。病在四肢血脉者，宜空腹而在旦；病在骨髓者，宜饱满而在夜。

夫大病之主，有中风伤寒、寒热温疟、中恶霍乱、大腹水肿、肠澼下利、大小便不通、奔豚上气、咳逆呕吐、黄疸消渴、恶饮癖食、坚积癥瘕、惊邪癫痫、鬼注、喉痹齿痛、耳聋目盲、金创踒折、痈肿恶疮、痔瘘瘿瘤，男子五劳七伤、虚乏羸瘦，女子带下崩中、血闭阴蚀，虫蛇蛊毒所伤。此大略宗兆，其间变动校叶，各宜依端绪以取之。

本草经卷上

玉泉	丹砂	水银	空青	曾青
白青	扁青	石胆	云母	朴硝
硝石	矾石	滑石	紫石英	白石英
五色石脂	大一禹余粮	禹余粮	青芝	赤芝
黄芝	白芝	黑芝	紫芝	赤箭
茯苓	松脂	柏实	菌桂	牡桂
天门冬	麦门冬	术	女萎	干地黄
菖蒲	远志	泽泻	薯蓣	菊花
甘草	人参	石斛	石龙芮	石龙刍
落石	王不留行	蓝实	景天	龙胆
牛膝	杜仲	干漆	卷柏	细辛
独活	升麻	柴胡	房葵	著实
酸枣	槐实	枸杞	橘柚	奄闾子
薏苡子	车前子	蛇床子	茵陈蒿	漏芦
菟丝子	白英	白蒿	肉苁蓉	地肤子
析蓂子	茺蔚子	木香	蒺藜子	天名精
蒲黄	香蒲	兰草	云实	徐长卿
茜根	营实	旋花	白兔藿	青蘘
蔓荆实	秦椒	女贞实	桑上寄生	蕤核
辛夷	木兰	榆皮	龙骨	牛黄
牛角鰓	麝香	发发	熊脂	石蜜
蜡蜜	蜂子	白胶	阿胶	丹雄鸡
雁肪	牡蛎	鲤鱼胆	蠡鱼	葡萄
莲蓼	大枣	藕实	鸡头实	白瓜子
瓜蒂	冬葵子	苋实	苦菜	胡麻
麻蕡				

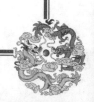

玉泉 一名玉札。味甘，平。生山谷。治五脏百病，柔筋强骨，安魂魄，长肌肉，益气。久服耐寒暑，不肌渴。不老神仙，人临死服五斤，死三年色不变。

丹砂 味甘，微寒。生山谷。治身体五脏百病，养精神，安魂魄，益气明目，杀精魅邪恶气。久服通神明不老。能化为汞。

水银 味辛，寒。生山谷。治疥瘙痂疡白秃，杀皮肤中虫虱，堕胎，除热，杀金、银、铜、锡毒，熔化还复为丹。久服神仙不死。

空青 味甘，寒。生山谷。治青盲耳聋，明目，利九窍，通血脉，养精神。久服轻身延年不老。能化铜、铁、铅、锡作金。

曾青 味酸，小寒。生山谷。治目痛，止泪出，风痹，利关节，通九窍，破癥坚积聚。久服轻身不老。能化金、铜。

白青 味甘，平。生山谷。明目，利九窍，耳聋，心下邪气，令人吐，杀诸毒三虫。久服通神明，轻身延年不老。

扁青 味甘，平。生山谷。治目痛，明目，折跌痈肿，金疮不瘳，破积聚，解毒气，利精神。久服轻身不老。

石胆 一名毕石。味酸，寒。生山谷。明目，目痛，金疮，诸痫痉，女子阴蚀痛，石淋寒热，崩中下血，诸邪毒气，令人有子。炼饵服之不老，久服增寿神仙，能化铁为铜，成金银。

云母 一名云珠，一名云华，一名云英，一名云液，一名云砂，一名磷石。味甘，平。生山谷。治身皮死肌，中风寒热如在车船上，除邪气，安五脏，益子精，明目。久服轻身延年。

朴消 味苦，寒。生山谷。治百病，除寒热邪气，逐六腑积聚，结固留癖，能化七十二种石。炼饵服之，轻身神仙。

消石 一名芒消。味苦，寒。生山谷。治五脏积热，胃胀闭，涤去蓄结饮

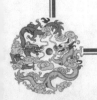

食，推陈致新，除邪气。炼之如膏，久服轻身。

矾石 一名羽涅。味酸，寒。生山谷。治寒热泄痢，白沃阴蚀，恶疮目痛，坚骨齿。炼饵服之，轻身不老增年。

滑石 味甘，寒。生山谷。治身热泄澼，女子乳难，癃闭，利小便，荡胃中积聚寒热，益精气。久服轻身，耐饥长年。

紫石英 味甘，温。生山谷。治心腹咳逆邪气，补不足，女子风寒在子宫，绝孕十年无子。久服温中，轻身延年。

白石英 味甘，微温。生山谷。治消渴，阴痿不足，咳逆，胸隔间久寒，益气，除风湿痹。久服轻身长年。

五色石脂 味甘，平。生山谷。治黄疸，泄痢，肠澼，脓血，阴蚀，下血赤白，邪气痈肿，疽痔恶疮，头疡疥瘙。久服补髓益气，肥健不肌，轻身延年。五石脂各随五色补五脏。

大一禹余粮 一名石脑。味甘，平。生山谷。治咳逆上气，癥瘕，血闭漏下，除邪气。久服耐寒暑不饥，轻身飞行千里神仙。

禹余粮 味甘，寒。生池泽。治咳逆，寒热烦满，下利赤白，血闭癥瘕大热。炼饵服之，不饥，轻身延年。

青芝 一名龙芝。味酸，平。生山谷。明目，补肝气，安精魂，仁恕。久食轻身不老，延年神仙。

赤芝 一名丹芝。味苦，平。生山谷。治胸中结，益心气，补中，增慧智，不忘。久食轻身不老，延年神仙。

黄芝 一名金芝。味甘，平。生山谷。治心腹五邪，益脾气，安神，忠信和乐。久食轻身不老，延年神仙。

白芝 一名玉芝。味辛，平。生山谷。治咳逆上气，益肺气，通利口鼻，强志意勇悍，安魄。久食轻身不老，延年神仙。

黑芝　一名玄芝。味咸，平。生山谷。治癃，利水道，益肾气，通九窍，聪察。久食轻身不老，延年神仙。

紫芝　一名木芝。味甘，温。生山谷。治耳聋，利关节，保神益精气，坚筋骨，好颜色。久服轻身不老，延年神仙。

赤箭　一名离母，一名鬼督邮。味辛，温。生川谷。杀鬼精物，治蛊毒恶气。久服益气力，长阴肥健，轻身增年。

伏苓　一名伏菟。味甘，平。生山谷。治胸胁逆气，忧恚，惊邪，恐悸，心下结痛，寒热，烦满咳逆，止口焦舌干，利小便。久服安魂养神，不饥延年。

松脂　一名松膏，一名松肪。味苦，温。生山谷。治痈疽恶疮，头疡白秃，疥瘙风气，安五脏，除热。久服轻身，不老延年。

柏实　味甘，平。生山谷。治惊悸，安五脏，益气，除风湿痹。久服令人润泽美色，耳目聪明，不饥不老，轻身延年。

菌桂　味辛，温。生山谷。治百病，养精神，和颜色，为诸药先娉通使。久服轻身不老，面生光华，媚好常如童子。

牡桂　味辛温，生山谷。治上气咳逆，结气，喉痹吐吸，利关节，补中益气。久服通神，轻身不老。

天门冬　一名颠勒。味苦平，生山谷。治诸暴风湿偏痹，强骨髓，杀三虫，去伏尸。久服轻身益气延年。

麦门冬　味甘平，生川谷。治心腹结气，伤中伤饱，胃络脉绝，羸瘦短气。久服轻身，不老不饥。

术　一名山蓟。味苦温，生山谷。治风寒湿痹死肌、痉、疸，止汗除热，

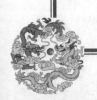

消食，作煎饵。久服轻身，延年不饥。

女萎 味甘，平。生川谷。治中风暴热不能动摇，跌筋结肉，诸不足。去面黑皯，好颜色润泽，久服轻身不老。

干地黄 一名地髓。味甘，寒。生川泽。治折跌绝筋，伤中，逐血痹，填骨髓，长肌肉，作汤，除寒热积聚，除痹，生者尤良。久服轻身不老。

昌蒲 一名昌阳。味辛，温。生池泽。治风寒湿痹，咳逆上气，开心孔，补五脏，通九窍，明耳目，出音声。久服轻身，不忘，不迷惑，延年。

远志 一名棘菀，一名要绕，一名细草。味苦，温。生川谷。治咳逆伤中，补不足，除邪气，利九窍，益智慧，耳目聪明，不忘，强志，倍力。久服轻身不老。叶名小草。

泽泻 一名水泻，一名芒芋，一名鹄泻。味甘，寒。生池泽。治风寒湿痹，乳难，消水，养五脏，益气力，肥健。久服耳目聪明，不饥，延年，轻身，面生光，能行水上。

薯蓣 一名山芋。味甘，温。生山谷。治伤中，补虚羸，除寒热邪气。补中，益气力，长肌肉。久服耳目聪明，轻身，不饥，延年。

菊花 一名节华。味苦，平。生川泽。治风头，头眩肿痛，目欲脱，泪出，皮肤死肌，恶风湿痹。久服利血气，轻身耐老延年。

甘草 味甘，平。生川谷。治五脏六府寒热邪气，坚筋骨，长肌肉，倍力，金疮尰，解毒。久服轻身延年。

人参 一名人衔，一名鬼盖。味甘，微寒。生山谷。补五脏，安精神，定魂魄，止惊悸，除邪气，明目，开心益智。久服轻身延年。

石斛 一名林兰。味甘，平。生山谷。治伤中，除痹下气，补五脏，虚劳羸瘦，强阴。久服厚肠胃，轻身延年。

石龙芮 一名鲁果能，一名地椹。味苦，平。生川泽。治风寒湿痹，心腹邪气，利关节，止烦满。久服轻身明目，不老。

石龙刍 一名龙须，一名续断。味苦，微寒。生山谷。治胸腹邪气，小便不利，淋闭，风湿，鬼疰，恶毒。久服补虚羸，轻身，耳目聪明，延年。

落石 一名石鲮。味苦，温。生川谷。治风热死肌，痈伤，口干舌焦，痈肿不消，喉舌肿，水浆不下。久服轻身明目，润泽好颜色，不老延年。

王不留行 味苦，平。生山谷。治金疮，止血逐痛，出刺，除风痹内寒。久服轻身，耐老增寿。

蓝实 味苦，寒。生平泽。解诸毒，杀蛊蚑注鬼螫毒。久服头不白轻身。

景天 一名戒火，一名慎火。味苦，平。生川谷。治大热火疮，身热烦，邪恶气。花：治女人漏下赤白。轻身明目。

龙胆 一名陵游。味苦，寒。生川谷。治骨间寒热，惊痫邪气，续绝伤，定五脏，杀蛊毒。久服益智不忘，轻身耐老。

牛膝 一名百倍。味苦，平。生川谷。治寒湿痿痹，四肢拘挛，膝痛不可屈伸，逐血气，伤热火烂，堕胎。久服轻身耐老。

杜仲 一名思仙。味辛，平。生山谷。治腰脊痛，补中益精气，坚筋骨，强志，除阴下痒湿，小便余沥。久服轻身，耐老。

干漆 味辛，温。无毒，生川谷。治绝伤，补中，续筋骨，填髓脑，安五脏，五缓六急，风寒湿痹。生漆：去长虫。久服身轻耐老。

卷柏 一名万岁。味辛，温。生山谷。治五脏邪气。女子阴中寒热痛，癥瘕，血闭绝子。久服轻身，和颜色。

细辛 一名小辛。味辛，温。生川谷。治咳逆，头痛脑动，百节拘挛，风湿痹痛死肌。久服明目，利九窍，轻身长年。

独活 一名羌活，一名羌青，一名护羌使者。味苦，平。生川谷。治风寒所击，金疮止痛，贲豚，痫痉，女子疝瘕。久服轻身耐老。

升麻 一名周麻。味甘，平。生山谷。解百毒，杀百精老物殃鬼，辟瘟疫瘴邪蛊毒。久服不夭，轻身长年。

柴胡 一名地熏。味苦，平。生川谷。治心腹肠胃中结气，饮食积聚，寒热邪气，推陈致新。久服轻身，明目益精。

房葵 一名黎盖。味辛，寒。生川谷。治疝瘕肠泄，膀胱热结，溺不下，咳逆，温疟，癫痫，惊邪狂走。久服坚骨髓，益气轻身。

著实 味苦，平。生山谷。治阴痿水肿，益气，充肌肤，明目，聪慧先知。久服不饥，不老轻身。

酸枣 味酸，平。生川泽。治心腹寒热邪结气，四肢酸疼湿痹。久服安五脏，轻身延年。

槐实 味苦，寒。生平泽。治五内邪气热，止涎唾，补绝伤，五痔火疮，妇人乳瘕，子脏急痛。

枸杞 一名杞根，一名地骨，一名苟忌，一名地辅。味苦，寒。生平泽。治五内邪气，热中消渴，周痹，久服坚筋骨，轻身耐老。

橘柚 一名橘皮。味辛，温。生川谷。治胸中瘕热气，利水谷。久服去臭下气，通神。

奄闾子 味苦，微寒。生川谷。治五脏瘀血，腹中水气，胪胀留热，风寒湿痹，身体请痛。久服轻身，延年不老。

薏苡子 一名解蠡。味甘，微寒。生平泽。治筋急拘挛不可屈伸，风湿痹，下气。久服轻身益气。其根下三虫。

车前子 一名当道。味甘，寒。生平泽。治气癃，止痛，利水道小便，除湿痹。久服轻身耐老。

蛇床子 一名蛇粟，一名蛇米。味苦，平。生川谷。治妇人阴中肿痛，男子阴痿湿痒，除痹气，利关节，癫痫恶疮。久服轻身。

茵陈蒿 味苦，平。治风湿寒热邪气，热结黄疸。久服轻身，益气耐老。

漏芦 一名野兰。味苦，寒。生山谷。治皮肤热，恶疮疽痔，湿痹，下乳汁。久服轻身益气，耳目聪明，不老延年。

菟丝子 一名菟芦。味辛，平。生山谷。续绝伤，补不足，益气力，肥健。汁：去面皯。久服明目，轻身延年。

白英 一名谷菜。味甘，寒。生山谷。治寒热，八疸，消渴，补中益气。久服轻身延年。

白蒿 味甘，平。生川泽。治五脏邪气，风寒湿痹，补中益气，长毛发令黑，疗心悬，少食常饥。久服轻身，耳目聪明不老。

肉苁蓉 味甘，微温。生山谷。治五劳七伤，补中，除茎中寒热痛，养五脏，强阴，益精气，多子，妇人癥瘕。久服轻身。

地肤子 一名地葵。味苦，寒。生平泽。治膀胱热，利小便，补中益精气。久服耳目聪明，轻身耐老。

析蓂子 一名蔑菥，一名大戟，一名马辛。味辛，微温。生川泽。明目，目痛泪出，除痹，补五脏，益精光。久服轻身不老。

茺蔚子 一名益母，一名益明，一名大札。味辛，微温。生池泽。明目益精，除水气。久服轻身。茎：治瘾疹痒，可作浴汤。

木香 味辛温，生山谷。治邪气，辟毒疫温鬼，强志，治淋露。久服不梦寤魇寐。

蒺藜子 一名旁通，一名屈人，一名止行，一名豺羽，一名升推。味苦，温。生平泽。治恶血，破癥结积聚，喉痹乳难。久服长肌肉，明目轻身。

天名精 一名麦句姜，一名虾蟆蓝，一名豕首。味甘，寒。生川泽。治瘀血血瘕欲死，下血，止血，利小便，除小虫，去痹，除胸中结热，止烦渴。久服轻身耐老。

蒲黄 味甘，平。生池泽。治心腹膀胱寒热，利小便，止血消瘀血。久服轻身，益气力，延年神仙。

香蒲 一名睢。味甘，平。生池泽。治五脏心下邪气，口中烂臭，坚齿，明目聪耳。久服轻身耐老。

兰草 一名水香。味辛，平。生池泽。利水道，杀蛊毒，辟不祥。久服益气，轻身不老，通神明。

云实 味辛，温。生川谷。治泄利肠澼，杀虫蛊毒，去邪恶结气，止痛，除寒热。花：见鬼精物，多食令人狂走。久服轻身，通神明。

徐长卿 一名鬼督邮。味辛，温。生山谷。治鬼物百精蛊毒，疫疾邪恶气，温疟。久服强悍轻身。

茜根 味苦，寒。生山谷，治寒湿风痹，黄疸，补中。

营实 一名墙薇，一名墙麻，一名牛棘。味酸，温。生川谷。治痈疽恶疮，结肉跌筋，败疮热气，阴蚀不瘳，利关节。

旋花 一名筋根花，一名金沸。味甘，温。生平泽。益气，去面奸黑色，媚好。其根，味辛，治腹中寒热邪气，利小便。久服不饥轻身。

白兔藿 一名白葛。味苦，平。生山谷。治蛇虺、蜂虿、猘狗、菜、肉、蛊毒，鬼注。

青蘘 味甘，寒。生川谷。治五脏邪气，风寒湿痹，益气，补脑髓，坚筋骨。久服耳目聪明，不饥不老，增寿。巨胜，苗也。

蔓荆实 味苦，微寒。生山谷。治筋骨间寒热，湿痹拘挛，明目坚齿，利九窍，去白虫。久服轻身耐老。小荆实，亦等。

秦椒 味辛，温。生川谷。治风邪气，温中，除寒痹，坚齿，长发，明目。久服轻身，好颜色，耐老，增年，通神。

女贞实 味苦，平。生川谷。补中安脏，养精神，除百疾。久服肥健，轻身不老。

桑上寄生 一名寄屑，一名寓木，一名宛童。味苦，平。生川谷。治腰痛，小儿背强，痈肿，安胎，充肌肤，坚发齿，长须眉。其实：明目，轻身，通神。

蕤核 味甘，温。生川谷。治心腹邪结气，明目，目痛赤伤泪出。久服轻身，益气，不饥。

辛夷 一名辛矧，一名侯桃，一名房木。味辛，温。生川谷。治五脏身体寒风，风头脑痛，面皯。久服下气，轻身明目，增年耐老。

木兰 一名林兰。味苦，寒。生山谷。治身有大热在皮肤中，去面热，赤疱，酒皶，恶风癫疾，阴下痒湿，明目。

榆皮 一名零榆。味甘，平。生山谷。治大小便不通，利水道，除邪气。久服轻身不饥。其实，尤良。

龙骨 味甘，平。生川谷。治心腹鬼注，精物老魅，咳逆，泄利脓血，女子漏下，癥瘕坚结，小儿热气惊痫。龙齿：治小儿、大人惊痫癫疾狂走，心下结气，不能喘息，诸痉，杀精物。久服轻身，通神明，延年。

牛黄 味苦，平。生平泽。治惊痫寒热，热盛狂痉，除邪逐鬼。

牛角鰓 下闭血，瘀血疼痛，女子带下血。髓：补中填骨髓，久服增年，

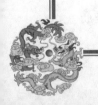

胆：可丸药。

麝香 味辛，温。生川谷。辟恶气，杀鬼精物，温疟，蛊毒，痫痉，去三虫。久服除邪，不梦寤魇寐。

发发 味苦，温。生平泽。治五癃，关格，不得小便，利水道，治小儿痫，大人痓，仍自还神化。

熊脂 味甘微，寒。生山谷。治风痹不仁，筋急，五脏腹中积聚，寒热羸瘦，头疡白秃，面皯皰。久服强志，不饥轻身。

石蜜 一名石饴。味甘，平。生山谷。治心腹邪气，诸惊痫痉，安五脏，诸不足，益气补中，止痛解毒，除众病，和百药。久服强志轻身，不饥不老。

蜜蜡 味甘，微温。生山谷。治下利脓血，补中，续绝伤金创，益气不饥耐老。

蜂子 一名蜚零。味甘，平。生山谷。治风头，除蛊毒，补虚羸伤中。久服令人光泽，好颜色不老。大黄蜂子，治心腹胀满痛，轻身益气。土蜂子，治痈肿。

白胶 一名鹿角胶。味甘，平。治伤中劳绝，腰痛羸瘦，补中益气，妇人血闭无子，止痛安胎。久服轻身延年。

阿胶 一名傅致胶。味甘，平。出东阿。治心腹内崩，劳极洒洒如疟状，腰腹痛，四肢酸疼，女子下血，安胎。久服轻身益气。

丹雄鸡 味甘，微温。生平泽。治女子崩中漏下赤白沃，补虚温中，止血通神，杀毒辟不祥。头：杀鬼。肪：治耳聋。鸡肠：治遗尿。肶胵裹黄皮：治泄利。矢白：治消渴，伤寒寒热。翮羽：下血闭。鸡子：除热火疮，治痫痉，可作虎魄神物。鸡白蠹：能肥猪。

雁肪 一名鹜肪。味甘，平。生池泽。治风击拘急，偏枯，气不通利。久服益气不饥，轻身耐老。

牡蛎 一名蛎蛤。味咸，平。生池泽。治伤寒寒热，温疟洒洒，惊恚怒气，除拘缓鼠瘘，女子带下赤白。久服强骨节，杀邪鬼，延年。

鲤鱼胆 味苦，寒。生池泽。治目热赤痛，青盲，明目。久服强悍，益志气。

蠡鱼 一名鲖鱼。味甘，寒。生池泽。治湿痹面目浮肿，下大水。

葡萄 味甘，平。生山谷。治筋骨湿痹，益气倍力强志，令人肥健，耐饥忍风寒。久食轻身不老，延年。可作酒。

莲薁 一名覆盆。味酸，平。生平泽。安五脏，益精气，长阴令坚，强志倍力，有子。久服轻身不老。

大枣 味甘，平。生平泽。治心腹邪气，安中养脾，助十二经，平胃气，通九窍，补少气少津，身中不足，大惊，四肢重，和百药。久服轻身长年。叶：覆麻黄能出汗。

藕实茎 一名水芝丹。味甘，平。生池泽。补中养神，益气力，除百疾。久服轻身耐老，不饥延年。

鸡头实 一名雁喙实。味甘，平。生池泽。治湿痹腰脊膝痛，补中，除暴疾，益精气，强志，耳目聪明。久服轻身不饥，耐老神仙。

白瓜子 一名水芝。味甘，平。生平泽。令人悦泽，好颜色，益气不饥。久服轻身耐老。

瓜蒂 味苦寒，生平泽。治大水，身面四肢浮肿，下水，杀蛊毒，咳逆上气，食诸果不消，病在胸腹中，皆吐下之。

冬葵子 味甘，寒。治五脏六腑，寒热羸瘦，五癃，利小便。久服坚骨，长肌肉，轻身延年。

苋实 一名马苋。味甘，寒。生川泽。治青盲明目，除邪，利大小便，去

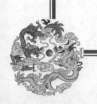

寒热。久服益气力，不饥轻身

　　苦菜　一名荼草、一名选。味苦寒，生川谷。治五脏邪气，厌谷胃痹。久服安心益气，聪察少卧，轻身耐老。

　　胡麻　一名巨胜。味甘，平。生川泽。治伤中虚羸，补五内，益气力，长肌肉，填髓脑。久服轻身不老。叶名青蘘。

　　麻蕡　一名麻勃。味辛，平。生川谷。治七伤，利五脏，下血寒气，多食令人见鬼狂走。久服通神明轻身。麻子：补中益气。久服肥健不老。

本草经卷中

雄黄	雌黄	石钟乳	殷孽	孔公孽
石硫黄	凝水石	石膏	阳起石	磁石
理石	长石	肤青	铁落	当归
防风	秦艽	黄芪	吴茱萸	黄芩
黄连	五味	决明	芍药	桔梗
干姜	芎䓖	蘪芜	藁本	麻黄
葛根	知母	贝母	栝楼	丹参
龙眼	厚扑	猪苓	竹叶	枳实
玄参	沙参	苦参	续断	山茱萸
桑根白皮	松萝	白棘	狗脊	萆薢
通草	石韦	瞿麦	败酱	秦皮
白芷	杜若	蘪木	栀子	合欢
卫矛	紫葳	芜荑	紫草	紫菀
白鲜	白薇	薇衔	枲耳	茅根
百合	酸浆	蠡实	王孙	爵床
王瓜	马先蒿	蜀羊泉	积雪草	水萍
海藻	假苏	犀角	羚羊角	羖羊角
白马茎	牡狗阴茎	鹿茸	伏翼	蝟皮
石龙子	露蜂房	樗鸡	蚱蝉	白僵蚕
木虻	蜚虻	蜚廉	桑螵蛸	䗪虫
蛴螬	蛞蝓	水蛭	海蛤	龟甲
鳖甲	鳝鱼甲	乌贼鱼骨	蟹	梅实
蓼实	葱实	水苏	大豆黄卷	

雄黄 一名黄食石。味苦，平。生山谷。治寒热鼠瘘，恶疮疽痔，死肌，杀精物恶鬼邪气，百虫毒肿，胜五兵。炼食之，轻身神仙。

雌黄　味辛，平。生山谷。治恶疮头秃痂疥，杀毒虫虱，身痒，邪气，诸毒蚀。炼之久服轻身，增年不老。

石钟乳　味甘，温。生山谷。治咳逆上气，明目益精，安五脏，通百节，利九窍，下乳汁。

殷孽　一名姜石。味辛，温。生山谷。治烂伤瘀血，泄利，寒热，鼠瘘，癥瘕，结气。

孔公孽　味辛，温。生山谷。治伤食不化，邪结气，恶疮疽瘘痔，利九窍，下乳汁。

石硫黄　味酸，温。生谷中。治妇人阴蚀，疽痔恶血，坚筋，头秃，能化金、银、铜、铁奇物。

凝水石　一名白水石。味辛，寒。生山谷。治身热，腹中积聚邪气，皮中如火烧烂烦满。水饮之。久服不饥。

石膏　味辛，微寒。生山谷。治中风寒热，心下逆气惊喘，口干舌焦不能息，腹中坚痛，除邪鬼，产乳，金创。

阳起石　一名白石。味咸，微温。生山谷。治崩中漏下，破子脏中血，癥瘕结气，寒热腹痛，无子，阴阳痿不合，补不足。

磁石　一名玄石。味辛，寒。生川谷。治周痹风湿，肢节中痛不可持物，洗洗酸㾓，除大热烦满及耳聋。

理石　一名立制石。味辛，寒。生山谷。治身热，利胃解烦，益精明目，破积聚，去三虫。

长石　一名方石。味辛，寒。生山谷。治身热，四肢寒厥，利小便，通血脉，明目去翳眇，去三虫，杀蛊毒。久服不饥。

肤青　味辛，平。生川谷。治蛊毒、毒蛇、菜、肉诸毒，恶疮。

313

神农本草经

铁落 味辛，平。生平泽。治风热恶疮，疡疽疮痂，疥气在皮肤中。铁：坚肌，耐痛。铁精：明目，化铜。

当归 一名干归。味甘，温。生川谷。治咳逆上气，温疟寒热洗洗在皮肤中，妇人漏下绝子，诸恶疮疡，金创。煮饮之。

防风 一名铜芸。味甘，温。生川泽。治大风头眩痛，恶风风邪，目盲无所见，风行周身，骨节疼痹烦满。久服轻身。

秦艽 味苦，平。生山谷。治寒热邪气，寒湿风痹肢节痛，下水利小便。

黄芪 一名戴糁。味甘，微温。生山谷。治痈疽久败疮，排脓止痛，大风癞疾，五痔鼠瘘，补虚，小儿百病。

吴茱萸 一名𧄍。味辛，温。生川谷。温中下气止痛，咳逆，寒热，除湿血痹，逐风邪，开腠理。根：杀三虫。

黄芩 一名腐肠。味苦，平。生川谷。治诸热黄疸，肠澼泄利，逐水下血闭，恶疮，疽蚀，火疡。

黄连 一名王连。味苦，寒。生川谷。治热气，目痛眦伤泣出，明目，肠澼，腹痛下利，妇人阴中肿痛。久服令人不忘。

五味 味酸，温。生山谷。益气，咳逆上气，劳伤羸瘦，补不足，强阴，益男子精。

决明 味咸，平。生川泽。治青盲，目淫，肤赤，白膜，眼赤痛泪出。久服益精光，轻身。

芍药 味苦，平。生川谷。治邪气腹痛，除血痹，破坚积，寒热，疝瘕，止痛，利小便，益气。

桔梗 味辛，微温。生山谷。治胸胁痛如刀刺，腹满肠鸣幽幽，惊恐，悸气。

干姜　味辛，温。生川谷。治胸满咳逆上气，温中止血出汗，逐风湿痹，肠澼下利，生者尤良。久服去臭气，通神明。

芎藭　味辛，温。生川谷。治中风入脑头痛，寒痹筋挛缓急，金创，妇人血闭无子。

蘪芜　一名薇芜。味辛，温。生川泽。治咳逆，定惊气，辟邪恶，除蛊毒鬼注，去三虫，久服通神。

藁本　一名鬼卿，一名地新。味辛，温。生山谷。治妇人疝瘕，除中寒肿痛，腹中急，除风头痛，长肌肤，悦颜色。

麻黄　一名龙沙。味苦，温。生川谷。治中风伤寒头痛，温疟，发表出汗，去邪热气，止咳逆上气，除寒热，破癥坚积聚。

葛根　一名鸡齐根。味甘，平。生川谷。治消渴，身大热，呕吐诸痹，起阴气，解诸毒。葛谷：治下利十岁以上。

知母　一名蚳母，一名连母，一名野蓼，一名地参，一名水参，一名水浚，一名货母，一名蝭母。味苦，寒。生川谷。治消渴热中，除邪气，肢体浮肿，下水，补不足益气。

贝母　一名空草。味辛，平。治伤寒烦热，淋沥，邪气，疝瘕，喉痹乳难，金创风痉。

栝楼　一名地楼。味苦，寒。生川谷。治消渴，身热烦满，大热，补虚安中，续绝伤。

丹参　一名郤蝉草。味苦，微寒。生川谷。治心腹邪气，肠鸣幽幽如走水，寒热积聚，破癥除瘕，止烦满，益气。

龙眼　一名益智。味甘，平。生山谷。治五脏邪气，安志厌食。久服强魂魄，聪察，轻身不老，通神明。

厚朴　味苦，温。生山谷。治中风伤寒头痛，寒热惊气，血痹死肌，去三虫。

猪苓　一名猳猪矢，味甘平，生山谷。治痎疟，解毒，蛊注不祥，利水道。久服轻身耐老。

竹叶　味苦，平。治咳逆上气，溢筋恶疡，杀小虫。根：作汤，益气止渴，补虚下气。汁：治风痉痹。实：通神明，轻身益气。

枳实　味苦，寒。生川泽。治大风在皮肤中如麻豆苦痒，除寒热热结，止利，长肌肉，利五脏，益气轻身。

玄参　一名重台。味苦，微寒。生川谷。治腹中寒热积聚，女子产乳余疾，补肾气，令人目明。

沙参　一名知母。味苦，微寒。生川谷。治血积惊气，除寒热，补中益肺气。久服利人。

苦参　一名水槐，一名苦薏。味苦，寒。生山谷。治心腹结气，癥瘕积聚，黄疸，溺有余沥，逐水，除痈肿，补中，明目止泪。

续断　一名龙豆，一名属折。味苦，微温。生山谷。治伤寒，补不足，金创痈伤折跌，续筋骨，妇人乳难。久服益气力。

山茱萸　一名蜀枣。味酸，平。生山谷。治心下邪气，寒热，温中，逐寒湿痹，去三虫。久服轻身。

桑根白皮　味甘，寒。生山谷。治伤中，五劳六极，羸瘦，崩中脉绝，补虚益气。叶：除寒热，出汗。桑耳：黑者，治女子漏下，赤白汁血病，癥瘕积聚，腹痛，阴阳寒热，无子。五木耳名糯，益气不饥，轻身强志。

松萝　一名女萝。味苦，平。生川谷。治瞋怒邪气，止虚汗出，风头，女子阴寒肿痛。

白棘　一名棘针。味辛，寒。生川谷。治心腹痛，痈肿，溃脓止痛。

狗脊　一名百枝。味苦，平。生川谷。治腰背强，关机缓急，周痹，寒湿膝痛，颇利老人。

萆薢　味苦，平。生山谷。治腰背痛强，骨节风寒湿，周痹，恶疮不瘳，热气。

通草　一名附支。味辛，平。生山谷。去恶虫，除脾胃寒热，通利九窍、血脉、关节。令人不忘。

石韦　名石䕺。味苦，平。生山谷。治劳热邪气，五癃闭不通，利小便水道。

瞿麦　一名巨句麦。味苦，寒。生川谷。治关格，诸癃结，小便不通，出刺，决痈肿，明目去翳，破胎堕子，下闭血。

败酱　一名鹿肠。味苦，平。生川谷。治暴热火疮，赤气，疥瘙疽痔，马鞍热气。

秦皮　味苦，微寒。生川谷。治风寒湿痹，洗洗寒气，除热，目中青翳白膜。久服头不白，轻身。

白芷　一名芳香。味辛，温。生川谷。治女人漏下赤白，血闭阴肿，寒热，风头侵目泪出，长肌肤润泽，可作面脂。

杜若　一名杜蘅。味辛，微温。生川泽。治胸胁下逆气，温中，风入脑户，头肿痛，多涕泪出。久服益精，明目，轻身。

蘗木　一名檀桓。味苦，寒。生山谷。治五脏肠胃中结气热，黄疸，肠痔，止泄利，女子漏下赤白，阴阳蚀疮。

枝子　一名木丹。味苦，寒。生川谷。治五内邪气，胃中热气，面赤，酒炮皶鼻，白癞，赤癞，疮疡。

合欢 味甘，平。生川谷。安五脏，和心志，令人欢乐无忧。久服轻身明目，得所欲。

卫矛 一名鬼箭。味苦，寒。生山谷。治女子崩中下血，腹满汗出，除邪，杀鬼毒蛊注。

紫葳 味酸，微寒。生川谷。治妇人乳余疾，崩中，癥瘕，血闭，寒热羸瘦，养胎。

无夷 一名无姑，一名蕨瑭。味辛，平。生川谷。治五内邪气，散皮肤骨节中淫淫行毒，去三虫，化食。

紫草 一名紫丹，一名紫芙。味苦，寒。生山谷。治心腹邪气，五疸，补中益气，利九窍，通水道。

紫菀 味苦，温。生山谷。治咳逆上气，胸中寒热结气，去蛊毒，痿蹶，安五脏。

白鲜 味苦，寒。生川谷。治头风黄疸，咳逆淋沥，女子阴中肿痛，湿痹死肌，不可屈伸起止行步。

白薇 味苦，平。生川谷。治暴中风身热，肢满，忽忽不知人，狂惑邪气，寒热酸疼，温疟洗洗发作有时。

薇衔 一名麋衔。味苦，平。生川泽。治风湿痹，历节痛，惊痫吐舌，悸气，贼风，鼠瘘痈肿。

枲耳 一名胡枲，一名地葵。味甘，温。治风头寒痛，风湿周痹，四肢拘挛痛，恶肉死肌。久服益气，耳目聪明，强志轻身。

茅根 一名菅根，一名茹根。味甘，寒。生山谷。治劳伤虚羸，补中益气，除瘀血血闭寒热，利小便。其苗：下水。

百合　味甘，平。生川谷。治邪气腹胀心痛，利大小便，补中益气。

酸浆　一名酢浆。味酸，平。生川泽。治热烦满，定志益气，利水道，产难，吞其实立产。

蠡实　一名剧草，一名三坚，一名豕首。味甘，平。生川谷。治皮肤寒热，胃中热气，风寒湿痹，坚筋骨，令人嗜食。久服轻身。花叶：去白虫。

王孙　味苦，平。生川谷。治五脏邪气，寒湿痹，四肢疼酸，膝冷痛。

爵床　味咸，寒。生川谷。治腰脊痛不得著床，俯仰艰难，除热，可作浴汤。

王瓜　一名土瓜。味苦，寒。生平泽。治消渴内痹，瘀血月闭，寒热酸疼，益气愈聋。

马先蒿　一名马矢蒿。味苦，平。生川泽。治寒热鬼注，中风湿痹，女子带下病，无子。

蜀羊泉　味苦，微寒。生川谷。治头秃恶疮，热气疥瘙，痂癣虫。

积雪草　味苦，寒。生川谷。治大热，恶疮痈疽，浸淫赤熛，皮肤赤，身热。

水萍　一名水花。味辛，寒。生池泽。治暴热身痒，下水气，胜酒，长须发，止消渴。久服轻身。

海藻　一名落首。味苦，寒。生池泽。治瘿瘤气，颈下核，破散结气，痈肿，癥瘕坚气，腹中上下鸣，下十二水肿。

假苏　一名鼠蓂。味辛，温。生川泽。治寒热鼠瘘，瘰疬生疮，结聚气破散之，下瘀血，除湿痹。

犀角　味苦，寒。生川谷。治百毒蛊注，邪鬼瘴气，杀钩吻、鸩羽、蛇毒，除邪，不迷惑魇寐。久服轻身。

羚羊角 味咸，寒。生川谷。明目益气起阴，去恶血注下，辟蛊毒，恶鬼不祥，安心气，常不魇寐。久服强筋骨轻身。

羖羊角 味咸，温。生川谷。治青盲，明目，杀疥虫，止寒泄，辟狼，止惊悸。久服安心，益气力轻身。

白马茎 味咸，平。生平泽。治伤中脉绝，阴不起，强志益气，长肌肉，肥健生子。眼：治惊痫，腹满，疟疾。悬蹄：治惊痫瘛疭，乳难，辟恶气鬼毒，蛊注不祥。

牡狗阴茎 一名狗精。味咸，平。生平泽。治伤中，阴痿不起，令强热大：生子，除女子带下十二疾。胆：明目。

鹿茸 味甘，温。治漏下恶血，寒热惊痫，益气强志，生齿不老。角：治恶疮痈肿，逐邪恶气，留血在阴中。

付翼 一名蝙蝠。味咸，平。生川谷。治目瞑，明目，夜视有精光。久服令人喜乐，媚好无忧。

蝟皮 味苦，平。生川谷。治五痔阴蚀，下血赤白，五色血汁不止，阴肿痛引腰背。酒煮杀之。

石龙子 一名蜥蜴。味咸，寒。生川谷。治五癃邪结气，破石淋，下血，利小便水道。

露蜂房 一名蜂肠。味苦，平。生山谷。治惊痫瘛疭，寒热邪气癫疾，鬼精蛊毒，肠痔。火熬之良。

樗鸡 味苦，平。生川谷。治心腹邪气，阴痿，益精强志，生子好色，补中轻身。

蚱蝉 味咸，寒。生杨柳上。治小儿惊痫，夜啼，癫病寒热。

　　白僵蚕　味咸，平。生平泽。治小儿惊痫，夜啼，去三虫，灭黑黚，令人面色好，男子阴疡病。

　　木虻　一名魂常。味苦，平。生川泽。治目赤痛，眦伤泪出，瘀血血闭，寒热酸慙，无子。

　　蜚虻　味苦，微寒。生川谷。逐瘀血，破下血积坚痞，癥瘕寒热，通利血脉及九窍。

　　蜚廉　味咸，寒。生川泽。治血瘀，癥坚，寒热，破积聚，喉咽痹内寒无子。

　　桑螵蛸　一名蚀肬。味咸，平。生桑枝上。治伤中，疝瘕，阴痿，益精生子，女子血闭腰痛，通五淋，利小便水道。采蒸之。

　　䗪虫　一名地鳖。味咸，寒。生川泽。治心腹寒热洗洗，血积，癥瘕，破坚下血闭，生子大良。

　　蛴螬　一名蟦蛴。味咸，微温。生平泽。主恶血血瘀，痹气，破折血在胁下坚满痛，月闭，目中淫肤，青翳，白膜。

　　蛞蝓　一名陵蠡。味咸，寒。生池泽。治贼风喝僻，轶筋及脱肛，惊痫挛缩。

　　水蛭　味咸，平。生池泽。治恶血瘀血月闭，破血瘕积聚，无子，利水道。

　　海蛤　一名魁蛤。味苦，平。生池泽。治咳逆上气，喘息烦满，胸痛寒热。文蛤：治恶疮，蚀五痔。

　　龟甲　一名神屋。味咸，平。生池泽。治漏下赤白，破癥瘕，痎疟，五痔阴蚀，湿痹四肢重弱，小儿囟不合。久服轻身不饥。

　　鳖甲　味咸，平。生池泽。治心腹癥瘕，坚积寒热，去痞息肉，阴蚀痔恶肉。

鳝鱼甲 味辛，微温。生池泽。治心腹癥瘕，伏坚，积聚寒热，女子崩中下血五色，小腹阴中相引痛，疮疥死肌。

乌贼鱼骨 味咸，微温。生池泽。治女子漏下，赤白经汁，血闭，阴蚀种痛，寒热癥瘕，无子。

蟹 味咸寒，生池泽。治胁中邪气，热结痛，㖞僻面肿，败漆。烧之致鼠。

梅实 味咸，平。生川谷。下气，除热烦满，安心，肢体痛，偏枯不仁，死肌，去青黑痣恶疾。

蓼实 味辛，温。生川泽。明目，温中，耐风寒，下水气，面目浮肿，痈疡。马蓼：去肠中蛭虫，轻身。

葱实 味辛，温。生平泽。明目，补中不足。其茎中作浴汤，治伤寒寒热出汗，中风面目肿。薤：治金创创败，轻身不饥耐老。

水苏 味辛，微温。生池泽。下气杀谷，除饮食，辟口臭，去毒，辟恶气。久服通神明，轻身耐老。

大豆黄卷 味甘，平。生平泽。治湿痹筋挛膝痛。生大豆：涂痈肿。煮饮汁：杀鬼毒，止痛。赤小豆：下水，排痈肿脓血。

本草经卷下

青琅玕	礜石	代赭	卤碱	白垩
铅丹	粉锡	石灰	冬灰	大黄
蜀椒	莽草	郁核	巴豆	甘遂
亭历	大戟	泽漆	芫花	荛花
旋覆花	钩吻	狼毒	鬼臼	萹蓄
商陆	女青	天雄	乌头	附子
羊踯躅	茵芋	射干	鸢尾	皂荚
楝实	柳花	桐叶	梓白皮	恒山
蜀漆	青葙	半夏	款冬	牡丹
防己	巴戟天	石南草	女菀	地榆
五加	泽兰	黄环	紫参	藋菌
连翘	白头公	贯众	狼牙	藜芦
闾茹	羊桃	羊蹄	鹿藿	牛扁
陆英	白敛	白及	蛇全	草蒿
雷丸	溲疏	药实根	飞廉	淫羊藿
虎掌	莨菪子	栾花	蔓椒	荩草
夏枯草	鸟韭	蚤休	石长生	姑活
别羁	石下长卿	翘根	屈草	淮木
六畜毛蹄甲	麋脂	豚卵	燕矢	天鼠矢
虾蟆	石蚕	蛇蜕	吴公	马陆
蠮螉	雀瓮	彼子	鼠妇	荧火
衣鱼	白颈蚯蚓	蝼蛄	蜣螂	蟹螯
地胆	马刀	贝子	杏核	桃核
苦瓠	水靳	腐婢		

青琅玕 一名石珠。味辛，平。生平泽。治身痒火疮，痈伤疥瘙，死肌。

礜石 一名青分石，一名立制石，一名固羊石。味辛，大热。生山谷。治寒热鼠瘘蚀疮，死肌风痹，腹中坚邪气，除热。

代赭 一名须丸。味苦，寒。生山谷。治鬼注，贼风，蛊毒，杀精物恶鬼，腹中毒邪气，女子赤沃漏下。

卤碱 味苦，寒。生池泽。治大热消渴狂烦，除邪，及吐下蛊毒，柔肌肤。戎盐：明目，目痛，益气，坚肌骨，去毒蟲。大盐：令人吐。

白恶 味苦，温。生山谷。治女子寒热，癥瘕，月闭积聚，阴肿痛，漏下无子。

铅丹 味辛，微寒。生平泽。治咳逆胃反，惊痫癫疾，除热下气，炼化还成九光。久服通神明。

粉锡 一名解锡。味辛，寒。生山谷。治伏尸毒螫，杀三虫。锡镜鼻：治女子血闭，癥瘕伏肠，绝孕。

石灰 一名恶灰。味辛，温。生川谷。治疽疡疥瘙，热气恶疮，癫疾死肌，堕眉，杀痔虫，去黑子、息肉。

冬灰 一名藜灰。味辛，微温。生川泽。治黑子，去肬息肉、疽蚀、疥瘙。

大黄 味苦，寒。生山谷。下瘀血血闭，寒热，破癥瘕积聚，留饮宿食，荡涤肠胃，推陈至新，通利水谷，调中化食，安和五脏。

蜀椒 味辛，温。生川谷。治邪气咳逆，温中，逐骨节皮肤死肌，寒湿痹痛，下气。久服之头不白，轻身增年。

莽草 味辛，温。生山谷。治风头，痈肿乳痈，疝瘕，除结气，疥瘙虫疽疮，杀虫鱼。

郁核 一名爵李。味酸，平。生川谷。治大腹水肿，面目四支浮肿，利小便水道。根：治齿断肿、龋齿、坚齿。鼠李：治寒热瘰疬疮。

巴豆　一名巴椒。味辛，温。生川谷。治伤寒，温疟寒热，破癥瘕、结坚、积聚，留饮痰癖，大腹水胀，荡练五脏六腑，开通闭塞，利水谷道，去恶肉，除鬼蛊毒注邪物，杀虫鱼。

甘遂　一名主田。味苦，寒。生川谷。治大腹疝瘕腹满，面目浮肿，留饮宿食，破癥坚积聚，利水谷道。

亭历　一名大室，一名大适。味辛，寒。生平泽。治癥瘕积聚结气，饮食寒热，破坚逐邪，通利水道。

大戟　一名邛钜。味苦，寒。治蛊毒十二水，腹满急痛，积聚中风，皮疼痛，吐逆。

泽漆　味苦，微寒。生川泽。治皮肤热，大腹水气，四肢面目浮肿，丈夫阴气不足。

芫花　一名去水。味辛，温。生川谷。治咳逆上气，喉鸣喘，咽肿气短，蛊毒鬼疟，疝瘕痈肿，杀虫鱼。

荛花　味苦，寒。生川谷。治伤寒温疟，下十二水，破积聚大坚，癥瘕，荡涤肠胃中留癖饮食，寒热邪气，利水道。

旋復花　一名金沸草，一名盛椹。味咸，温。生川谷。治结气，胁下满，惊悸，除水，去五脏间寒热，补中下气。

钩吻　一名野葛。味辛，温。生山谷。治金疮乳痉，中恶风，咳逆上气，水肿，杀鬼注蛊毒。

狼毒　一名续毒。味辛，平。生山谷。治咳逆上气，破积聚、饮食，寒热水气，恶疮，鼠瘘，疽蚀，鬼精蛊毒，杀飞鸟走兽。

鬼臼　一名爵犀，一名马目毒公，一名九臼。味辛，温。生山谷。杀蛊毒、鬼注、精物，辟恶气不祥，逐邪，解百毒。

萹蓄 味苦，平。生山谷。治浸淫、疥瘙、疽痔，杀三虫。

商陆 一名葛根，一名夜呼。味辛，平。生川谷。治水胀，疝瘕痹，熨除痈肿，杀鬼精物。

女青 一名雀瓢。味辛，平。生山谷。治蛊毒，逐邪恶气，杀鬼，温疟，辟不祥。

天雄 一名白幕。味辛，温。生山谷。治大风，寒湿痹，历节痛，拘挛缓急，破积聚，邪气金疮，强筋骨，轻身健行。

乌头 一名奚毒，一名即子，一名乌喙。味辛，温。生山谷。治中风恶风洗洗，出汗，除寒湿痹，咳逆上气，破积聚寒热。其汁煎之，名射罔，杀禽兽。

附子 味辛，温。生山谷。治风寒咳逆邪气，温中，金疮，破癥坚积聚，血瘕，寒湿，踒躄拘挛，膝痛不能行步。

羊踯躅 味辛，温。生川谷。治贼风在皮肤中淫淫痛，温疟恶毒，诸痹。

茵芋 味苦，温。生川谷。治五脏邪气，心腹寒热羸瘦，疟状发作有时，诸关节风湿痹痛。

射干 一名乌扇，一名乌蒲。味苦，平。生川谷。治咳逆上气，喉痹咽痛不得消息，散结气，腹中邪逆，食饮大热。

鸢尾 味苦，平。生山谷。治蛊毒邪气，鬼注诸毒，破癥瘕积聚，去水，下三虫。

皂荚 味辛，温。生川谷。治风痹死肌，邪气风头泪出，下水利九窍，杀鬼精物。

楝实 味苦，寒。生山谷。治温疾伤寒，大热烦狂，杀三虫，疥疡，利小便水道。

柳花　一名柳絮。味苦，寒。生川泽。治风水，黄疸面热黑。叶：治马疥痂疮。实：溃痈逐脓血。子汁：疗渴。

桐叶　味苦，寒。生山谷。治恶蚀疮著阴。皮：治五痔，杀三虫。花：傅猪疮，肥大三倍。

梓白皮　味苦，寒。生山谷。治热，去三虫。花叶：捣傅猪疮，肥大易养三倍。

恒山　一名互草。味苦，寒。生川谷。治伤寒寒热，热发温疟，鬼毒，胸中淡结，吐逆。

蜀漆　味辛，平。生川谷。治疟及咳逆寒热，腹中癥坚痞结，积聚邪气，蛊毒鬼注。

青葙　一名草蒿，一名萋蒿。味苦，微寒。生平谷。治邪气皮肤中热，风瘙身痒，杀三虫。子：名草决明，疗唇口青。

半夏　一名地文，一名水玉。味辛，平。生川谷。治伤寒寒热，心下坚，下气，喉咽肿痛，头眩胸胀，咳逆肠鸣，止汗。

款冬　一名橐吾，一名颗东，一名虎须，一名菟奚。味辛，温。生山谷。治咳逆上气，善喘喉痹，诸惊痫，寒热邪气。

牡丹　一名鹿韭，一名鼠姑。味辛，寒。生山谷。治寒热中风，瘛疭痉，惊痫邪气，除癥坚瘀血，留舍肠胃，安五脏，疗痈疮。

防己　一名解离。味辛，平。生川谷。治风寒温疟热气，诸痫，除邪，利大小便。

巴戟天　味辛，微温。生山谷。治大风邪气，阴痿不起，强筋骨，安五脏，补中，增志，益气。

石南草　一名鬼目。味辛，平。生山谷。养肾气，内伤阴衰，利筋骨皮毛。实：杀蛊毒，破积聚，逐风痹。

女菀 味辛，温。生川谷。治风寒洗洗，霍乱泄利，肠鸣上下无常处，惊痫寒热百疾。

地榆 味苦，微寒。生山谷。治妇人乳痓痛，七伤带下病，止痛，除恶肉，止汗，疗金创。

五加 一名豺漆。味辛，温。治心腹疝气腹痛，益气，疗躄，小儿不能行，疽疮阴蚀。

泽兰 一名虎兰，一名龙枣。味苦，微温。生池泽。治乳妇内衄，中风余疾，大腹水肿，身面四肢浮肿，骨节中水，金创，痈肿疮脓血。

黄环 一名陵泉，一名大就。味苦，平。生山谷。治蛊毒鬼注鬼魅，邪气在脏中，除咳逆寒热。

紫参 一名牡蒙。味苦，寒。生山谷。治心腹积聚，寒热邪气，通九窍，利大小便。

雚菌 一名雚芦。味咸，平。生池泽。治心痛，温中，去长虫，白瘲，蛲虫，蛇螫毒，癥瘕诸虫。

连翘 一名异翘，一名兰华，一名折根，一名轵，一名三廉。味苦，平。生山谷。治寒热鼠瘘，瘰疬痈肿，恶疮瘿瘤，结热蛊毒。

白头公 一名野丈人，一名胡王使者。味苦，温。无毒。生川谷。治温疟，狂易，寒热，癥瘕积聚，瘿气，逐血止痛，疗金疮。

贯众 一名贯节，一名贯渠，一名百头，一名虎卷，一名扁符。味苦，微寒。生山谷。治腹中邪热气，诸毒，杀三虫。

狼牙 一名牙子。味苦，寒。生川谷。治邪气热气，疥瘙，恶疡，疮痔，去白虫。

藜芦 一名葱苒。味辛，寒。生山谷。治蛊毒，咳逆，泄利肠澼，头疡疥瘙恶疮，杀诸虫毒，去死肌。

闾茹 味辛，寒。生川谷。治蚀恶肉，败疮，死肌，杀疥虫，排脓恶血，除大风热气，善忘不乐。

羊桃 一名鬼桃，一名羊肠。味苦，寒。生川谷。治燥热，身暴赤色，风水积聚，恶疡，除小儿热。

羊蹄 一名东方宿，一名连虫陆，一名鬼目。味苦，寒。生川泽。治头秃疥瘙，除热，女子阴蚀。

鹿藿 味苦，平。生山谷。治蛊毒，女子腰腹痛不乐，肠痈，瘰疬，疡气。

牛扁 味苦，微寒。生川谷。治身皮疮热气，可作浴汤，杀牛虱小虫，又疗牛病。

陆英 味苦，寒。生川谷。治骨间诸痹，四肢拘挛疼酸，膝寒痛，阴痿，短气不足，脚肿。

白敛 一名菟核，一名白草。味苦，平。生山谷。治痈肿疽疮，散结气，止痛除热，目中赤，小儿惊痫，温疟，女子阴中肿痛。

白及 一名甘根，一名连及草。味苦，平。生川谷。治痈肿恶疮败疽，伤阴，死肌，胃中邪气，贼风鬼击，痱缓不收。

蛇全 一名蛇衔。味苦，微寒。生山谷。治惊痫，寒热邪气，除热，金创，疽痔，鼠瘘，恶疮，头疡。

草蒿 一名青蒿，一名方溃。味苦，寒。生川泽。治疥瘙痂痒恶疮，杀虱，留热在骨节间，明目。

雷丸 味苦，寒。生山谷。杀三虫，逐毒气，胃中热，利丈夫，不利女子。作膏摩小儿百病。

溲疏 味辛，寒。生川谷。治身皮肤中热，除邪气，止遗溺。可作浴汤。

药实根 一名连木。味辛，温。生山谷。治邪气诸痹疼酸，续绝伤，补骨髓。

飞廉 一名飞轻。味苦，平。生川泽。治骨节热，胫重酸疼。久服令人轻身。

淫羊藿 一名刚前。味辛，寒。生山谷。治阴痿，绝伤，茎中痛，利小便，益气力强志。

虎掌 味苦，温。生山谷。治心痛，寒热结气，积聚伏梁，伤筋痿拘缓，利水道。

莨蓎子 一名横唐。味苦，寒。生川谷。治齿痛，出虫，肉痹拘急，使人健行，见鬼，多食令人狂走。久服轻身，走及奔马，强志益力通神。

栾花 味苦，寒。生川谷。治目痛泣出，伤眦，消目肿。

蔓椒 一名豕椒。味苦，温。生川谷。治风寒湿痹，历节疼痛，除四肢厥气，膝痛。

荩草 味苦，平。生川谷。治久咳上气，喘逆久寒，惊悸，痂疥白秃疡气，杀皮肤小虫。

夏枯草 一名夕句，一名乃东。味苦，寒。生川谷。治寒热瘰疬，鼠瘘，头疮，

破癥，散瘿结气，脚肿湿痹，轻身。

乌韭 味甘，寒。生山谷。治皮肤往来寒热，利小肠膀胱气。

蚤休 一名螫休。味苦，微寒。生川谷。治惊痫摇头弄舌，热气在腹中，

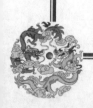

癫疾，痛疮，阴蚀，下三虫，去蛇毒。

石长生 一名丹草。味咸，微寒。生山谷。治寒热，恶疮大热，辟鬼气不祥。

姑活 一名冬葵子。味甘，温。生川泽。治大风邪气，湿痹寒痛。久服轻身，益寿耐老。

别羁 味苦，微温。生川谷。治风寒湿痹，身重四肢疼酸，寒邪历节痛。

石下长卿 一名徐长卿。味咸，平。生池泽。治鬼注精物，邪恶气，杀百精蛊毒，老魅注易，亡走啼哭，悲伤恍惚。

翘根 味甘，寒。生平泽。下热气，益阴精，令人面悦好，明目。久服轻身耐老。

屈草 味苦，微寒。生川泽。治胸胁下痛，邪气肠间寒热，阴痹。久服轻身益气耐老。

淮木 一名百岁城中木。味苦，平。生平泽。治久咳上气，伤中虚羸，女子阴蚀，漏下赤白沃。

六畜毛蹄甲 味咸，平。生平谷。治鬼注蛊毒，寒热，惊痫，痓，癫疾狂走。骆驼毛尤良。鼺鼠：堕胎，生乳易。

麋脂 一名宫脂。味辛，温。生山谷。治痈肿恶疮，死肌，寒风湿痹，四肢拘缓不收，风头肿气，通凑理。

豚卵 一名豚颠。味甘，温。治惊痫癫疾，鬼注蛊毒，除寒热贲豚，五癃，邪气挛缩。猪悬蹄：治五痔，伏肠，肠痈内蚀。

燕矢 味辛，平。生平谷。治蛊毒鬼注，逐不祥邪气，破五癃，利小便。

天鼠矢 一名鼠姑，一名石肝。味辛，寒。生山谷。治面痈肿，皮肤洗洗时痛，腹中血气，破寒热积聚，除惊悸。

虾蟆 味辛，寒。生池泽。治邪气，破癥坚血，痈肿阴疮，服之不患热病。

石蚕 一名沙虱。味咸，寒。生池泽。治五癃，破石淋，堕胎。肉：解结气，利水道，除热。

蛇蜕 一名龙子衣，一名蛇符，一名龙子单衣，一名弓皮。味咸，平。生川谷。治小儿百二十种惊痫，瘈疭癫疾，寒热肠痔，虫毒蛇痫。火熬之良。

吴公 味辛，温。生川谷。治鬼注蛊毒，噉诸蛇虫鱼毒，杀鬼物老精，温疟，去三虫。

马陆 一名百足。味辛，温。生川谷。治腹中大坚癥，破积聚，息肉，恶疮，白秃。

蠮螉 味辛，平。生川谷。治久聋，咳逆毒气，出刺，出汗。

雀瓮 一名躁舍。味甘，平。生树枝间。治小儿惊痫，寒热结气。蛊毒鬼注。

彼子 味甘温，生山谷。治腹中邪气，去三虫，蛇螫蛊毒，鬼注伏尸。

鼠妇 一名蟠负，一名伊威。味酸，温。生平谷。治气癃不得小便，妇人月闭血瘕，痫痓寒热，利水道。

荧火 一名夜光。味辛，微温。生池泽。明目，小儿火疮，伤热气，蛊毒鬼注，通神精。

鱼衣 一名白鱼。味咸，温。生平泽。治妇人疝瘕，小便不利，小儿中风项强，皆宜摩之。

白颈蚯蚓 味咸，寒。生平土。治蛇瘕，去三虫，伏尸鬼注蛊毒，杀长

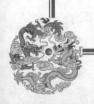

虫，仍自化作水。

蝼蛄 一名蟪蛄，一名天蝼，一名𪕋。味咸，寒。生平泽。治产难，出肉中刺，溃痈肿，下哽噎，解毒，除恶疮。夜出者良。

蜣蜋 一名蛣蜣。味咸，寒。生池泽。治小儿惊痫瘛疭，腹胀寒热，大人癫疾狂易。火熬之良。

蛞蝓 一名龙尾。味辛，寒。生川谷。治寒热鬼注蛊毒，鼠瘘恶疮疽蚀，死肌，破石癃。

地胆 一名元青。味辛，寒。生川谷。治鬼注寒热，鼠瘘恶疮，死肌，破癥瘕，堕胎。

马刀 味辛，微寒。生池泽。治漏下赤白寒热，破石淋，杀禽兽，贼鼠。

贝子 味咸，平。生池泽。治目翳，鬼注蛊毒，腹痛下血，五癃，利水道。烧用之良。

杏核 味甘，温。生川谷。治咳逆上气，雷鸣喉痹，下气，产乳金创，寒心贲豚。

桃核 味苦，平。生川谷。治瘀血血闭瘕，邪气，杀小虫。桃花：杀注恶鬼，令人好色。桃枭：杀百鬼精物。桃毛：下血瘕，寒热积聚，无子。桃蠹：杀鬼，辟不祥。

苦瓠 味苦，寒。生川泽。治大水面目四肢浮肿，下水，令人吐。

水靳 一名水英。味甘，平。生池泽。治女子赤沃，止血养精，保血脉，益气，令人肥健嗜食。

腐婢 味辛，平。治痎疟寒热，邪气泄利，阴不起，病酒头痛。

《神农本草经》考异

　　凡经文"藏府"作"脏腑"，"泄利"作"泄痢"，"淡"作"痰"，"焦"作"瞧"，"注"作"疰"，"沙"作"砂"，"温"作"瘟"，"华"作"花"，"息"作"瘜"，"翳"作"瞖"，"凑"作"腠"，"爤"作"烂"之类，皆后世所改俗字。今据《新修本草》《太平御览》及皇国所传各种古籍等正，厌其絜冗，故不一一辩证。其如异同与于文义者，悉举而录焉。其余如俗字、讹字、脱字等，不复具载矣。

序　　录
韩保升云：《神农本草》上、中、下并序录合四卷，今据此语，以"序录"为一卷，以上、中、下三品分为三卷，凡四卷，盖陶氏以前本如此，说具拙序中。

　　多服久服惟宗时俊《医家千字文》引《新修本草》，无"多服"二字。无毒有毒真本《千金》作"有毒无毒"。本下经此下原有三品合三百六十五种，法三百六十五度，一度应一日，以成一岁，倍其数合七百三十名也，一节三十五字。掌禹锡以为黑字之文。今据删正。宜用一君二臣五佐，又可一君三臣九佐"五佐"《大全》作"三佐，五使"。《政和》本作"三使，五佐"。九佐下，二本并有"使也"二字。今据真本《千金》及释性全《顿医钞》正。按：单言则云佐云使，重言则云佐使，皆通，但不可分称云三佐五使。《素问》，唐《六典》及此，陶说皆不分称。宋臣不解其意，遂致妄改也。详见于拙著《本草经》考注中。宜上，真本《千金》有"者"字。根茎茎《顿医钞》作"叶"。有相使者此四字，《医心方》释莲基《长生疗养方》在"有相恶者"下。凡此真本《千金》无"此"字。合和"和"下《大全》本有"时"字。今据《政和》本及《医心方》，真本《千金》删正。当用此二字，真本《千金》无。用也此二字，真本《千金》无。药有酸"药"，真本《千金》作"又"。五味"五"上，真本《千金》有"之"字，下四气上同。采治"治"原作"造"，是唐人避讳所改。今据真本《千金》正。药有宜药下原有"性"字，今据《医心方》，真本《千金》删正。水煮真本《千金》无"水"字。不可入《医心方》真本《千金》无"可"字。欲治病"欲"上，真本《千金》有"凡"字。"治"原作"疗"。今据真本《千金》正。候其"候"上原有"先"字，无"其"字。今据真本《千金》正。服药"服"，真本《千金》作"食"。若用真本《千金》无"用"字。药治病"治"原作

“疗”。今据真本《千金》正。起如真本《千金》无“如”字。即止真本《千金》无“即”字。倍之“倍”，真本《千金》作“亭”。十之“十”，真本《千金》作“什”，“之”下有“卒”字。治寒“治”原作“疗”。今据《医心方》真本《千金》正，下治热同。治热“热”真本《千金》作“温”。胸膈“膈”，真本《千金》作“隔”，正字。《医心方》《顿医钞》作“鬲”，古字。李唐遗卷多作“鬲”。下者《医心方》“者”字无。药而真本《千金》《顿医钞》无“而”字。四肢“肢”，《顿医钞》作“胑”，正字。《医心方》作“支”，古字。李唐遗卷“肢”多作“支”矣。大病之主真本《千金》“大”作“百”，“主”作“本”。伤寒“寒”，真本《千金》作“风”。贲豚“豚”作原“独”，真本《千金》作“肫”，并俗字，今正。癖食真本《千金》作“宿癖”。此大真本《千金》作“此皆大”。宋兆真本《千金》无此二字。枝叶以下，真本《千金》无，盖不引用也欤！

卷　上

玉泉玉札“札”《太平御览》作“澧”，同书珍宝部作“醴”。《初学记》作“桃”，释性全《顿医钞》作“礼”。说具于考注中。治五藏《御览》无“五”字，按：“治”原作“主”，是唐人避讳所改。今据《御览》《千金》《艺文类聚》正，然《御览》《千金》二书，共经宋校，往往有作主与证类合者，亦皆例改作“治”，以复于旧观，下者仿此。柔筋“柔”，《顿医钞》作“和”。魂魄《御览》无“魄”字。益气《御览》无此二字。久服以下十二字，《大全》本黑字，今据《政和》本。耐寒“耐”《御览》御作“能忍”二字。死三《顿医钞》无“死”字。

丹沙精魅此二字《顿医钞》无。

水银疥瘙“瘙”作“瘘”，今据《新修本草》正。虫虱原无“虫”字，今据《新修》增正。

空青不老《御览》无此二字。铜铁铅锡《御览》《艺文类聚》共无“铁锡”二字。

白青明目此上原有“主”字，今据《御览》正。按：唐人以“治”改“主”，因每条必冠“主”字，遂至今文义不通，如明目上，不宜有“主”字也。故今悉删正。《新修》亦往往如此处，无“主”字，下皆仿此。不老《御览》无此二字。

扁青解毒气“解”，《御览》作“辟”，无“气”字。

石胆炼饵服之不老此六字，《御览》在“成金银”下，而“炼”作“练”，“服”作“食”。久服以下六字，《大全》本黑字，今据《政和》本改。成金“成”上，《御览》有“合”字。

朴消结固留癖《御览》无“固留”二字。炼饵《御览》“炼”作“练”。

消石一名芒消四字，《政和》本黑字。今据《大全》本及陶注芒消条之语。苦寒“苦”上，《御览》有“酸”字。

樊石“樊”原作“矾”俗字。今据《医心方》《本草》和名正。李唐遗卷皆作“樊”，《御览》

作"矾"，既经宋校。羽涅"涅"原作"硅"俗字。今据《本草》和名正。酸寒"酸"上，《御览》有"咸"字。骨齿《御览》无"齿"字。服之《御览》作"久服"。增年《御览》无此二字。

滑石甘寒"甘"，《御览》作"苦"。

紫石英真本《千金》无"英"字。咳逆"咳"，《御览》作"呕"。

白石英咳逆胸膈"咳"，《御览》作"呕"，无"胸"字，膈以下四字在"湿痹"下。风湿《御览》无"风"字。

大一禹余粮"大"原作"太"，今据《医心方》正。原无"禹"字。今据《御览》《医心方》真本《千金》增正。邪气元板《大全》本，此二字黑字，误。《御览》无"气"字。耐寒"耐"，《御览》作"能忍"二字。

禹余粮下利原无"利"字，今据《御览》正。炼饵服之《御览》作"久服"二字。不饥《御览》无此二字。延年《御览》无此二字。

青芝生山谷原无此三字，今据《御览》增正。久食轻身《御览》作"食之身轻"。延年《御览》无此二字。

赤芝生山谷原无此三字，今据《御览》增正。智慧《政和》本作"慧智"。久食《御览》作"食之"。轻身以下六字，《御览》无。神仙"神"上，《御览》有"为"字。

黄芝《御览》赤芝、黄芝相倒。生山谷原无此三字，今据《御览》增正。久食《御览》作"食之"。按：《御览》白芝、黑芝下不引"久食"以下文。轻身以下六字，《御览》无。

白芝生山谷原无此三字，今据"紫芝"下增正。

黑芝生山谷原无此三字，今据《御览》增正。

紫芝轻身以下四字，《御览》无。神仙原无此二字，今据《御览》增正。

伏苓"伏"，原作"茯"，俗字。今据《医心方》、真本《千金》《新修》正。皇国古籍皆作"伏"。一名伏菟"伏"，原作"茯"，俗字。今据《新修》正。此四字《大全》本黑字。今据《政和》本。忧恚"恚"，《御览》作"患"。邪悸《御览》无此二字。止口焦原无"止"字，今据《新修》正。魂魄原无"魄"字，今据《新修》正。

松脂五脏《新修》无"五"字。不老《艺文类聚》《初学记》无此二字。

柏实"柏"，《政和》本作"栢"，俗字。今据《大全》本，"实"，《医心方》、真本《千金》作"子"。湿痹此下《政和》本有"疗恍惚虚"四字，今据《大全》本为黑字，删正。

箘桂"箘"原作"菌"，俗字，今据《修正》正。百病"病"，《新修》作"疾"。先娉"娉"原作"聘"，今据《新修》正。

牡桂吐吸"吸"，《香药钞》作"呕"。

赤箭《御览》作"鬼督邮"，一名"赤箭"，一名"离母"。蛊毒"蛊"，《香药钞》《药种钞》作"虫"，《御览》作"治虫"二字。益气力此上《御览》有"轻身"二字，无"气"字。轻身以下四字，《御览》无。

麦门冬伤中伤饱《御览》无"伤饱"二字，《顿医钞》作"肠中伤"三字。胃络《御览》无"络"字。羸瘦以下四字，《御览》无。不老此二字，《御览》在"不肌"下。

术山蓟"蓟"，《本草》和名作"荆"，《艺文类聚》作"筋"，《香药钞》皆记作"筋"，《香药钞》作"筋"。按："蓟"俗字"蓟"字，或作"蓟"，误作"筋"，又作"荆"。"筋"再误作"筋"。不饥此二字，《艺文类聚》在"轻身"上。

女菱甘平《御览》作"辛"一字，盖"平"之误。生川谷"川"原作"山"，今据《御览》正。久服此二字原在"去面黚"上，今据《御览》正。不老"不"《御览》作"能"。

干地黄"干"字《御览》无，《医心方》作"干"。

昌蒲"昌"原作"菖"，俗字，今据《医心方》《木草》《和名香药钞》《药种钞》。皇国古籍多作"昌"。"蒲"，《香药钞》《药种钞》《长生疗养方》作"蒲"。按：六朝俗字，"蒲"作"蒲"，又作"蒲"，下皆仿此。明耳目此三字，《御览》在"不忘"上。

远志棘菀"菀"原作"菀"，《御览》作"宛"，《本草》《和名》作"苑"，并别字。今据《尔雅》《释文》《香药钞》皆记引异本正。"棘"《香药钞》皆记引异本作"棘"，俗字。要绕"要"原作"蒌"，俗字。今据《本草》《和名》《御览》《尔雅》《释文》正。智慧《香药钞》《药种钞》《长生疗养方》并作"慧智"。不老《御览》"老"作"总"。

叶名小草"小"《顿医钞》作"少"。此一句原在一名之上，今据《御览》载末文。按：胡麻叶名青蘘，亦在主治文末，与此同例。

泽舄"舄"原作"泻"，别字。《香字钞》引《本草钞》作"蔦"，俗字。伊吕波《字类钞》《类聚名义钞》并同。今据《医心方》《古钞》《和名类聚钞》，《香药钞》引《本草钞》正。《本草和名》作"蔦"，然《医心方·诸药和名篇》作"舄"。李唐遗卷皆不作"泻"。水舄"舄"原作"泻"，别字。《本草和名》作"写"，俗字。今据《尔雅》《释文》正。鹄泻《本草和名》《尔雅》《释文》《香字钞》并不载此名，可疑。能行"能"香字钞作"步"。

署豫原作"薯蓣"《医心方》，真本《千金》作"署预"。按：从草俗字。"豫"，"预"古今字。今据《御览》正。《本草和名》作"署蓣"。然《医心方·诸药和名篇》作"署预"。李唐遗卷多作"署预"。补虚《御览》无"补"字。除寒热邪气《御览》作"除邪气寒热"，在"长肌肉"下。《艺文类聚》亦"长肌肉"下有"除邪气"三字。轻身此二字《御览》在"耳目聪明"上，《艺文类聚》同。不饥"饥"《政和》本作"饥"。今据《大全》本《顿医钞》正。

菊华头头《政和》本无一"头"字，今据《大全》本。

人参人衔"衔"《香药钞》作"衔"，俗字。《本草和名》作"衔"。《香药钞》背记同。《药种钞》作"衔"，《顿医钞》作"术"，未知何是。定魂魄"定"字《御览》在"精神"上。止惊悸《御览》无"悸"字。除邪气《御览》无"气"字，在"止惊"上。

石斛"斛"《和名类聚钞》作"蒴"，俗字。除痹此二字《御览》在"久服"下。虚劳此二字，《御览》在"下气"下。强阴此二字，《御览》在"肠胃"下。厚肠《御览》无"厚"字。轻身以下四字《御览》无。

石龙芮芮《医心方》《本草和名》《和名类聚钞》作"芮"，俗字。《御览》作"地椹"一名"石龙芮"一名"食果能"。鲁果能"鲁"御览作"食"。味苦平《顿医钞》作"小辛苦"。

石龙蒭龙须"须"原作"鬚"，俗字。今据《本草和名》正。

续断原作"草续断"。今据《本草和名》《御览》删正。此下《政和》本有一名龙朱四字。今据《大全》本为黑字删正。

落石"落"原作"络"，今据《医心方》真本《千金》《本草和名》《御览》正。石鲮《御览》作"鲮石"，盖陶氏旧面。好颜《御览》无"颜"字。

王不留行苦平"平"原黑字。今据《御览》为白字。耐老"耐"《御览》作"能"，凡"耐老"之字，大抵《新修》《御览》公作"能老"，而又有间不然。今不能考定之。故姑据《证类》一作"耐老"，下仿此。增寿此二字《御览》无。

景天慎火此名《本草和名》列在一名最末，《御览》无此名，按：此名恐黑字。味苦此下《大全》本有"酸"字，今据《政和》本删。轻身此二字《御览》在明目下。

龙胆陵游《本草和名》作"陵淋"。

牛膝苦平《政和》本作"苦酸"，以"平"为黑字，今据《大全》本以"酸"为黑字，据通例以"平"为白字。《御览》作"苦辛"，"辛"亦"平"讹。寒湿"寒"上《御览》有"伤"字。耐老"耐"《御览》作"能"。

杜仲除阴《新修》无"除"字，恐系误说。耐老"耐"《新修》作"能"。

干漆耐老"耐"《新修》作"能"。

卷柏"柏"《大全》本作"栢"，俗字，今据《政和》本。

细辛小辛"小"《御览》作"少"。久服此二字原在"明目"上，今据《御览》正。

独活此二字《政和》本黑字，误。今据《大全》本。苦平"苦"下《政和》本有"甘"字，今据《大全》本为黑字，及《御览》删正。

升麻此条原黑字，按：《御览》引《本草经》有升麻条，其文载《证类》之半及一名，是全白字原文，故今据《御览》自《证类》黑字中分析拔出，以复旧观，说具与考注中。周麻《御览》作"周升麻"。解百"解"《御览》作"辟"。杀百精老物《御览》无"精"字、"物"字。温疫"疫"《御览》作"疾"。郭邪原作"郭气邪气"，今据《御览》正，唯《御览》"邪"误作"稚"。蛊毒《御览》作"毒蛊"。

茈胡"胡"《御览》作"葫"，俗字。地熏"熏"原作"薰"，俗字，今据《御览》正。《御览》作"重"，是"熏"误坏耳。肠胃中"肠"上《御览》有"祛"字，无"中"字。

房葵"房"原作"防"，今据《本草和名》《御览》正，李唐遗卷多作"房"。黎盖"黎"《御览》作"犁"。

着实"着"原作"蓍"，今据《医心方》正。按："蓍实"古来未闻用之者，苏敬偶觐"着"误作"蓍"之本，遂定为"蓍实"。木部别造"楮实"条，以为黑字之物。半割此条文，参互错综。其文或有与此条相同，是木部"楮实"条。全系苏敬之手制新增也，且以此条墨字文及陶注移于彼，故此无《别录》主治及陶注。其妄断杜撰，可笑之甚也。楮字异构，或从草冠作"着"，故误写作"著"。遂及此弊也。今据苏敬注，以本条为"着实"。陶注、苏注皆作"着"字。《御览》作"著实"，文体悉与《证类》同，即宋臣所编入文，非修文殿《御览》旧语也，详开于考注中。**阴痿水肿**今以草部此条，与木部"楮实"条参校，则多此一句，其余悉同文也。又考此条文有益气聪慧之语，绝无主治之文，然则苏敬以此条主治移于彼条，遂至令此条无主治之文，今审订以此一句为白字，以置于此。**明目**此二字，《长生疗养方》在充肌上。

酸枣气聚《新修》无"聚"字。**安五藏**《新修》无"五"字。

槐实"实"《医心方》真本《千金》作"子"。

枸杞"枸"《医心方》《长生疗养方》作"橘"，与《本草和名》异。**杞根**"杞"《香药钞》作"枸"。**苟忌**"苟"原作"枸"，今据《新修》正，《御览》无此一名。**久服**《御览》作"服之"。**耐老**原作"不老"然《新修》作"能老"，《御览》作"耐老"，"不"字恐非。今依"通例"据《御览》作"耐老"，说具于"王不留行"下。

橘柚痕热逆《医心方》"痕"上有"癥"字。《千金》"热"作"满"，《新修》无"逆"字。**久服**《医心》作"久食"。**去臭**"臭"上《千金》有"口"字。

奄闾子"奄闾"原作"庵蕳"，俗字，《本草和名》作"庵芦"。《医心方》作"庵闾"，《长生疗养方》作"奄蕳"，今据《御览》正，《御览》无"子"字。**生川谷**"川"原作"山"，今据《御览》正。**延年**此二字《御览》无。

薏苡子"子"原作"仁"，《千金》《长生疗养方》作"人"，今据《本草和名》正。**解蠡**"蠡"《本草和名》作"蚕"，俗字。**微寒**《千金》作"温"一字。**筋急**《千金》无"急"字。**风湿**"风"上《千金》有"久"字。**益气**"气"《千金》作"力"。**其根**"根"上《千金》有"生"字。

车前子"子"《御览》作"实"。**甘寒**此下《政和》本有"无毒"二字。今据《大全》本为黑字删正。**轻身耐老**"轻"上《尔雅》《释文》有"令人"二字，"轻身"作"身轻"，"耐"作"不"。

蛇床子"床"《政和》本作"床"，俗字，今据《大全》本。**一名蛇粟**此四字《政和》本黑字，今据《大全》本。**味苦**此下《大全》本有"辛甘"二字，今据《政和》本。

茵陈蒿"陈"原作"蔯"，今据《本草和名》正。《御览》作"因尘"，无"蒿"字，又引吴氏同。**苦平**《御览》无"平"字，误。按：此条及白胶、冬葵子、贝母、竹叶、鹿茸、大戟、五加、豚卵、腐婢十条，原无"生山谷"等语，并是系传写误脱。今无他书可考，故从"盖阙"之例。**热结**《御览》无"热"字。**耐老**"耐"《御览》作"能"。

兔丝子"兔"原作"菟"，俗字，今据《医心方》正，"丝"《医心方》作"糸"，俗字。《诸药和名》篇亦然。**生山谷**"山谷"原作"川泽"，今据《御览》正，《御览》引《吴氏本草》亦作"山谷"。**面黔**"黔"《长生疗养方》作"点"。**白莫**"莫"原作"英"，今据《本草和名》正，李唐遗卷无作"白英"者，《御览》作"梨菜"，一名"白英"。全系宋校。**谷菜**"谷"《御览》作"梨"，俗字。

白蒿味甘"甘"《千金》作"苦辛"二字。**治五**"治"《千金》作"养"，且多脱节。

肉纵容 "纵容"原作"苁蓉",俗字,今据《本草和名》正。热痛《御览》无"痛"字。

地肤子《本草和名》无"子"字,然《医心方·诸药和名篇》有之,故今置不削。地葵"葵"《御览》作"蔡",误。

析蓂子 "析"原作"莳",今据《医心方》正,《本草和名》作"莳實"。

茺蔚子一名大札此四字《尔雅》《释文》在"益母"下。木香辛温"温"原黑字,今据《御览》正,为白字。魇寐"寐"《香药钞》作"寤",误。

蒺藜子 "蔾"《长生疗养方》作"莉",《御览》《尔雅》《释文》无"子"字。旁通"旁"《御览》作"傍",又一名次弟大错倒,且有一名水香,无屈人豺羽名。豺羽"豺"原作"材",俗字,今据《尔雅》《释文》正。升推"推"《御览》作"雅"。

天名精小虫以下十二字《政和》本黑字,今据《大全》本。

香蒲"蒲"《医心方》作"蕭",俗字。睢《本草和名》作"睢",从目,非是。"睢"下《御览》有"蒲"字。耐老"耐"《御览》《香草钞》作"能"。

兰草《御览》作"草兰",误。

云实肠澼《御览》作"胀癖"。

徐长卿疫疾《御览》作"疾疫"。温疟《御览》作"温鬼"。

营实墙薇"墙"原作"墙",俗字,今正,下同。《和名类聚钞》作"蔷"。牛棘"棘"《御览》作"膝"。

旋华筋根华"筋"《御览》作"蒥",《本草和名》作"筋",并俗字。《御览》无"华"字。黑色媚好"黑"下《御览》有"令人"二字,"媚好"作"悦泽"。其根味辛《御览》无"其味辛"三字,是。

白兔藿"兔"《本草和名》作"莵",俗字,然《医心方·诸药和名篇》作"兔"。

青蘘此条原在"米谷上品"中,今据苏敬之言入"草上品"末。坚筋《新修》误脱"坚"字。不饥此二字《谷类钞》无。

蔓荆实真本《千金》无"蔓"字。生山谷原此语在牡荆条,而蔓荆条无出处,可证古同条也。耐老"耐"《新修》作"能"。

秦椒长发原无"长"字,今据《新修》增正。颜色《新修》无"颜"字。耐老"耐"《新修》作"能"。

女贞实《本草和名》无"实"字,然《新修》有,今不删,但《新修》卷首目次中无"实"字。五藏《新修》无"五"字。

桑上寄生一名宛童,四字《大全》本黑字,今据《政和》本。长须眉原无"长"字,今据《新修》增正。

蕤核目痛赤伤原作"目赤痛伤",《御览》无"目"字,今据《新修》正。

辛夷辛矧"矧"《御览》作"引"。侯桃"侯"《新修》作"喉",《本草和名》作侯。寒热《新修》无"热"字。风头脑痛《新修》"风"字《逸万安方》作"头脑风"三字。耐老"耐"《新修》作"能"。

木兰林兰 "林"《香字钞》作"松"，误。身有 原无"有"字，今据《新修》增正，"有"《香药钞》《香要钞》作"体"。酒皶《新修》作"皶酒"，误。癞疾 "癞"原作"癫"，今据《新修》《香药钞》《香要钞》《香字钞》正。明目 "明"下原有"耳"字，今据《新修》删正。

龙骨生川谷 "川"《御览》作"山"。龙齿 原无"龙"字，今据《医心方》《新修》增正。治小儿 "小"上《新修》有"疗"字。

牛黄惊痫《御览》无"痫"字。牛角鰓 此以下文，原在"兽中品中"，按：依牛角鰓下隐居之语，则陶氏以前本盖"牛黄"下"牛角鰓髓及胆"相接为一条。隐居始分析为二条也，故"牛黄"下无"久服"文，"牛角鰓"下无"气味"文，白黑二本，共合此二条而始复全文，今据正。疼痛《新修》无此二字。女子 "子"《新修》作"人"。下血《新修》下字迻。

麝香 此条《政和》本黑字，今据《大全》本。恶气《御览》"气"字无。精物《御览》"物"字无。蛊毒 "蛊"《香药钞》《香字钞》作"虫"。魇寐 "魇"《新修》《香药钞》"香字钞"作"厌"，"寐"《香字钞》作"寤"，误。

发发 "发"原作"髪"，今据《新修》正。不得 "得"原作"通利"二字，今据《新修》正。利水 原无"利"字，今据《新修》增正。

熊脂 "脂"《千金》作"肉"，《御览》《艺文类聚》此下有"一名熊白"四字。微寒 "寒"《御览》《艺文类聚》作"温"。治风 "治"《艺文类聚》作"止"。五藏 "藏"《千金》作"缓若"二字。积聚 "积"上《千金》有"有"字。赢瘦 此下《千金》有"者其脂味甘微寒治法与肉同又去"十四字。奸疱《千金》作"黔黵"。

石蜜石饴 "饴"刘信甫《图注本草》作"胎"。气诸 以下五字《御览》无，《千金》诸字无。诸不足 此三字《御览》无，"诸"上《千金》有"治"字。痛解 "痛"上《千金》有"腹"字。"解"下有"诸药"二字。除众 以下六字《御览》无。强志 此二字《御览》无。不饥 此二字《御览》无。不老 "不"《千金》作"耐"。

蠟蜜 原作"蜜蠟"，今据《医心方》真本《千金》《本草和名》正，"蠟"《医心方》作"蠄"，《本草和名》作"臈"，并俗字。

白胶《御览》无"白"字。伤中 "伤"《香字钞》作"浸"。赢瘦《御览》无"赢"字。血门 此二字《御览》无。

阿胶洒洒《新修》无一"洒"字。

丹雄鸡《千金》有"肉"字，"鸡"《新修》作"鶏"，下皆仿此。皇国古籍多作"鸡"。女子 "子"《新修》《千金》作"人"。白沃 "沃"《万安方》作"带下"二字。毒辟《新修》脱"辟"字。"毒"上《千金》有"恶"字，无"辟"以下三字。杀气 此下《大全》本有"东门上者尤良"六字，今据《政和》本为黑字，删正。肪治 以下至遗溺，《大全》本黑字，今据《政和》本。雞肠 原无"雞"字，今据《新修》增正。裹黄皮 "裹"原作"裏"，今据《新修》正，此下《大全》本有"微寒"二字，今据《政和》本为黑字，删正。矢白 "矢"原作"屎"，今据《新修》正。寒热《新修》无"寒"字，此下《大全》本有"黑雌鸡主风寒湿痹五缓六急安胎"

十四字，今据《政和》本为黑字删正。鸡子此下《千金》有"黄"字。疮治痫原无"治"字，《新修》有"疗"字，故今正作"治"，"疮"上《千金》有"灼烂"二字，无"痫"字。能肥腯原无"能"字，"腯"作"脂"，今据《新修》正。

雁肪风击"击"原作"挛"，《御览》作"紧"，今据《新修》《医心方》正。气不通利"气"上《千金》有"血"字，《御览》《医心方》无"利"字。耐老《御览》作"不能老"，在"轻身"上。"耐"《新修》作"能"，"老"《千金》作"暑"。

牡蛎"蛎"《医心方》作"历"，古字。李唐遗卷多作"历"。带下"下"下《医心方》有"血"字，无"带"字。

鲤鱼胆《本草和名》无"胆"字，盖系节略。青盲"青"《医心方》作"清"。

蠡鱼"蠡"《医心方》《尔雅》《释文》作"蠡"，俗字。《初学记》作"鳢"，《医心方》作"象"，是盖"蠡"误坏失"虫"者。鮦鱼《初学记》无"鱼"字。甘寒《初学记》无"寒"字。湿痹《初学记》作"除水气"三字。目浮《初学记》作"大"一字。下大水《初学记》无此三字，"下"上有"及五痔"三字。

蒲陶原作"葡萄"，俗字，《艺文类聚》作"蒲萄"。《千金》作"蒲桃"。《万安方》作"葡萄"。今据《新修》《医心方》正。《新修》《医心方》其"蒲"又作"蒱"。《本草和名》同。《医心方·诸药和名篇》作"蒱"，并俗字。倍力《艺文类聚》无此二字。耐饥"耐"《艺文类聚》作"少"，《医心方》无此二字。

蓬蔂"蔂"原作"藁"，今据《新修》《医心方》正。邢昺《尔雅疏》作"蘽"。覆盆"盆"《新修》《医心方》作"瓫"，俗字。《本草和名》同，然《医心方·诸药和名篇》作"盆"。味酸此下《大全》本有"咸"字，今据《政和》本。有子"子"《万安方》作"力"，误。

大枣"大"《医心方》作"干"。甘平"平"《千金》作"辛"，误。养脾此下《千金》有"气"字。经平"平"上《医心方》有"脉"字，《新修》误脱"平"字。少津"津"下原有"液"字，今据《新修》《医心方》删正。"少"上《万安方》有"治"字。《千金》无"少"字。和百"和"上《千金》有"可"字。久服"久"《初学记》作"九"，误。能出"出"上原有"令"字，今据《新修》删正。

藕实茎"藕"《新修》《医心方》作"藕"或"藕"，然《本草和名》作"藕"，《本草和名》无"茎"字。盖系节略，《医心方》《千金》同。水芝丹《千金》无"丹"字。甘平"甘平"《千金》作"苦甘"，不知何其黑字。百疾"疾"《千金》《万安方》作"病"。

鸡头实《御览》无"实"字。雁喙实《御览》无"喙"字，《千金》无此名。治湿"湿"上《医心方》有"疗"字。暴疾《新修》脱"暴"字。精气《医心方》无"气"字。志耳"耳"上原有"令"字，今据《新修》《千金》《医心方》删正，"志"下《千金》有"意"字。

白瓜子"瓜"《新修》作"苽"，俗字。《千金》无"白"字。水芝"水"《御览》作"土"。悦泽"悦"《千金》作"光"。耐老"耐"《新修》作"能"。

瓜蒂"瓜"《新修》作"苽"，俗字。"蒂"《新修》或作"带"，误。食诸"食"上原有"及"字，今据《新修》删正，《大全》本"食"黑字，误。不消此二字原无，今据《新修》

增正。

冬葵子五癃 "五" 上《千金》有 "破" 字，"癃" 作 "淋"。

苋实 "实" 上《千金》有 "菜" 字。青盲 "盲"《大全》本黑字，非。除邪 "邪" 下《千金》有 "气" 字。

苦菜苦寒 "寒" 上《千金》有 "大" 字。久服 "服"《千金》作 "食"。耐老 "耐"《千金》作 "能"。

胡麻一名巨胜此四字《本草和名》无，盖系误脱，《谷类钞》同。五内 "内"《御览》作 "藏"。

麻蕡辛平《御览》作 "平辛"，误。七伤此上原有 "五劳" 二字，今据《新修》《御览》删正。寒气《御览》无 "寒" 字。轻身此二字《御览》在 "通神明" 上。麻子 "麻" 上《千金》有白字。此下原有 "气味" 文，今据《御览》删正为黑字。久服此二字原无，今据《御览》《谷类钞》增正。《御览》资产部作 "令人"。不老《御览》资产部无此二字。

卷　　中

雄黄苦平 "平" 下原有 "寒" 字。今据例删正为黑字。毒肿原无 "肿" 字，今据《新修》增正。鍊食 "鍊"《新修》作 "练"。

雌黄此下《御览》有 "石金" 二字，未详其意。蚀鍊 "蚀" 原黑字今正，"鍊"《新修》作 "练"。

石钟乳《医心方》真本《千金》无 "石" 字。明目以下四字，《御览》在 "治咳嗽" 上。殷孽癥瘕《新修》本无 "瘕" 字。

孔公孽伤食《御览》无 "伤" 字。邪结气《御览》无此二字。

石流黄 "流" 原作 "硫"，俗字，今据《新修》正，《医心方》真本《千金》无 "石" 字。酸温《御览》误脱 "温" 字。生谷中 "谷" 上原有 "山" 字，今据《御览》删正以为黑字。恶血《香字钞》脱 "血" 字。头秃 "头" 上原有 "骨除" 二字，今据《新修》《香药钞》《香要钞》《香字钞》删正。"秃" 上《香药钞》有 "香" 字。盖 "秃" 之误衍。能化 "化"《御览》作 "作"。银铜《新修》作 "铜银"，然《香药钞》《香字钞》，共如证类，则今本《新修》误，倒也。《香要钞》脱 "铜" 字，《御览》无 "铜" 以下三字。

凝水石皮中以下六字《御览》无。烧烂原无 "烂" 字，今据《新修》增正。水饮《御览》无 "水" 字。久服《御览》无此二字。

石膏味辛《具平亲王弘决外典钞》脱 "辛" 字。逆气《御览》无 "气" 字。舌焦《御览》无 "舌" 字。腹中《新修》无 "中" 字。金创 "创" 原作 "疮" 俗字，今据《新修》正。

阳起石味咸 "咸"《御览》作酸，又引《吴氏本草》曰神农扁鹊酸无毒。漏下破子 "漏" 上《御览》有 "补足内寍" 四字，"漏下" 二字在 "无子" 上。无 "破子" 二字。癥瘕《御览》无此二字。**阴阳痿**原无"阳"字，今据《新修》《御览》增正，《御览》无"痿"字，"阴"上《顿医钞》有"易子"二字，"易"，盖"男"误。**合补**"合"原作"起"，《顿医钞》作"发"，今据《新修》《御览》正，《御览》无"补"以下三字。

慈石"慈"原作"磁"，真本《千金》作"磁"，《千金翼方》作"礠"，并俗字。今据《新修》《医心方》正。

理石三虫《新修》无三字。

长石辛寒《御览》脱"寒"字。寒厥"厥"《新修》作"瘚"正字。去翳"翳"原作"瞖"，俗字。今据《新修》正，《新修》去作"目"。去三"去"原作"下"，今据《新修》正。

肤青《御览》作"卢精"。毒蛇"毒"原作"及"，今据《新修》正。

铁落铁原"铁落铁、铁精"皆为各条，依《新修》三种相接，"铁落"为本条，其余为副品，今据正。耐痛"耐"《新修》作"能"。铁精此下原有"平"字，系后人羼入，今据《新修》删正。明目《长生疗养方》作"目明"。

当归乾归"乾"《御览》作"干"。咳逆《御览》无"咳"字。洗洗原无一"洗"字，今据《千金翼方》增正。煮饮"煮"下《弘决外典钞》有"汁"字。

防风恶风以下四字《御览》无。疼痹"痹"《御览》作"痛"。烦满此二字《御览》在"风行"上。

秦艽"艽"《医心方》作"椒"，同书《诸药和名》篇作"茄"，真本《千金》作"胶"。

吴茱萸《御览》无"吴"字。一名薮《御览》作"藙"，《新修》作"藙"，并"薮"之异构，《尔雅》《释文》作"椴"。开湊"湊"原作"腠"，俗字，今据《新修》《御览》正，"开"《御览》作"间"。根杀三虫此下《御览》有"久服轻身"四字，"杀"作"去"。

黄芩腐腹"腹"原作"肠"，今据《本草和名》正，传写腹肠相误者甚多。《御览》作肠，既系宋校。血闭《长生疗养方》无"闭"字。

黄连"连"《艺文类聚》作"莲"，俗字。

五味"味"下原有"子"字，今据《医心方》真本《千金》《本草和名》删正。

决明"明"下原有"子"字，今据《医心方》《本草和名》删正。"决"真本《千金》作"莢"俗字。

勺药"勺"原作"芍"，俗字，今据《医心方》正，《本草和名》作"芍"，然《医心方·诸药和名篇》作"勺"矣。苦平"平"《御览》作"辛"，误。疝瘕《御览》无"疝"字。

桔梗胸胁"胁"《长生疗养方》作"腹"。幽幽《御览》无此二字。恐悸气《御览》无"恐"字、"气"字。

乾薑"乾"《医心方》作"干"。辛温"温"《千金》作"热"。胸满"胸"下《千金》有"中"字。止血"止"下《千金》有"漏"字。

芎劳"劳"《医心方》作"藭"，真本《千金》作"藭"，并俗字。脑头《御览》作"头脑"。

蘪芜"蘪"原作"靡"，别字，今据《本草和名》《尔雅》《释文》正。薇芜"薇"《尔雅》

《释文》作"微"，正字。

藁本"薰"《医心方》作"蒿"，正字。

麻黄生川谷原无此语，今据《御览》增正。邪热《御览》无"热邪"。癥坚《御览》无"癥"字。

葛根此及栝楼条，元板以后《大全本草》误脱。诸毒《御览》无"诸"字。

知母一名水浚《尔雅》《释文》无此四字。

贝母辛平此下《政和》本有"无毒"二字，今据《大全》本为黑字，删正。

栝楼此下原有"根"字，今据《医心方》真本《千金》《本草和名》《御览》删正。

龙眼魄聪察"察"原作"明"，无"魄"字。今据《新修》正。

厚朴生山谷原无此语，今据《御览》增正。头痛寒此三字《御览》无。惊气"惊"下原有"悸"字，今据《新修》删正。三虫《御览》"三"字无。

猪苓"猪"《御览》作"腊"，俗字，下"猴猪矢"同。"苓"《御览》作"零"，正字。猴猪矢"矢"原作"屎"，俗字，今据《本草和名》《御览》正。蛊注"注"《御览》作"蛀"。耐老"耐"《新修》作"能"，《御览》作"能不"二字。

竹叶苦平"苦"《新修》作"辛"。筋急《新修》无"急"字。下气《新修》脱"下"字。痉痹原无"痹"字，今据《新修》增正。

枳实热结原无"热"字，今据《新修》增正。

玄参产乳《御览》无"产"字。余疾《御览》无此二字。

续断一名属折此四字《本草和名》列在"一名"最末，《御览》无此名，然则此四字恐黑字也。气力《御览》无"气"字。

山茱萸蜀枣《御览》作"蜀酸枣"。味酸《御览》无此二字。湿痹"湿"上《新修》有"温"字，恐"湿"误衍。《御览》无"痹"字。

桑根白皮生山谷《新修》无此语。血病《新修》脱"病"字。腹痛"腹"原作"阴"，今据《新修》正。

松萝出风头原无"出"字，"风头"作"头风"，今据《新修》正。

白棘心腹《新修》无"腹"字。

狗脊"狗"《医心方》真本《千金》作"猗"，俗字。百枝"枝"《御览》作"丈"，恐"支"误。腰背"腰"《御览》作"要"。关机"关"《御览》作"开"。周痹"周"《御览》作"风"。颇利《御览》无"颇"字。

萆解"解"原作"薢"，俗字，今据《医心方》真本《千金》《本草和名》正。

通草通利《御览》无"通"字。令人《御览》无此二字。

石韦"韦"《医心方》《和名类聚钞》作"苇"，俗字，《本草和名》作"韦"，然《医心方·诸药和名篇》作"苇"。

瞿麦"瞿"真本《千金》作"蘧"。

败酱鹿肠"肠"《本草和名》作"腹"。

秦皮微寒《长生疗养方》无"微"字。风寒《御览》无"寒"字。洗洗《御览》无此二字。除热《长生疗养方》无"热"字。中青《长生疗养方》无此二字。白膜《御览》无此二字，《长生疗养方》无"白"字。

白芷女人"人"《香字钞》二见作"子"，《香药钞》引异本同。阴肿此下《香药钞》《香字钞》二见有"痛"字。侵目"侵"《香字钞》引《异本》作"偄"。泪出"泪"《香药钞》《香字钞》二见作"泣"。肤润"润"《香字钞》引异本作"纳"，误，又无"肤"字。面脂《香字钞》无"面"字，误。

杜若杜蘅"蘅"《尔雅》《释文》作"衡"，正字。精明目此三字《艺文类聚》作"气"一字。

蘖木《长生疗养方》作"黄蘖"。结气原无"气"字，今据《新修》增正。阴阳"阳"原作"伤"，今据《新修》及《万历》本正。

枝子"枝"原作"栀"，古无"栀"字，今据《新修》正，《艺文类聚》作"支"，古字。一名木丹此四字《大全》本黑字，今据《政和》本。炮皶以下九字《大全》本黑字，今据《政和》本。

合欢甘平"甘"《御览》作"甜"。生川谷"川"原作"山"，今据《新修》《御览》《艺文类聚》正。和心志"和"原作"利"，今据《新修》《御览》《艺文类聚》正。"志"《御览》作"气"。《弘决外典钞》作"惠"，误。得所欲此三字《御览》《艺文类聚》无。

卫矛"矛"《本草和名》作"弟"，俗字。蛊注《御览》无此二字。

紫威"咸"原作"蒇"，俗字，今据《御览》正。味酸"酸"《御览》作"咸"。乳余"乳"上原有"产"字，今据《新修》《御览》删正。瘕血闭《御览》无"瘕"字、"闭"字。羸瘦《御览》无此二字。

无夷原作"芜荑"，俗字，今据《本草和名》正，然《新修》《和名类聚钞》《医心方·诸药和名篇》，并"无"作"芜"。一名蔽薚此四字《大全》本黑字，今据《政和》本。"薚"《千金》作"蘑"。辛平"平"原黑字，今据《御览》为白字，《新修》脱"辛"字。节中原无"中"字，今据《新修》《千金》增正。行毒"行"上原有"温"字，今据《新修》删正。化食"化"上《千金》有"能"字。"化"下有"宿"字，"食"下有"不消"二字。

紫草紫芙"芙"《本草和名》作"芨"，俗字，《御览》别有"地血"一名。

紫菀"菀"《本草和名》作"苑"，别字。

白鲜"鲜"《千金翼方》作"藓"，俗字。头风"头"《御览》作"酒"。

薇衔"薇"真本《千金·合和法篇》作"微"，正字，"衔"原作"蓊"，《御览》作"蓊"，并俗字。今据《医心方》真本《千金》正。麋衔"麋"《御览》作"麋"，"衔"《御览》作"蓊"，俗字。《素问次注》作"衔"，即"衔"之俗体耳。

枲耳"枲"原作"菜"，《千金》作"苍"，今据《尔雅》《释文》正，下"胡枲"同。"耳"下原有"实"字，《千金》作子，今据《医心方》真本《千金》《本草和名》《和名类聚钞》《尔雅》《释文》删正。甘温"甘"上《千金》有"苦"字。周痹《千金》无"周"字。拘挛"拘"下

"千金"有"急"字。恶肉 "恶"上《千金》有"去"字。

茅根菅根 "菅"原作"蘭",今据《本草和名》《香药钞》正。茄根 "茄"原作"茹",今据《本草和名》《香草钞》正。血血 《香要钞》无一"血"字。

酸浆 《御览》作"酢浆",一名"酸浆",而脱"酸浆"之"浆"。酢浆 "酢"原作"醋",今据《本草和名》《御览》正。味酸 《御览》无此二字。

蠡实 "蠡"《御览》及《医心方·诸药和名篇》作"蜏",俗字。《御览》作"孞"首,一名"剧草",一名"蠡实",而无"三坚"之名。剧草 "剧"《本草和名》作"劇",误。王孙寒湿 《御览》无"寒"字。四肢 "肢"《御览》作"支",古字。膝冷痛 《御览》无此三字。

爵牀 "牀"《本草和名》作"床",俗字。味咸寒 此三字《大全》本黑字,今据《政和》本。

王瓜 "瓜"《本草和名》作"苽"。俗字,下同。

马先蒿马矢蒿 "矢"原作"屎",俗字,今据《本草和名》正。苦平 "苦"原黑字。今正为白字。带下 "带"《大全》本作"滞",今据《政和》本。

蜀羊泉 《本草和名》曰"隐居",《本草》"泉"作"全"字。

水萍 "萍"原作"萍",今据《本草和名》正。水华 "华"原作"花",俗字,今据《御览》《艺文类聚》《初学记》正。味辛 "味"上《艺文类聚》复有一"萍"字。气胜酒 此三字《艺文类聚》《初学记》无。长须 "长"《艺文类聚》作"乌须",《御览》《初学记》《长生疗养方》作"鬓"。止消渴 此三字《御览》《艺文类聚》《初学记》无。

海藻一名落首 《千金》无此一名。气颈下核 "气"上《千金》有"结"字。"气"下有"散"字,"核"上有"鞕"字,"颈"上《御览》有"著"字,无"核"字。破散 以下十字《千金》无,上有"痛"者二字。气瘭肿 《御览》无"气"字,"瘭"上《万安方》有"治"字。"瘭"下有"疽"字。"肿"下有"毒"字。腹中 《千金》作"肠内"。下鸣 "鸣"上《千金》有"雷"字。

假苏鼠蓂 "蓂"《本草和名》作"蓂"。结聚 "结"上原有"破"字,今据《新修》删正。破散之 原无此三字,今据《新修》正。除湿 《新修》无"除"字。

犀角 《御览》作"犀牛角"。生川谷 "川"原作"山",今据《新修》正。鄣气 "鄣"原作"瘴",今据《新修》正。

零羊角 "零"原作"羚",《御览》作"灵",今据《医心方》《新修》正。魇寐 "魇"《御览》作"猒",盖是"厌"坏字,"厌、魇"正俗字。久服 以下七子《政和》本黑字,今据《大全》本。

羖羊肉味咸 "咸"《千金》作"酸"。气力 原无"力"字,今据《新修》增正。

白马茎脉绝 《新修》误脱"脉"字。疟疾 《政和》本此下有"当杀用之"四字,今据《大全》本为黑字,删正。《新修》"杀"作"熬",而四字夹注分书。下文"蜺皮、露蜂房、桑螵蛸、蝼蛄、蜣螂、贝子"等条亦有如此文,共属同例,然无确证,姑存其疑耳。瘑瘘 "瘑"原作"邪"，今据《新修》正。**不祥**"祥"《政和》本作"详"，误。

牡狗阴茎《医心方》真本《千金》无"牡、茎"二字，《千金》无"牡"字。**味咸**"咸"《千金》作"酸"。**生平泽**原无此语，今据《新修》增正。**阴痿**"阴"上《千金》有"丈夫"二字。**胆明目**此语《大全》本黑字，今据《政和》本。

鹿茸甘温《医心方》无"温"字。**角治**"角"上《医心方》真本《千金》有"鹿"字，是。**恶气**《新修》无此二字。

伏翼生川谷此三字《大全》本白字，盖此仅存"旧面者也"。

石龙子《医心方》真本《千金·合和法篇》作"蜥蜴"。

露蜂房《医心方》无"露"字。**蜂场**"场"原作"肠"，今据《本草和名》正。**之良**《长生疗养方》无"良"字。

蚱蝉咸寒"寒"《大全》本黑字。今据《政和》本。**生杨柳上**此四字《证类》白字，盖亦旧面之偶存者也。

白彊蚕"彊"原作"殭"，俗字，今据真本《千金》《医心方·诸药和名篇》正，《医心方·药不入汤酒法篇》作"强"。《本草和名》作"疆"，别字。**咸平**"平"原黑字，今据例增正。**阴疡**"疡"原误"瘍"，今正。

蜚廉"廉"原作"蠊"，俗字，今据《医心方》《御览》正。**咸寒**《御览》无"寒"字。**生川泽**"川"《御览》作"山"。**癥坚**以下四字《御览》作"逐下血"三字。**咽痹**"痹"《政和》本作"闭"，今据《大全》本图注正，《御览》无"咽"字。

䗪虫"蟅"真本《千金》作"蟅"正体。**地鳖**"鳖"《本草和名》作"鳖"，俗讹字。

蛴螬蟦蛴"蟦"《本草和名》作"蟥"，误。"蛴"《御览》作"齐"，古字。**血瘀**《御览》无"瘀"字。

蛞蝓"蛞"《御览》作"蟥"，正字。**陵蠡**"蠡"《本草和名》作"螝"。俗名，此名《御览》在"气味"下。

水蛭恶血"恶"上原有"逐"字，今据《御览》删正。**血月**《御览》作"结水"。**血瘕**《御览》作"凝"一字。**聚无子**《御览》无此三字。

海蛤生池泽原无此语，今据《御览》增正。**喘息**"喘"上《医心方》有"空"一字。《御览》《医心方》无"息"字。**烦满**《御览》无"满"字。**文蛤**以下原别条，今据《御览》及《陶注》所说而接此，以复旧观。**恶疮蚀**"恶"上《御览》有"际阴蚀"三字。"疮"作"创"，正字，无"蚀"字。

龟甲疟五痔此三字《大全》本黑字，今据《政和》本。

鳖甲"鳖"《医心方》《本草和名》作"鳖"。

鳝鱼甲"鳝"原作"蛇"，别字。《医心方》《本草和名》作"鳝"，今据正，真本《千金》作"鳖"。《医心方》无"鱼"字。

乌贼鱼骨《本草和名》无"骨"字。**白经**《医心方》作"经白"。**寒热**此下《艺文类聚》有"惊气"二字。**无子**此下《政和》本有"寒肿令"三字，今据《大全》本为黑字删正。

蟹《医心方》作"鱰"，俗字，此下《千金》有"壳"字。咸寒"寒"《大全》本黑字，今据《政和》本，"咸"《千金》作"酸"。气热《医心方》作"热气"，"热"下《千金》有"宿"字，无"气"字。败漆"败"《千金》作"散"，"败"上《万安方》有"又与"二字。"漆"下有"器合"二字。

梅实《艺文类聚》引《本草》曰"梅核"，能"益气不饥"。心肢"心"下《千金》有"止"字。"肢"《医心方》《新修》作"支"。

蓼实中耐"耐"《医心方》作"能"，"中"下《千金》有"解肌"二字。面目"面"上《万安方》有"治"字。浮肿痈疡此四字《大全》本黑字，今据《政和》本，"痈"上《千金》有"却"字，"疡"作"疽"。肠中"肠"《新修》作"腹"。

葱实味辛此下《万安方》有"平"字，盖"辛"误"衍"。生平泽此语原在"薤条"，可证古二物同条也，今据正。中作浴"中"原作"可"，无"浴"。今据《新修》增正。出汗"出"上《千金》有"能"字。"汗"下有"治"字。目肿"肿"上《千金》有"浮"字。薤以下原别条，今据《陶注》所说而接此，此下原有"味辛温"三字，而"温"《大全》本白字，今据《政和》本为黑字删正，惟"味辛"二字，二本共为白字。按：白字中副品无"气味"，固以其气味性理相同本条。固为副品，至黑字又载副品气味也，因今删正此二字而为黑字。创创原作"疮疮"，俗字，今据《新修》正，《万安方》无一"疮"字。轻身此上《千金》有"能生肌肉"四字。

水苏《御览》作"芥蒩"一名"水苏"。微温《新修》无"微"字。下气以下七子《政和》本黑字，今据《大全》本。恶气"气"《政和》本黑字，今据《大全》本。耐老"耐"《新修》作"能"。

大豆黄卷"黄"上《医心方》有"及"字。湿痹"湿"上《千金》有"久风"二字。生大豆此三字《政和》本黑字，今据《大全》本。痈肿"肿"《万安方》作"疽"。饮汁原作"汁饮"，《御览》作"汁饮之"，今据《新修》正。止痛"止"《新修》作"心"，误。赤小豆原"大豆黄卷、生大豆、赤小豆"各位别条，今据《陶注》所说以接此矣。下水此下《千金》有"肿"字。痈肿脓《千金》无"痈肿"二字，《御览》无"脓"字。

卷　　下

青琅玕"琅"《新修》《医心方》作"瑯"，同书《诸药和名篇》同，然《本草和名》作"琅"。石珠《御览》作"珠圭"。

礜石"礜"《医心方》《顿医钞》作"誉"。味辛大热《新修》脱"味"字，《御览》无"大热"二字。邪气除热此四字《政和》本黑字，今据《大全》本。"热"下《御览》有"气"字。

卤咸"咸"《御览》饮食部作"盐"，误。生池泽此语原在"大盐"下，可证古同条也，今也置此。吐下原无"吐"字，今据《新修》增正。戎盐"卤咸、戎盐、大盐"原各别条，今据《御览》及《陶注》所说正，合接此条而为副品，以复朱字之旧面。目痛《御览》无此二字。坚肌骨"坚"《大全》本作"紧"，今据《政和》本《千金翼方》正，《新修》作"监"，误。《御览》无此三字。毒蛊"蛊"《新修》《御览》作"虫"。

白恶"恶"原作"垩"，今据《新修》《医心方》《长生疗养方》正。按：古《本草》必不作"垩"，说具考注中。阴肿以下七字《政和》本黑字，今据《大全》本。

铅丹咳逆"咳"原作"吐"，今据《新修》正。炼化"炼"《新修》作"练"。通神明《御览》作"成仙"二字。

粉锡解锡"解"《御览》作"鲜"。生山谷此语原在"锡镜鼻"下，可证古同条也，今因移于此。锡镜鼻以下原别条，今据《陶注》和接此条。癥瘕《新修》作"瘕"一字，按："瘕"盖"瘕"误。伏肠"肠"《新修》作"腹"。

石灰杀痔《新修》无"杀"字。

冬灰藜灰"藜"《新修》作"蔾"。味辛《新修》脱"味"字。

大黄血闭《御览》无"血"字。水谷此下《御览》有"道"字。化食《御览》脱"化"字。安和《御览》无"和"字，以下四字《御览》在"推陈"上。

蜀椒"椒"真本《千金》作"椒"。辛温"温"《千金》作"大热"二字。咳逆《千金》无此二字。逐骨节"逐"上《千金》有"下气"二字，无"骨节"二字。死肌寒"死"上《千金》有"中寒冷去"四字，无"寒"字。

莽草肿乳痈《御览》无"肿"字、"痈"字。除结《御览》无"除"字。虫疽疮原无此三字，今据《新修》增正，《御览》作"疽、疮"二字，无"虫"字。杀虫鱼此三字《御览》无。

郁核《政和》本作"郁李仁"，《大全》本"仁"作"人"，《医心方》作"郁子"，今据《新修》《御览》正。四肢"肢"《新修》《医心方》作"支"。鼠李以下原别条，今据《陶注》接此。

巴豆巴椒"椒"《御览》"菽"。温疟此二字《御览》在"伤寒"上。寒热《御览》脱"寒"字。破癥"癥"《御览》作"癖"。结坚积聚"聚"字原在"坚"字上，今据《新修》正，《御览》作"结坚"二字，无"积聚"二字。淡癖"癖"《新修》《香药钞》作"澼"。开通"通"《香药钞》作"道"。蛊毒原作"毒蛊"，今据《新修》正，《香药钞》《药种钞》作"毒虫"，《御览》无"蛊"字。注邪物《御览》作"邪注"，无"物"字。虫鱼《御览》无"鱼"字。

甘遂一名主田此四字《证类》在一名之最末，失次，《本草和名》在最初。腹满"腹"《御览》作"胀"。留饮"留"上《御览》有"除"字。

亭历原作"葶苈"俗字，今据《医心方》《本草和名》《和名类聚钞》正。

大戟印钜"印"原作"邜"，别字，今据《尔雅》《释文》正。腹满"腹"《大全》本作"肿"，今据《政和》本。

芫华一名去水《本草和名》无此四字。杀虫鱼《御览》无"鱼"字。

荛华破积《大全》本误叠"破"字。

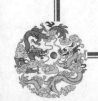

旋复华邢昺《尔雅疏》无"华"字。生川谷"川"上原有"池泽"二字，按："池泽"二字恐从旋华条错入在此，旋华一名金沸，亦自此条错除在彼，互相误，今因删正。

鉤吻野葛"野"医心方作"冶"。蛊毒此二字《御览》在"鬼注"上。

鬼臼辛温此下《大全》本有"微温"二字，今据《政和》本为黑字，删正。

萹蓄《千金》作"萹竹叶"，《御览》别有一名"萹竹之语"。

商陆"商"邢昺《尔雅疏》作"蔏"，俗讹字。葛根"葛"《政和》本作"葛"，俗字，今据《大全》本、邢昺《尔雅疏》作"蕩"。夜呼"呼"《御览》作"乎"。

女青雀瓢"瓢"《御览》作"翲"。生山谷原无此语，今据《御览》增正。恶气此二字《御览》无。

天雄白幕"幕"《药种钞》作"暮"。筋骨"筋"《大全》本作"节"，今据《政和》本《千金翼方》正。

乌头奚毒"奚"《御览》作"叶"。即子"即"《御览》作"蒇"正字，无"子"字。乌喙"喙"《香药钞》《药种钞》作"啄"，此名《御览》在"奚毒"上。生山谷"山"《御览》作"川"。中风恶风《御览》作"风中恶"三字，无下"风"字。洗洗《大全》本作"洗法"，误。《御览》《香药钞》《药种钞》无一"洗"字。出汗"汗"《香药钞》作"汁"，误。

附子温中以下四字，《御览》在"痛"字下。血瘕"血"《大全》本黑字，今据《政和》本。踒躄《御览》作"萎癖"。挛膝"膝"上《御览》有"不起"二字，且"挛"作"缓"，"膝"作"疼"，条末有"为百药之长"五字。

羊踯躅"躅"《医心方》作"躝"，同书《诸药和名篇》同，然《本草和名》反作"躅"。皮肤《长生疗养方》无"肤"字。诸痹"诸"《御览》作"湿"，而在"恶毒"上。

茵芋"茵"《本草和名》《和名类聚钞》作"苗"，俗字。

射干乌蒲"蒲"《本草和名》《御览》作"蒱"。

鸢尾"鸢"《本草和名》作"载"，俗字。去水"去"《大全》本作"大"，误。

皂荚"皂"真本《千金》作"莒"，俗字。味辛此下原有"咸"字，今据例删正以为黑字。下水原无此二字，今据《新修》正。鬼精原无"鬼"字，今据《新修》增正。

练实"练"原作"楝"，俗字，今据《医心方》真本《千金》《新修》正。痬利以下六字《大全》本黑字，今据《政和》本。

柳华柳絮《艺文类聚》脱"絮"字。生川泽此语《大全》本白字，盖旧样之仅存也。

桐叶三虫《新修》无"三"字。肥大此下原有"饲猪"二字，今据《新修》删正。

梓白皮华叶原无"华"字，今据《新修》增正。肥大此上原有"饲猪"二字，今据《新修》删正。易养原无此二字，今据《新修》增正。

恒山"恒"原作"常"，盖宋人避讳所改，今据《医心方》真本《千金》《本草和名》《御览》《和名类聚钞》正。互草"互"《御览》作"玄"。寒热热此三字《御览》无。淡结《御览》无"淡"字。

蜀漆此下《本草和名》有"叶"字，按：《御览》引《吴氏》有"叶"字，则"叶"一字黑字所添，而宋以后再又脱却也。疟及"疟"《御览》作"疮"。腹中《御览》无"中"字。

青葙此下原有"子"字，今据《本草和名》删正。屑口"屑"原作"唇"，别字，今正。

半夏一名地文一名水玉此八字《政和》本黑字，今据《大全》本，此两名《证类》在黑字一名守田下，失次，《本草和名》在最初，《御览》脱下一名二字。

款冬"款"原作"欵"，俗讹字，今据《尔雅》《释文》正。"冬"下原有"花"字，今据《医心方》真本《千金》《本草和名》《御览》《艺文类聚》《尔雅》《释文》《和名类聚钞》《千金翼方》删正。橐吾"吾"《御览》作"石"。颗东"东"《政和》本作"涷"，《尔雅》《释文》同，今据《大全》本《本草和名》正，《御览》《艺文类聚》作"冬"。虎须"须"原作"鬚"，俗字，今据"龙须"例正，《本草和名》异本《和名类聚钞》作"鬓"，《顿医钞》作"髮"，并误。菟奚《艺文类聚》"菟"作"兔"正字，"奚"作"爰"，误。

牡丹鹿韭《本草和名》《和名类聚钞》作"韮"。寒热此下《御览》有"癥伤"二字。瘈疭痉此三字《御览》无。痫邪气《御览》无"痫"字、"气"字。

防己解离《御览》作"石解"。

巴戟天不起"起"上《顿医钞》有"发"字。

石南草原无"草"字，今据《医心方》真本《千金》《新修》《和名类聚钞》正。"南"《和名类聚钞》作"楠"。味辛平"平"《政和》本黑字，今据《大全》本，"辛"下原有"苦"字，今据《新修》删正，为黑字。《新修》"苦"字在"平"下，是古本旧面，可以证"苦"之黑字也，《证类》所载，经后人羼改，大误。

女菀洗洗"大全本"作"洗法"，误。

地榆微寒《御览》无"微"字。带下此下《千金翼方》有"十二"二字。止汗此下《御览》有"气"字。

五加"加"《医心方》真本《千金》《新修》作"茄"，俗字，"加"下原有"皮"字，今据《医心方》真本《千金》《新修》删正。豺漆"豺"原作"犲"，俗字，今正。不能"不"《新修》作"立"。

泽兰龙枣"枣"御览作"来"，误，《香字钞》脱此一名。味苦《御览》无"苦"字。生池泽原无此语，今据《御览》增正。内衄《御览》无"内"字，"衄"下有"血"字。余疾"疾"《香药钞》《香字钞》作"痛"，误。金创"创"原作"疮"，俗字，今据《香药钞》《香字钞》正。脓血原无"血"字。今据《香药钞》《香字钞》增正。

黄环陵泉"陵"原作"凌"，今据《新修本草》正。《御览》作"凌"，既经宋校。苦平《御览》无"平"字。蛊毒"蛊"《御览》作"虫"。鬼注《御览》无此二字。在脏一下四字《御览》无。

紫参味苦此下原有"辛"字，今据《御览》删正为黑字。《御览》脱"味"字。利大小便此四字《御览》在"通九窍"上，无"小"字，条末有"治牛病"三字。

藋菌长虫"虫"《大全》本作"患"，误。

连翘蔺华"蔺"原作"蘭"，今据《本草和名》正。一名轵此三字《尔雅》《释文》在

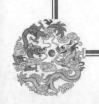

"异翘"下，盖古本旧次也。三廉此下《和名类聚钞》有"草"字，误。

白头公"公"原作"翁"，今据《本草和名》《和名类聚钞》伊吕波《字类钞》正，李唐遗卷无一作"翁"者。胡王使者"王"《本草和名》作"主"，误。无毒《御览》亦有此字，说具于拙序中，"无"《长生疗养方》作"有"。生川谷"川"原作"山"，今据《御览》正。瘿气此二字《御览》在"温疟"上。

贯众"众"《长生疗养方》作"首"。一名百头此四字《御览》在贯节下。扁苻"扁"邢昺《尔雅疏》作"蔄"。"苻"《御览》作"符"。

狼牙原作"牙子"，一名狼牙，今据《御览》作"狼牙"，一名牙子，《医心方》真本《千金·合和法篇》《和名类聚钞》并作"狼牙"。味苦此下《大全》本有"酸"字，今据《政和》本为黑字删正。《御览》无"苦"字。热气《御览》《香字钞》无此二字。瘑恶以下四字《御览》无"瘑"上《香字钞》有"疮"字。去白虫此三字《御览》在"疥"字上。

藜芦"藜"《医心方》真本《千金·合和法篇》，《本草和名》《御览》《和名类聚钞》作"藜"。《政和》本目录作"莉"，并俗体也。

间茹"间"原作"蔄"，俗字，今据《御览》正。味辛此下《大全》本有"酸"字，今据《政和》本为黑字及《御览》删正。杀疥"杀"上《御览》有"仍"字。除大"大"《御览》作"太"。

羊桃一名鬼以下八字《大全》本黑字，今据《政和》本。羊肠"肠"《本草和名》作"服"。

羊蹄此条《御览》两引。而一引以"鬼目"为正名，以"羊蹄"为一名。头秃《长生疗养方》作"疬瘑"。瘑除热女"瘑"《长生疗养方》作"癣"，除《御览》作"阴"，《医心方》无"热"字，"女"《御览》作"无"。阴蚀此二字《御览》无。

白敛"敛"《大全》本作"歛"，别字，今据《政和》本《本草和名》《和名类聚钞》作"蔹"，《医心方》别本《和名类聚钞》作"薇"，并俗字。

白及"及"真本《千金》《本草和名》作"芨"，俗字。苦平"平"《御览》作"辛"。败疽《大全》本脱"疽"字。胃中"胃"《长生疗养方》作"胸"。

蛇全"全"《政和》本作"合"，误。蛇衔"衔"原作"街"，俗字，今据《医心方》真本《千金》《本草和名》正。

雷丸膏摩原作"膏摩除"三字，今据《新修》删正。

溲疏身皮《长生疗养方》无"身"字。

药实根绝伤《新修》作"伤绝"。

飞廉"飞"《医心方》作"蜚"，"廉"下《和名类聚钞》有"草"字。一名飞轻此四字《政和》本黑字，今据《大全》本。此四字《证类》在黑字"伏猪"下，失次，《本草和名》在一名最初，可从。

淫羊藿"藿"《御览》作"霍"。刚前"刚"《御览》作"蜀"。痿绝"痿"《香字钞》作"萎"，《御览》无"绝"字。茎中"茎"上《御览》有"中除"二字，无"中"字，且"除"字以下至"利小便"，在"强志"下。气力《御览》无"力"字。

莨菪子"菪"原作"岩"，今据《本草和名》《和名类聚钞》《医心方·诸药和名篇》《类聚名义钞》伊吕波《字类钞》正。《本草和名》《和名类聚钞》无"子"字。然《医心方·诸药和名篇》《类聚名义钞》有"子"字，伊吕波《字类钞》并载二名，一无"子"字，一有"子"字。按：当时《本草和名》有二本，故有如此异同与。横唐此名《证类》在一名最初，《本草和名》在黑字"行唐"下。

栾华泣出"泣"原作"浃"，今据《新修》正。

蔓椒疼痛原无"痛"字，今据《新修》增正。四肢"肢"《新修》作"支"。

乌韭"韭"原作"韮"，俗字，今正。

蚤休螫休"螫"原作"蛋"，《本草和名》作"螫"，即"螫"，俗体。《证类》引《日华子》亦作"螫休"，今据正。

石长生丹草"丹"下《御览》有"沙"字。大热辟鬼《御览》"大"作"火"，"鬼"作"恶"。不祥此下《御览》有"鬼毒"二字。

姑活耐老"耐"《新修》作"能"。

别羁四肢"肢"《新修》作"支"。

石下长卿生池泽"池泽"下原有"山谷"二字。按："山谷"二字恐从徐长卿条错入在此，一名徐长卿亦是可疑，今因删正。

翘根"翘"原作"藨"，今据《御览》正。甘寒"甘"《御览》作"苦"，无"寒"字，"寒"下原有"平"字，今据例删正以为黑字。耐老"耐"《新修》《御览》作"能"。

屈草此下《御览》有"实根"二字。胸胁"胸"《新修》作"匈"，正字。"匈"即"胸"俗体。肠间"肠"原作"腰"，《御览》作"腹"，今据《新修》正。寒热《御览》无"热"字。益气耐"益"上《御览》有"补"字，无"气"字，"耐"《新修》《御览》作"能"。

淮木百岁城中木《新修》脱"城"字。虚赢《御览》引《吴氏》载此条全文作"赢虚"。

六畜毛蹄甲此条《大全》本黑字，且无"甲"字，今据《政和》本。生平谷此三字原在"鼺鼠"下，可证古同条也，今因置于此。鬼注《新修》无"注"字。痉癫疾原作"癫痉"二字，今据《新修》增正。骆驼"驼"《新修》《和名类聚钞》作"驰"，俗字。鼺鼠以下原别条，今据《陶注》所说合此条，"鼺"《新修》目录作"鸓"，正字。生乳易"生乳"原作"令产"，今据《新修》正。

麇脂寒风《千金》"寒"下有"热"字，"风"下有"寒"字。四肢"肢"《新修》作"支"。

豚卵"豚"《千金》作"犿"，下同。惊痫此下《千金》有"除阴茎中痛"五字。癫疾《千金》无此二字。鬼注"注"《千金》作"气"。猪悬蹄原无"猪"字，今据《新修》增正，《千金》作"大猪后脚悬蹄甲"七字。伏肠"伏"下原有"热在"二字，今据《新修》删正，《千金》作"伏热在腹中"五字。

燕矢"燕"原作"鷰",《新修》作"鷰",并俗字,今正。"矢"原作"屎",俗字。今据《本草和名》正。

天鼠矢"矢"原作"屎",今据《医心方》《本草和名》正。《千金翼方》列在"伏翼"后。一名鼠姑"姑"原作"法",今据《本草和名》正,以下八字《大全》本黑字,今据《政和》本。

石蠶《御览》作"沙蝨",一名"石蠶"。沙蝨《御览》引《吴氏》作"沙蚌"。

蛇蜕此下《本草和名》有"皮"字,"蜕"真本《千金》《医心方·诸药和名篇》作"脱"。蛇符"符"《本草和名》作"苻"。

吴公原作"蜈蚣",俗字,今据《医心方》真本《千金》《本草和名》正。

蠮螉"蠮"《医心方》作"螉"。

雀甕"甕"《本草和名》作"蠮"。《医心方·诸药和名篇》作"蟹",并俗字。躁舍"躁"《本草和名》作"螻",伊吕波《字类钞》作"螓"。

鼠妇蟠负《政和》本作"负蟠",《尔雅》《释文》同,《大全》本误作"负蟠",今据《本草和名》《御览》正。伊威原作"蛜蝛",今据《本草和名》《御览》正。

衣鱼《御览》作"白鱼",一名衣鱼。咸温此下《政和》本有"无毒"二字,今据《大全》本为黑字删正。疝瘕"瘕"《御览》作"疵"。中风"中"上《御览》有"头"字。强皆宜"强"《大全》本黑字,今据《政和》本《御览》作"彊",正字。"皆宜"原作"背起",误,今据《御览》正。

白颈蚯蚓"颈"《本草和名》作"头",误。

蝼蛄"蝼"《御览》作"螜",俗字。惠姑原作"蟪姑",今据《本草和名》正,《御览》无此名。毂《本草和名》作"蟹",《御览》作"蟹"。肉中刺《御览》作"刺在肉中"四字。哽噎"噎"《御览》作"咽"。除恶"除"《御览》作"愈"。

盤蟊原作"斑猫"《医心方》《本草和名》《御览》作"班苗",并假借字,今据真本《千金》正。生川谷《御览》脱"川"字。

地胆元青"元"原作"蚖",《本草和名》作"芜",今据《医心方》真本《千金》《御览》及《陶注》所说正。此名《御览》在"气味"下。

马刀漏下"漏"上《御览》有"补中"二字,《万安方》无"漏"字。寒热"寒"上《御览》有"留"字。

杏核此下《政和》本有"仁"字,《大全》本作"人",今据《医心方》《新修》删正。雷鸣此上《千金》有"肠中"二字。金创"创"原作"疮",今据《新修》正。

桃核此下《政和》本有"仁"字,《大全》本作"人",今据《新修》删正。治瘀"治"《千金》作"破"。血血《医心方》《新修》无一"血"字,宜从。好色"色"上原有"颜"字,今据《新修》删正。桃枭《初学记》《艺文类聚》作"枭桃"。此下原有"微温"二字,而《新修》其二字反在"精物"下,为其黑字现然可见,今据删正。辟不"不"上原有"邪恶"二字,今据《新修》删正,《政和》本无"辟"字,今据《大全》本。

苦瓠四肢 "肢"《医心方》《新修》作"支"。

水靳 "靳"原作"斳"，今据《新修》正，李唐遗籍皆作"靳"，其作"斳"者，宋后谬写也。

神农本草经考异

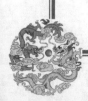

神农古本草经

〔清〕 王闿运 辑

刘 复 增辑

李顺保 主校注

张新迪 协校注

学苑出版社

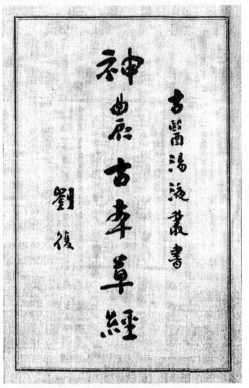

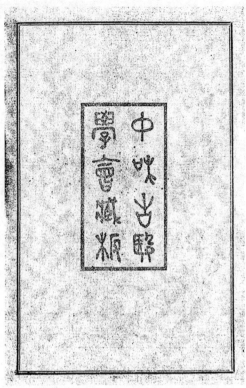

中国古医学会刻本书影（封面）　　　　中国古医学会刻本书影（副封）

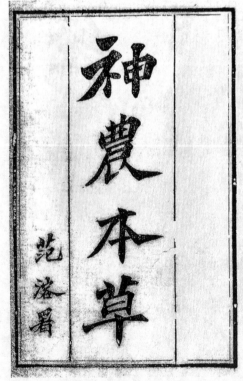

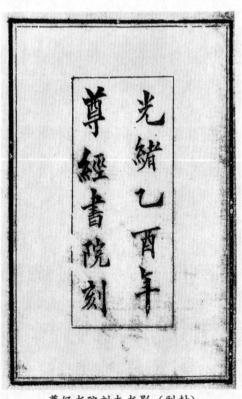

尊经书院刻本书影（封面）　　　　尊经书院刻本书影（副封）

校注说明

一、作者简介

《神农古本草经》撰者王闿运（1833～1916），字壬秋，又字壬父，号湘绮。清末经学家、文学家、药学家，咸丰二年举人，授翰林院检讨、加侍读衔，先后主持成都尊经书院、衡州船山书院、长沙思贤讲舍、南昌高等学堂。民国初年任清史馆馆长等。

王闿运的经学著作有《周易说》《尚书笺》《尚书大传补注》《诗经补笺》《礼经笺》《礼纪笺》《论语训》《春秋公羊传笺》等10余种。

王闿运的文学著作有《独行谣》《圆明园词》《八代诗选》《湘绮楼文集》等。

王闿运的史学著作有《桂阳州志》《东安县志》《衡阳县志》《湘潭县志》《湘军志》等。

王闿运的药学著作仅有《神农古本草经》三卷。

二、内容简介

王氏《神农古本草经》辑于光绪乙酉年（1885），成都尊经书院刻本印刷问世。

该书载药365种，分上、中、下三卷。第一卷上品九部，载药144种；第二卷中品九部，载药115种；第三卷下品九部，载药106种。王闿运在"叙"中言："求之六年，严生始从长安得《明翻本》。"今有学者质疑"未看到有明翻《嘉佑官本神农本草》的记载"（范行准语）。

1942年，徐复再将中国古医学会藏版以《神农古本草经》名，以"不改一字，不移一条，悉仍壬秋先生原刊之旧"，仅在前加徐氏民叔的"序"及在"本说"和"附余"后加"复按"及"逸文考异"后加"按"语，付印载于《古医汤液丛书》中。

王氏《神农古本草经》所载365味药物的性味、功能等内容与明卢复本及清代顾观光本大致相同，唯多采集时间。三种版本均无药物归经记载。

三、版本简介

1. 尊经书院本：王闿运编辑于光绪乙酉年（1885）由四川成都尊经书院刻本印刷问世，前有王闿运叙，三卷本，收载药物365味。该版本现藏国家图书馆、中国科学院图书馆和中国中医科学院图书馆等。

2. 中国古医学会本：1942年成都人士刘复，字民叔，复将中国古医学会所藏尊经书院刻本再付梓印刷问世，除保持尊敬书院本原貌外，仅加有刘复的"神农古本草经序"及在"本说"和"附录"中加按语，书后附加徐复"三品逸文考异"等。该书又汇集在《古医汤液丛书》中，卷上系镇江弟子顾经（字重道）、杨良柏（字茂如）校刊，第一卷系嘉兴弟子邹倣（字宗道）、昆明弟子叶蕙龄（字颖如）校刊，第二卷系嘉兴弟子巢元珠（字曼麟）、镇海弟子夏祯（字瑞祯）校刊，第三卷系镇江弟子殷夏（字禹贡）、南汇弟子周元庆（字兆民）校刊，卷下系峨眉弟子夏尚龄（字松浦）、鄞县弟子陈本荣（字品福）校刊。该版本现藏中国中医科学院图书馆。

四、本书的版本选择

本书选《古医汤液丛书》刘复复印中国古医学会藏本加序和按语及考异本作底本，以尊经书院本为主校本，以明代卢复本（日本橘黄堂藏本、医种子本）、清代顾观光本（武陵山人遗书本）为旁校本，参校《太平御览》《本草纲目》等相关本草典籍。

五、新版式说明

1. 原书为繁体字竖排本，无标点符号，今改为简化字横排本，并添加现代汉语标点和符号。原书中的"右"等，一律改为"上"字。

2. 原书中的古体字、异体字、俗写字，均改为现代汉语简化字。中医药的特殊用字，则不改为简化字，如"癥瘕"的"癥"字。通假字、难字则加注释。

3. 原书中的错别字，或引用典籍错字，一律改正，并加说明。

4. 原书中的药名，保持原名，不改现代通用名。

李顺保

2021年2月

神农古本草经序

　　《神农古本草》三品，品各一卷，合三百六十五药。伊尹撰用《本草》，以为汤液。仲景论广《汤液》，以为《伤寒》。圣作贤述，源远流长。乃汉晋而后，为道家陶弘景所窜乱，陶氏其神农之罪人哉！《医官玄稿》①论其集注，渐成润色。《文献通考》②斥其论证，多作谬语。盖亦有所见而云然。唐慎微③撰《经史证类大观本草》，所据者为《陶本》而非《古本》。李时珍撰《本草纲目》，所据者为《唐本》而非《陶本》。至若缪希雍④、卢之颐⑤、刘若金⑥、邹润安⑦辈，徒据《唐本》以求经文，未免荒陋。而张隐庵⑧、叶天士⑨、陈修园⑩、张山雷⑪辈，未见《大观》，仅据《纲目》，则更失之远矣！惟清儒孙星衍、顾观光两氏辑本，知以《太平御览》为据，较之《纲目》诸本，有足多者。

---

　　① 医官玄稿：书名。日本望月三英撰，三卷。刊于日本宝历三年（1753）。本书载考医书约50余种，名医10余位，共分9类，《神农本草经》集注在其中。

　　② 文献统考：书名。宋代马瑞临撰，24门，348卷。记载上古到宋宁宗时的典章制度。

　　③ 唐慎微：字审元（约1056～1093），四川崇庆人。宋代著名药学家、临床学家，撰《经史证类备急本经》，简称《证类本草》，32卷，共再药物1746种，该书对药学发展有很大贡献。

　　④ 缪希雍：字仲淳（约1546～1627），号慕台，江苏常熟市人。明代著名医家，撰《神农本草圣疏》《先醒斋医学广笔记》等医籍。

　　⑤ 卢之颐：字繇生，号晋公，自称芦中人，生卒年代不详，浙江杭州人。其父卢复，父子同为明代医家。撰《本草乘雅半偈》《摩索金匮》《伤寒金鎞疏钞》《学古诊则》等医书。

　　⑥ 刘若金：字云密，湖北清江人。生卒年代不详。明末官员，官至刑部尚书。清初医家，撰《本草述》（1666年），1690年刊行。

　　⑦ 邹润安：邹澍，字润安，生卒年代不详，江苏武进人。清代医家，撰《伤寒通解》《伤寒金匮方解》《医理摘要》等医籍。

　　⑧ 张隐庵：张志聪（1610～约1674），字隐庵，浙江钱塘人。清代著名医家，撰《素问集注》《侣山堂类辩》《灵枢集注》《伤寒论集注》《本草崇原》等医籍。

　　⑨ 叶天士：叶桂（1667～1746），字天士，号香岩，江苏苏州人。清代著名医家，系温病学奠基人之一，倡导温病卫气营血辨证纲领。撰《温热论》《临证指南医案》《叶案存真》等医籍，皆为其弟子编辑整理而成。

　　⑩ 陈修园：陈念组（约1753～1823），字修园，号慎修，另字良有，福建长乐人。清代著名医家，著述颇多，后人辑成《陈修园医书十六种》，其中有《神农本草经读》。

　　⑪ 张山雷：张寿颐（1873～1934），字山雷，江苏嘉定人。清末民国时期医家，任教中医学校，撰《中风斠诠》《难经汇注笺正》等医籍。

今读王壬秋先生校刊本，其《题记》云："求之六年，严生始从长安得明翻本。"盖《古本》也。《古本》在兹，三品具备，终始贯通，原为完璧。然则《题记》所称聊存梁以来之仿佛一语，虽直指为陶氏以前、汉晋世传之《古本》可也。

尝考医学源流，古分二派：一曰炎帝神农，二曰黄帝轩辕。神农传本草，黄帝传针灸。家法不同，学派遂异。后汉张仲景，农伊家也。所广《汤液》，为集经方之大成。凡治经方者，以《汤液》为主；凡治《汤液》者，以本草为主。而本草致用，又以证候为重，与岐黄家法、针灸学派，专重脏腑、经络者不同，是以知《神农古本草》中。凡有固执脏腑、经络者，皆当属于岐黄。例如赤芝味苦益心气，黑芝味咸益肾气，青芝味酸补肝气，白芝味辛益肺气，黄芝味甘益脾气，以五色五味分配五脏，绝非神农家法。观其以紫芝味甘温益精气者，殿于五芝之后，是以紫芝为五芝之大主也。证以五云母不言各随五色安五脏，更不以云华为为五云母之大主，但言安五脏益子精而已。然则五石脂各随五色补五脏，正与五芝各随五色益五脏，同属岐黄家言。不然，消石味苦寒主五脏积热，石斛味甘平主五脏虚劳，皆以一味而同主五脏者也。例如白芝味辛益肺气，而沙参则以苦味益肺气也。再如黑芝味咸益肾气，而玄参则以苦味补肾气也，石南则以辛味养肾气也，考《御览》①引《神农本草》别经，有紫、白、青、赤、黄、黑六石英，于赤石英下，著录"味苦补心气"五字，又引石硫磺、青、赤三品，于石硫青下，著录"主益肝气明目"六字，是亦岐黄家五色五味入五脏之说，疑宋初太平兴国时，《神农》异本犹有存者。"昔孔子没而微言绝，七十子丧而大义乖，故《春秋》分为五，《诗》分为四。"我《神农本草》之有异本，盖犹是耳。又女菀主霍乱，按：霍乱原为岐黄病名，非农伊家所宜有也。大枣助十二经，按：十二经脉，原为针灸所重，非汤液家所宜言也。类如斯例，未可殚举。第此误尚在陶弘景前，大抵出于由岐黄而伊之王叔和，或由汤液而针灸之皇普谧，抑早出于吴普②、李当之③等，均未可知。但绝非华佗所为，以佗尚割治，非汤液之徒也。

又《古本》三卷，初无《目录》，惟冠有《本说》一卷，后人改编《名例》，或称《序例》，或称《序录》，然试绎其义理，多与《汤液经》法不合。其开宗即以"上药一百二十种，多服久服不伤人"为说。按：三品众药，具有

---

① 御览：书名。《太平御览》之简称，宋太宗时命李昉等撰，一千卷，分五十门。
② 吴普：江苏广陵人，三国时期医学家，系名医华佗之弟子。撰《吴普本草》《华佗药方》，两药方已散佚。
③ 李当之：三国时期药学家，与吴普同为名医华佗之弟子。撰《李当之药录》《李当之药方》《李当之本草经》医籍，现已散佚。

多服、久服之明文者，都一百五十余。除上品外，中品亦达二十以上，即下品之铅丹、莨菪子、翘根、蜀椒皆与焉。是知可多服、久服者，固不懂夫上品也。乃道家影射，妄倡神仙服饵之说。不知顿服而量重者谓之多，不愈而连服者谓之久，非谓终身服食之也，《本说》又言："上药为君主养命，中药为臣主养性，下药为佐使主治病，宜用一君二臣三使五佐，又可一君三臣九佐使也。"若然，则《汤液经》之桂枝汤汤，仅用五药，似已违越此君臣佐使之法度矣。况桂枝甘草大枣俱上品，芍药、生姜俱中品，方制为三君二臣，更无下品佐使治病之药，似又违越此三品分主之法度矣。再如麻黄汤，仅用四药，桂枝、甘草属上品，杏仁属下品，人皆知麻黄发表出汗为本方治病之主药，乃中品而非下品也。然则所谓下药为佐使主治病者，岂其然乎？揆厥经义，不过三品分卷，而以缓药居上，重药居中，峻药居下。凡药皆毒，毒则疾病可愈，愈则性命可养。非必上品养命，中品养性，下品治病也。

　　《本说》又言："疗寒以热药，疗热以寒药。饮食不消，以吐下药。"按：陆英味苦寒，主膝寒痛；王孙味苦平，亦主膝冷痛，非疗寒以寒药欤？麻黄味苦温，主温疟；羊踯躅味辛温，亦主温疟，非疗热以热药欤？至于术主消食，水苏主杀谷，孔公孽主伤食不化，滑石主荡胃中积聚，柴胡主肠胃中结气、饮食、积聚，此数者，非吐下药也。与消石、大黄、巴豆、甘遂、葶苈、狼毒等不同，然并能主饮食不化，何也？盖药各有味，即味以求性，性各有能，即能以求效。故药之治病，不必以理求，但求兹神农尝试之效能耳。例如桂枝利关节，芍药利小便，麻黄发表出汗，大黄通利水谷，即此效能，以为治病之基本原则，可也。不必于此基本原则之外，再求其理。否则，非附会即穿凿矣。

　　至于阴阳配合，子母兄弟，相须相使，相畏相恶，亦皆徒托空言，难于征实。于以足知《本说》一卷，亦三国两岐黄家言，其不可据为《神农本草》之定例也明矣。而孙、顾两氏，不知此义，且未见《古本》，沿袭前人之积误，误以《本说》为辑《神农本草》之大纲。两氏为长于考古之儒，而非医家，是又不必以医义相责也。夫神农为内圣外王之古儒，《本草》为格物致知之古经，与《灵枢》《素问》出于道家玄学者，固道不同，不相为谋也。今欲昌明经方，发皇《汤液》，舍我《神农本草》三品，孰能与于斯！

　　爰遵《古本》，付诸剞劂，不改一字，不移一条，悉仍壬秋先生原刊之旧，并取孙、顾辑本，钩考遗文，别附于三品之末，以借文质。学者其能循此以仰溯仲景《伤寒》、伊尹《汤液》之渊源乎？孔子曰："后生可畏。"焉知来者之不如今也！复性至愚，愿与来学共之。

民国三十一年元旦，成都刘复民叔撰于景伊草堂。

卷上　本说附余
卷下　逸文考异

神农古本草经

叙

梁《七录》①始载："《神农本草》三卷，"陶弘景云："存四卷，是其《本经》。"韩保昇②云："上中下并序录，合四卷也。"陶列：卷上，序药性之源本，论病名之形诊；卷中，玉石、草木三品；卷下，虫兽、果菜、米食三品，有名未用三品。又加中、下目录各二卷，分为七卷，始改旧编矣。阮绪所录，盖用四卷本，而去其《本说》，以三品为三卷乎？《本草》之名，始《汉书·平帝纪·楼护传》，《艺文志》以为《黄帝内、外经》。故著录无《本草》书名也。此书自陶所见本，已多附益，以为张机、华佗所为，陶始以朱墨别之。然陶序已云："朱墨杂书。"则其传久矣。汉昭言方术、本草："楼护诵医经、本草、方术数十万言。"班固③叙言《黄帝内、外经》："本草石之寒温，原疾病之深浅。"今所传有《黄帝内经》，乃原疾病之书，则《本草》其外经欤？《淮南子》④云："神农尝百草。"盖金石木果，灿然各别，唯草为难识，炎黄之传，唯别草而已。后遂本之，以分百品，故曰《本草》。余读《尔雅》⑤，释草名类，十不认八。因以为其草，亦皆药品，欲求《本草》正之。今世所传，唯"嘉祐官本，"尚有圈别，如陶朱墨之异。而湘、蜀均无其书。求之六年，严生始从长安得《明翻本》，其圈颇杂糅移夺，略依例正，而以药品分卷。其言郡县，皆合汉名，而以吴郡为大吴。其药有：禹余粮、王不留行，亦非周秦之文。其言铅、锡，正合《书》《礼》，而与魏晋后反异。然则出于仲景、元化同时无疑也。其药无古名，更载《尔雅》之后，盖方家以今名改之。"嘉祐本"又大移改，前后悉不可复理，聊存梁以来之仿佛耳。

于时岁在阏逢涒滩①秋七月甲寅②王闿运题记

凡三品，三百六十五种，除《唐本》退六种，不知少何种也。又三卷多寡不均，皆仍之。甲子③重校，再记。

---

① 阏逢涒滩：阏逢，十干中天支"甲"的别称。涒滩，十天地支"申"的别称。合称"甲申"年，此为清光绪甲申十年，即1884年。
② 七月甲寅：7月12日，甲寅为十二日。
③ 甲子：7月22日，甲子为二十二日。

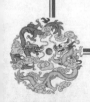

本　说

　　上药一百二十种为君，主养命以应天，无毒，多服、久服不伤人，欲轻身益气，不老延年者，本上经。中药一百二十种为臣，主养性以应人，无毒、有毒，斟酌其宜，欲遏病，补虚羸者，本中经。下药一百二十五种为佐使，主治病以应地，多毒，不可久服。欲除寒热邪气，破积聚，愈疾者，本下经。三品合三百六十五种，法三百六十五度，一度应一日，以成一岁。

　　药有君臣佐使，以相宣摄合和。宜用一君二臣三使五佐，复按：《孙本》《顾本》《唐本》，并作"三佐五使"。又可一君三臣九佐使也。药有阴阳配合，子母兄弟，根茎花实，草石骨肉，有单行者，有相须者，有相使者，有相畏者，有相恶者，有相反者，有相杀者，凡此七情，合和视之。复按：《唐本》作"合和时视之。"当用相须相使者，复按：《孙本》《顾本》《唐本》，并作"当用相须相使者良。"勿用相恶相反者。若有毒宜制，可用相畏相杀者，不尔，勿合用也。药有酸咸甘苦辛五味，又有寒热温凉四气，及有毒无毒，阴干暴干，采造时月，生熟，土地所出，真伪陈新，并各有法。药性有宜丸者，宜散者，宜水煮者，宜酒渍者，宜膏煎者，亦有一物兼宜者，亦有不可入汤酒者，并随药性，不得违越！

　　欲疗病，先察其源，先候病机。五脏未虚，六腑未竭，血脉未乱，精神未散，服药必活。若病已成，可得半愈，病势已过，命将难全。若用毒药疗病，先起如黍粟，病去即止。不去倍之，不去十之，取去为度。疗寒以热药，疗热以寒药，饮食不消，以吐下药。鬼疰蛊毒，以毒药；痈肿疮瘤，以创药；风湿，以风湿药，各随其所宜。病在胸膈以上者，先食后服药；病在心腹以下者，先服药而后后食；病在四肢血脉者，宜空腹而在旦；病在骨髓者，宜饱满在夜。

　　夫大病之主，有中风、伤寒、寒热、温疟、中恶、霍乱、大腹水肿、肠澼、下利、大小便不通、贲豚、上气、咳逆、呕吐、黄疸、消渴、留饮、癖食、坚积、癥瘕、惊邪、癫痫、鬼疰、喉痹、齿痛、耳聋、目盲、金创、踒折、痈肿、恶疮、痔瘘、瘿瘤，男子五劳七伤，虚乏羸瘦，女子带下崩中、血闭阴蚀，虫蛇蛊毒所伤。此大略宗兆，其间变动枝叶，各宜依端绪以取之。

　　复按：《本说》为岐黄家论《本草》之说也，非神农农言，故义与三品不合。《汉书·艺文志》云："经方者，本草石之寒温，量疾病之浅深。"按："本草石"三字之下当有"禽兽虫鱼"等，而未言及者，省文也。《论语·学而》："君子务本。"《集解》云："本，基也。"此云：本草石禽兽虫鱼等之寒温，以为经方，犹言草石禽兽虫鱼等之寒温，为务经方之基本。余同学杨君回庵言："医家制方之与本草，犹儒家治经之于小学。"《甲乙经》[①] 序云："伊尹撰用《神农本草》以为《汤液》。"是也。若并石而省之，则成《本草》之名矣。汉代《汤液》经师，命《神农三品》以《本草》之名，其取义也，正与《艺文志》同。

---

① 甲乙经：书名。《针灸甲乙经》之简称，原名《黄帝三部针灸甲乙经》，系汉晋文学家、历史学家、医家皇甫谧将《素问》《灵枢经》《明堂孔穴针灸治要》三书分类合编而成。

附　余

　　神农稽首再拜，问于太一小子：为业子之长，矜其饥寒老苦，书则弦矢逐狩复按：蔡邕《月令章句》云：“猎亦曰狩。狩，兽也。”顾观光曰：“同兽。”是。求食欲水，夜则岩穴饮处、居无处所。小子矜之，道时风雨，殖种五谷，去温燥隧，随逐寒暑，不忧饥寒风雨疾苦，《本书钞·百五十八》。

　　神农稽首再拜，问于太一小子曰：“凿井出泉，五味煎煮，口别生熟，后乃食咀，男女异利，子识其父。曾闻太古之时，人寿过百，无殂落之咎，独何气使然耶？”太一小子曰：“天有九门，中道最良，日月行之，名曰国皇，字曰老人，出见南方，长生不死，众耀同光。”神农乃从其尝药，以拯救人命，《路史·炎帝纪》注，《御览·七十八》。

　　太一子曰：“凡药上者养命，中药养性，下药养病。”复按：以上四句《艺文类聚》引《本草经》同。神农乃作赭鞭钩𨬔，从六阴阳，与太一外复按：孙星衍曰“巡”字，五岳四渎，土地所生，草石骨肉，心皮毛羽，万千类皆鞭问之，复按：孙星衍曰：“赭鞭钩𨬔，当是煮辨侯制之假音。鞭问之，即辨问之。得其所能主治，当其五味，百七十余毒。《御览·九百八十四》。

　　上药令人身安命延，升天神仙，遨游上下，役使万灵，体生毛羽，行厨立至。《抱朴子内篇·十一》。

　　中药养性，下药除病，能令毒蛊不加，猛兽不犯，恶气不行，众妖并辟。同上。

　　药物有大毒，不可入口鼻耳目者，即杀人。一曰钩吻，二曰鸱，三曰阴命，四曰内童，五曰鸩。宋本《博物志·七》。

　　药种有五物，一曰狼毒，占斯解之。二曰巴豆，藿汁解之。三曰藜芦，汤解之。四曰天雄、乌头，大豆解之。五曰班茅，戎盐解之。毒菜害小儿，乳汁解，先食饮二升。宋本《博物志·七》。

　　五芝即饵丹沙、玉札、曾青、雄黄、雌黄、云母、太一禹余量，皆可单服之，皆令人飞行长生。《抱朴子内篇·十一》。

　　春夏为阳，秋冬为阴。《文选·闲居赋注》。

　　春为阳，阳温生万物。《文选·闲居赋注》。

　　五味养精神，强魂魄。玉石养髓，肌肉肥泽。诸药其味酸者，补肝、养心、除肾病。其味苦者，补心、养脾、除肝病。其味甘者，补脾、养肺、除心病。其味辛者，补肺、养肾、除脾病。其味咸者，补肾、养肝、除肺病。故五味应五行，四体应四时。夫人性生于四时，然后命于五行。以一补身，不死命神。以母养子，长生延年。以子守母，除病究年。《御览·九百八十四》。

地有固活、女疏、铜云、紫菀之族。《水经·涑水注》。

常山有草，名神护，置之门上，每夜叱人。《初学记·五》

复按：上十三条，顾观光氏辑为《神农本草》之逸文。然尝考诸书所引，如《博物志》称《神农经》，《艺文类聚》称《本草经》，梁《七录》称《神农本草》，《隋书·志》称《神农本草经》，据此足知陶氏所据者，亦世传异本之一。孙星衍氏以其皆经所无，或亦在《序录》中为后人节去，不知文略相似，乃传本不同之故。然属于岐黄家言者居多，纵言之，亦无非《本说》之逸文而已，非必神农之言也。故总列于上，而别题曰《附余》。使不与《三品逸文》相乱焉。《三品逸文》别详卷末考异。复兹续辑二十七条于后。

古者，民茹草饮水，采树木之实，食蠃蚌之肉，时多疾病毒伤之害。于是，神农乃始教民播种五谷，相土地宜燥湿肥浇高下，尝百草之滋味，水泉之甘苦，令民知所辟就。当此之时，一日而遇七十毒。《淮南子·修务训》。

神农氏以赭鞭鞭草木，始尝百草，始有医药。《史记·三皇本纪补》《国书集成·五三九》

伏羲氏尝味百药，而制九针，以拯夭枉。皇甫谧《帝王世纪》《御览·七二一》。

炎帝神农氏始教天下耕种五谷而食之，以省杀生。尝味草木，宣药疗疾，以救夭伤，人民百姓日用而不知，著《本草》四卷。同上。

岐伯，黄帝臣也。帝使岐伯尝味草木，典主医病，《经方》《本草》《素问》之书咸出焉。著《本草》四卷。

上通神农，著至教，拟于二皇。《黄帝内经》《素问》《著至教论》。

神农以为走禽，难以久养民，乃求可食之物，尝百草实，察咸苦之味，教民食谷。《贾谊书》《御览·七十八》。

神农尝百草，尝五谷，蒸民乃粒食。陆景《典略》《御览·七十八》。

《神农食品》一卷、《五脏论》一卷。《崇文总目》。

《神农黄帝食禁》七卷。《汉书·艺文志》。

《黄帝内经》十八卷、《外经》三十七卷。同上。

医不三世，不服其药。《礼记·曲礼下》。

三世者，一曰黄帝针灸，二曰神农本草，三曰素女脉诀。《孔疏》引旧说。

伊尹撰用《神农本草》，以为《汤液》。《甲乙经》序。

医师掌医之政令，聚毒药以供医事。《周礼·医师》。

药之物，恒多毒。《周礼》郑注。

治合之齐复按：同"剂"，则存乎神农、子义之术云。

按：刘向云："扁鹊治赵太子暴疾尸厥之病，使子明炊汤，子仪脉神，子术按摩。"又《中经薄》云："《子义本草经》一卷。"仪与义一人也。若然，子仪亦周末时人也，并不说神农。按：张仲景《金匮》云："神农能尝百药"。则炎帝者也。言此二人，能合和此术耳。《周礼·贾疏》。

方士使者副佐、《本草》侍招七十余人，皆归家。《汉书·郊祀志》。

征天下通知逸经、古记、天文、历算、钟律、小学、史篇、方术、本草，及以《五经》《论语》《孝经》《尔雅》教授者在所，为驾一封招传，遣旨京师。至者数千人。《汉书·平帝纪》。

楼护，字君卿，齐人，父世医也。护少随父，为医长安，出入贵戚家。护诵《医经》《本草》《方术》数十万言，长者咸爱重之。《汉书·楼护纪》。

张机录本草药性，作《神农本草经》三卷。《历代名医图考》。

《神农本草》三卷。梁阮孝绪《七录》。

《神农本草经》三卷。《隋书·经籍志》。

旧经止一卷，药三百六十五种。《文献通考》。

吴普，广陵人，华佗弟子，撰《本草》一卷。《蜀本草》注。

李当之，华佗弟子，修《神农》旧经，而世少行用。同上。

复按：据上续辑诸条，知炎帝教民耕种，故号神农。神农之前，伏羲已尝百药。而《本草》必系于神农者，正以民食之故。《墨子·贵义》篇云："上比之农，下比之药"是已。一日而遇七十毒，犹言药之所以别于果菜谷食者也。食以养生，药以治病，并皆神农之事。先君国材公尝谓"药食同源"者以此。《崇文总目》载《神农食品》一卷，当为食以养生之经。《周礼》所谓食医，食医辨无毒者也。《艺文志》载《神农黄帝食禁》七卷，当为药以治病之经。《周礼》所谓疾医，疾医掌有毒者也。盖"药之物，恒多毒，"毒为食所禁，禁则为药也，其系"黄帝"二字者，当为重修后所加。是则《食禁》七卷，即师学相传之《神农本草》无疑，自楼护诵后，始传后世。此云七卷，今止三卷，为古今分之异。其言所郡县，多东汉时制，北齐颜之推称后人所羼，陶弘景以为张机、华佗辈所为。复则定为出于东汉张伯祖所集注，伯祖为仲景之师，《名医图考》"张机录《本草》"，可证也。又，黄帝使岐伯尝味草木，必有论广《本草》，撰用经方之事，若扁鹊、仓公、华佗、孙思邈辈皆宗焉。然与神农嫡系之伊尹、仲景，号称汤液学派者，其精粗表里，固不可同日语。然则议者，以黄帝、岐伯所传之经方、本草，为《黄帝外经》之一，疐矣。夫岐黄所传，即与神农家法不合，是必列于经外别传焉，斯可已。

右神农本草卷上本说附余终

神农本草三卷　第一卷

蜀华阳刘复民叔学

上　品 九部　一百四十四种

玉石部 一十八种

丹砂　味甘，微寒。主身体，五脏百病，养精神，安魂魄，益气，明目，杀精魅邪恶鬼。久服通神明不老。能化为汞。生符陵山谷。采无时。

云母　味甘，平。主身皮死肌，中风寒热，如在车船上，除邪气，安五脏，益子精，明目。久服轻身延年。一名云珠，赤；一名云华，五色；一名云英，青；一名云液，白；一名云沙，黄；一名磷石，正白。生太山山谷、齐卢山及琅琊北定山石间。二月采。

玉泉　味甘，平。主五脏百病，柔筋强骨，安魂魄，长肌肉，益气。久服耐寒暑，不肌渴。不老神仙。人临死服五斤，死三年色不变。一名玉札。生蓝田山谷。采无时。

石钟乳　味甘，温。主咳逆上气，明目，益精，安五脏，通百节，利九窍，下乳汁。生少室山谷及太山。采无时。

矾石　味酸，寒。主寒热泄痢，白沃，阴蚀，恶疮，目痛，坚骨齿。炼饵服之，轻身不老增年，一名羽涅。生河西山谷及陇西、武都、石门。采无时。

消石　味苦，寒。主五脏积热，胃胀闭，涤去蓄结饮食，推陈致新，除邪气。炼之如膏，久服轻身。生益州山谷及武都、陇西、西羌。采无时。

朴消 味苦，寒。主百病，除寒热邪气，逐六腑积聚、结固、留癖。能化七十二种石。炼饵服之，轻身神仙。<small>生益州山谷及有咸水之阳。采无时。</small>

滑石 味甘，寒。主身热泄澼，女子乳难，癃闭，利小便，荡胃中积聚寒热，益精气。久服轻身，耐饥长年。<small>生赭阳山谷及太山之阴，或掖北白山，或卷山。采无时。</small>

石胆 味酸，寒。主明目，目痛，金创，诸痫痉，女子阴蚀痛，石淋，寒热，崩中，下血，诸邪，毒气。令人有子。炼饵服之不老，久服增寿神仙。能化铁为铜、成金银。<small>一名毕石，生羌道山谷、羌里句青山。二月庚子、辛丑日采。</small>

空青 味甘，寒。主盲目，耳聋，明目，利九窍，通血脉，养精神。久服轻身延年不老。能化铜、铁、铅、锡作金。<small>生益州山谷及越巂山有铜处，铜精熏则生空青，其腹中空。三月中旬，采亦无时。</small>

曾青 味酸，小寒。主目痛止泪。出风痹，利关节，通九窍，破结坚、积聚。久服轻身不老。能化金、铜。<small>生蜀中山谷及越巂。采无时。</small>

禹余粮 味甘，寒。主咳逆寒热，烦满，下赤白，血闭癥瘕，大热。炼饵服之不饥，轻身延年。<small>生东海池泽及山岛中，或池泽中。</small>

太一余粮 味甘，平。主咳逆上气，癥瘕，血闭漏下，除邪气。久服耐寒暑，不饥，轻身飞行千里仙。<small>一名石脑。生太山山谷。九月采。</small>

白石英 味甘，微温。主消渴，阴痿不足，咳逆，胸隔间久寒，益气，除风湿痹。久服轻身长年。<small>生华阴山谷及太山。二月采，亦无时。</small>

紫石英 味甘，温。主心腹咳逆邪气，补不足，女子风寒在子宫，绝孕十年无子。久服温中，轻身延年。<small>生太山山谷。采无时。</small>

青石、赤石、黄石、白石、黑石脂等 味甘，平。主黄疸，泄痢，肠澼脓血，阴蚀下血赤白，邪气痈肿，疽，痔，恶疮，头疡，疥瘙。久服补髓益气，肥健不肌，轻身延年。五石脂各随五色补五脏。<small>生南山之阳山谷中。</small>

白青　味甘，平。主明目，利九窍，耳聋，心下邪气，令人吐。杀诸毒、三蟲。久服通神明，轻身，延年，不老。生豫章山谷。采无时。

扁青　味甘，平。主目痛，明目，折跌，痈肿，金创不瘳。破积聚，解毒气，利精神。久服轻身，不老。生朱崖山谷、武都、朱提。采无时。

草 部 上三十八种

菖蒲　味辛，温。主风寒痹，咳逆，上气，开心孔，补五脏，通九窍，明耳目，出音声。久服轻身，不忘，不迷惑，高志不老。一名昌阳。生上洛池泽及蜀郡严道。五月、十二月采根。

菊花　味苦，平。主风头眩，肿痛，目欲脱，泪出，皮肤死肌，恶风湿痹。久服利血气，轻身，耐老，延年。一名节花。生雍州川泽及田野。正月采根，三月采叶，五月采茎，九月采花，十一月采实。

人参　味甘，微寒。主补五脏，安精神，定魂魄，止惊悸，除邪气，明目，开心，益智。久服轻身延年。一名鬼盖。生上当山谷及辽东。二月、八月上旬采根。

天门冬　味苦，平。主诸暴，风湿，偏痹，强骨髓，杀三虫，去伏尸。久服轻身，益气，延年。一名颠勒。生奉高山谷。二月、三月、七月、八月采根。

甘草　味甘，平。主五脏六腑寒热，邪气，坚筋骨，长肌肉，倍力，金疮，尰，解毒。久服轻身，延年。生河西川谷积沙山及上郡。二月、八月、除日采根。

干地黄　味甘，寒。主折跌绝筋，伤中，逐血痹，填骨髓，长肌肉，作汤除寒热积聚，除痹。生者尤良。久服轻身不老。一名地髓。生咸阳川泽。二月、八月采根。

术　味苦，温。主风寒湿痹，死肌，痉，疸，止汗，除热，消食，作煎饵。久服轻身，延年，不饥。一名山蓟。生郑山山谷、汉中南郑。二月、三月、八月、九月采根。

菟丝子 味辛，平。主续绝伤，补不足，益气力，肥健，汁去面䵟。久服明目，轻身，延年。一名菟芦。<small>生朝鲜川泽、田野蔓延草木之上。九月采实。</small>

牛膝 味苦，酸。主寒湿痿痹，四肢拘挛，膝痛不可屈，逐血气，伤热火烂，堕胎。久服轻身耐老。一名百倍。<small>生河内川谷及临朐。二月、八月、十月采根。</small>

茺蔚子 味辛，微温。主明目，益精，除水气。久服轻身。茎，主瘾疹痒，可作浴汤。一名益母，<small>生海滨池泽。五月采。</small>

女萎 味甘，平。主中风暴热、不能动摇、跌筋结肉，诸不足。久服去面黑䵟，好颜色，润泽，轻身，不老。一名玉竹。<small>生太山山谷及北陵。立春后采。</small>

防葵 味辛，寒。主疝瘕，肠泄，膀胱热结，溺不下，咳逆，温疟，癫痫，惊邪，狂走，久服坚骨髓，益气，轻身。一名黎盖。<small>生临淄川谷及嵩高、太山、少室。三月三日采根。</small>

茈胡 味苦，平。主心腹，去肠胃中结气，饮食，积聚，寒热，邪气，推陈致新。久服轻身，明目，益精。一地薰。<small>生弘农川谷及冤句。二月、八月采根。</small>

麦门冬 味甘，平。主心腹结气，伤中，伤饱，胃络脉绝，羸瘦、短气。久服轻身，不老，不饥。<small>生函谷川谷及堤阪。二月、三月、八月、十月采。</small>

独活 味苦、甘，平。主风寒所击，金疮止痛，贲豚，痫痉，女子疝瘕。久服轻身，耐老。一名羌青。<small>生雍州川谷或陇西、南安。二月、八月采根。</small>

车前子 味甘，寒。主气癃，止痛，利水道小便，除湿痹。久服轻身，耐老。一名当道。<small>生真定平泽北陵阪道中。五月五日采。</small>

木香 味辛。主邪气，辟毒疫温鬼，强志，主淋露。久服不梦寤魇寐。<small>生永昌山谷。</small>

薯蓣 味甘，温。主伤中，补虚羸，除寒热邪气。补中，益气力，长肌肉。久服耳目聪明，轻身，不饥，延年。一名山芋。<small>生嵩高山谷。二月、八月采根。</small>

薏苡仁　味甘，微寒。主筋急拘挛，不可屈伸，风湿痹，下气。久服轻身，益气。其根，下三虫。一名解蠡。<small>生真定平泽及田野。八月采实，采根无时。</small>

泽泻　味甘，寒。主风寒湿痹，乳难，消水。养五脏，益气力，肥健。久服耳目聪明，不饥，延年，轻身，面生光，能行水上。一名芒芋。<small>生汝南池泽。五月、八月采。</small>

远志　味苦，温。主咳逆，伤中，补不足，除邪气，利九窍，益智慧，耳目聪明，不忘，强志，倍力。久服轻身不老。一名棘菀，<small>生太山及冤句川谷。四月采根、叶。</small>

龙胆　味苦，寒。主骨间寒热，惊痫，邪气，续绝伤，定五脏，杀虫毒。久服益智不忘，轻身，耐老，一名陵游。<small>生齐朐山谷及冤句。二月、八月、十一月、十二月采根。</small>

细辛　味辛，温。主咳逆，头痛，脑动，百节拘挛，风湿痹痛，死肌。久服明目，利九窍，轻身，长年。一名小辛。<small>生华阴山谷。二月、八月采根。</small>

石斛　味甘，平。主伤中，除痹，下气，补五脏，虚劳，羸瘦，强阴。久服厚肠胃，轻身，延年。一名林兰。<small>生六安山谷水傍石上。七月、八月采茎。</small>

巴戟天　味辛，微温。主大风，邪气，阴痿不起，强筋骨，安五脏，补中，增志，益气。<small>生巴郡及下邳山谷。二月、八月采根。</small>

白英　味甘，寒。主寒热，八疸，消渴，补中，益气。久服轻身，延年。一名谷菜。<small>生益州山谷。春采叶，夏采茎，秋采花，冬采根。</small>

白蒿　味甘，平。主五脏邪气，风寒湿痹，补中，益气，长毛发令黑，久服轻身，耳目聪明，不老。<small>生中山川泽。二月采。</small>

赤箭　味辛，温。主杀鬼、精物、蛊毒、恶气。久服益气力，长阴，肥健，轻身增年。一名离母。<small>生陈仓川谷、雍州及太山、少室。三月、四月、八月采根。</small>

菴蕳子　味苦，微寒。主五脏瘀血，腹中水气，胪胀，留热，风寒湿痹，

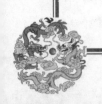

身体诸痛。久服轻身，延年，不老。<small>生雍州川谷，亦生上党及道边。十月采实。</small>

菥蓂子 味辛，微温。主明目、目痛、泪出、除痹，补五脏，益精光。久服轻身，不老。一名马辛。<small>生咸阳川泽及道傍。四月、五月采。</small>

蓍实 味苦，平。主益气，充肌肤，明目，聪慧，先知。久肌不饥，不老，轻身。<small>生少室山谷。八月、九月采实。</small>

赤芝 味苦，平。主胸中结。益心气，补中，增慧智不忘。久食轻身，不老，延年，神仙。一名丹芝。<small>生霍山。</small>

黑芝 味咸，平。主癃，利水道，益肾气，通九窍，聪察。久食轻身，不老，延年，神仙。一名玄芝。<small>生常山。</small>

青芝 味酸，平。主明目，补肝气，安精魂，仁恕。久食轻身，不老，延年，神仙。一名龙芝。<small>生泰山。</small>

白芝 味辛，平，主咳逆，上气，益肺气，通利口鼻，强志意，勇悍，安魄。久食轻身，不老，延年，神仙。一名玉芝。<small>生华山。</small>

黄芝 味甘，平。主心腹五邪，益脾气，安神忠和和乐。久食轻身不老，延年神仙。一名金芝。<small>生嵩山。</small>

紫芝 味甘，温。主耳聋，利关节，保神，益精气，坚筋骨，好颜色。久服轻身，不老，延年。一名木芝。<small>生高夏山谷。六芝皆六月、八月采。</small>

卷柏 味辛，温。主五脏邪气，女子阴中寒热痛，癥瘕，血闭，绝子。久服轻身，和颜色。一名万岁。<small>生常山山谷石间。五月、七月采。</small>

草 部 下 <small>三十七种</small>

蓝实 味苦，寒。主解诸毒，杀蛊蚑、疰鬼、螫毒。久服头不白，轻身。<small>生河内平泽。</small>

芎䓖　味辛，温。主中风入脑头痛，寒痹筋挛缓急，金疮，妇人血闭无子。其叶为蘼芜：味辛，温。主咳逆，定惊气，辟邪恶，除蛊毒、鬼疰，去三虫。久服通神。一名薇芜。生武功川谷、斜谷、西领。三月、四月采。

黄连　味苦，寒。主热气目痛，眦伤泣出，明目，肠澼，腹痛下利。妇人阴中肿痛。久服令人不忘。生巫阳川谷及蜀郡大山。二月、八月采。

络石　味苦，温。主风热，死肌，痈伤，口干舌焦，痈肿不消，喉舌肿不通，水浆不下。久服轻身，明目，润泽，好颜色，不老，延年。一名石鲮。生大山川谷或石山之阴。正月采。

蒺藜子　味苦，温。主恶血，破癥结，积聚，喉痹，乳难。久服长肌肉，明目，轻身。一名旁通。生冯翊平泽或道旁。七月、八月采实。

黄芪　味甘，微温。主痈疽，久败疮，排脓止痛，大风，癞疾，五痔，鼠瘘，补虚。小儿百病。一名戴糁。生蜀郡山谷，白水、汉中。二月、十月采。

肉苁蓉　味甘，微温。主五劳七伤，补中，除茎中寒热痛，养五脏，强阴，益精气，多子，妇人癥瘕。久服轻身。生河西山谷及代郡汉中。二月、十月采。

防风　味甘，温。主大风，头眩痛，恶风，风邪，目盲无所见，风行周身，骨节疼痹，烦满。久服轻身。一名铜芸。生沙苑川泽及邯郸、琅琊、上蔡。二月、十月采根。

蒲黄　味甘，平。主心、腹、膀胱寒热，利小便，止血，消瘀血。久服轻身，益气力，延年，神仙。生河东池泽。四月采。

香蒲　味甘，平。主五脏、心下邪气，口中烂臭，坚齿，明目，聪耳。久服轻身，耐老。一名睢。生南海池泽。

续断　味苦，微温。主伤寒，补不足，金疮，痈伤，折跌，续筋骨，妇人乳难。久服益气力。一名龙豆。生常山山谷。七月、八月采。

漏芦　味苦，寒。主皮肤热，恶疮，疽痔，湿痹，下乳汁。久服轻身益

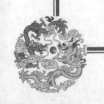

气，耳目聪明，不老延年。一名野兰。<small>生乔山山谷。八月采根。</small>

营实 味酸，温。主痈疽，恶疮，结肉，跌筋，败疮，热气，阴蚀不瘳，利关节。久服轻身，益气。一名墙薇。<small>生零陵川谷及蜀郡。八月、九月采。</small>

天名精 味甘，寒。主瘀血，血瘕欲死，下血，止血。久服轻身耐老。一名豕首。<small>生平原川泽。五月采。</small>

决明子 味咸，平。主青盲，目淫，肤赤，白膜，眼赤痛、泪出。久服益精光，轻身。<small>生龙门川泽，石决明生豫章。十月十日[①]、采。</small>

丹参 味苦，微寒。主心腹邪气，肠鸣幽幽如走水，寒热，积聚，破癥除瘕，止烦满，益气，养血。一名郄蝉草。<small>生桐柏山山谷及太山。五月采根。</small>

茜根 味苦，寒。主寒湿，风痹，黄疸，补中。<small>生乔山山谷。二月、三月采根。</small>

飞廉 味苦，平。主骨节热，胫重酸疼。久服令人身轻。<small>生河内川泽。正月采根，七月、八月采花。</small>

五味子 味酸，温。主益气，咳逆，上气，劳伤，羸瘦，补不足，强阴，益男子精。<small>生齐山山谷及代郡。八月采实。</small>

旋花 味甘，温。主益气，去面皯黑色，媚好。其根：味辛。主腹中寒热，邪气，利小便。久服不饥，轻身。一名筋根花。<small>生豫州平泽。五月采。</small>

兰草 味辛，平。主利水道，杀蛊毒，辟不祥。久服益气，轻身，不老，通神明。一名水香。<small>生大吴池泽。四月、五月采。</small>

蛇床子 味苦，平。主妇人阴中肿痛，男子阴痿，湿痒。久服轻身。<small>生临淄川谷及田野。五月采实。</small>

地肤子 味苦，寒。主膀胱热，利小便，补中，益精气。久服耳目聪明，

---

① 十日：原书作"十月"，今据文义改。

神农古本草经

轻身，耐老。一名地葵。_{生荆州平泽及田野。八月、十月采实。}

景天 味苦，平。主大热，大疮，身热烦，邪恶气。花：主女人漏下赤白。轻身，明目。一名慎火。_{生太山川谷。四月四日、七月七日采。}

茵陈蒿 味苦，平。主风湿，寒热，邪气，热结，黄疸。久服轻身，益气，耐老。_{生太山及北陵坡岸上。五月及立秋采。}

杜若 味辛，微温。主胸胁下逆气，温中，风入脑户，头肿痛，多涕、泪出。久服益精明目，轻身。一名土衡。_{生武陵川泽及冤句。二月、八月采根。}

沙参 味苦，微寒。主血积，惊气，除寒热，补中，益肺气。久服利人。一名知母。_{生河内川谷及冤句。般阳须山。二月、八月采根。}

白兔藿 味苦，平。主蛇虺，蜂虿，猘狗，菜肉，蛊毒，鬼疰。一名白葛。_{生交州山谷。}

徐长卿 味辛，温。主鬼物，百精，蛊毒，疫疾，邪恶气，温疟。久服强悍，轻身。一名鬼督邮。_{生太山山谷及陇西。三月采。}

石下长卿 味咸，平。主鬼疰，精物，邪恶气，杀百精、蛊毒，狂易，亡走，啼哭，悲伤，恍惚。_{生陇西池泽、山谷。}

石龙刍 味苦，微寒。主心腹邪气，小便不利，淋闭，风湿，鬼疰，恶毒。久服补虚羸，轻身，耳目聪明，延年。一名龙须，_{生梁州山谷湿地。五月、七月采茎。}

薇衔 味苦，平。主风湿痹，历节痛，惊痫，吐舌，悸气，贼风，鼠瘘，痈肿。_{生汉中川泽及邯郸。七月采茎、叶。}

云实 味辛，温。主泄痢，肠澼，杀虫蛊毒，去邪恶结气，止痛，除寒热。花：主见鬼，精物。多食令人狂走。久服轻身，通神明。_{生河间川谷。十月采。}

王不留行 味苦，平。主金疮，止血，逐痛，出刺，除风痹内寒。久服轻身，耐老，增寿。生太山山谷。二月、八月采。

姑活 味甘，温。主大风，邪气，湿痹，寒痛。久服轻身，益寿，耐老，一名冬葵子。生河东。

屈草 味苦，微寒。主胸胁下痛，邪气，肠间寒热，阴痹。久服轻身，益气，耐老。汉中川泽。五月采。

木 部一十九种

牡桂 味辛，温。主上气，咳逆，结气，喉痹，吐吸，利关节，补中，益气。久服通神，轻身，不老。生南海山谷。

菌桂 味辛，温。主百病，养精神，和颜色，为诸药先聘通使。久服轻身，不老，面生光华，娟好常如童子。生交趾、桂林山谷岩崖间。立秋采。

松脂 味苦，温。主疽，恶疮，头疡，白秃，疥瘙，风气，安五脏，除热。久服轻身，不老，延年。生太山山谷。六月采。

槐实 味苦，寒。主五内邪气热，止涎唾，补绝伤，五痔，火疮，妇人乳瘕，子脏急痛。久服明目，益气，头不白。以七月七日取之。生河南平泽。

枸杞 味苦，寒。主五内邪气，热中，消渴，风痹，久服坚筋骨，轻身，不老。一名地辅。生常山平泽及诸北陵、阪岸。冬采根，春、夏采叶，秋采茎、实。

柏实 味甘，平。主惊悸，安五脏，益气，除风湿痹。久服令人润泽美色，耳目聪明，不饥不老，轻身延年。生太山山谷。叶，四时各依方面采。

茯苓 甘，平。主胸胁逆气，忧恚，惊邪，恐悸，心下结痛，寒热，烦满，咳逆，口焦舌干，利小便。久服安魂养神，不饥，延年。一名茯菟。生太山山谷大松下。二月、八月采。

榆皮 味甘，平。主大、小便不通，利水道，除邪气。久服轻身，不饥。

其实尤良。一名零榆。_{生颖川山谷。二月采皮，八月采实。}

酸枣 味酸，平。主心腹寒热，邪结气聚，四肢酸疼，湿痹。久服安五脏，轻身，延年。_{生河东川泽。八月采实。}

蘗木 味苦，寒。主五脏，肠胃中结热，黄疸，肠痔，止泻利，女子漏下赤白，阴伤蚀疮。一名檀恒。_{生汉中山谷及永昌。}

干漆 味辛，温。主绝伤，补中，续筋骨，填髓脑，安五脏，五缓六急，风寒湿痹。生漆：去长虫。久服轻身，耐老。_{生汉中川谷。夏至后采。}

五加皮 味辛，温。主心腹疝气，腹痛，益气，疗躄，小儿不能行，疽疮，阴蚀。久服轻身，耐老。一名豺漆。_{生汉中川谷及冤句。五月、七月采茎，十月采根。}

蔓荆实 味苦，微寒。主筋骨间寒热，湿痹，拘挛，明目，坚齿，利九窍，去白虫。久服轻身，耐老。

辛夷 味辛，温。主五脏身体寒热，风头脑痛，面䵟。久服下气，轻身，明目，增年，耐老。一名侯桃。_{生汉中川谷。九月采实。}

桑上寄生 味苦，平。主腰痛，小儿背强，痈肿，安胎，充肌肤，坚发齿，长须眉。其实：明目，轻身，通神。一名蔦。_{生弘农川谷桑树上。三月三日采茎，叶。}

杜仲 味辛，平。主腰脊痛，补虚，益气精，坚筋骨，强志。久服轻身，耐老。一名木棉。_{生上虞山谷及上党、汉中。二月、五月、六月、九月采皮。}

女贞实 味苦，平。主补中，安五脏，养精神，除百疾。久服肥健，轻身，不老。_{生武陵川谷。立冬采。}

木兰 味苦，寒。主身大热在皮肤中，去面热，赤疱，酒皶，恶风，癫疾，阴下痒湿，明耳目。_{生零陵山谷及太山。十二月采皮。}

蕤核　味甘，温。主心腹邪结气，明目，目赤痛伤泪出。久服轻身，不饥。_{生函谷川谷及巴西。}

兽　部_{六种}

龙骨　味甘，平。主心腹鬼疰，精物，老魅，咳逆，泄痢，脓血，女子漏下，癥瘕，坚结，小儿热气，惊痫。龙齿：主小儿、大人惊痫，癫疾狂走，心下结气，不能喘息，诸痉，杀精物。久服轻身，通神明，延年。_{生晋地川谷及太山岩水岸土穴中死龙处。采无时。}

麝香　味辛，温。主辟恶气，杀鬼，精物，温疟，蛊毒，痫痓，去三虫。久服除邪，不梦寤魇寐。_{生中台川谷及益州、雍州山中。春分取之。}

牛黄　味苦，平。主惊痫，寒热，热盛狂痓，除邪逐鬼。久服轻身，增年，令人不忘。_{生晋地平泽，放牛得之。}

熊脂　味甘，微寒。主风痹不仁，筋急，五脏、腹中积聚寒热，羸瘦，头疡，白秃，面皯皰。久服强志，不饥轻身，长年。_{生雍州山谷。十一月取。}

白膠　味甘，平。主伤中，劳绝，腰痛，羸瘦，补中，益气，妇人血闭，无子，止痛，安胎。久服轻身，延年。_{生云中，煮鹿角作之。}

阿膠　味甘，平。主心腹内崩，劳极，洒洒如疟状，腰腹痛，四肢酸疼，女子下血，安胎。久服轻身，益气。一名傅致膠。_{生东平郡，煮牛皮作之。}

禽　部_{二种}

丹雄鸡　味甘，微温。主女人崩中，漏下，赤白沃，补虚，温中，止血，通神，杀毒，辟不祥。头：主杀鬼，_{东门上者尤良。}肪：主耳聋。肠：主遗溺。肶胵裹黄皮：主泄利。屎白：主消渴，伤寒，寒热。翮羽：主下血闭。鸡子：主除热，火疮，痫，痓。可作虎魄神物。鸡白蠹：肥脂。_{生朝鲜平泽。}

雁肪　味甘，平。主风挛拘急，偏枯，气不通利。久服益气，不饥，轻身，耐老。_{生江南池泽。}

虫鱼部一十种

石蜜　味甘，平。主心腹邪气，诸惊痫痉，安五脏，诸不足，益气补中，止痛，解毒，除众病，和百药。久服强志，轻身，不饥，不老。生武都山谷、河源山谷及诸山石中。

蜂子　味甘，平。主风头，除蛊毒，补虚赢伤中。久服令人光泽，好颜色，不老。大黄蜂子：主心腹胀满痛，轻身益气。土蜂子：主痈肿，名蜚零。生武都山谷。

蜜蜡　味甘，微温。主下痢脓血，补中，续绝伤，金疮。益气，不饥，耐老。生武都山谷蜜房木石间。

牡蛎　味咸，平。主伤寒，寒热，温疟洒洒，惊，恚怒气，除拘缓，鼠瘘，女子带下赤白除留。久服强骨节，杀邪鬼，延年。生东海池泽。采无时。

龟甲　味咸，平。主漏下赤白，破癥瘕，痎疟，五痔，阴蚀，湿痹，四肢重弱，小儿囟不合。久服轻身，不饥。一名神屋。生南海池泽及湖水中。采无时。

桑螵蛸　味咸，平。主伤中，疝瘕，阴痿，益精生子，女子血闭，腰痛，通五淋，利小便水道，久服益气，养神。一名蚀肬。生桑技上。二月、三月采，蒸之。

海蛤　味苦，平。主咳逆上气，喘息，烦满，胸痛，寒热。生东海。

文蛤　主恶疮，蚀五痔。生东海，取无时。

蠡鱼　味甘，寒。主湿痹，面目浮肿，下大水。生九江池泽，取无时。

鲤鱼胆　味苦，寒。主目热赤痛，青盲明目。久服强悍，益志气。生九江池泽，取无时。

果　　部六种

藕实茎　味甘，平。主补中，养神，益气力，除百疾。久服轻身，耐老，

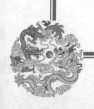

不饥，延年。一名水芝丹。生汝南池泽，八月采。

橘柚 味辛，温。主胸中瘕热逆气，利水谷。久服去臭，下气，通神，轻身，长年。生南山川谷及江南，十月采。

大枣 味甘，平。主心腹邪气，安中养脾，助十二经，平胃气，通九窍，补少气、少津液，身中不足，大惊，四肢重，和百药。久服轻身，长年。叶：复麻黄能令出汗。生河东平泽。八月采。

葡萄 味甘，平。主筋骨湿痹，益气倍力，强志，令人肥健，耐饥，忍风寒。久食轻身，不老，延年。可作酒。生陇西、五原、敦煌山谷。

蓬蘽 味酸，平。主安五脏，益精气，长阴令坚，强志，倍力，有子。久服轻身不老。一名覆盆。生荆山平泽及宛句。

鸡头实 味甘，平。主湿痹腰脊膝痛，补中，除暴疾，益精气，强志，令耳目聪明。久服轻身不饥，耐老，神仙。一名雁喙。生雷泽池泽。八月采。

米 谷 部 三种

胡麻 味甘，平。主伤中虚羸，补五内，益气力，长肌肉，填髓脑。久服轻身不老。一名巨胜。叶，名青蘘：味甘，寒。主五脏邪气，风寒湿痹，益气，补脑髓，坚筋骨。久服耳目聪明，不饥，不老，增寿，巨胜苗也。旧在草部，《唐本》徙此。生上党川泽。

麻蕡 味辛，平。主五劳七伤，利五脏，下血寒气，多食令见鬼，狂走。久服通神明轻身。一名麻勃。此麻花上勃勃者。麻子：味甘，平。主补中益气。久服肥健，不老神仙。生太山川谷。

菜 部 五种

冬葵子 味甘，寒。主五脏六腑寒热，羸瘦，五癃，利小便。久服坚骨，长肌肉，轻身，延年。生少室山。十二月采之。

苋实 味甘，寒。主青盲，明目，除邪，利大小便，去寒热。久服益气力，不饥，轻身。生淮阳川泽及田中。十一月采。

瓜蒂 味苦，寒。主大水，身面四肢浮肿。下水，杀蛊毒，咳逆上气，及食诸果病在胸腹中，皆吐下之。生嵩高平泽。七月七日采。

白瓜子 味甘，平。主令人悦泽，好颜色，益气不饥。久服轻身耐老。生嵩高平泽。冬瓜仁也。八月采。

苦菜 味苦，寒。主五脏邪气，厌谷，胃痹。久服安心益气，聪察少卧，轻身耐老。生益州川谷山陵道傍。三月三日采。

上神农本草上品一卷终

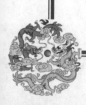

神农本草三卷　第二卷

蜀华阳刘复民叔学

中　品<small>九部　一百一十五种</small>

石　部<small>一十六种</small>

雄黄　味苦，平。主寒热，鼠瘘，恶疮，疽痔，死肌，杀精物，恶鬼，邪气，百虫毒，胜五兵。炼食之，轻身，神仙。一名黄食石。<small>生武都山谷、敦煌山之阳。采无时。</small>

石硫黄　味酸，温。主妇人阴蚀，疽痔，恶血，坚筋骨，除头秃，能化金、银、铜、铁奇物。<small>生东海牧羊山谷中及太山、河西山。</small>

雌黄　味辛，平。主恶创，头秃，痂疥，杀毒虫，虱，身痒，邪气，诸毒。炼之，久服轻身，增年，不老。<small>生武都山谷，与雄黄同山生，其阴山有金，金精熏则生雌黄。采无时。</small>

水银　味辛，寒。主疥，瘘，痂，疡，白秃，杀皮肤中虱，杀金、银、铜、锡毒。熔化还复为丹，久服神仙不死。<small>生符陵平土，出于丹沙。</small>

石膏　味辛，微寒。主中风，寒热，心下逆气，惊，喘，口干，舌焦，不能息，腹中坚痛，除邪鬼，产乳，金疮。<small>生齐山山谷及齐卢山、鲁蒙山。采无时。</small>

磁石　味辛，咸。主周痹，风湿，支节中痛，不可持物，洒洒酸消，除大热，烦满及耳聋。一名玄石。<small>太山川谷及慈山山阴，有铁处则生其阳。采无时。</small>

凝水石 味辛，寒。主身热，腹中积聚，邪气，皮中如火烧，烦满，水饮之。久服不饥。<small>生常山山谷，又中水县及邯郸。</small>

阳起石 味咸，微温。主崩中，漏下，破子藏血，癥瘕，结气，寒热，腹痛，无子，阴痿不起，补不足。久服不饥，一名白石。<small>生齐山山谷及琅琊或云山、阳起山。采无时。</small>

孔公孽 味辛，温。主伤食不化，邪结气，恶疮，疽，瘘，痔，利九窍，下乳汁。殷孽：味辛，温。主烂伤，瘀血，泄利，寒热，鼠瘘，癥瘕，结气。一名姜石。<small>钟乳根也。生赵国山谷，又梁山及南海。采无时。</small>

铁精 平。主明目，化铜。

铁落 味辛，平。主风热，恶疮疡，疽，疮，痂，疥气在皮肤中。<small>生牧羊平泽及祊城或折城。采无时。</small>

铁 主坚肌耐痛。

理石 味辛，寒。主身热，利胃，解烦，益精，明目，破积聚，去三虫。一名立制石。<small>生汉中山谷及卢山。采无时。</small>

长石 味辛，寒。主身热，四肢寒厥，利小便，通血脉，明目，去翳眇，下三虫，杀蛊毒。久服不饥，一名方石。<small>生长子山谷及泰山、临淄。采无时。</small>

肤青 味辛，平。主蛊毒及蛇、菜、肉诸毒，恶创。一名推石。<small>生益州川谷。</small>

草 部 上<small>三十二种</small>

干姜 味辛，温。主胸满，咳逆上气，温中，止血，出汗，逐风湿痹，肠澼，下痢。生者尤良。久服去臭气，通神明。<small>生犍为川谷及荆州、扬州。九月采</small>

菜耳实 味苦，温。主风头寒痛，风湿周痹，四肢拘挛痛，恶肉，死肌。久服益气，耳目聪明，强志轻身。<small>生安陆川谷及六安田野。实，熟时采。</small>

葛根 味甘，平。主消渴，身大热，呕吐，诸痹，起阴气，解诸毒。葛谷：主下痢十岁已上。一名鹿藿。生汶川川谷。五月采根。

栝楼根 味苦，寒。主消渴，身热，烦满，大热，补虚，安中，续绝伤。一名地楼。生弘农川谷及山阴地。二月、八月采根。

苦参 味苦，寒。主心腹结气，癥瘕，积聚，黄疸，溺有余沥，逐水，除痈肿，补中，明目，止泪。一名水槐，一名叫苦讖。生汝南山谷及田野。三月、八月、十月采根。

当归 味甘，温。主咳逆上气，温疟，寒热洒洒在皮肤中，妇人漏下，绝子，诸恶疮疡，金疮。煮饮之。生陇西川谷。二月、八月采根。

麻黄 味苦，温。主中风，伤寒，头痛，瘟疟，发表出汗，去邪热气，止咳逆上气，除寒热，破癥坚、积聚。一名龙沙。生晋地及河东。立秋采茎。

通草 味辛，平。主去恶虫，除脾胃寒热，通利九窍、血脉、关节，令人不忘。一名附支。生石城山谷及山阳。正月采枝。

芍药 味苦，平。主邪气，腹痛，除血痹，破坚积，寒热，疝瘕，止痛，利小便，益气。生中岳川谷及北陵。二月、八月采根。

蠡实 味甘，平。主皮肤寒热，胃中热气，风寒湿痹，坚筋骨，令人嗜食。久服轻身。花、叶，去白虫。一名豕首。生河东川谷。五月采实。

瞿麦 味苦，寒。主关格，诸癃结，小便不通，出刺，决痈肿，明目，去翳，破胎，堕子，下闭血。生太山川谷。立秋采实。

玄参 味苦，微寒。主腹中寒热，积聚，女子产乳馀疾，补肾气，令人目明。生河间川谷及冤句。三月、四月采根。

秦艽 味苦，平。主寒热，邪气，寒湿风痹，肢节痛，下水，利小便。生飞鸟山谷。二月、八月采根。

神农古本草经

百合 味甘，平。主邪气腹胀，心痛，利大小便，补中，益气。生荆州川谷。二月、八月采根。

知母 味苦，寒。主消渴，热中，除邪气，肢体浮肿，下水，补不足，益气。一名沈燔。生河内川谷。二月、八月采根。

贝母 味辛，平。主伤寒，烦热，淋沥，邪气，疝瘕，喉痹，乳难，金疮，风痉。一名空草。生晋地。十月采根。

白芷 味辛，温。主女人漏下赤白，血闭，阴肿，寒热，风头侵目泪出，长肌肤，润泽，可作面脂。一名芳香。生河东川谷下泽。二月、八月采根。

淫羊藿 味辛，寒。主阴痿，绝阳，茎中痛，利小便，益气力，强志。生上郡阳山山谷。

黄芩 味苦，平。主诸热，黄疸，肠澼，泄利，逐水，下血闭，恶疮，疽蚀，火疡。一名腐肠。生秭归川谷及冤句。三月三日采根。

狗脊 味苦，平。主腰背强，机关缓急，周痹，寒湿膝痛，颇利老人。一名百枝。生常山川谷。二月、八月采根。

石龙芮 味苦，平。主风寒湿痹，心腹邪气，利关节，止烦满。久服轻身，明目，不老。一名鲁果能。生太山川泽石边。五月五日采子，二月、八月采皮。

茅根 味甘，寒。主劳伤虚羸，补中益气，除瘀血，血闭，寒热，利小便。一名地菅。生楚地山谷田野。六月采根。

紫菀 味苦，温。主咳逆上气，胸中寒热，结气，去蛊毒，痿蹶，安五脏。生房陵山谷及真定、邯郸。二月、三月采根。

紫草 味苦，寒。主心腹邪气，五疸，补中益气，利九窍，通水道。生锡山山谷及楚地。三月采根。

败酱 味苦，平。主暴热，火疮，赤气，疥瘙，疽痔，马鞍热气。一名鹿

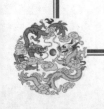

肠。_{生江夏川谷。八月采根。}

　　白鲜　味苦，寒。主头风，黄疸，咳逆，淋沥，女子阴中肿痛，湿痹，死肌，不可屈伸，起止行步。_{生上谷川谷及冤句。四月、五月采根。}

　　酸浆　味酸，平。主热，烦满，定志，益气，利水道。_{生荆楚川泽及人家田园中。五月采。}

　　紫参　味苦，寒。主心腹积聚，寒热，邪气，通九窍，利大小便。一名牡蒙。_{生河西及冤句山谷。三月采根。}

　　藁本　味辛，温。主妇人疝瘕，阴中寒，肿痛，腹中急，除风头痛，长肌肤，悦颜色。一名鬼卿。_{生崇山山谷。正月、二月采根。}

　　石韦　味苦，平。主劳热，邪气，五癃闭不通，利小便水道。一名石皮。_{生华阴山谷石上。二月采叶。}

　　草薢　味苦，平。主腰背痛，强骨节，风寒湿周痹，恶疮不瘳，热气。_{生真定山谷。二月、八月采根。}

　　白薇　味咸，平。主暴中风，身热，腹满，忽忽不知人，狂惑，邪气，寒热，酸疼，温疟洗洗，发作有时。_{生平原川谷。三月三日采根。}

草 部 下_{一十六种}

　　水萍　味辛，寒。主暴热，身痒，下水肿，胜酒，长须发，注消渴。_{生雷泽池泽。三月采、}

　　王瓜　味苦，寒。主消渴，内痹，瘀血，月闭，寒热，酸疼，益气，愈聋。_{生鲁地平泽、田野及人家垣墙间。三月采根。}

　　地榆　味苦，微寒。主妇人乳痓痛，七伤，带下病，止痛[①]，除恶肉，止痛，疗金疮。_{生桐柏及冤句山谷。二月、八月采根。}

---

① 止痛：与后止痛重复，应删去。

海藻　味苦，寒。主瘿瘤气、颈下核，破散结气，痈肿，癥瘕，坚气，腹中上下鸣，下十二水肿。生东海池泽。七月七日采。

泽兰　味苦，微温。主乳妇内衄，中风余疾，大腹水肿，身面、四肢浮肿，骨节中水，金疮，痈肿，疮脓。一名龙枣。生汝南诸大泽傍，三月三日采。

防己　味辛，平。主风寒，温疟，热气，诸痫，除邪，利大、小便。一名解离。生汉中川谷。二月、八月采根。

款冬花　味辛，温。主咳逆上气，善喘，喉痹，诸惊痫，寒热，邪气。一名菟奚。生常山山谷及上党水傍。十一月采花。

牡丹　味辛，寒。主寒热，中风，瘈疭，痉，惊痫，邪气，除癥坚，瘀血留舍肠胃，安五脏，疗痈疮。一名鹿韭。生巴郡山谷及汉中。二月、八月采根。《唐本》注：夏生白花，秋实圆绿，冬实赤色。

马先蒿　味苦，平。主寒热，鬼疰，中风，湿痹，女子带下病，无子。生南阳川泽。

积雪草　味苦，寒。主大热，恶疮，痈疽，浸淫，赤熛，皮肤赤，身热。生荆州川谷。

女菀　味辛，温。主风寒洗洗，霍乱，泄痢，肠鸣上下无常处，惊痫，寒热百病。生汉中川谷或山阳。正月、二月采。

王孙　味苦，平。主五脏邪气，寒湿痹，四肢疼酸，膝冷痛。一名牡蒙。生海西川谷及汝南城郭垣下。

蜀羊泉　味苦，微寒。主头秃，恶疮，热气，疥，瘙，痂，癣虫。生蜀郡川谷。

爵床　味咸，寒。主腰脊痛不得著床，俯仰艰难，除热，可作浴汤。生汉中川谷及田野。

别羁　味苦，微温。主风寒湿痹，身重，四肢疼酸寒，历节痛。生蓝田川

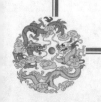

谷。二月、八月采。

木　部一十七种

淮木　味苦，平。主久咳上气，伤中，虚羸，女子阴蚀，漏下，赤白沃。一名百岁城中木。<small>生晋阳平泽。</small>

桑根白皮　味甘，寒。主伤中，五劳六极，羸瘦，崩中，脉绝，补虚益气。叶：主除寒热，出汗。桑耳，黑者：主女子漏下，赤白汁，血病，癥瘕，积聚，阴痛，阴阳塞热，无子。五木耳，名檽：益气、不饥，轻身、强志。<small>生犍为山谷。采无时。</small>

竹叶　味苦，平。主咳逆，上气溢，筋急，恶疮，杀小虫。根作汤：益气，止渴，补虚，下气。汁：主风痓。实：通神明，轻气，益气。<small>生益州。</small>

吴茱萸　味辛，温。主温中，下气，止痛，咳逆，寒热，除湿，血痹，逐风邪，开腠理。根，杀三虫。一名藙。<small>生上川谷及冤句。九月九日采。</small>

栀子　味苦，寒，主五内邪气，胃中热气，面赤，酒疱，皶鼻，白癞，赤癞，疮疡。一名木丹。<small>生南阳川谷。九月采实。</small>

芜荑　味辛，平。主五内邪气，散皮肤，骨节中淫温行毒，去三虫，化食。一名无姑。<small>生晋山川谷。三月采实。</small>

枳实　味苦，寒。主大风在皮肤中如麻豆苦痒。除寒热结，止痢，长肌肉，利五脏，益气，轻身。<small>生河内川泽。九月、十月采。</small>

厚朴　味苦，温。主中风，伤寒，头痛，寒热，惊，悸气，血痹，死肌，去三虫。<small>生交趾、冤句。三、九、十月采皮。</small>

秦皮　味苦，微寒。主风寒湿痹，洗洗寒气，除热，目中青翳、白膜。久服头不白，轻身。一名石檀。<small>生庐江川谷及冤句。二月、八月采皮。</small>

秦椒　味辛，温。主风邪气，温中，除寒痹，坚齿发，明目。久服轻身，好颜色，耐老，增年，通神。生太山山谷及秦岭上或琅琊。八月、九月采实。

山茱萸 味酸，平。主心下邪气，寒热，温中，逐寒湿痹，去三虫。久服轻身。一名蜀枣。生汉中山谷及琅琊、冤句、东海承县。九月、十月采实。

紫葳 味酸，微寒。主妇人产乳余疾，崩中，癥瘕，血闭，寒热，羸瘦，养胎。一名陵召。生西海川谷及山阳。

猪苓 味甘，平。主痎疟，解毒，蛊疰不祥，利水道。久服轻身耐老。生衡山山谷及济阴、冤句。二月、八月采。

白棘 味辛，寒。主心腹痛，痈肿，溃脓，止痛。生雍州川谷。

龙眼 味甘，平。主五脏邪气，安志，厌食。久服强魂，聪明，轻身，不老，通神明。一名益智。生南海山谷。

卫矛 味苦，寒。主女子崩中下血，腹满，汗出，除邪，杀鬼毒，蛊疰。一名鬼箭。生霍山山谷。八月采。

合欢 味，甘，平。主安五脏，利心志，令人欢乐无忧。久服轻身，明目。得所欲。生益州山谷。

松罗 味苦，平。主瞋怒，邪气，止虚汗，头风，女子阴寒肿痛。一名女萝。生熊耳山川谷谷松树上。五月采。

兽　部七种

白马茎 味咸，平。主伤中，脉绝，阴不起，强志，益气，长肌肉，肥健，生子。眼：主惊痫，腹满，疟疾，当杀用之。悬蹄：主惊邪，瘈疭，乳难，辟恶气鬼毒，蛊疰不祥。生云中平泽。

鹿茸 味甘，温。主漏下恶血，寒热，惊痫，益气强志，生齿，不老。角：主恶疮，痈肿，逐邪，恶气，留血在阴中。

牛角䚡 下闭血，瘀血疼痛，女人带下血。髓：补中，填骨髓。久服增年。胆：可丸药。

羖羊角 味咸，温。主青盲，明目，杀疥虫，止寒泄，辟恶鬼、虎狼，止惊悸，久服安心，益气，轻身。<small>生河西川谷。取无时。</small>

狗茎 味咸，平。主伤中，阴痿不起，令强，热大，生子，除女子带下十二疾。胆：主明目。<small>六月上伏取。</small>

羚羊角 味咸，寒。主明目，益气，起阴，去恶血，注下，辟蛊毒，恶鬼不祥，安心气，常不魇寐。<small>生石城山川谷及华阴山。采无时。</small>

犀角 味苦，寒。主百毒，蛊疰，邪鬼，瘴气，杀钩吻，鸩羽，蛇毒，除邪，不迷惑、魇寐。久服轻身。<small>生永昌山谷及益州。</small>

禽 部<small>三种</small>

燕矢 味辛，平。主蛊毒，鬼疰，逐不祥，邪气，破五癃，利小便。<small>生高山平谷。</small>

伏翼 味咸，平。主目瞑，明目，夜视有精光。久服令人喜乐，媚好，无忧。<small>生太山川谷。立夏后采。</small>

天鼠矢 味辛，寒。主面痈肿，皮肤洗洗时痛，腹中血气，破寒热，积聚，除惊悸。一名石肝。<small>生合浦山谷。十月、十一月取。</small>

虫 鱼 部<small>一十六种</small>

蝟皮 味苦，平。主五痔，阴蚀，下血赤白，五色，血汗不止，阴肿，痛引腰背，酒煮杀之。<small>生楚山山谷田野。取无时。</small>

露蜂房 味苦，平。主惊痫，瘛疭，寒热，邪气，癫疾，鬼精，蛊毒，肠痔。火熬之，良。<small>生牂牁山谷。七月七日采。</small>

鳖甲 味咸，平。主心腹癥瘕，坚积，寒热，去否，息肉，阴蚀，痔，恶肉。生丹阳池泽。取无时。

蟹 味咸，寒。主胸中邪气，热结痛，喎僻，面肿。败漆烧之，致鼠。生伊、洛池泽诸水中。取无时。

蚱蝉 味咸，寒。主小儿惊痫，夜啼，癫病，寒热。生杨柳上。五月采。

蟒蟺 味咸，微温。主恶血，血瘀，痹气，破折血在胁下，坚满痛，月闭，目中淫肤，青翳，白膜。生河内平泽。取无时。

乌贼鱼骨 味咸，微温。主女子漏下赤白，经枯血闭，阴蚀肿痛，寒热，癥瘕，无子。生东海池泽。取无时。

白僵蚕 味咸，平。主小儿惊痫，夜啼，去三虫，减黑䵟，令人面色好。生颍川平泽。四月取自死者。

鮀鱼甲 味辛，微温。主心腹癥瘕，伏坚，积聚，寒热，女子崩中，下血五色，小腹、阴中相引痛，疮疥，死肌。生南海池泽。取无时。

樗鸡 味苦，平。主心腹邪气，阴痿，益精，强志，生子好色，补中，轻身。生河内川谷樗树上。七月采。

蛞蝓 味咸，寒。主贼风，喎僻，轶筋及脱肛，惊痫，挛缩。一名陵蠡。生太山池泽及阴地沙石下。八月取。

石龙子 味咸，寒。主五癃，邪结气，破石淋，下血，利小便水道，一名蜥蜴。生平阳川谷及荆山石间。五月取。

木虻 味苦，平。主目赤痛，眦伤，泪出，淋血，血闭，寒热，酸惭；无子。一名魂常。生汉中川泽。五月取。

蜚虻 味苦，微寒。主逐瘀血，破下血积，坚否，癥瘕，寒热，通利血脉及九窍。生江夏川谷。五月取。

蜚蠊　味咸，寒。主血瘀，癥坚，寒热，破积聚，喉咽痹，内寒无子。生晋阳川泽及人家屋间。立秋采。

䗪虫　味咸，寒，主心腹寒热洗洗，血积，癥瘕，破坚，下血闭，生子大良。一名地鳖。生河东川泽及沙中。十月取。

果　　部一种

梅实　味酸，平。主下气，除热烦满，安心，肢体痛，偏枯不仁，死肌，去青黑痣，恶疾。生汉中川谷。五月采。

米谷部二种

赤小豆　味甘，平。主下水，排痈肿，脓血。

大豆黄卷　味甘，平。主湿痹，筋挛，膝痛。涂痈肿，煮汁饮，杀鬼毒，止痛。生太山平泽。九月采。

菜　　部五种

蓼实　味辛，温。主明目，温中，耐风寒，下水气、面目浮肿，痈疡。马蓼：去肠中蛭虫，轻身。生雷泽川泽。

葱实　味辛，温。主明目，补中不足。其茎可作汤，主伤寒，寒热，出汗，中风，面目肿。

薤　味辛，温。主金疮，疮败。轻身，不饥，耐老。生鲁山平泽。

假苏　味辛，温。主寒热，鼠瘘，瘰疬，生疮，破结聚气，下瘀血，一名姜芥。生汉中川泽。

水苏　味辛，微温。主下气，杀谷，除饮食，辟口臭，去毒。久服通神明，轻身，耐老。生九真池泽。七月采。

上神农本草中品一卷终

神农本草三卷　第三卷

蜀华阳刘复民叔学

下　品_{九部}　_{一百六种}

玉　石　部_{一十二种}

石灰　味辛，温。主疽疡，疥瘙，热气，恶疮，癞疾，死肌，堕眉，杀痔虫，去黑子、息肉。一名垩灰。_{生中山川谷。}

礜石　味辛，大热。主寒热，鼠瘘，蚀疮，死肌，风痹，肠中坚。一名青分石。_{生汉中山谷及少室。采无时。}

铅丹　味辛，微寒。主吐逆，胃反，惊痫，癞疾，除热，下气，炼化还成九光。久服通神明。_{生蜀郡平泽。}

粉锡　味辛，寒。主伏尸，毒螫。杀三虫。一名解锡。锡镜鼻：主女子血闭，癥瘕，伏肠，绝孕。_{生桂阳山谷。}

戎盐　味咸，寒。主明目，目痛，益气，坚肌骨，去毒蛊。大盐：令人吐。_{生胡盐山及西羌北地、酒泉、福禄城东南角。北海青，南海赤。十月采。大盐：生邯郸及河东池泽。}

代赭　味苦，寒。主鬼疰风，蛊毒，杀精物，恶鬼，腹中邪气，女子赤沃，漏下。一名须丸。_{生齐国山谷。采无时。}

卤碱　味苦，寒。主大热，消渴，狂烦，除邪及下蛊毒，柔肌肤。_{生河东}

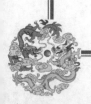

盐池。

白垩　味苦，温。主女子寒热，癥瘕，月闭，积聚。生邯郸山谷。采无时。

冬灰　味辛，微温。主黑子，去肬，息肉，疽蚀，疥瘙。生方谷川泽。

青琅玕　味辛，平。主身痒，火疮，痈伤，疥瘙，死肌。生蜀郡平泽。

草 部 上 三十种

附子　味辛，温。主风寒，咳逆，邪气，温中，金疮，破癥坚，积聚，血痕，寒湿，踒躄，拘挛，膝痛，不能行步。生犍为山谷及广汉。冬月采为附子，春采为乌头。

乌头　味辛，温。主中风，恶风洗洗，出汗，除寒湿痹，咳逆上气，破积聚，寒热，其汁煎之，名射网，杀禽兽。一名乌喙。生朗陵山谷。正月、二月采。长三寸以上为天雄。

天雄　味辛，温。主大风，寒湿痹，历节痛，拘挛缓急，破积聚，邪气，金疮，强筋骨，轻身，健行。一名白幕。生少室山谷。二月采根。

半夏　味辛，平。主伤寒，寒热，心下坚，下气，喉咽肿痛，头眩，胸胀，咳逆，肠鸣，止汗。生槐里川谷。五月、八月采根。

虎掌　味苦，温。主心痛，寒热，结气，积聚，伏梁，伤筋，痿，拘缓，利水道。生汉中山谷及冤句。二月、八月采。

鸢尾　味苦，平。主蛊毒，邪气，鬼疰，诸毒，破癥瘕积聚，去水，下三虫。生九疑山谷。五月采。陶云：是射干苗。

大黄　味苦，寒。主下瘀血，血闭，寒热，破癥瘕积聚，留饮，宿食，荡涤肠胃，推陈致新，通利水谷，调中化食，安和五脏。生河西山谷及陇西。二月、八月采根。

葶苈　味辛，寒。主癥瘕积聚，结气，饮食，寒热，破坚逐邪，通利水道。一名大室。生薰城平泽及田野。立夏后采实。

桔梗　味辛，微温。主胸胁痛如刀刺，腹满，肠鸣幽幽，惊恐，悸气。生嵩高山谷及冤句。二月、八月采根。

莨菪子　味苦，寒。主齿痛，出虫，肉痹，拘急，使人健行，见鬼，多食令人狂走。久服轻身，走及奔马，强志，益力，通神。一名横唐。生海滨川谷及雍州。五月采子。

皂荚　味苦，寒。主疥，瘙，痂痒，恶疮，留热在骨节间，明目。生华阴川泽。

旋复花　味咸，温。主结气，胁下满，惊悸，除水，去五脏间寒热，补中，下气。生平泽川谷。五月采花。

藜芦　味辛，寒。主蛊毒，咳逆，泄痢，肠澼，头疡，疥瘙，恶疮，杀诸虫毒，去死肌。生太山山谷。三月采根。

钩吻　味辛，温。主金疮，乳痓，中恶风，咳逆上气，水肿，杀鬼疰，蛊毒。一名野葛。生傅高山谷及会稽东野。

射干　味苦，平。主咳逆上气，喉闭，咽痛，不得消息，散结气，腹中邪逆，食饮，大热。一名乌蒲。生南阳川谷田野。三月三日采根。

蛇合　味苦，微寒。主惊痫，寒热，邪气，除热，金疮，疽痔，鼠瘘，恶疮，头疡。一名蛇衔。生益州山谷。八月采。

常山　味苦，寒。主伤寒，寒热，热发，温疟，鬼毒，胸中痰结，吐逆。生益州川谷及汉中。八月采根。

蜀漆　味辛，平。主疟及咳逆，寒热，腹中癥坚、否结，积聚，邪气，蛊毒，鬼疰。生江林山川谷及蜀、汉中。常山苗也。五月采叶。

甘遂 味苦，寒。主大腹疝瘕，腹痛，面目浮肿，留饮，宿食。破坚癥积聚，利水谷道。一名主田。生中山川谷。二月采根。

白敛 味苦，平。主痈肿，疽疮，散结气，止痛，除热，目中赤，小儿惊痫，温疟，女子阴中肿痛。生衡山山谷。二月、八月采根。

青葙子 味苦，微寒。主邪气、皮肤中热，风瘙，身痒。杀三虫。生平谷道傍。三月采茎、叶，五月、六月采子。

藋菌 味咸，平。主心痛，温中，去长虫，白瘢，蛲虫，蛇螫毒，癥瘕，诸虫。生东海池泽及渤海章武。八月采。

白及 味苦，平。主痈肿，恶疮，败疽，伤阴，死肌，胃中邪气，贼风，鬼击，痱缓不收。一名甘根。生北山川谷又冤句及越山。

大戟 味苦，寒。主蛊毒，十二水，腹满，急痛，积聚，中风，皮肤疼痛，吐逆。一名邛钜。生常山。十二月采根。

泽漆 味苦，微寒。主皮肤热，大腹水气，四肢、面目浮肿，丈夫阴气不足。生太山川泽。三月三日、七月七日采茎、叶。

茵芋 味苦，温。主五脏邪气，心腹寒热，羸瘦，如疟状，发作有时，诸关节风湿痹痛。生太山川谷。三月三日采叶。

贯众 味苦，微寒。主腹中邪，热气，诸毒，杀三虫。一名扁府。生玄山山谷及冤句、少室山。二月、八月采根。

莞花 味苦，寒。主伤寒，温疟，下十二水，破积聚，大坚，癥瘕，荡涤肠胃中留癖，饮食，寒热，邪气，利水道。生咸阳川谷及河南中牟。六月采花。

牙子 味苦，寒。主邪气，热气，疥瘙，恶疡，疮，痔。去白虫。一名狼牙。生淮南川谷及冤句。八月采根。

羊踯躅 味辛，温。主贼风在皮肤中淫淫痛，温疟，恶毒，诸痹。生太行山川及淮南山。三月采花。

草 部 下一十九种

商陆 味辛，平。主水胀，疝瘕，痹熨，除痈肿，杀鬼精物。一名葛根。生咸阳川谷。

羊蹄 味苦，寒。主头秃，疥瘙，除热，女子阴蚀。一名鬼目。生陈留川泽。

萹蓄 味苦，平。主浸淫，疥瘙，疽痔，杀三虫。生东莱山谷。五月采。

狼毒 味辛，平。主咳逆上气，破积聚，饮食，寒热，水气，恶疮，鼠瘘，疽蚀，鬼精，蛊毒，杀飞鸟、走兽。一名续毒。生秦亭山谷及奉高。二月、八月采根。

白头翁 味苦，温。主温疟，狂易，寒热，癥瘕，积聚，瘿气，逐血，止痛，疗金疮。一名野丈人。生嵩山山谷及田野。四月采。

鬼臼 味辛，温。主杀蛊毒，鬼疰，精物，辟恶气不祥，逐邪，解百毒。一名爵犀。生九真山谷及冤句。二月、八月采根。

羊桃 味苦，寒。主熛热，身暴赤色，风水，积聚，恶疡，除小儿热。一名羊肠。生山林川谷及田野。二月采。

连翘 味苦，平。主寒热，鼠瘘，瘰疬，痈肿，恶疮，瘿瘤，结热，蛊毒。一名异翘。生太山山谷。八月采。

翘根 味甘，寒。主下热气，益阴精，令人面悦好，明目。久服轻身耐老。

蔄茹 味辛，寒。主蚀恶肉，败疮，死肌，杀疥虫，排脓，恶血，除大风，热气，善忘，不乐。生代郡川谷。五月采根。

乌韭　味甘，寒。主皮肤往来寒热，利小肠膀胱气。生山谷石上。

鹿藿　味苦，平。主蛊毒，女子腰腹痛，不乐，肠痈，瘰疬，疡气。生汶山山谷。

蚤休　味苦，微寒。主惊痫，摇头弄舌，热气在腹中，癫疾，痈疮，阴蚀，下三虫，去蛇毒。生山阳川谷及冤句。

石长生　味咸，微寒。主寒热，恶疮，大热，辟鬼气不祥。生咸阳山谷。

陆英　味苦，寒。主骨间诸痹，四肢拘挛，疼酸，膝寒痛，阴痿，短气不足，脚肿。生熊耳川谷及冤句。立秋采。

荩草　味苦，平。主久咳上气，喘逆，久寒，惊悸，痂疥，白秃，疡气，杀皮肤小虫。生青衣川谷。九月、十月采。

牛扁　味苦，微寒。主身皮疮，热气，可作浴汤，杀牛虱、小虫，又疗牛病。生桂阳川谷。

夏枯草　味苦，寒。主寒热，瘰疬，鼠瘘，头疮，破癥，散瘿，结气，脚肿，湿痹。轻身。一名乃东。生蜀郡川谷。四月采。

女青　味辛，平。主蛊毒，逐邪，恶气，杀鬼，温疟，辟不祥。一名雀瓢。生朱崖。八月采。

木　部一十八种

巴豆　味辛，温。主伤寒，温疟，寒热。破癥瘕结聚，坚积、留饮，痰癖，大腹水胀，荡练五脏六腑，开通闭塞，利水谷道，去恶肉，除鬼毒，蛊疰，邪物，杀虫、鱼。生巴郡川谷。八月采。

蜀椒　味辛，温。主邪气，咳逆。温中，逐骨节皮肤死肌，寒湿痹痛，下气。久服之，头不白，轻身，增年。生武都川谷及巴郡。八月采实。

皂荚　味辛，温。主风痹，死肌，邪气，风头泪出，利九窍，杀精物。生雍州川谷及鲁邹县。九月、十月采荚。

柳华　味苦，寒。主风水，黄疸，面热黑。叶：主马疥，痂疮。实：主溃痈，逐脓血。生琅琊川泽。

楝实　味苦，寒。主温疾，伤寒，大热，烦狂，杀三虫，疥，疡，利小便水道。生荆山山谷。

郁李仁　味酸，平。主大腹水肿，面目，四肢浮肿，利小便水道。根：主齿龈肿，龋齿，坚齿。生高山川谷及北陵上。五月、六月采根。

莽草　味辛，温。主风头，痈肿，乳痈，疝瘕，除结气，疥瘙，杀虫、鱼。一名葞。生上谷山谷及冤句。五月采叶。

雷丸　味苦，寒。主杀三虫，逐毒气，胃中热，利丈夫，不利①女子，作摩膏，除小儿百病。生石城山谷及汉中土中。八月采根。

桐叶　味苦，寒。主恶蚀疮著阴。皮：主五痔，杀三虫。花：主傅猪疮。饲猪，肥大三倍。生桐柏山谷。

梓白皮　味苦，寒。主热，去三虫。叶：捣，傅猪疮。饲猪，肥大三倍。生河内山谷。

石南　味辛，平。主养肾气，内伤，阴衰，利筋骨、皮毛。实：杀蛊毒，破积聚，逐风痹。生华阴山谷。二月、四月采叶，八月采实。

黄环　味苦，平。主蛊毒，鬼疰，鬼魅，邪气在脏中，除咳逆，寒热。生蜀郡山谷。三月采根。

溲疏　味辛，寒。主身、皮肤中热，除邪气，止遗溺，可作浴汤。生熊耳川谷及田野、故丘北丘地。四月采。

---

① 不利：原书缺，今据《唐本》补。

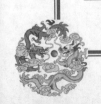

鼠李　主寒热，瘰疬，疮。生田野。采无时。

药实根　味辛，温。主邪气，诸痹，疼酸，续绝伤，补骨髓。一名连木。生蜀郡山谷。采无时。

栾华　味苦，寒。主目痛，泪出，伤眦，消目肿。生汉中川谷。五月采。

蔓椒　味苦，温。主风寒湿痹，历节疼，除四肢厥气，膝痛。生云中川谷及北家间。采茎、根。

芫花　味辛，温。主咳逆上气，喉鸣，喘，咽肿，短气，蛊毒，鬼疟，疝瘕，痈肿，杀虫、鱼。生淮源川谷。三月三日采花。

兽　部四种

豚卵　味甘，温。主惊痫，癫疾，鬼注，蛊毒，除寒热，贲豚，五癃。

悬蹄　主五痔，伏热在肠，肠痈内蚀。

麋脂　味辛，温。主痈肿，恶疮，死肌，寒风湿痹，四肢拘缓不收，风头肿气，通腠理。生南山山谷及淮海边。十月取。

鼺鼠　主堕胎，令产易。生山都平谷。

六畜毛蹄甲　味咸，平。主鬼注，蛊毒，寒热，惊痫，癫痉，狂走。骆驼毛尤良。

虫鱼部一十七种

虾蟆　味辛，寒。主邪气，破癥坚血，痈肿，阴疮，服之不患热病。生江湖池泽。五月五日取。

马刀　味辛，微寒。主漏下赤白，寒热，破石淋，杀禽兽，贼鼠。生江湖池泽及东海。取无时。

蛇蜕 味咸，平。主小儿百二十种惊痫，瘛疭，癫疾，寒热，肠痔，蛊毒，蛇痫。火熬之，良。一名龙子衣。生荆州川谷及田野。五月五日、十五日取之。

白颈蚯蚓 味咸，寒。主蛇瘕，去三虫，伏尸，鬼疰，蛊毒，杀长虫，仍自化作水。生平土。三月取。

蜈蚣 味辛，温。主鬼疰，蛊毒，噉诸蛇、虫、鱼毒，杀鬼物，老精，温疟，去三虫。生大吴川谷、江南。

斑猫 味辛，寒。主寒热，鬼疰，蛊毒，鼠瘘，恶疮，疽，蚀死肌，破石癃。生河东川谷。八月取。

贝子 味咸，平。主目翳，鬼疰，蛊毒，腹痛，下血，五癃，利水道。烧用之，良。生东海池泽。

石蚕 味咸，寒。主五癃，破石淋，堕胎。肉：解结气，利水道。一名沙虱。生江汉池泽。

雀瓮 味甘，平。主小儿惊痫，寒热，结气，蛊毒，鬼疰。一名躁舍。生树枝间。蛅蟖房也。八月取。

蜚蠊 味咸，寒。主小儿惊痫，瘛疭，腹胀，寒热，大人癫疾，狂易。火熬之，良。生长沙池泽。五月五日取。

蝼蛄 味咸，寒。主产难，出肉中刺，溃痈肿，下哽噎，解毒，除恶疮。夜出者，良。生东城平泽。夏至取。

马陆 味辛，温。主腹中大坚癥，破积聚，息肉，恶疮，白秃。一名百足。生玄菟川谷。

地胆 味辛，寒。主鬼疰，寒热，鼠瘘，恶疮，死肌，破癥瘕，堕胎。一名蚖青。生汶山川谷。八月取。

鼠妇 味酸，温。主气癃，不得小便，妇人月闭，血瘕，痫痓，寒热，利水道。<small>生魏郡平谷及人家地上。五月五日取。</small>

萤火 味辛，微温。主明目，小儿火疮伤，热气，蛊毒，鬼疰。通神精。<small>生阶地池泽。七月七日取。</small>

衣鱼 味咸，温。主妇人疝瘕，小便不利，小儿中风，项强，背起，摩之。<small>生咸阳平泽。</small>

彼子 味甘，温。主腹中邪气，去三虫，蛇螫，蛊毒，鬼疰，伏尸。<small>生永昌山谷。</small>

果 部<small>二种</small>

桃核仁 味苦，平。主瘀血，血闭，瘕，邪气，杀小虫。桃花：杀疰，恶鬼，令人好颜色。桃凫：微温。主杀百鬼，精物。桃毛：主下血瘕，寒热，积聚，无子。桃蠹：杀鬼，邪恶不祥。<small>生太山川谷。七月采。</small>

杏核仁 味甘，温。主咳逆上气，雷鸣，喉痹，下气，产乳，金疮，寒心，贲豚。<small>生晋山川谷。</small>

米 谷 部<small>一种</small>

腐婢 味辛，平。主痎疟，寒热，邪气，泄利，阴不起，病酒头痛。<small>生汉中，小豆花也。七月采。</small>

菜 部<small>二种</small>

苦瓠 味苦，寒。主大水，面目、四肢浮肿，下水，令人吐。<small>生晋地川泽。</small>

水靳 味甘，平。主女子赤沃，止血，养精，保血脉，益气，令人肥健，嗜食。<small>生南海池泽。</small>

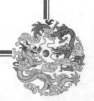

人　部一种

发髲　味苦，温。主五癃，关格不通，利小便水道，疗小儿痫，大人痓。仍自还神化。

上神农本草下品一卷终

三品逸文考异　神农本草卷下

　　按：《本草》例，《神农》旧经以朱书，《名医别录》①以墨书。魏晋名医，因《神农》旧条而有增补者，以墨字嵌于朱字之间，王壬秋先生所谓《陶序》已云："朱墨杂书，则其传久矣。"固知朱书、墨书，不自陶氏始也。复意仲景以前为朱书，仲景以后为墨书。朱书为经，经无不正，以古圣人不苟著录也。墨书则不可靠者甚多。兹举经中之具有堕胎明文者以为例，按：牛膝主"逐血气、堕胎"也，瞿麦主"破胎，堕子"也，石蚕主"破石淋，堕胎"也，地胆主"破癥痕，堕胎"也，鼺鼠主"堕胎，令人产易"也，又《逸文》水银主"杀皮肤中虱，堕胎，除热"也，是六品者，为堕胎正药。计此之外，皆为误堕。如：温病服温药，寒病服寒药，形气偏胜，胎难长养。若药能对证，即无此弊矣。乃墨书于桂、附子、半夏、桃仁，并以堕胎著录。后世本之，悬为禁忌。不知《金匮要略》妇人妊娠篇②，固已列为常用之药矣。其首条桂枝汤，用桂枝主补中，所以益六十日之妊娠也。第三条附子汤，用附子主温中，所以治少腹如扇之胎胀也。第六条干姜人参半夏丸，用半夏主下气，所以治胎前恶阻之呕吐也。第二条桂枝茯苓丸，用桃仁主瘀血，所以治胎漏不止之癥痼害也。据此足征伊尹撰用《神农本草》、仲景论广《伊尹汤液》③，弟子杜度所述《胎胪药录》④，卫汎⑤所撰《四逆三部厥经》《妇人胎藏经》《小儿颅囟方》。并闻风私淑，托名撰著之《平脉辨证》，以及王叔和撰次仲景之《伤寒杂病论》《金匮要略方论》⑥，皆以子义重修、楼护诵传、张伯祖集注之《神农》朱书为本。但朱书亦不尽为神农手订，三代秦汉，皆有附益。经传同归，并作朱字。然绎其文辞，固判然若黑白之不同。追墨书出，朱书多被移夺，且墨书亦有僭

---

　　①　名医别录：书名，简称《别录》。撰者佚名，一说系陶弘景。成书于汉末，是秦汉医家在《神农本草经》的基础上补记药性功效及新增药物而成。原书早佚，佚文散见《证类本草》《本草纲目》等书中。

　　②　妇人妊娠篇：《金匮要略·妇人妊娠脉证并治第二十》是也。

　　③　伊尹汤液：书名，原名《伊尹汤液经》。商代伊尹著，六卷。成书年代不详。

　　④　胎胪药录：书名，张仲景弟子杜度所撰，原书已佚。

　　⑤　卫汎：一作卫沈、卫沉，河东人。东汉医家，张仲景弟子，撰《四逆三部厥经》《妇人胎藏经》《小儿颅囟方》，三书已佚。

　　⑥　金匮要略方论：书名，汉代张仲景撰《伤寒杂病论》，晋代王叔和修订为《伤寒论》和《金匮要略方论》两书。此句作者有误，既言《伤寒杂病论》，不可并列《金匮要略方论》。

称经文者，后世校刊《古本》，不识此义，徒据朱墨杂书，以定其进退。如：唐慎微引《陶本》，升麻主文作墨书，目录亦作墨书，而校者遂退之。《太平御览·九百九十》引作朱书，而校者因进之，进退由己，《古本》为之乱焉。又，芎䓖味辛温，其叶蘪芜亦味辛温，原为两条，今并为一。证以附子味辛温，其母乌头亦味辛温，品名独立。各自为条。则可悟芎䓖、蘪芜，同类并一之非也。铁落味辛平，而铁精则谨言平，与铁之不著性味者，原为一条，今分为三。证以龙骨味甘平，与其齿之不著味性者，品名相附，并为一条，则可悟铁、铁落、铁精，异用分三之非也。揆诸校者，臆度分并，无非欲强合三百六十五数而已。至于去古浸远，文字脱误，所在皆是。复生也晚，不能赞一辞，爰取《太平御览》《证类大观》①，并孙、顾两氏辑本，以钩考也。核其朱墨，证其同异，以为来学治经者之一助。然《开实》序云："朱字墨字，无本得同。旧注新注，其文互阙。"是则本卷所考之《三品逸文》，固不敢自许为翔实也。凡所征引，于孙星衍本，曰《孙本》。于顾观光本，曰《顾本》。于唐慎微本，曰《唐本》。依此为例，余如李时珍、卢不远②、张石顽③、徐灵胎④，以及日本森立之采辑诸本，皆不可靠，概不不征引。若近人所编纂之大小辞典，不但数典忘祖，抑且违反经方，难于撰用，所谓等而下之，不足观也已。

---

① 证类大观：书名，即《经史证类备急本草》，简称《证类本草》，由宋代唐慎微撰于宋徽宗大观二年（1108），故又称《证类大观》。

② 卢不远：卢复，字不远，见明代卢复《神农本经》校注说明。

③ 张石顽：张璐（1617～1700），字路玉，号石顽，江苏苏州人。清代医家，著作颇多，撰《伤寒缵论》《伤寒绪论》《本经逢源》《诊宗三昧》《张氏医通》等。

④ 徐灵胎：徐大椿（1693～1771），字灵胎，江苏吴江人。清代名医，著作颇多，撰《难经释》《神农本草经百种录》《医贯砭》《医学源流论》《伤寒类方》《兰台轨范》《慎疾刍言》等医籍。

神
农
古
本
草
经

校注者按：该书"上品逸文"、"中品逸文"、"下品逸文"，皆是该书药物与孙星衍《孙本》、顾观光《顾本》及《新修本草》《唐本》的药物条文对照。我们校注《神农本草经版本大全》已收载《孙本》《顾本》等，读者可行自查对照，又因篇幅所限，故删去，敬请读者谅解！

复按：上《逸文》一卷，据《孙本》、《顾本》，尚有升麻、粟米、黍米、水蛭、蠮螉等五药，查《唐本》或作朱书，或作墨书，要非兹《古本》之所原有，故不备录。惟升麻《御览·九百九十》引，有"《本草经》曰"四字，则《神农》归经，固有此也。《孙本》又据《吴普》有"《神农》甘"三字，增入上品，云："升麻：味甘辛。"《唐本》作"味甘苦平"。主解百毒《御览》作"辟百毒"。杀百精老物殃鬼，辟瘟疫《御览》作"辟温疾"、瘴邪《御览》作"瘴邪"，《唐本》作"瘴气邪气"、毒蛊《唐本》作"蛊毒"。久服不夭，谨综《神农》三品众药，重实用不尚玄理，重效能不务广博。用无不宏，效无不特。不比附阴阳八卦，不纠缠六气五行。无一溢言，无一冗字。为汤液学派格物致知之药经。医之始，始于药，大哉神农，医门元圣。复尝议以元旦为元圣神农之祀日者，以此。凡我汤液学子，共当礼拜。井研廖师季平[①]曰："阴阳五行，古为专家，乃治平学说。自《难经》纠缠五行，以政治法，移之医学，此为大误。"按：《难经》为针灸家书，其尚五行，独可说也。若汤液家，则断断乎不可撰用。兹读《神农古本草经》，固无五行学说，即伊尹《汤液》，仲景《伤寒》，杜度《药录》，亦并无只字涉及。是可证古医两大学派，未能苟同焉。

---

① 廖师秀平：名平，学名登廷，四川井研人。与本书作者王闿运（壬秋）同在尊经书院攻读经文，后成晚清经文家。

附　识

　　吾师民叔先生，请学行道，一以古医为本。有朋自远方来习者，日益众。始知后世医家，不分学派，用黄帝《轩辕论》，注炎帝《神农经》，方圆特异，不能苟同。此所以每况愈下，日趋末途，而有道之士，所由致力古医也。今时医家，知陋说之难通，乃舍己以耘人，效颦西法，亦步亦趋，反抵我《神农本草》为幼稚，为迷信，为无特效药。呜呼！《本草》三品，果无特效乎哉？试观经中具有治疟明文者，凡二十余品，而尤以习用之麻黄、当归、常山、猪苓、龟甲、巴豆为最著。按：麻黄味苦温，主疟之当发表出汗者。当归味甘温，主疟之当行血逐痹者。常山味苦寒，主疟之当吐痰结者。猪苓味甘平，主疟之当利水道者。龟甲味咸平，主疟之当坚筋骨者。巴豆味辛温，主疟之当破坚积者。药不固执，但求其宜。合宜而用，即有特效，此之谓汤液法也。今医追求西法，公认金鸡钠霜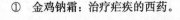①为治疟疾定而不一之特效药。服而愈则已。服而不愈，则束手技穷。吾师尝斥其治百病而法无别，用一药而赅诸治。斯为单方流亚，徒自暴其粗拙，至哉言也！苟欲观摩经方治病之法，请从兹《神农本草》始。

上海真茹弟子孟金嵩友松校竟附识

―――――――――――

　　①　金鸡钠霜：治疗疟疾的西药。

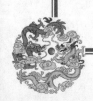

谨　识

夫子仍尊经书院光绪乙酉刊王壬秋先生校《神农本草》，并增辑《附余》《逸文》，合刊上、中、下三卷，衔曰《神农古本草经》。稿成，余承命复校。辄撷金山顾观光辑本、阳湖孙星衍辑本、武昌柯逢时刊唐慎微纂《经史证类大观本草》，旁参歙鲍崇城校《太平御览》，黾勉考核。揆王本加圈别者，凡一百一十二种，其间上下文字，非关衍漏，即涉舛误，似嘉祐本识，俟决疑焉。而四家品数，独多互殊。若升麻、粟米，《唐本》墨书，《王本》、《顾本》无，独孙本据《吴普》增升麻入上品，粟米、黍米入中品。《唐本》退彼子，又据唐苏恭退姑活、别羁、石下长卿、翘根、屈草、淮木，《王本》《顾本》存此七种，《孙本》存六种，少石下长卿。《王本》无蠮螉、水蛭，而《孙本》《顾本》《唐本》并有之。《顾本》据李时珍《本经·目录》，以胡麻并青蘘，赤小豆并大豆，移《王本》上品入中品者，有石胆、白青、扁青、柴胡、芎䓖、茜根、白菟藿、微衔、蘗木、五加皮、木兰、牛黄、丹雄鸡、海蛤、文蛤、蠡鱼、营实、雁肪、鲤鱼胆等十九种。入下品者，有石下长卿、姑活、屈草、瓜蒂等四种。移中品入下品者，有孔公孽、殷孽、铁精、铁落、铁、别羁、淮木、松罗、燕矢、伏翼、天鼠矢、蝟皮、蟹、蛴螬、樗鸡、蛤蝓、木虻、蜚虻、蜚蠊、䗪虫、大豆黄卷等二十一种。移下品入中品者，有翘根、豚卵、麋脂、彼子、桃核仁、杏核仁、水靳、发髲等八种。三品之数，合乎《本说》。《孙本》得上品一四一种，中品一一三种，下品一零二种，未详一种。盖以《王本》以六芝、粉锡、锡镜鼻、戎碱、大盐、卤碱、铁精、铁落、铁、赤小豆、大豆、葱实、薤当十八种者，并作六种。又移青蘘、假苏、芫花入草，橘柚入木，伏翼入禽，与旧不合。又以《王本》中品草部别羁、木部淮木，并入上品草部。下品草部翘根，入中品草部，为其差别。至若彼子，《王本》列下品虫鱼，《顾本》列中品木部，《孙本》未详。与蠮螉、水蛭、升麻、粟米、黍米及《唐本》退七种，以系四家品数之异。然条目前后分合，文字增损出入，当各自有据。则皂白谁属，折衷固无由矣。故夫子悉仍其旧，《逸文》守阙，存古人大体，以备穷经之士共悟之。

受业镇海张亦相稼新谨识

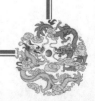

神农古本草经

敬　识

　　我国医药，每下愈况。传至今日，而医者更舍本逐末，立异炫新，窃西医皮毛，树改良标帜。学者复震其奇而慕其易，盲从附和，出主入奴。风气所趋，而医不能愈病，药不能尽用，中医之精义，几荡然无存矣！

　　吾师刘民叔先生，有鉴于此，以为欲矫彼歧趋，匡此正轨，非提倡古医不可。于是既创"中国古医学会"于前，复刊《古医汤液丛书》于后。此《神农古本草》，即其《丛书》之冠也。书既成，吾师嘱加圈别。全书共三卷：上卷为《本说》；中卷分三篇，为《神农本草》原文；下卷为《逸文》。余所圈者，乃上、下二卷，中卷则仍旧，以其原有圈别故耳。惟其圈非句读之圈，或为前贤记疑誌异之用，读者善自玩之可也。呜呼！《神农本草》失其真本也久矣！

　　今吾师所订原文之外，更附《逸文》，考异精微，引证详实，虽非真本，要亦不远矣。以之为天下后世法，可预卜焉。圈校既峻，爰不揣谫陋，附识数言于卷末，以作《书后》。

中华民国三十一年元月十五日受业镇江杨良柏茂如敬识于歇浦旅次

神农本经

〔清〕姜国伊 著

李顺保 主校注
杨延巍 协校注

学苑出版社

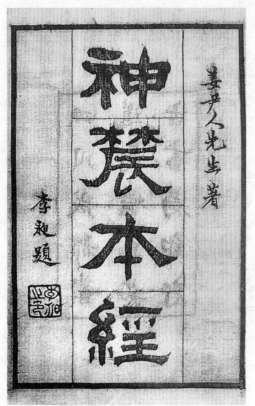

姜国伊刻本《神农本经》书影（封面）

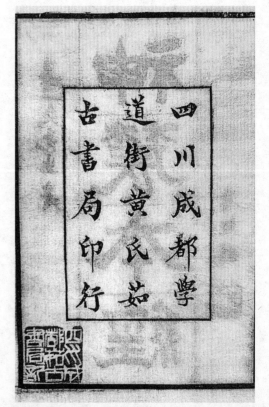

黄氏茹古书局印行《神农本经》书影（副封）

校 注 说 明

一、作者简介

作者姜国伊，字尹人，四川成都市郫县（今郫都区）人，因该区在岷山之南，故姜氏在书中写作"岷阳姜国伊"。晚清人，生卒年月不详，现据其著作时间推算，约生于道光晚年，卒于光绪末期。

姜国伊，儒学家，撰《周易古本》《诗经思无邪序转》《春秋传义》《孔子家语》《孝经述》《大学古本述注》《中庸古本述注》《孟子外书》《癸甲子记》《蜀记》《尹人尺牍》《尹人文存》《赏风虚风图》《大戴礼记正本》等，后收录于《守中正斋丛书》中。

姜国伊，医学家，撰《神农本经》《神农本经经释》《脉经真本》《伤寒方经解》《内经脉学部位考》《目方》《婴儿》《经话》《经验方》等，后收录于《姜氏医学丛书》中。

姜国伊，晚清郫县孝廉，该县名人，《郫县志·儒林传》中有其传记生平。

二、内容简介

本书载上品 120 种，中品药 120 种，下品药 125 种，计共 365 种。本书所载药物目录顺序，采用陶弘景《本草经集注》目录，其内容以《本草纲目》《吴普本草》为主，对有错误处，亦正之。

姜氏补正名例四则，是其他《神农本草经》所无，如《神农本草经》药物采集时月，现今都难以考据，姜氏则从《名医别录》。

该书有上品药升麻、中品药鹰屎白、下品药由跋、赭魁的补正，皆出自《本草纲目》；又依据《吴普本草》补正"粟米"和"黍米"二药；又将伏翼、天鼠屎、连翘、赭魁、粟米、黍米六味药目次进行调整。

三、版本简介

本书《神农本经》的版本取自姜国伊（尹人）著《姜氏医学丛书》中第一部《神农本经》《本经经释》《叔和脉经真本》《伤寒方经释》《医学六种》，清光绪十八年壬辰（1892）四川成都学道街黄氏菇古书局印行。每页 12 行，每行 25 字。栏框宽 14.9cm，栏框高 19.5cm. 无栏格，宋体字。单鱼尾，书口上有"本经"，下有页码。

该《姜氏医学丛书》版本，现藏于中国中医科学院图书馆、北京中医药大学图书馆、山东中医药大学图书馆、上海中医药大学图书馆、白求恩医科大学图书馆、浙江医科大学图书馆、广西中医药大学图书馆等院校。

姜氏《神农本经》亦收载于《守中正斋丛书》中，两书版本内容相同。

四、本书的版本选择

本书选用《姜氏医学丛书》的《神农本经》的版本为底本，再参校《名医别录》《本草纲目》。

五、新版式说明

1. 原书为繁体字竖排无标点符号本，今改为简化字横排本，并添加现代汉语标点和符号，原书中的"右"字，一律改为"上"字。

2. 原书中的古体字、异体字、俗写字，均改为现代汉语简化字。中医的特殊用字，则不改简化字，如"瘕瘕"的"瘕"字。通假字、难字则加注释。

3. 原书中有显著的错字，或引用医典错字，一律改正，并加说明。

李顺保

2021 年 2 月

序

　　闻尝怪孙思邈后无复名医，何古今人材智学术之相悬如此其甚也。呜呼！天生圣人，为天下也。自农轩经晦，民命日蹙，世岂无一二豪杰之士振兴绝学。然而朱丹溪、刘河间、李东垣辈，以分门别户误之。《外台》《证治准绳》时珍《纲目》辈，以贪多务博误之。喻嘉言、徐灵胎、柯韵伯、张隐菴、叶天士辈，以一知半解注疏误之。陈修园辈，以固陋乘便误之。夫脉学不务精详，药物不识主用，针灸不别荣卫，卑者射利，高者弋名，措亿兆命于醉生梦死之中，冷眼旁观，能无痛悼！光绪壬辰①春闱下第，困疾京师，取道泰安，买舟淮浦，沂江西上，抵万县，遵陆舆归。万里沉痼，时形危笃，内子偕行，殊深忧灼。国伊惟慎风寒，节饮食，寡思虑，甘淡素，凡诸方药，悉从屏绝。归养余疾，貌转丰腴。当是时，疠疫流行，几半天下，一邑一乡，死逾千百。观其吐利汗厥，仅一霍乱。若予干姜附子去草加米四逆辈，犹可十生六七。而世医竞加攻伐，或投辛耗诸药。国伊端居成都，谤害丛杂，曾不能置喙其间。嘅然念《伤寒方经解》，王叔和《脉经》久已刊行，而马元台《灵枢素问经注》成无己、张隐菴《伤寒论注》，注虽不佳，圣经本文犹属完备，惟《神农本经》，为时珍《纲目》所乱。粤东、蜀局所刊《吴普》本，字句乖讹，不胜指数。呜呼！圣人忧民，心存万世，既竭心思，复极见闻，岂容小儒妄加窜易。夫陶氏所传，本于仲景。吴普所传，本于华佗。两本品味参差，文字多寡，互相出入。幸而陶氏犹存三品旧目，三百六十五药，灿列具陈。兹据《本经》旧目，考次李本，详附吴本，一字无遗。所多六药，补正附记。国伊经注，另列卷幅。呜呼！圣人之道，不离体仁。圣人之心，不过至诚。必欲行诚，不外敬慎。孔子曰："可久则贤人之德，可大则贤人之业。"后有哲人，当以己心，全古圣心，谨守是书，勿事妄作，知必为天地鬼神所福也己。

　　　　　大清光绪十有八年②秋七月戊子，岷阳姜国伊谨序

---

① 光绪壬辰：光绪十八年，即 1892 年。
② 光绪十有八年：同上。

《本经》原文，一字不可增减，自非心性中正得孔子《五经》正宗及熟精《内经》《伤寒论》诸书能作周汉以上文字者，不能辨别也。《蜀局本》任意增减处甚多，《广东本》则缮写刊校者，均以粗心贻误。惟《李时珍本》原文校对颇善，然亦有错误处，今正之。

凡《本经》一名有方言，有转音，有精义，古圣备存之、益慎也。《蜀局本》任意增减处最多，今以《李时珍本》为定，以《吴普本》附之。

《本经》但言生山谷、生川泽，不称地名，则以地名随时改易而山谷、川泽无变迁也。《李时珍本》削之，全无识见。《蜀局本》以《别录》混之，亦欠斟酌。惟《广东本》犹属完备，今从之。

《本经》但言味甘，平；味辛，温。则以药味亦水谷之属而味能统气也然。国伊见各直省书肆皆气味并称。夫病在气机，治病亦在气机，今仍留气字。

《吴本》目录不合三品次序多寡，今惟以陶氏旧目为定。

咸丰庚申①，久病不愈，究心医学。岁辛酉②日，注《神农本经》。同治壬戌③季冬，得一百八十药。郧茂才周君，命三手为抄存，迄岁辛未，复得药百种。洞子口市医戴姓，以术借抄，遂名籍繁江诸邑。光绪丙子④，遇贼黄河，行李全失，戴愈靳此书不出也。岁辛卯⑤，周君病将殁，以抄稿复归国伊。当是时，系心圣经，亦未暇终此事也。壬辰⑥夏，疫几遍天下，慨然念古圣苦心，万世民命，乃全注之。撰用《内经》，详加诠释。遵孔子赞《易》体例，经传分例。国伊昔年旧注，但拈大意，今日续注，只字无遗。俾圣人复起，必从吾言。兹略记其梗概云尔。

姜国伊又识

---

① 咸丰庚申：咸丰十年，即 1860 年。
② 辛酉：咸丰十一年，即 1861 年。
③ 同治壬戌：同治元年，即 1862 年。
④ 光绪丙子：光绪二年，即 1876 年。
⑤ 辛卯：光绪十七年，即 1891 年。
⑥ 壬辰：光绪十八年，即 1892 年。

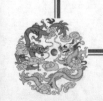

名　例

上药一百二十种《吴本》少"五"字为君，主养命以应天，无毒，多服、久服不伤人，欲轻身益气，不老延年者，本上经。

中药一百二十种为臣，主养性以应人，无毒有毒，斟酌其宜，欲遏病补虚《吴本》无"虚"字赢者，本中经。

下药一百二十五种为佐使，主治病以应地，多毒，不可久服，欲除寒热邪气，破积聚，愈疾者，本下经。《吴本》同。

三品合三百六十五种，法三百六十五度。一度应一日，以成一岁。自此以下《吴本》无。

药有君臣佐使，以相宣摄合和，宜一君、二臣、三佐、五使，又可一君、三臣、九佐使也。

药有阴阳配合，子母兄弟。

根茎、花实、苗皮、骨肉。

有单行者，有相须者，有相使者，有相畏者，有相恶者，有相反者，有相杀者。凡此七情，合和视之，当用相须、相使者良，勿用相恶、相反者。若有毒宜制，可用相畏、相杀者，不尔勿合用也。

药有酸、咸、甘、苦、辛五味，又有寒、热、温、凉四气国伊以为宜作寒、热、温、凉、平五气及有毒、无毒。

阴干、暴干，采造时月生熟。

土地所出，真伪陈新，并各有法。

药性有宣丸者，宣散者，宜水煮者，宜酒渍者，宜膏煎者，亦有一物兼宜者，亦有不可入汤酒者，并随药性不得违越。

欲疗病，先察其源，先候病机，五脏未虚，六腑未竭，血脉未乱，精神未散，服药必活。若病已成，可得半愈。病势已过，势将难全。

若用毒药疗病，先起如黍粟，病去即止，不去倍之，不去十之，取去为度。

疗寒以热药，疗热以寒药，饮食不消，以吐下药，鬼疰、蛊毒以毒药，痈肿疮瘤以疮药，风湿以风湿药，各随其所宜。

病在胸膈以上者，先食后服药。病在心腹以下者，先服药而后食。病在四肢、血脉者，宜空腹而在旦。病在骨髓者，宜饱满而在夜。

夫人病之主，有中风、伤寒、寒热、温疟、中恶、霍乱、大腹水肿、肠澼、下痢、大小便不通、奔豚上气、咳逆、呕吐、黄疸、消渴、留饮、癖食、坚积癥瘕、癫邪、惊痫、鬼疰、喉痹、齿痛、耳聋、目盲、金疮、踒折、痈肿、恶疮、痔、瘘、瘿瘤、男子五劳七伤、虚乏羸瘦、女子带下、崩中、血闭、阴蚀、虫蛇蛊毒所伤。此大略宗兆，其间变动枝叶，各宜依端绪以取之。

梁·陶宏景撰

名例补正四则

《本经》一药主一病，自《素问》君臣，佐以制方药，始配合，凡相须、相使、相畏、相恶、相反、相杀，皆后人考定，兹不赘录。

《本经》主用当分某层，当分某段。有在皮者，有在肌者，有在筋骨者，有在经络者，有在腑者，有在脏者，不可混也。有在头者，有在手者，有在足者，有在胸背者，有在腹股者，有在中者，不可混也。

夫病着气也，《内经》《九针》①则神妙也。自后俗浇漓、内伤、外感，必剂毒药乃能愈也。《经》曰："久而增气化之常也，气增而久夭之由也。"凡《本经》言久服轻身，皆主病也。无病，参、芪不可试也，况金石乎。重病用石亦绵裹也，况无病乎。夫微病不药，传化必甚，不明药性，必致杀人。夫平居慎养，读《经》慎思，临病慎药。守此三慎，有廖乎！

《本经》采造时月，今不可考，姑从《别录》。

姜国伊述补

---

① 九针：《灵枢经》之篇中内容。

神农本经目录

上 品 药 一百二十种

丹砂	云母	玉泉	石钟乳	矾石
消石	朴消	滑石	空青	曾青
白余粮	太乙余粮	白石英	紫石英	五色石脂
菖蒲	菊花	人参	天门冬	甘草
干地黄	术	兔丝子	牛膝	茺蔚子
女萎	防葵	麦门冬	独活	车前子
木香	薯蓣	薏苡仁	泽泻	远志
龙胆	细辛	石斛	巴戟天	白英
白蒿	赤箭	菴䕡子	菥蓂子	薯实
赤芝	黑芝	青芝	白芝	黄芝
紫芝	卷柏	蓝实	蘼芜	黄连
络石	蒺藜子	黄芪	肉苁蓉	防风
蒲黄	香蒲	续断	漏芦	天名精
决明子	丹参	飞廉	五味子	旋花
兰草	蛇床子	地肤子	景天	茵陈蒿
杜若	沙参	徐长卿	石龙刍	云实
王不留行	牡桂	菌桂	松脂	槐实
枸杞	橘柚	柏实	茯苓	榆皮
酸枣	干漆	蔓荆实	辛夷	杜仲
桑上寄生	女贞实	蕤核	藕实茎	大枣
葡萄	蓬蘽	鸡头实	胡麻	麻蕡
冬葵子	苋实	白冬子	苦菜	龙骨
麝香	熊脂	白胶	阿胶	石蜜
蜂子	蜜蜡	牡蛎	龟甲	桑螵蛸

中 品 药 一百二十种

雄黄	雌黄	石硫黄	雌黄	水银
石膏	磁石	凝水石	阳起石	理石
长石	石胆	白青	扁青	肤青
干姜	枲耳实	葛根	括楼	苦参
茈胡	芎䓖	当归	麻黄	通草
芍药	蠡实	瞿麦	元参	秦芁
百合	知母	贝母	白芷	淫羊藿
黄芩	石龙芮	茅根	紫苑	紫草
茜根	败酱	白鲜皮	酸浆	紫参
藁本	狗脊	萆薢	白兔藿	营实
白薇	薇衔	翘根	水萍	王瓜
地榆	海藻	泽兰	防己	牡丹
款冬花	石韦	马先蒿	积雪草	女菀
王孙	蜀羊泉	爵床	栀子	竹叶
蘗木	吴茱萸	桑根白皮	芜荑	枳实
厚朴	秦皮	秦椒	山茱萸	紫葳
猪苓	白棘	龙眼	木兰	五加皮
卫矛	合欢	彼子	梅实	核桃仁
杏核仁	蓼实	葱实	薤	假苏
水苏	水靳	发髲	白马茎	鹿茸
牛角鰓	羖羊角	牡狗阴茎	羚羊角	犀角
牛黄	豚卵	麋角	丹雄鸡	雁肪
鳖甲	鮀鱼甲	蠡鱼	鲤鱼胆	乌贼鱼骨
海蛤	文蛤	石龙子	露蜂房	蚱蝉
白僵蚕				

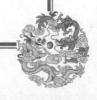

神农本经

下 品 药 一百二十种

孔公孽	殷孽	铁粉	铁落	铁
铅丹	粉锡	锡镜鼻	代赭	戎盐
大盐	卤碱	青琅玕	礜石	石灰
白垩	冬灰	附子	乌头	天雄
半夏	虎掌	鸢尾	大黄	葶苈
桔梗	莨菪子	草蒿	旋復花	藜芦
鉤吻	射干	蛇含	常山	蜀漆
甘遂	白敛	青葙子	藋菌	白及
大戟	泽漆	茵芋	贯众	荛花
牙子	羊踯躅	芫花	姑活	别羁
商陆	羊蹄	萹蓄	狼毒	鬼臼
白头翁	羊桃	女青	连翘	石下长卿
蔄茹	乌韭	鹿藿	蚤休	石长生
陆英	芨草	牛扁	夏枯草	屈草
巴豆	蜀椒	皂荚	柳华	楝实
郁李仁	莽草	雷丸	梓白皮	桐叶
石南	黄环	溲疏	鼠李	松萝
药实根	蔓椒	栾华	淮木	大豆黄卷
腐婢	瓜蒂	苦瓠	六畜毛蹄甲	燕屎
天鼠屎	鼺鼠	伏翼	蝦蟆	马刀
蟹	蛇蜕	蝟皮	蠮螉	蜣蜋
蛞蝓	白颈蚯蚓	蛴螬	石蚕	雀瓮
樗鸡	斑猫	蝼蛄	蜈蚣	马陆
地胆	萤火	衣鱼	鼠妇	水蛭
木虻	蜚虻	蜚蠊	䗪虫	贝子

上陶宏景白字，《神农本经》三品旧目

岷阳姜国伊述

《本经》旧目补正

李时珍本

上　品

升麻　考《吴普本》，并无石下长卿，陶宏景谓与徐长卿是一物，神农时亦无徐姓，自应并徐长卿入石下长卿条，以升麻补之。

中　品

鹰屎白　《本经》伏翼，一名天鼠，自应并天鼠屎入伏翼条，以应鹰屎白补之。

下　品

由跋　虎掌乃由跋宿根，由跋即虎掌新根，自应并入虎掌条。

赭魁　《苏恭》谓大翘生下湿地，故用根。小翘生冈原上，故用翘。况连翘无毒，翘根有毒，自应并连翘入中品翘根条，以赭魁补之。

《本经》药品补正

吴普本

粟米 《神农》五谷，而稻麦不入药品者，以其为南北人所日用也。自应并栗米、粟米入大豆黄卷条。

黍米 蜀尊经书局叙以为《唐本》，退六种。不知少何种。盖即此补正六药也。

《本经》考正

　　《史记》秦焚书，所不去者，天官、卜巫、医药、种树之书。《汉书·艺文志》载《黄帝内经》十八卷，《经》曰："三品，何谓?"岐伯曰："所以明善恶，之殊贯也"。

　　树天之度，四时阴阳合之，列星辰与日月光以彰《经》术，上通神农著至教然，则《本经》者，神农作也。疑之者，万世罪人也。

姜国伊述正

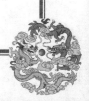

神农本经

岷阳姜国伊辑述

上　经

丹　砂

　　丹砂，气《吴本》无"气"字，后仿此。味甘，微寒。无毒《吴本》无"无毒"二字，后仿此。主身体五脏百病，养精神，安魂魄，益气，明目，杀精魅邪恶鬼。久服通神明不老。能化为澒。《吴本》有"生山谷"字，后仿此。

云　母

　　云母，气味甘，平。无毒。主身皮死肌，中风寒热，如在车船上，除邪气，安五脏，益子精，明目。久服轻身延年。一名云珠，一名云华，一名云英，一名云液，一名云沙，一名磷石。生山谷。

玉　泉

　　玉泉，气味甘，平。无毒。主五脏百病，柔筋强骨，安魂魄，长肌肉，益气，利血脉《吴本》无"利血脉"三字。久服耐寒暑，不肌渴。不老神仙，人临死服五斤，三年色不变。一名玉杋。生山谷。

石钟乳

　　石钟乳，气味甘，温。无毒。主咳逆上气，明目，益精，安五脏，通百节，利九窍，下乳汁。生山谷。

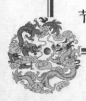

矾　石

矾石，气味酸，寒。无毒。主寒热泄痢，白沃，阴蚀，恶疮，目痛，坚《吴本》下多"筋"字骨齿。炼饵服之，轻身不老增年。一名羽涅。生山谷。

消　石

消石，气味苦，寒。无毒。主五脏积热，胃胀《吴本》"胀"作"张。"闭，涤去蓄结饮食，推陈致新，除邪气。炼之如膏，久服轻身。一名芒硝。生山谷。

朴　消

朴消，气味苦，寒。无毒。主百病，除寒热邪气，逐六脏《吴本》"脏"作"腑"积聚，结固留癖，能化七十二种石。炼饵服之，轻身神仙。生山谷。

滑　石

滑石，气味甘，寒。无毒。主身热泄澼，女子乳难，癃闭，利小便，荡胃中积聚寒热，益精气。久服轻身，耐饥长年。生山谷。《吴本》此下多"不老"，能化铜、铁、铅、锡作金。

空　青

空青，气味甘、酸《吴本》无"酸"字寒。无毒。主青盲，耳聋，明目，利九窍，通血脉，养精神，益肝气《吴本》无"益肝气"三气。久服轻身延年。生山谷。十三字，后仿此。

曾　青

曾青，气味酸，小寒。无毒。主目痛止泪出，风痹，利关节，通九窍，破癥坚积聚。久服轻身不老。《吴本》能化金、铜。生山谷。

白 余 粮

白余粮，气味甘，寒。无毒。主咳逆，寒热烦满，下《吴本》下多"利"字赤白，血闭癥瘕，大热。炼饵服之，不饥，轻身延年。生池泽及山岛中。

太一余粮

太一余粮，气味甘，平。无毒。主咳逆上气，癥瘕，血闭漏下，除邪气。肢节不利《吴本》无"肢节不利"四字，久服耐寒暑，不饥，轻身飞行千里《吴本》下有"若"字神仙，一名石脑。生山谷。

白 石 英

白石英，气味甘，微温。无毒。主消渴，阴痿不足，咳逆，胸膈间久寒，益气，除风湿痹。久服轻身长年。生山谷。

紫 石 英

紫石英，气味甘，温。无毒。主心腹咳逆，邪气，补不足，女子风寒在子宫，绝孕十年无子。久服温中，轻身延年。生山谷。

五色石脂

《吴本》作青石、赤石、黄石、白石、黑石脂等十二字。气味。五种，石脂并《吴本》无五种石脂并数字甘，平。无毒。主黄疸，泄痢肠澼脓血，阴蚀，下血赤白，邪气痈肿、疽、痔、恶疮、头疡、疥瘙《吴本》"瘙"作"搔"。久服补髓益气，肥健不肌，轻身延年。五石脂各随五色补五脏。生山谷中。

菖 蒲

菖《吴本》作"昌"蒲，气味辛，温。无毒。主风寒痹，咳逆上气，开心孔，补五脏，通九窍，明耳目，出音声《吴本》作"声音"。主耳聋，痈疮，温肠胃，止小便利《吴本》无此十二字。久服轻身，不忘，不迷惑，延年。益心，智高，志不老。《吴本》无此七字。一名昌阳。生池泽。

菊　花

菊花，气味苦，平。无毒。主诸《吴本》无"诸"字风。头眩，肿痛，目欲脱，泪出，皮肤死肌，恶风湿痹。久服利血气，轻身耐老，延年。一名节华。生川泽及田野。

人　参

人参，气味甘，微寒。无毒。主补五脏，安精神，定魂魄，止惊悸，除邪气，明目，开心益智。久服轻身延年。一名人衔，一名鬼盖。生山谷。

天 门 冬

天门冬，气味苦，平。无毒。主诸暴风湿偏痹，强骨髓，杀三虫，去伏尸。久服轻身，益气延年，不饥《吴本》无"不饥"字。一名颠勒。生山谷。

甘　草

甘草，气味甘，平。无毒。主五脏六腑寒热邪气，坚筋骨，长肌肉，倍气《吴本》无"气"字力，金疮尰，解毒。《纲目》解金疮肿毒。久服轻身延年。生山谷。

干 地 黄

干地黄，气味甘，寒。无毒。主《吴本》"折跌绝筋"四字在此下，伤中，逐血痹，填骨髓，长肌肉，作汤除寒热积聚，除痹。疗折跌绝筋。《吴本》"生者尤良"四字，在久服上。久服轻身不老。生者尤良。一名地髓。生川泽。

术

术，气味甘《吴本》作"苦"，温。无毒。主风寒湿痹，死肌，痉，疸，止汗，除热，消食，作煎饵。久服轻身延年，不饥。一名山蓟。生山谷。

兔丝子

兔丝子，气味辛、甘，平。无毒。主续绝伤，补不足，益气力，肥健人，苗：气味甘，平。无毒。主研汁塗面，去面䵟。一名兔芦。

《吴本》子：味辛，平，主续断伤，补不足，益气力，肥健。汁：去面䵟。久服明目，轻身延年。一名兔芦。生川泽。

牛　膝

牛膝，气味苦，酸，平《吴本》无"平"字。无毒。主寒湿痿痹，四肢拘挛，膝痛不可屈伸，逐血气，伤热火烂，堕胎。久服轻身耐老。一名百倍。生山谷。

茺蔚子

茺蔚子，气味辛、甘《吴本》无"甘"字，微温。无毒。主明目，益精，除水气。久服轻身。茎：主瘾疹《吴本》多"痒"字，可作浴汤。一名益母，一名益明。《吴本》一名"大札"。生池泽。

女　萎

女萎，气味甘，平。无毒。主中风，暴热不能动摇，跌筋结肉，诸不足。久服去面黑䵟《吴本》"䵟"作"皰"，好颜色，润泽，轻身，不老。生山谷。

防　葵

防葵，气味辛，寒。无毒。主疝瘕，肠泄，膀胱热结，溺不下，咳逆，湿喑《吴本》"湿喑"作"温疟"，癫痫，惊邪狂走。久服坚骨髓，益气轻身。一名黎盖。生川泽。

麦门冬

麦门冬，气味甘，平。无毒。主心腹结气，伤中，伤饱，胃络脉绝，羸瘦短气。久服轻身，不老，不饥。生川谷及堤坂。

独　活

独活，气味苦、甘《吴本》无"甘"字。平。无毒。主风寒所击，金疮止痛，奔豚，痫痉，女子疝瘕。久服轻身耐老。一名羌活，一名羌青，一名护羌使者。生川谷。

车 前 子

车前子，气味甘，寒。无毒。主气癃，止痛，利水道小便，除湿痹。久服轻身耐老。一名当道。生平泽。

木　香

木香，气味辛，温。《吴本》无"温"字。无毒。主邪气，辟毒疫温鬼，强志，主淋露。久服不梦寤魇寐。生山谷。

薯　蓣

薯蓣，气味甘，温，平《吴本》无"平"字。无毒。主伤中，补虚羸，除寒热邪气。补中，益气力，长肌肉，强阴《吴本》无"强阴"二字。久服耳目聪明，轻身，不饥，延年。《吴本》一名山芋。生山谷。

薏 苡 仁

薏苡仁，气味甘，微寒。无毒。主筋急拘挛，不可屈伸久《吴本》无"久"字，风湿痹，下气。久服轻身益气。根《吴本》作"其根"，亦无"主"字。王：下三虫。一名解蠡。生平泽及田野。

泽　泻

泽泻，气味甘，寒。无毒。主风寒湿痹，乳难，养五脏，益气力，肥健。消水。《吴本》"消水"二字在"乳难"下。久服耳目聪明，不饥，延年，轻身，面生光，能行水上。一名水泻，一名鹄泻。《吴本》一名"芒芋"。生池泽。

远　志

远志，气味苦，温。无毒。主咳逆，伤中，补不足，除邪气，利九窍，益智慧，耳目聪明，不忘，强志，倍力。久服轻身不老。苗《吴本》作"叶"，名小草。一名细草，一名棘菀，一名葽绕。生山谷。

龙　胆

龙胆，味苦，涩，大寒《吴本》无"大寒"字。无毒。主骨间寒热，惊痫邪气，续绝伤，定五脏，杀蛊毒。《吴本》久服益智不忘，轻身耐老。一名陵游。生山谷。

细　辛

细辛，气味辛，温。无毒。主咳逆，上气《吴本》无"上气"二字，头痛脑动，百节拘挛，风湿痹痛，死肌。久服明目，利九窍，轻身长年。一名小辛。生山谷。

石　斛

石斛，气味甘，平。无毒。主伤中，除痹，下气，补五脏虚劳羸瘦，强阴，益精《吴本》无"益精"二字。久服厚肠胃，《吴本》下有"轻身延年"。一名禁生《吴本》无，一名林兰。生山谷。

巴　戟　天

巴戟天，辛，甘《吴本》无"甘"字微温。无毒。主大风邪气，阴痿不起，强筋骨，安五脏，补中，增志，益气。生山谷。

白　英

白英，气味甘，寒。无毒。主寒热，入疽，消渴，补中益气。久服轻身延年。《吴本》一名谷菜。生山谷。疽，《李本》作"痘"，国伊按：神农时无"痘"，从"疽"字为是。

白 蒿

白蒿，气味甘，平。无毒。主五脏邪气，风寒湿痹，补中益气，长毛发令黑，疗心悬，少食常饥。久服轻身，耳目聪明不老。生川泽。

赤 箭

赤箭，气味辛，温。无毒。主杀鬼精物，蛊毒恶气。久服益气力，长阴，肥健，《吴本》轻身增年。一名离母，一名鬼督邮。生川谷。

菴䕡子

菴䕡子，气味苦，微寒。无毒。主五脏瘀血，腹中水气，胪胀，留热，风塞湿痹，身体诸痛。久服轻身，延年不老。生川谷。

菥蓂子

菥蓂子，气味辛，微温。无毒。主明目，目痛泪出，除痹，补五脏，益精光。久服轻身不老。一名大戟，《吴本》一名蔑菥，一名马辛。生川泽及道旁。

蓍 实

蓍实，气味苦，酸《吴本》无"酸"字，平。无毒。主益气，充肌肤，明目，聪慧先知。久肌不饥，不老轻身。生山谷。

赤 芝

赤芝，气味苦，平。无毒。主胸中结，益心气，补中，增智慧《吴本》作"慧智"，不忘。久食轻身不老，延年神仙。一名丹芝。

黑 芝

黑芝，气味咸，平。无毒。主癃，利水道，益肾气，通九窍，聪察。久食轻身不老，延年神仙。一名玄芝。

青　芝

青芝，气味酸，平。无毒。主明目，补肝气，安精魂，仁恕。久食轻身不老，延年神仙。一名龙芝。

白　芝

白芝，气味辛，平。无毒。主咳逆上气，益肺气，通利口鼻，强志意勇悍，安魄。久食轻身不老，延年神仙。一名玉芝。

黄　芝

黄芝，气味甘，平。无毒。主心腹五邪，益脾气，安神忠信和乐。久食轻身不老，延年神仙。一名金芝。

紫　芝

紫芝，气味甘，温。无毒。主耳聋，利关节，保神益精气，坚筋骨，好颜色。久服轻身，不老延年。一名木芝。生山谷。

卷　柏

卷柏，气味辛，平《吴本》"平"作"温"。无毒。主五脏邪气，女子阴中寒热痛，癥瘕，血闭绝子。久服轻身，和颜色。《吴本》一名万岁。生山谷石间。

蓝　实

蓝实，气味苦，寒。无毒。主解诸毒，杀蛊、蚊、疰《吴本》"疰"作"注"鬼、螫毒。久服头不白，轻身。生平泽。

蘼 芜

蘼芜，气味辛，温。无毒。主咳逆，定惊气，辟邪恶，除蛊毒鬼疰，去三虫。久服通神。《吴本》一名薇芜。生川泽。

黄 连

黄连，气味苦，寒。无毒。主热气目痛，眦伤泣出，明目，肠澼，腹痛下利，妇人阴中肿痛。久服令人不忘。一名王连。生川谷。

络 石

络石，气味苦，温。无毒。主风热死肌，痈伤，口干舌焦，痈肿不消，喉舌肿闭《吴本》无"闭"字，水浆不下。《吴本》久服轻身明目，润泽好颜色，不老延年。一名石鲮。生川谷。

蒺 藜 子

蒺藜子，气味苦，温。无毒。主恶血，破癥《吴本》有"结"字积聚，喉痹乳难。久服长肌肉，明目，轻身。一名旁通，一名屈人，名止行，一名休《吴本》"休"作"豺"羽，一名升推。生平泽或道旁。

黄 芪

黄芪，气味甘，微温。无毒。主痈疽，久败疮，排脓止痛，大风癞疾，五痔鼠瘘，补虚，小儿百病。一名戴糁。生山谷。

肉 苁 蓉

肉苁蓉，气味甘，微温。无毒。主五劳七伤，补中，除茎中寒热痛，养五脏，强阴，益精气，多子，妇人癥瘕。久服轻身。生山谷。

防　风

防风，气味甘，温。无毒。主大风头眩痛，恶风，风邪目盲无所见，风行周身骨节疼痛《吴本》有"烦满"字。久服轻身。一名铜芸。生川泽。

蒲　黄

蒲黄，气味甘，平。无毒。主心、腹、膀胱寒热，利小便，止血，消瘀血。久服轻身，益气力，延年神仙。生池泽。

香　蒲

香蒲，气味甘，平。无毒。主五脏、心下邪气，口中烂臭，坚齿，明目，聪耳。久服轻身耐老。《吴本》一名睢。生川泽。

续　断

续断，气味苦，微温。无毒。主伤寒，补不足，金疮痈疡，《吴本》"疡"作"伤"。折跌，续筋骨，妇人乳难。久服益气力。一名属折。《吴本》一名龙豆，生山谷。

漏　芦

漏芦，气味《吴本》有"苦"字咸，寒。无毒。主皮肤热毒《吴本》无"毒"字，恶疮、疽、痔，湿痹，下乳汁。久服轻身益气，耳目聪明，不老延年。一名野兰。生山谷。

天 名 精

天名精，气味甘，寒。无毒。主瘀血，血瘕欲死，下血，止血，利小便。久服轻身耐老。一名麦句姜，一名虾蟆兰，一名豕首。生川泽。

决 明 子

决明子，气味咸，平。无毒。主青盲，目淫肤赤白膜，眼赤、泪出。久服益精光，轻身。生川泽。

丹 参

丹参，气味苦，微寒。无毒。主心腹邪气，肠鸣幽幽如走水，寒热积聚，破癥除瘕，止烦满。益气。一名郄蝉草。生山谷。

飞 廉

飞康，气味苦，平。无毒。主骨节热，胫重酸疼。久服令人身轻。《吴本》一名飞轻。生川泽。

五 味 子

五味子，气味酸，温。无毒。主益气，咳逆上气，劳伤羸瘦，补不足，强阴，益男子精。生山谷。

旋 花

旋花，气味甘，温。无毒。主面奸黑色，媚好，益气。根：辛，主腹中寒热邪气，一名筋根。《吴本》旋华：味甘，温。主益气，去面奸黑色，媚好。其根：味辛，主腹中寒热邪气，利小便。久服不饥，轻身。一名筋根。华：一名金沸。生平泽。

兰 草

兰草，气味辛，平。无毒。主利水道，杀蛊毒，辟不祥。久服益气，轻身，不老，通神明。一名水香。生池泽。

蛇 床 子

蛇床子，气味苦，平。无毒。主男子阴痿，湿痒，妇人阴中肿痛《吴本》妇人句六字在上，除痹气，利关节，癫痫，恶疮。久服轻身。一名蛇栗，一名蛇米。生川谷及田野。

地 肤 子

地肤子，气味苦，寒。无毒。主膀胱热，利小便，补中益精气。久服耳目聪明，轻身耐老。一名地葵。生平泽及田野。

景 天

景天，气味苦，平。无毒。主大热，火疮，身热烦，邪恶气。花：主女人漏下赤白，轻身，明目。一名慎火，一名戒火。生川谷。

茵 陈 蒿

茵陈蒿，气味苦，平，微寒《吴本》无"微寒"字。无毒。主风湿、寒热邪气，热结黄疸。久服轻身益气，耐老。面白悦长年白，兔食之仙。生邱陵阪岸山。《吴本》少末十字。

杜 若

杜若，气味辛，微温。无毒。主胸胁下逆气，温中，风入脑户，头肿《吴本》无"肿"字痛，涕泪《吴本》涕泪上有"多"字，下有"出"字。久服益精明目，轻身，令人不忘《吴本》无此四字。一名杜蘅。生川泽。

沙 参

沙参，气味苦，微寒。无毒。主血结《吴本》"结"作"积"，惊气，除寒热，补中益肺气。《吴本》久服利人。一名知母。生川谷。

徐 长 卿

徐长卿，气味辛，温。无毒。主鬼物百精、蛊毒、疫疾邪恶气，温疟。久服强悍，轻身。一名鬼督邮。生山谷。

石龙刍

石龙刍，气味苦，微寒。无毒。主心腹邪气，小便不利，淋闭，风湿，鬼疰，恶毒。久服补虚羸，轻身，耳目聪明，延年。一名龙须，一名龙珠，一名草续断。生山谷。

云实

云实，气味辛，温。无毒。主泄痢肠癖，杀虫，蛊毒，去邪恶，结气，止痛，除寒《吴本》无"寒"字热。花：主见鬼精《吴本》下有"物"字。多食令人狂走。久服轻身，通神明。生川谷。

王不留行

王不留行，李时珍本阙。《吴本》味苦，平。主金疮，止血，逐痛，出刺，除风痹内寒。久服轻身，生山谷。内寒《别录》作"内塞"。

牡桂

牡桂，气味辛，温。无毒。主上气咳逆，结气，喉痹吐吸，利关节，补中益气。久服通神，轻身不老。生山谷。

菌桂

菌桂，气味辛，温。无毒。主百病，养精神，和颜色，为诸药先聘通使。久服轻身不老，面生光华，媚好，常如童子。生山谷。

松脂

松脂，气味苦，甘《吴本》无"甘"字，温。无毒。主痈《吴本》无"痈"字疽，恶疮，头疡，白秃，疥瘙风气，安五脏，除热。久服轻身，不老延年。一名松膏，一名松肪。生山谷。

槐　实

槐实，气味苦，寒。无毒。主五内邪气热，止涎唾，补绝伤，《吴本》有"五痔"两字，火疮，妇人乳瘕，子脏急痛。生平泽。

枸　杞

枸杞，气味苦，寒。无毒。主五内邪气，热中消渴，周痹风湿《吴本》无"风湿"字，久服坚筋骨，轻身不老，耐寒暑《吴本》无"耐寒暑"三字。一名地骨，一名地节。《吴本》一名杞根。一名枸忌，一名地辅。生平泽。

橘　柚

橘抽，气味苦《吴本》无"苦"字辛，温。无毒。主胸中瘕热逆气，利水谷。久服除臭，下气，通神。一名橘皮。生山谷。

柏　实

柏实，气味甘，平。无毒。主惊悸，益气，除风湿。安五脏《吴本》作"安五脏，益气，除湿痹"。久服令人润《吴本》"润"作"悦"泽美色，耳目聪明，不饥不老，轻身延年。生山谷。

茯　苓

茯苓，气味甘，平。无毒。主胸胁逆气忧恚，惊邪恐悸，心下结痛，寒热烦满，咳逆，口焦舌干，利小便。久服安魂养神，不饥延年。一名茯菟。生山谷。

榆　皮

榆皮，气味甘，平。滑利《吴本》无"滑利"字。无毒。主大小便不通，利水道，除邪气。久服断谷《吴本》无"断谷"字轻身不饥。其实尤良。一名零榆。生山谷。

酸　枣

酸枣，气味酸，平。无毒。主心腹寒热，邪结气聚，四肢酸疼，湿痹。久服安五脏，轻身延年。生川泽。

干　漆

干漆，气味辛，温。无毒。主绝伤，补中，续筋骨，填髓脑，安五脏，五缓六急，风塞湿痹。生漆：去长虫。久服身轻，耐老。生川谷。

蔓荆实

蔓荆实，气味苦，微寒。无毒。主筋骨间寒热，湿《吴本》无"湿"字痹拘挛，明目坚齿，利九窍，去白虫。久服轻身耐老。小荆实亦等。生山谷。

辛　夷

辛夷，气味辛，温。无毒。主五脏，身体寒热《吴本》无"热"字，风头脑痛，面默《吴本》"默"作"皯"。久服下气，轻身，明目，增年耐老。一名辛雉，一名侯桃，一名房木。生川谷。

杜　仲

杜仲，气味辛，平。无毒。主腰膝《吴本》"膝"作"脊"痛，补中益精气，坚筋骨，强志，除阴下痒湿，小便余沥。久服轻身，耐老。一名思仙。生山谷。

桑上寄生

桑上寄生，气味苦，平。无毒。主腰痛，小儿背强，痈肿，充肌肤，坚发齿，长须眉。安胎《吴本》"安胎"在"痈肿"下。一名寄屑，一名寓木，一名宛重。实：气味甘，平。无毒。主明目，轻身通神。生山谷。

女 贞 实

女贞实，气味苦，平。无毒。主补中，安五脏，养精神，除百病《吴本》"病"作"疾"。久服肥健，轻身不老。生山谷。

蕤 核

蕤核，气味甘，温。无毒。主心腹邪，热结《吴本》无"热结"字气，明目，目赤痛伤泪出，目肿眦烂《吴本》无此四字。久服轻身，益气不饥。生山谷。

藕实茎

藕实茎，气味甘，平涩《吴本》无"涩"字。无毒。主补中，养神，益气力，除百疾。久服轻身，耐老，不饥，延年。一名水芝。《吴本》作"水芝丹"。生池泽。

大 枣

大枣，气味甘，平。无毒。主心腹邪气，安中养脾气，平胃气，通九窍，助十二经《吴本》作"养脾，助十二经，平胃气，通九窍"。补少气、少津液，身中不足，大惊，四肢重，和百药。久服轻身延《吴本》"延"作"长"年。叶：气味甘，温，微毒。覆麻黄，能令出汗。生平泽。

葡 萄

葡萄，气味甘，平。涩《吴本》无"涩"字。无毒。主筋骨湿痹，益气倍力，强志，令人肥健，耐饥，忍风寒。久食轻身，不老延年。可作酒。生山谷。

蓬 蘽

蓬蘽，气味酸，平。无毒。主安五脏，益精气，长阴令人《吴本》无"人"字坚，强志，倍力，有子。久服轻身不老。《吴本》一名覆盆。生平泽。

鸡头实

鸡头实，气味甘，平，涩《吴本》无"涩"字。无毒。主湿痹腰脊膝痛，补中，除暴疾，益精气，强志，令耳目聪明。久服轻身不饥，耐老神仙。一名雁喙。生池泽。

胡　麻

胡麻，气味甘，平。无毒。主伤中虚羸，补五内，益气力，长肌肉，填髓脑。久服轻身不老。一名巨胜。叶：名青蘘。青蘘，气味甘，寒。无毒。主五脏邪气，风寒湿痹，益气，补脑髓，坚筋骨。久服耳目聪明，不饥不老增寿。生川泽。

麻　蕡

麻蕡，气味辛，平。有毒。主五劳七伤。多服令人见鬼狂走。麻子：气味甘，平。无毒。主补中益气。久服《吴本》无"久服"字肥健，不老神仙。生川谷。《吴本》麻蕡，味辛，平。主五劳七伤。利五脏，下血寒气。多服令人见鬼狂走。久服通神明，轻身。一名麻勃。

冬葵子

冬葵子，气味甘，寒，滑《吴本》无"滑"字。主五脏六腑寒热，羸瘦，五癃，利小便。久服坚骨，长肌肉，轻身延年。

苋　实

苋实，气味甘，寒。无毒。主青盲明目，除邪，利大小便，去寒热。久服益气力，不饥轻身。《吴本》一名马苋。

白冬子

白冬子，气味甘，平。无毒。主令人悦泽，好颜色，益气不饥。久服轻身耐老。一名白瓜，一名水芝。《吴本》"冬子"作"瓜子"。生平泽。

苦　菜

　　苦菜，气味苦，寒。无毒。主五脏邪气，厌谷，胃痹。久服安心益气，聪察少卧，轻身耐老。一名荼《吴本》一名荼草。一名选。生山谷。

龙　骨

　　龙骨，气味甘，平。无毒。主心腹鬼疰，精物老魅，咳逆，泄痢脓血，女子漏下，癥瘕坚结，小儿热气，惊痫。齿：气味涩，凉。无毒。主杀精物，大人惊痫，诸痉，癫疾狂走，心下结气，不能喘息，小儿五惊十二痫。

　　《吴本》龙齿，主小儿、大人惊痫，癫疾狂走，心下结气，不能喘息，诸痉，杀精物。久服轻身，通神明，延年。生山谷。

麝　香

　　麝香，气味辛，温。无毒。主辟恶气，杀鬼精物，去三虫，蛊毒，温疟，惊痫《吴本》作"温疟，蛊毒，痫痓，去三虫。"久服除邪，不梦寤魇寐。生山谷。

熊　脂

　　熊脂，气味甘，微寒。无毒。主风痹不仁，筋急，五脏、腹中积聚寒热，羸瘦，头伤《吴本》"伤"作"疡"，白秃，面上《吴本》无"上"字皯皰。久服强志，不饥轻身，长年。《吴本》无"长年"字。生山谷。

白　膠

　　白膠，气味甘，平。无毒。主伤中劳绝，腰痛羸瘦，补中益气，妇人血闭，无子，止痛安胎。久服轻身延年。一名鹿角膠。

阿　膠

　　阿膠，气味甘，平。无毒。主心腹内崩，劳极，洒洒如疟状，腰腹痛，四

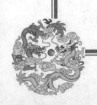

肢酸疼，女子下血，安胎。久服轻身益气。一名傅致膠。

石　蜜

　　石蜜，气味甘，平。无毒。主心腹邪气，诸惊痫痓，安五脏，诸不足，益气补中，止痛，解毒，除众病，和百药。久服强志轻身，不饥不老。延年神仙。一名石饴。《吴本》无"延年神仙"四字。生山谷。

蜂　子

　　蜂子，气味甘，平，微寒《吴本》无"微寒"字。无毒。主风头，除蛊毒，补虚羸伤中。久服令人光泽，好颜色，不老。《吴本》大黄蜂子：主心腹胀满痛，轻身益气。土蜂子：气味甘，平。无毒。主痈肿。一名蜚零。一名蟺蜂。生山谷。

蜜　蜡

　　蜜蜡，气味甘，微温。无毒。主下痢脓血，补中，续绝伤，金疮，益气。不饥，耐老。生山谷。

牡　蛎

　　牡蛎，气味咸，平，微寒《吴本》无"微寒"字。无毒。主伤寒寒热，温疟洒洒，惊恚怒气，除拘缓，鼠瘘，女子带下赤白。久服强骨节，杀邪鬼《吴本》"鬼"作"气"，延年。一名蛎蛤。生池泽。

龟　甲

　　龟甲，气味甘《吴本》"甘"作"咸"，平。有毒，主漏下赤白，破癥瘕，痎疟，五痔，阴蚀，湿痹，四肢重弱，小儿囟不合。久服轻身，不饥。一名神屋。生池泽。

桑螵蛸

　　桑螵蛸，气味咸，甘《吴本》无"甘"字平。无毒。主伤中，疝瘕，阴痿，益精生子，女子血闭腰痛，通五淋，利小便水道。《吴本》一名蚀肬。生桑技上，采蒸之。

神农本经

岷阳姜国伊辑述

中　经

雄　黄

雄黄，气味苦，平，寒。有毒。主寒热，鼠瘘，恶疮，疽，痔，死肌，杀精物，恶鬼邪气，百虫毒，胜五兵。炼食之，轻身神仙。一名黄金石。生山谷。

雌　黄

雌黄，气味辛，平。有毒。主恶疮，头秃，痂疥，杀毒虫虱，身痒，邪气诸毒。炼之久服轻身，增年不老。生山谷。

石　硫　黄

石硫黄，气味酸，温。有毒。主妇人阴蚀，疽痔，恶血，坚筋骨，除头秃，能化金、银、铜、铁奇物。生山谷。

水　银

水银，气味辛，寒。有毒。主疥《吴本》"疥"作"齐"。瘘。痂疡，白秃，杀皮肤中虱，堕胎，除热，杀金、银、铜、锡毒，熔化还复为丹。久服神仙不死。生平土。

石　膏

石膏气味辛，微寒。无毒。主中风寒热，心下逆气，惊喘，口干舌焦，不能息，腹中坚痛，除邪鬼，产乳，金疮。生山谷。

磁　石

磁石，气味辛，寒。无毒。主周痹风湿，肢节中痛，不可持物，洗洗酸消，除大热烦满及耳聋。一名玄石。生山谷。

凝 水 石

凝水石，气味辛，寒。无毒。主身热，腹中积聚邪气，皮中如火烧，烦满，水饮之。久服不饥。一名白水石。生山谷。

阳 起 石

阳起石，气味咸，微温。无毒。主崩中漏下，破子脏中血，癥瘕结气，寒热，腹痛，无子，阴痿不起，补不足。《吴本》下有"拘挛"二字。一名白石。生山谷。

理　石

理石，气味甘《吴本》"甘"作"辛"，寒。无毒。主身热，利胃解烦，益精明目，破积聚，去三虫。一名立制石。生山谷。

长　石

长石，气味辛，苦《吴本》无"苦"字寒。无毒。主身热，胃中结气《吴本》无此四字。四肢寒厥，利小便，通血脉，明目，去翳眇，下三虫，杀蛊毒。久服不饥。一名方石。生山谷。

石　胆

石胆，气味酸，辛《吴本》无"辛"字寒。有毒。主明目，目痛，金疮，诸痫痓，女子阴蚀痛，石淋，寒热，崩中下血，诸邪毒气，令人有子。炼饵服之不老，久服增寿神仙。《吴本》此下有"能化铁为铜成金银"八字。一名黑石，一名毕石。生山谷。

白　青

白青，气味甘，酸咸《吴本》无"酸咸"二字平。无毒。主明目，利九窍，耳聋，心下邪气，令人吐，杀诸毒、三虫。久服通神明，轻身，《吴本》延年不老。生山谷。

扁　青

扁青，气味甘，平。无毒。主目痛明目，折跌，痈肿，金疮不瘳，破积聚，解毒气，利精神。久服轻身不老。生山谷。

肤　青

肤青，《吴本》味辛，平。主蛊毒及蛇、菜、肉诸毒，恶疮。生山谷。李时珍本阙。

干　姜

干姜，气味辛，温。无毒。主胸满，咳逆上气，温中止血，出汗，逐风湿痹，肠澼下痢。生者尤良。生姜：辛，微温。久服去臭气，通神明。生川谷。

菜耳实

菜耳实，气味甘，温。有小毒。主风头寒痛，风湿周痹，四肢拘挛痛，恶肉死肌，膝痛《吴本》无"膝痛"字。久服益气，《吴本》此下有"耳目聪明，强志，轻身"八字。一名胡菜，一名地葵。生川谷。

葛　根

　　葛根，气味甘，辛，平《吴本》无"辛、平"字。无毒。主消渴，身大热，呕吐，诸痹，起阴气，解诸毒。葛谷：甘，平《吴本》无"甘、平"字。主下痢十岁已上。一名鸡齐根。生川谷。

栝　楼　根

　　栝楼根，气味苦，寒。无毒。主消渴，身热，烦满大热，补虚安中，续绝伤。一名地楼。生川谷及山阴。

苦　参

　　苦参，气味苦，寒。无毒。主心腹结气，癥瘕积聚，黄疸，溺有余沥，逐水，除痈肿，补中明目止泪。一名叫苦薼。一名水槐，生山谷及田野。

茈　胡

　　茈胡，气味苦，平。无毒。主心腹，《吴本》此下有"去"字。肠胃中结气，饮食积聚，寒热邪气，推陈致新。久服轻身明目，益精。一地熏。

芎　䓖

　　芎䓖，气味辛，温。无毒。主中风入脑头痛，寒痹筋挛缓急，金疮，妇人血闭无子。生川谷。

当　归

　　当归，气味苦，温。无毒。主咳逆上气，温疟，寒热洗洗在皮肤中，夫人漏下绝子，诸恶疮疡，金疮，煮汁饮之。一名干归。生川谷。

麻　黄

麻黄，气味苦，温。无毒。主中风、伤塞头痛，温疟，发表出汗，去邪热气，止咳逆上气，除寒热，破癥坚积聚。一名龙沙。

通　草

通草，气味辛，平。无毒。主除脾胃寒热，通利九窍、血脉、关节，令人不忘。去恶虫。《吴本》"去恶虫"在"除脾胃"上。一名附支。生山谷。

芍　药

芍药，气味苦，平。无毒。主邪气腹痛，除血痹，破坚积，寒热，疝瘕，止痛，利小便。益气。生山谷及邱陵。

蠡　实

蠡实，气味甘，平。无毒。主皮肤寒热，胃中热气，风寒湿痹，坚筋骨，令人嗜食。久服轻身。花、叶：去白虫。一名剧草，一名三坚，一名豕首。《吴本》一名三坚。生川谷。

瞿　麦

瞿麦，气味苦，寒。无毒。主关格，诸癃结，小便不通，出刺，决痈肿，明目去翳，破胎堕子、闭血。一名巨句麦。生山谷。

元　参

元参，气味苦，微寒。无毒。主腹中寒热，积聚，女子产乳余疾。补肾气，令人明目《吴本》作"目明"。一名重台。生川谷。

秦艽

秦艽，气味苦，平。无毒。主寒热邪气，寒湿风痹，肢节痛，下水，利小便。生山谷。

百　合

百合，气味甘，平。无毒。主邪气腹胀心痛，利大、小便。补中益气。生山谷。

知　母

知母，气味苦，寒。无毒。主消渴热中，除邪气，肢体浮肿，下水。补不足，益气。一名蚳母，一名连母，一名蝭母，一名货母，一名地参，一名水参，一名水须，一名水浚。《吴本》一名野蓼。生川谷。

贝　母

贝母，气味辛，平。无毒。主伤寒烦热，淋沥邪气，疝瘕，喉痹，乳难，金疮，风痉。《吴本》一名空草。

白　芷

白芷，气味辛，温。无毒。主女人漏下赤白，血闭阴肿，寒热，头风《吴本》作"风头"侵目泪出，长肌，肤润泽颜色《吴本》无"颜色"字，可作面脂。一名芳香。生川谷。

淫羊藿

淫羊藿，气味辛，寒。无毒。主阴痿绝伤，茎中痛李时珍本"茎中伤"与上文"绝伤"相蒙。今从《吴本》作"痛"。利小便。益气力，强志。一名刚前。生山谷。

黄　芩

黄芩，气味苦，平。无毒。主诸热，黄疸，肠澼泄痢，逐水，下血闭，恶疮疽蚀，火疡。一名腐肠。生川谷。

石龙芮

石龙芮，气味苦，平。无毒。主风寒湿痹，心腹邪气，利关节，止烦满。久服轻身明目，不老。一名地椹。《吴本》一名鲁果能。生川泽石边。

茅　根

茅根，气味甘，寒。无毒。主劳伤虚羸，补中益气，除瘀血，血闭，寒热，利小便。《吴本》此下有"其苗主下水"五字。一名茹根，一名兰根。生山谷及田野。

紫　苑

紫苑，气味苦，温。无毒。主咳逆上气，胸中寒热结气，去蛊毒，痿躄，安五脏。生山谷。

紫　草

紫草，气味苦，寒。无毒。主心腹邪气，五疸《吴本》"疸"作"疽"，补中益气，利九窍。《吴本》通水道。一名紫丹，一名紫芙。生山谷。

茜　根

茜根，气味苦，寒。无毒。主寒湿风痹，黄疸，补中。生川谷。

败　酱

败酱，气味苦，平。无毒。主暴热，火疮赤气，疥瘙疽痔，马鞍热气。一名鹿肠。生川谷。

白 鲜 皮

白鲜皮，气味苦，寒。无毒。主头风，黄疸，咳逆，淋沥，女子阴中肿痛，湿痹死肌，不可屈伸，起止行步。生川谷。

酸 浆

酸浆，气味苦，寒，《吴本》作"苦，寒"作"酸，平"。无毒。主热烦满，定志益气，利水道。一名醋浆。《吴本》产难，吞其实立产。生川泽。

紫 参

紫参，气味苦，《吴本》此下有"辛"字，寒。无毒。主心腹积聚，寒热邪气，通九窍，利大小便。一名牡蒙。生山谷。

藁 本

藁本，气味辛，温。无毒。主妇人疝瘕，阴中寒肿痛，腹中急，除风头痛，长肌肤，悦颜色。一名鬼卿，一名鬼《吴本》"鬼"作"地"新。生山谷。

狗 脊

狗脊，气味苦，平。无毒。主腰背强，关机缓急，周痹，寒湿膝痛，颇利老人。一名百枝。生川谷。

萆 薢

萆薢，气味苦，平。无毒。主腰脊《吴本》"脊"作"背"痛，强骨节，风寒湿周痹，恶疮不瘳，热气。生山谷。

白兔藿

白兔藿，气味苦，平。无毒。主蛇虺、蜂、虿、猘狗、菜、肉、蛊毒，鬼疰，风疰以下《吴本》无诸大毒，不可入口者皆消除之。又去血，可末着痛上立清。毒入腹者，煮汁饮即解。荆襄有之蔓生苗似萝藦，叶圆厚茎，有白毛。《吴本》一名白葛。生山谷。

营 实

营实，气味酸，温。无毒。主痈疽、恶疮结肉，跌筋败疮，热气，阴蚀《吴本》"蚀"作"湿"不瘳，利关节。一名牛棘，《吴本》一名墙薇，一名墙麻。生川谷。

白 薇

白薇，气味苦，咸《吴本》无"咸"字平。无毒。主暴中风，身热肢满，忽忽不知人，狂惑邪气，寒热酸疼，温疟洗洗，发作有时。一名春草。生川谷。

薇 衔

薇衔，气味苦，平。无毒。主风湿痹，历节痛，惊痫吐舌，悸气，贼风，鼠瘘，痈肿。一名糜衔。生川泽。

翘 根

翘根，气味甘，寒，平。有小毒。主下热气，益阴精，令人面悦好，明目。久服轻身耐老。生平泽。

水 萍

水萍，气味辛，寒。无毒。主暴热身痒，下水气，胜酒，长须发，止《吴本》无"止"字消渴。久服轻身。《吴本》一名水花。生池泽。

王　瓜

王瓜，气味苦，寒。无毒。主消渴，内痹瘀血，月闭，寒热酸疼，益气，愈聋。一名土瓜。生平泽。

地　榆

地榆，气味苦，微寒。无毒。主妇人乳产《吴本》无"产"字痉痛，七伤，带下五漏《吴本》"五漏"作"病"字，止痛，止汗，除恶肉《吴本》"止汗"在"除恶肉"下，疗金疮。生山谷。

海　藻

海藻，气味苦，咸《吴本》无"咸"字寒。主瘿瘤结气、颈下硬核痛，《吴本》作"瘿瘤气，颈下核，破散结气"。痈肿，癥瘕，坚气腹中上下雷《吴本》无"雷"字鸣，下十二水肿。一名落首。生池泽。

泽　兰

泽兰，气味苦，微温。无毒。主金疮痈肿，疮脓。一名虎兰，一名龙枣。《吴本》主乳妇内衄，中风余疾，大腹水肿，身面、四肢浮脚，骨节中水，金疮痈肿疮脓。生大泽旁。

防　己

防己，气味辛，平。无毒。主风寒温疟，热气诸痫，除邪，利大小便。一名解离。生川谷。

牡　丹

牡丹，气味辛，寒。无毒。主寒热，中风瘛疭，《吴本》下有"痉"字，惊、痫邪气，除癥坚，瘀血留舍肠胃，安五脏，疗痈疮。一名鼠姑，一名鹿韭。生山谷。

款冬花

款冬花，气味辛，温。无毒。主咳逆上气，善喘，喉痹，诸惊痫，寒热邪气。一名橐吾，一名虎须，《吴本》一名颗冻，一名菟奚。生山谷。

石　韦

石韦，气味辛《吴本》"辛"作"苦"，平。无毒。主劳热邪气，五癃闭不通，利小便水道。一名石䩡。生山谷石山。

马先蒿

马先蒿，气味苦《吴本》无"苦"字，平。无毒。主寒热，鬼疰，中风湿痹，女子带下病，无子。一名马矢蒿。生川泽。

积雪草

积雪草，气味苦，寒。无毒。主大热，恶疮痈疽，浸淫赤熛，皮肤赤，身热。生川谷。

女　菀

女菀，气味辛，温。无毒。主风寒洗洗，霍乱，泄痢，肠鸣上下无常处，惊痫，寒热百疾。生川谷或山阳。

王　孙

王孙，气味苦，平。无毒。主五脏邪气，寒湿痹，四肢疼酸，膝冷痛。生川谷。

蜀羊泉

蜀羊泉，气味苦，微寒。无毒。主秃疮《吴本》作"头秃"，恶疮热气，疥瘙痂，癣虫。《吴本》疗龋齿。生川谷。

爵 床

爵床，气味咸，寒。无毒。主腰脊痛，不得摺《吴本》"摺"作"著作"床，俯仰艰难，除热，可作浴汤。生川谷及田野。

栀 子

栀子，气味苦，寒。无毒。主五内邪气，胃中热气，面赤，酒疱皶鼻，白癞，赤癞，疮疡。一名木丹。生川谷。

竹 叶

竹叶，气味苦，平。无毒。主咳逆上气，溢筋急。恶疡，杀小虫。根：作汤，益气止渴，补虚下气。《吴本》有"汁：主风痓"四字。实：通神明，轻身益气。

蘗 木

蘗木，气味苦，寒。无毒。主五脏、肠胃中结热，黄疸，肠痔，止泄痢，女子漏下赤白，阴阳蚀疮。根名檀桓，主心腹百病，安魂魄，不饥渴。久服轻身延年通神。生山谷。

茱 萸

茱萸从《吴普本》但称"茱萸"为是，气味辛，温。有小毒。主温中，下气止痛，除湿，血痹，逐风邪，开腠理。咳逆寒热《吴本》"咳逆寒热"四字，在"除湿"上。根：杀三虫。《吴本》一名藙。生山谷。

桑根白皮

桑根白皮，气味甘，寒。无毒。主伤中，五劳六极，羸瘦，崩中，脉绝，补虚益气。叶：气味苦，甘寒。有小毒。主除寒热出汗。桑耳：气味甘，平。

有小毒。黑者，主女子漏下赤白汁，血病癥瘕积聚，阴痛，阴阳国伊意以"阳"当作"痏"。寒热无子。五木耳：名檽，气味甘，平。有小毒。主益气不饥，轻身强志。生山谷。陶弘景以"五木耳"为"桑耳"，青，黄，赤，白，黑。苏恭以为"桑槐诸柳"。

芜荑

芜荑，气味辛，平《吴本》无"平"字。无毒。主五内邪气，散皮肤、骨节中淫淫温行毒，去三虫，化食。一名无姑，一名蕨瑭。生川谷。

枳 实

枳实，气味苦，寒。无毒。主大风，在皮肤中如麻豆苦痒，除寒热结，止痢，长肌肉，利五脏。益气轻身。生川泽。

厚 朴

厚朴，气味苦，温。无毒。主中风伤寒，头痛寒热，惊悸，气血痹死肌，去三虫。

秦 皮

秦皮，气味苦，微寒。无毒。主风寒湿痹，洗洗寒气，除热，目中青翳、白膜。久服头不白，轻身。生川谷。

秦 椒

秦椒，气味辛，温。有毒。主除风邪气，温中去《吴本》"去"作"除"寒痹，坚齿《吴本》作"齿发"，明目。久服轻身，好颜色，耐老增年，通神。生川谷。

山茱萸

山茱萸，气味酸，平。无毒。主心下邪气，寒热，温中，逐寒湿痹，去三虫。久服轻身。一名蜀酸《吴本》无"酸"字枣。生山谷。

紫 葳

紫葳，气味酸，微寒。无毒。主妇人产乳余疾，崩中，癥瘕血闭，寒热羸瘦，养胎。一名陵召，一名芰华。生川谷。

猪 苓

猪苓，气味甘，平。无毒。主痎疟，解毒蛊疰不祥，利水道。久服轻身耐老。一名猳猪屎。生山谷。

白 棘

白棘，气味辛，寒。无毒。主心腹痛，痈肿溃脓，止痛，决刺结。《吴本》一名棘针。生川谷。

龙 眼

龙眼李时珍本阙。《吴本》味甘，平。主五脏邪气，安志，厌食。久服强魂聪明，轻身不老，通神明。一名益智。生山谷。

木 兰

木兰，气味苦，寒。无毒。主身大热在皮肤中，去面热赤皰，酒皶，恶风，癞疾，阴下痒湿。明耳目。一名林兰。生山谷。

五 加 皮

五加皮，气味辛，温。无毒。主心腹疝气腹痛，益气疗躄，小儿三岁不能行，疽疮，阴蚀。一名豺漆。

卫 矛

卫矛，气味苦，寒。无毒。主女子崩中下血，腹满汗出，除邪，杀鬼毒蛊

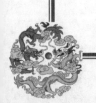

痓。《吴本》一名鬼箭。生山谷。

合　欢

合欢，气味甘，平。无毒。主安五脏，和心志。令人欢乐无忧。久服轻身，明目，得所欲。生山谷。

柀　子

柀子《吴本》作"彼子"，味甘，温。有毒。主腹中邪气，去三虫，蛇螫蛊毒，鬼痓《吴本》作"注"，伏尸。生山谷。

梅　实

梅实，气味酸，温，平，涩《吴本》无"温，涩"字。无毒。主下气，除热烦满，安心，止《吴本》无"止"字肢体痛，偏枯不仁死肌，去青黑痣，蚀恶肉。《吴本》无"蚀"字，又"肉"字作"疾"。生川谷。

桃核仁

桃核仁，气味苦，平。甘《吴本》无"甘"字。平。无毒。主瘀血，血闭瘕瘕，邪气《吴本》无"瘕，气"字，杀三虫。桃花：气味苦，平。无毒。主杀痓恶鬼，令人好颜色。桃枭：气味苦，微温。有小毒。主杀百鬼精物。《吴本》桃毛：主下血瘕，寒热积聚，无子。桃蠹：气味辛，温。无毒。主杀鬼邪恶不祥。生川谷。

杏核仁

杏核仁，气味甘，苦，温。冷利《吴本》无"苦"，"冷利"三字，有小毒。两仁者杀人，可以毒狗《吴本》无此九字。主咳逆上气雷鸣，喉痹，下气，产乳，金疮，寒心贲豚。生川谷。

蓼　实

蓼实，气味辛，温。无毒。主明目，温中，耐风寒，下水气，面《吴本》此

下有"目"字浮肿，痈疡。马蓼：主去肠中蛭虫。轻身。<small>生川泽。</small>

葱 实

葱实，气味辛，大《吴本》无"大"字。温，无毒。主明目。补中气《吴本》无"气"字。不足。葱茎白：辛，平。可作汤，主伤寒寒热，中风，面目浮肿。能出汗。《吴本》"出汗"二字在"伤寒寒热"下。

薤

薤白，味辛，苦，温。滑。无毒。《吴本》无"苦"，"滑"字。主金疮疮败。轻身不饥，耐老。<small>生平泽。</small>

假 苏

假苏，气味辛，温。无毒。主寒热，鼠瘘，瘰疬，生疮，破结聚气，下瘀血，除湿疸《吴本》"疸"作"痹"。一名鼠蓂。<small>生川泽。</small>

水 苏

水苏，气味辛，微温。无毒。主下气，杀谷，除饮食，辟口臭，去邪毒辟恶气《吴本》少"杀谷，除饮食"及"邪气"七字。久服通神明，轻身耐老。<small>生池泽。</small>

水 靳

水靳，气味甘，平。无毒。主女子赤沃，止血养精，保血脉。益气，令人肥健，嗜食。一名水英。<small>生池泽。</small>

发 髪

发髪，气味苦，温。无毒。主五癃，关格不通，利小便水道，疗小儿惊，大人痉，仍自还神化。

白马阴茎

白马阴茎，气味甘《吴本》无"甘"字，咸，平。无毒。主伤中绝脉《吴本》作"脉绝"，阴不起，强志益气，长肌肉，肥健生子。眼：平。无毒。主惊痫，腹满，疟疾。《吴本》当杀用之。悬蹄：甘，平。无毒。主惊邪，瘈疭，乳难，辟恶气鬼毒，蛊疰不祥。生平泽。

鹿　茸

鹿茸，气味甘，温。无毒。主漏下恶血，寒热，惊痫，益气强志，生齿不老。《吴本》角：主恶疮、痈肿，逐邪恶气，留血在阴中。

牛　角　鰓

牛角鰓，气味苦，温《吴本》阙。无毒。主下闭血瘀血疼痛，女人带下血。燔之酒服《吴本》无此四字。髓：甘，温。无毒。主补中填骨髓。久服增年。胆：苦，大寒。无毒。可丸药。

羖　羊　角

羖羊角，气味咸，温。无毒。主青盲明目，止惊悸，寒泄。久服安心，益气轻身。杀疥虫，入山烧之，辟恶鬼、虎狼。

《吴本》味咸，温。主青盲明目，杀疥虫，止寒泄，辟恶鬼、虎狼，止惊悸，久服安心，益气轻身。生川谷。

牡狗阴茎

牡狗阴茎，气味咸，平。无毒。主伤中，阴痿不起，令强热大生子，除女子带下十二疾。一名狗精。胆：苦，平。有小毒。主明目。

羚　羊　角

羚羊角，气味咸，寒。无毒。主明目，益气起阴，去恶血注下，辟蛊毒恶鬼不祥。《吴本》安心气，常不魇寐。生川谷。

犀　角

犀角，气味苦，酸，咸《吴本》无"酸，咸"字，寒。无毒。主百毒鬼《吴本》"鬼"作"蛊"，疰，邪鬼，瘴《吴本》"瘴"作"障"气，杀鈎吻、鸩羽、蛇毒，除邪，不迷惑、魇寐。久服轻身。生山谷。

牛　黄

牛黄，气味苦，平。有小毒。主惊痫寒热，热盛狂痓，除邪逐鬼。生平泽。

豚　卵

豚卵，气味甘《吴本》"甘"作"苦"，温。无毒。主惊痫癫疾，鬼疰蛊毒，除寒热，贲豚，五癃，邪气挛缩。一名豚颠。悬蹄甲：咸，平。无毒。主五痔，伏热在腹中《吴本》"腹中"作"肠"，肠痈，内蚀。

麋　脂

麋脂，气味辛，温。无毒。主痈肿、恶疮死肌，寒热《吴本》无"寒热"字，风寒湿痹，四肢拘缓不收，风头肿气，通腠理。一名宫脂。生山谷。

丹雄鸡

丹雄鸡肉，气味甘，微温。无毒。主女人崩中，漏下赤白沃，《吴本》补虚温中，止血，通神，杀恶《吴本》无"恶"字，毒辟不祥。头：主杀鬼，东门上者《吴本》有"尤"字良。《吴本》肪：主耳聋。肠：主遗溺。肶胵裹黄皮：主泄利。屎白：主消渴，伤寒寒热。黑雌鸡：主风寒湿痹，五缓六急，安胎。翮羽：主下血闭。鸡子：主除热，火疮，痫痓。可作虎魄神物。鸡白蠹：肥脂。生平泽。

雁　肪

雁肪，气味甘，平。无毒。主风挛拘急，偏枯，血《吴本》无"血"字气不

神农本经

通利。久服益气不饥，轻身，耐老。一名鹭肪。生池泽。

鳖 甲

鳖甲，气味咸，平。无毒。主心腹癥瘕，坚积，寒热，去痞疾《吴本》无"疾"字、息肉、阴蚀、痔核《吴本》无"核"字、恶肉。生池泽。

鲇鱼甲

鲇鱼甲，气味酸《吴本》"酸"作"辛"，微温。有毒。主心腹癥瘕，伏坚积聚。寒热，女子小腹阴中相引痛，崩中下血五色《吴本》"崩中"六字在小腹上。及《吴本》无"及"字，疮疥，死肌。生池泽。

蠡 鱼

蠡鱼，气味甘，寒。无毒。主疗五痔，治《吴本》无"疗五痔，治"字湿痹，面目浮肿，下大水。一名鲖鱼。生池泽。

鲤 鱼 胆

鲤鱼胆，气味苦，寒。无毒。主目热赤痛，青盲明目。久服强悍，益志气。生池泽。

乌贼鱼骨

乌贼鱼骨，气味咸，微温。无毒。主女子赤白漏下《吴本》作"漏下赤白"，经汁血闭，阴蚀肿痛，寒热，癥瘕，无子。一名海螵蛸。生池泽。

海 蛤

海蛤，气味苦，咸《吴本》无"咸"字，平。无毒。主咳逆上气喘息，烦满，胸痛寒热。一名魁蛤。

文　蛤

文蛤，气味咸，平。无毒。主恶疮蚀，五痔。

石龙子

石龙子，气味咸，寒。有小毒。李时珍本阙。《吴本》主五癃，邪结气，破石淋下血，利小便水道，一名蜥蜴。生山谷。

露蜂房

露蜂房，气味甘《吴本》"甘"作"苦"，平。有毒。主惊痫，瘛疭，寒热邪气，癫疾，鬼精，蛊毒，肠痔。火熬之良。一名蜂肠。生山谷。

蚱　蝉

蚱蝉，气味咸，甘《吴本》无"甘"字，寒。无毒。主小儿惊厥，夜蹄，癫痫，寒热。生杨柳上。

白殭蚕

白殭蚕，气味咸，辛，平《吴本》无"辛，平"字。无毒。主小儿惊痫，夜啼，去三虫，灭黑黯《吴本》"黯"作"皯"，令人面色好，男子阴痒病。生平泽。

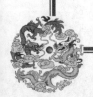

神农本经

岷阳姜国伊辑述

下　经

孔　公　孽

孔公孽，气味辛，温。无毒。主伤食不化，邪结气，恶疮，疽，瘘，痔，利九窍，下乳汁。《吴本》一名通石。生山谷。

殷　孽

殷孽，气味辛，温。无毒。主烂伤瘀血，泄痢，寒热，鼠瘘，癥瘕结气，脚冷疼弱《吴本》无"脚冷疼弱"四字。《吴本》一名姜石。生山谷。

铁　粉 李时珍本阙，《吴本》无。

铁精，平，微温《吴本》无"微温"字。主明目。化铜。

铁　落

铁落，气味辛，平。无毒。主风热，恶疮，疡，疽，疮，痂疥，气在皮肤中。

铁

铁，气味辛，平。有毒。主坚肌耐痛。生平泽。

铅 丹

铅丹，气味辛，微寒。无毒。主吐《吴本》"吐"作"上"逆胃反，惊痫癫疾，除热下气。炼化还成九光。久服通神明。生平泽。

粉 锡

粉锡，气味辛，寒。无毒。主伏尸，毒螫，杀三虫，一名解锡。

锡 镜 鼻

锡镜鼻，气味酸，平。无毒。主女子血闭，癥疝《吴本》"疝"作"瘕"伏阳《吴本》"阳"作"肠"，绝孕。生山谷。

代 赭 石

代赭石，气味苦，寒。无毒。主鬼疰，贼风，蛊毒，杀精物恶鬼，腹中毒邪气，女子赤沃漏下。一名须丸。生山谷。

戎 盐

戎盐，气味咸，寒。无毒《吴本》阙。主明目，目痛，益气，坚肌骨，去蛊毒。

大 盐

大盐，气味甘，咸，寒。无毒。主肠胃结热，喘逆，胸中病，令人吐。《吴本》但有"令人吐"三字。

卤 咸

卤咸《吴本》"咸"作"盐"，气味苦，寒。无毒。主大热消渴，狂烦，除邪及下蛊毒，柔肌肤。生池泽。

神农本经

青 琅 玕

青琅玕，气味辛，平。无毒。主身痒，火疮，痈疡《吴本》"疡"作"伤"，疥瘙《吴本》"瘙"作"搔"死肌。《吴本》一名石珠。生平泽。

矾 石

矾石，气味辛，大热。有毒。主寒热，鼠瘘，蚀《吴本》下有"疮"字，死肌，风痹，腹中坚，癖邪气《吴本》无"癖邪气"字。一名立制石，一名青介《吴本》"介"作"分"石，一名固羊石。出山谷。

石 灰

石灰，气味辛，温。有毒。主疽疡疥瘙，热气，恶疮癞《吴本》"癞"作"癞"疾。死肌，堕眉，杀痔虫，去黑子、息肉。一名垩灰。生山谷。

白 垩

白垩，气味苦，温。无毒。主女子寒热癥瘕，月闭积聚。生山谷。

冬 灰

冬灰，气味辛，微温。有毒。主去黑子《吴本》"去"字，在"黑子"下肮、息肉，疽，蚀疥瘙。一名藜灰。生方谷川泽。

附 子

附子，气味辛，温。有大毒。主风寒咳逆邪气，寒湿踒躄，拘挛膝痛，不能行步，破癥坚积聚，血瘕，金疮。

《吴本》味辛，温。主风寒咳逆邪气，温中，金疮，破癥坚积聚，血瘕，寒热踒躄，拘挛膝痛，不能行步。生山谷。

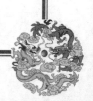

乌　头

乌头，气味辛，温。有大毒。主中风，恶风，洗洗出汗，除寒湿痹，咳逆上气，破积聚，寒热，其汁煎之，名射罔，杀禽兽。一名乌喙，一名奚毒，《吴本》一名即子。生山谷。

天　雄

天雄，气味辛，温。有大毒。主大风寒湿痹，历节痛，拘挛缓急，破积聚，邪气，金疮。强筋骨，轻身健行。一名白幕。生山谷。

半　夏

半夏，气味辛，平。有毒。主伤寒寒热，心下坚，胸胀咳逆，头眩，喉咽肿痛《吴本》作"下气，喉咽肿痛，头眩，胸胀咳逆，肠鸣"，肠鸣，下气，止汗。一名守田，一名水玉，一名和姑。《吴本》一名地文。生川谷。

虎　掌

虎掌，气味苦，温。有大毒。主心痛寒热，结气，积聚，伏梁，伤筋痿，拘缓，利水道。生山谷。

鸢　尾

鸢尾，气味苦，平。有毒。主蛊毒邪气，鬼疰诸毒，破癥瘕积聚，去水，下三虫。一名乌园。生山谷。

大　黄

大黄，气味苦，寒。无毒。主下瘀血，血闭，寒热，破癥瘕积聚，留饮宿食，荡涤肠胃，推陈致新，通利水谷《吴本》下有"道"字，调中化食，安和五脏。一名黄良。生山谷。

葶 苈

葶苈，气味辛，寒。无毒。主癥瘕积聚结气，饮食寒热，破坚逐邪，通利水道《吴本》无此六字。一名大室，一名大适。生平泽及田野。

桔 梗

桔梗，气味辛，微温。有小毒。主胸胁痛如刀刺，腹满肠鸣幽幽，惊恐，悸气。一名荠苨，生山谷。

莨菪子

莨菪子，气味苦，寒。无毒。主齿痛，出虫，肉痹拘急，《吴本》作"使人健行见鬼，多食令人狂走。久服轻身，走及奔马，强志，益力，通神。"久服轻身，使人健行走及奔马，强志，益气，通神，见鬼，多食令人狂走。一名横唐。生川谷。

草 蒿

草蒿，气味苦，寒。无毒。主疥瘙痂痒，恶疮，杀虱，治留热在骨节间《吴本》无"节"字，明目。一名青蒿，一名方溃。生川泽。

旋復花

旋復花，气味咸，温。有小毒。主结气胁下满，惊悸，除水，去五脏间寒热，补中，下气。一名金沸草。《吴本》一名盛椹。生川谷。

藜 芦

藜芦，气味辛，寒。有毒。主蛊毒，咳逆，泄痢，肠澼，头疡，疥疮，恶疮，杀诸虫《吴本》"虫"作"蛊"毒，去死肌。《吴本》一名葱苒。生山谷。

鉤　吻

鉤吻，气味辛，温。有大毒。主金疮，乳痓，中恶风，咳逆上气，水肿，杀鬼疰、蛊毒。一名野葛。生山谷。

射　干

射干，气味苦，平。有毒。主咳逆上气，喉闭，咽痛，不得消息，散结《吴本》"结"作"急"气，腹中邪逆，食饮大热。一名乌扇，一名乌蒲。生川谷。

蛇　含

蛇含，气味苦，微寒。无毒。主惊痫，寒热邪气，除热金疮，疽，痔，鼠瘘，疮《吴本》作"恶疮"，头疡。一名蛇衔。生山谷。

常　山

常山，气味苦，寒。有毒。主伤寒寒热，热发温疟，鬼毒，胸中痰结，吐逆。一名互草。生山谷。

蜀　漆

蜀漆，气味辛，平。有毒。主疟及咳逆寒热，腹中癥坚、痞《吴本》下有"结"字，积聚，邪气，蛊毒、鬼疰。生川谷。

甘　遂

甘遂，气味苦，寒。有毒。主大腹疝瘕，腹满，面目浮肿，留饮宿食，破癥坚积聚，利水谷道。《吴本》一名主田。生川谷。

白　敛

白敛，气味苦，平。无毒。主痈肿、疽、疮，散结气，止痛，除热，目中

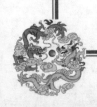

赤，小儿惊痫，温疟，女子阴中肿痛，带下赤白《吴本》无此四字。一名白草，《吴本》一名菟核。生山谷。

青 葙 子

青葙子，气味苦，微寒。无毒。主邪气，皮肤中热，风瘙身痒，杀三虫。子：名草决明，疗唇口青。一名草蒿，一名萋蒿。生平谷。

藋 菌

藋菌，气味咸，平。有小毒。主心痛，温中，去长虫，白癣，蛲虫，蛇螫毒，癥瘕，诸虫。一名藋芦。生池泽。

白 及

白及，气味苦，平。无毒。主痈肿、恶疮、败疽、伤《吴本》"伤"作"痈"阴死肌，胃中邪气，贼风鬼击，痱缓不收。一名连及草，一名甘根。生川谷。

大 戟

大戟，气味苦，寒。有小毒。主蛊毒，十二水，腹《吴本》"腹"作"肿"满急痛，积聚，中风，皮肤疼痛，吐逆。一名邛钜。

泽 漆

泽漆，气味苦，微寒。无毒。主皮肤热，大腹水气，四肢、面目浮脚，丈夫阴气不足。一名漆茎。生川泽。

茵 芋

茵芋，气味苦，温。有毒。主五脏邪气，心腹寒热，羸瘦如疟状，发作有时，诸关节风湿痹痛。生川谷。

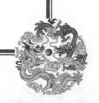

贯　众

贯众，气味苦，微寒。有毒。主腹中邪热气诸毒，杀三虫。一名贯节，一名贯渠，一名白头，一名虎卷，一名扁符。生山谷。

莞　花

莞花，气味苦《吴本》下有"平"字，寒。有毒。主伤寒、温疟，下十二水，破积聚，大坚癥瘕，荡涤胸《吴本》"胸"作"肠胃"中留癖饮食，寒热邪气，利水道。生川谷。

牙　子

牙子，气味苦，寒。有毒。主邪气热气，疥瘙，恶疡，疮，痔，去白虫。一名狼牙。生川谷。

羊踯躅

羊踯躅，气味辛，温。有大毒。主贼风在皮肤中淫淫痛，温疟，恶毒，诸痹。生川谷。

芫　花

芫花，气味辛，温。有小毒。主咳逆上气，喉鸣喘，咽肿短气，蛊毒，鬼疟，疝瘕，痈肿，杀虫鱼。一名去水。生川谷。

姑　活

李时珍本阙。

《吴本》姑活，味甘，温。主大风邪气，湿痹寒痛。久服轻身，益寿耐老，一名冬葵子。

《别录》气味甘，温。无毒。

别　羁

别羁，气味苦，微温。无毒。主风寒湿痹，身重，四肢疼酸，寒《吴本》下有"邪"字历节痛。生川谷。

商　陆

商陆，气味辛，平。有毒。主水肿，疝瘕，痹，熨除痈肿，杀鬼精物。一名夜呼。《吴本》一名葛根，生川谷。

羊　蹄

羊蹄，气味苦，寒。无毒。主头秃、疥瘙，除热，女子阴蚀。一名鬼目，一名东方宿，一名连虫陆。生川泽。

萹　蓄

萹蓄，气味苦《吴本》"苦"作"辛"，平。主浸淫、疥瘙、疽、痔，杀三虫。生山谷。

狼　毒

狼毒，气味辛，平。有大毒。主咳逆上气，破积聚，饮食寒热，水气，恶疮，鼠瘘，疽蚀，鬼精蛊毒。杀飞鸟走兽。《吴本》一名续毒。生山谷。

鬼　臼

鬼臼，气味辛，温。有毒。主杀蛊毒，鬼疰精物，辟恶气不祥，逐邪解百毒。一名九臼，一名爵犀，一名马目毒公。生山谷。

白头翁

白头翁，气味苦，温。无毒。主温疟，狂易《李时珍本》"易"作"狷"寒热，癥瘕积聚，瘿气，逐血《吴本》"血"作"邪"止腹《吴本》无"腹"字痛，疗金疮。一名野丈人，一名胡王使者。生山谷。

羊　桃

羊桃，气味苦，寒。有毒。主熛热身暴赤色，除小儿热，风水积聚，恶疡《吴本》"除小儿热"在"风水积聚，恶疡"下。一名鬼桃，一名羊肠。生川谷。

女　青

女青，气味辛，平。有毒。主蛊毒，逐邪恶气，杀鬼温疟，辟不祥。一名雀瓢。

连　翘

连翘，气味苦，平。无毒。主寒热，鼠瘘，瘰疬，痈肿，恶疮，瘿瘤，结热，蛊毒。《吴本》一名异翘，一名兰华，一名轵，一名三廉。生山谷。

石下长卿

《李本》《吴本》并阙。陶弘景以为与徐长卿是一物，国伊谓石下长卿，乃徐长卿用之，以治病而遂误耳。

蔺　茹

蔺茹，气味辛，寒。有小毒。主蚀恶肉，败疮死肌，杀疥虫，排脓恶血，除大风热气，善忘不寐《吴本》"寐"作"乐"。生川谷。

乌　韭

乌韭，气味甘，寒。无毒。主皮肤往来寒热，利小肠、膀胱气。生山谷石下。

鹿藿

鹿藿，气味苦，平。无毒。主蛊毒，女子腰腹痛不乐，肠痈，瘰疬、疡气。生山谷。

蚤休

蚤休，气味苦，微寒。有毒。主惊痫，摇头弄舌，热气在腹中。《吴本》癫疾，痈疮，阴蚀，下三虫，去蛇毒。一名蜇休。生川谷。

石长生

石长生，气味咸，微寒。有毒。主寒热，恶疮大《吴本》"大"作"火"热，辟鬼《吴本》"鬼"作"恶"气不祥《吴本》下有"鬼毒"二字。一名丹草。生山谷。

陆英

陆英，气味苦，寒。无毒。主骨间诸痹，四肢拘挛疼酸，膝寒痛，阴痿，短气不足，脚肿。生川谷。

荩草

荩草，气味苦，平。无毒。主久咳，上气喘逆，久寒惊悸，痂疥、白秃疡气，杀皮肤小虫。生川谷。

牛扁

牛扁，气味苦，微寒。无毒。主身皮疮热气，可作浴汤，杀牛虱小虫，又疗牛病。生川谷。

夏枯草

夏枯草，气味苦，辛，寒。无毒。主寒热，瘰疬，鼠瘘，头疮，破癥，散

瘿结气，脚肿湿痹，轻身。一名夕句，一名乃东。_{生川谷。}

屈 草

屈草，气味苦，微寒《吴本》无"微寒"字。无毒。主胸胁下痛，邪气，肠间寒热，阴痹。久服轻身，益气耐老。_{生川泽。}

巴 豆

巴豆，气味辛，温。有毒。主伤寒，温疟寒热，破癥瘕，结聚坚积，留饮痰癖，大腹《吴本》下有"水胀"字，荡练五脏六腑，开通闭塞，利水谷道，去恶肉，除鬼毒、蛊疰邪物，杀虫鱼。一名巴菽。_{生川谷。}

蜀 椒

蜀椒，气味辛，温。有毒。主邪气咳逆，温中，逐骨节皮肤死肌，寒湿痹痛，下气。久服《吴本》下有"之"字，头不白，轻身《吴本》作"身轻"增年。_{生川谷。}

皂 荚

皂荚，气味辛，咸，温。有小毒。主风痹死肌，邪气，风头泪出，利九窍，杀精物。_{生川谷。}

柳 华

柳华，气味苦，寒。无毒。主风水，黄疸，面热黑。一名柳絮。《吴本》叶：主马疥痂疮。实：主溃痈，逐脓血。子汁：疗渴。_{生川泽。}

楝 实

楝实，气味苦，寒。有小毒。主温疾、伤寒大热，烦狂，杀三虫，疥疡，利小便水道。_{生山谷。}

郁 李 仁

郁李仁，气味酸，平。无毒。主大腹水肿，面目、四肢浮肿，利小便水道。根：酸，凉。无毒。主齿龈肿，龋齿，坚齿。一名爵李。生川谷。

莽 草

莽草，气味辛，温。有毒。主风头，痈肿，乳肿，疝瘕，除结气，疥瘙，杀虫鱼。生山谷。

雷 丸

雷丸，味苦，寒。有小毒。主杀三虫，逐毒气，胃中热，利丈夫，不利女子。《吴本》作摩膏，除小儿百病。生山谷。

梓 白 皮

梓白皮，气味苦，寒。无毒。主热毒《吴本》无"毒"字，去三虫。叶：捣傅猪疮，饲猪肥大三倍。生山谷。

桐 叶

桐叶，气味苦，寒。无毒。主恶蚀疮，著阴。皮：主五痔，杀三虫。花：主傅猪疮，饲猪肥大三倍。生山谷。

石 南

石南，气味辛，苦，平《吴本》无"平"字。无毒。主养肾气，内伤阴衰，利筋骨皮毛。实：主虫《吴本》"虫"作"杀"蛊毒，破积聚，逐风痹。《吴本》一名鬼吕。生山谷。

黄　环

黄环，气味苦，平。有毒。主蛊毒，鬼疰鬼魅邪气在脏中，除咳逆寒热。一名凌泉，一名大就。生山谷。

溲　疏

溲疏，气味辛，寒。无毒。主《吴本》下有"身"字皮肤中热，除邪气，止遗溺，利水道《吴普本》本无"利水道"字，《吴本》可作浴汤。生山谷及田野故邱墟地。

鼠　李

鼠李，气味苦，凉《吴本》无"苦，凉"字。微毒。主寒热，瘰疬疮。生田野。

松　萝

松萝，气味苦，甘《吴本》无"甘"字平。无毒。主瞋怒，邪气，止虚汗，头风，女子阴寒肿痛《吴普本》"痛"作"病"。《吴本》一名女萝。生山谷。

药实根

药实根，气味辛，温。无毒。主邪风诸痹疼酸，续绝伤，补骨髓。一名连木。生山谷。

蔓　椒

蔓椒，气味苦，温。无毒。主风寒湿痹，历节疼，除四肢厥气，膝痛，煎汤蒸浴取汗《吴普本》无后六字。《吴本》一名豕椒。生川谷及邱冢间。

栾　华

栾华，气味苦，寒。无毒。主目痛泪出伤眦，消目肿。生川谷。

淮　木

淮木，气味苦，平。无毒。主久咳上气，伤中虚羸，女子阴蚀漏下赤白沃。一名百岁城中木。生山谷。

大豆黄卷

大豆黄卷，气味甘，平。无毒。主湿痹筋挛膝痛。黑大豆：久服令人身重《吴本》无黑大豆九字，但有"生大豆"三字。主生研涂痈肿。煮汁饮，杀鬼毒，止痛。赤小豆：气味甘，酸，平。无毒。主下水肿《吴本》无"肿"字，排痈肿脓血。生平泽。

腐　婢

腐婢，气味辛，平。无毒。主痎《吴本》作"痿"，似可从。疟寒热邪气，泄利，阴不起，止消渴《吴本》无此三字病，酒头痛。

瓜　蒂

瓜蒂，气味苦，寒。有毒。主大水，身面四肢浮肿，下水，杀蛊毒，咳逆上气及《吴本》无"及"字食诸果，病在胸腹中，皆吐、下之。生平泽。

苦　瓠

苦瓠，气味苦，寒。无毒。主大水，面目、四肢浮肿，下水，令人吐。生川泽。

六畜毛蹄甲

六畜毛蹄甲，气味咸，平。有毒。主鬼疰，蛊毒，寒热，惊痫癫痓狂走。骆驼毛尤良。陶宏景谓六畜为：牛、羊、猪、马、鸡、驼。

燕　屎

李时珍本阙。

《吴本》味辛，平。主蛊毒，鬼疰，逐不祥邪气，破五癃，利小便。生平谷。

《别录》有毒，熬香用之。

天 鼠 屎

天鼠屎，气味辛，寒。无毒。主面痈肿，皮肤洗洗时痛，腹《吴本》"腹"作"肠"中血气，破寒热积聚，除惊悸。一名鼠法《吴本》"法"作"沄"，一名石肝。生山谷。

鼺　鼠

鼺鼠，气味微温。有毒。主堕胎，令易生《吴本》作"令人产易"。生平谷。

伏　翼

伏翼，气味咸，平。无毒。主目瞑痒痛《吴本》无"痒痛"字明目，夜视有精光。久服令人喜乐，媚好，无忧。一名蝙蝠；一名天鼠。生山谷。

蝦　蟆

蝦蟆，气味辛，寒。有毒。主邪气，破癥坚血，痈肿，阴疮。服之不患热病。生池泽。

马　刀

马刀，气味辛，微寒。有毒。得水烂人肠，又曰得水良。《吴本》无此十字。主妇人《吴本》无"妇人"字漏下赤白，寒热，破石淋，杀禽兽贼鼠。生池泽。

蟹

蟹，气味咸，寒。有小毒。主胸中邪气热结痛，㖞僻，面肿。能《吴本》无

"能"字败漆烧之致鼠。生池泽。

蛇 蜕

蛇蜕，气味咸，甘《吴本》无"甘"字，平。无毒、火熬之良。主小儿百二十种惊痫蛇痫《吴本》"蛇痫，火熬之良"在"蛊毒"下，癫疾，瘛疭，《吴本》作"瘛疭癫疾"，弄舌摇头《吴本》无此四字。寒热肠痔，蛊《吴本》"蛊"作"虫"毒。一名龙子衣，一名弓皮，《吴本》一名蛇符，一名龙子单衣。生川谷及田野。

蝟 皮

蝟皮，气味苦，平。无毒。主五痔，阴蚀，下血赤白，五色血汁不止，阴肿痛引腰背，酒煮杀之。生川谷。

蠮 螉

蠮螉，气味辛，平。无毒。主久聋，咳逆，毒气，出刺，出汗。生川谷。

蜣 蜋

蜣蜋，气味咸，寒。有毒。主小儿惊痫瘛疭，腹胀，寒热，大人癫疾、狂阳《吴普本》"阳"作"易"。《吴本》一名蛣蜣。火熬之良。生池泽。

蛞 蝓

蛞蝓，气味咸，寒。无毒。主贼风㖞僻，轶筋及脱肛，惊痫挛缩。一名陵蠡。生池泽。

白颈蚯蚓

白颈蚯蚓，气味咸，寒。无毒。主蛇瘕，去三虫，伏尸，鬼疰，蛊毒，杀长虫。《吴本》仍自化作水。生平土。

蛴 螬

蛴螬，气味咸，微温。有毒。主恶血，血瘀，痹气，破折血在胁下坚满痛，月闭，目中淫肤，青翳，白膜。一名蟦蛴。生平泽。

石 蚕

石蚕，气味咸，寒。有毒。主五癃，破石淋，堕胎。其肉：《吴本》无"其"字。解结气，利水道，除热。一名沙虱。生池泽。

雀 瓮

雀瓮，气味甘，平。无毒。主寒热，结气，蛊毒、鬼疰。主小儿惊痫《吴本》"小儿惊痫"在"寒热"上。一名躁舍。

樗 鸡

樗鸡，气味苦，平。有小毒。不可近目。主心腹邪气，阴痿，益精强志，生子，好色。补中轻身。生川谷。

斑 猫

斑猫，气味辛，寒。有毒。主寒热，鬼疰，蛊毒，鼠瘘，《吴本》下有"恶"字疮，疽蚀死肌，破石癃。《吴本》一名龙尾。生川谷。

蝼 蛄

蝼蛄，气味咸，寒。无毒。主产难，出肉中刺，溃痈肿，下哽噎，解毒，除恶疮。一名蟪蛄，一名天蝼，一名毂。《吴本》夜出者良。生平泽。

蜈 蚣

蜈蚣，气味辛，温。有毒。主鬼疰，蛊毒，啖诸蛇、虫、鱼毒，杀鬼物老

精，温疟，去三虫。_{生山谷。}

马　陆

马陆，气味辛，温。有毒。主腹中大坚癥，破积聚，息肉，恶疮，白秃。一名百足。_{生川谷。}

地　胆

地胆，气味辛，寒。有毒。主鬼疰，寒热，鼠瘘，恶疮死肌，破癥瘕，堕胎。一名蚖青。_{生川谷。}

萤　火

萤火，气味辛，微温。无毒。主明目。《吴本》小儿火疮，伤热气，蛊毒，鬼疰，通神。一名夜光。_{生池泽。}

衣　鱼

衣鱼，气味咸，温。无毒。主妇人疝瘕，小便不利，小儿中风。项强背起摩之。一名白鱼。_{生平泽。}

鼠　妇

鼠妇，《吴本》味酸，温。主气癃不得小便，妇人月闭血瘕，痫痓，寒热，利水道。一名负蟠，一名蚜蝛。_{生平谷。}

水　蛭

水蛭，气味咸，苦_{《吴本》无"苦"字平}。有毒。主逐恶血，瘀血，月闭，破血瘕_{《吴本》"瘕"作"痕"}积聚，无子，利水道。

木 虻

木虻，气味苦，平。有毒。主目赤痛，眦伤泪出，瘀血血闭，寒热，酸惭，无子。一名魂常。<small>生川泽。</small>

蜚 虻

蜚虻，气味苦，微寒。有毒。主逐瘀血，破血积、坚痞、癥瘕，寒热，通利血脉及九窍。<small>生川谷。</small>

蜚 蠊

蜚蠊，气味咸，寒。有毒。主瘀血《吴本》作"血瘀"癥坚寒热，破积聚，喉咽闭。内寒无子。<small>生川泽。</small>

䗪 虫

䗪虫，气味咸，寒。有毒。主心腹寒热洗洗。血积癥瘕，破坚下血闭，生子，大良。一名地鳖。<small>生川泽。</small>

贝 子

贝子，气味咸，平。有毒。主目翳，五癃，利水道《吴本》"五癃，利水道"在下血后。鬼疰，蛊毒，腹痛，下血，《吴本》烧用之。<small>生池泽。</small>

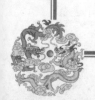

《本经》旧目补正 李时珍本

岷阳姜国伊辑正

上　品

升麻　气味甘，苦，平，微寒。无毒。主解百毒，杀百精老物殃鬼，辟瘟疫、瘴气、邪气、蛊毒，入口皆吐出。中恶，腹痛，时气，毒疬，头痛，寒热，风肿，诸毒，喉痛，口疮，久服不夭，轻身长年。《吴本》味甘，辛。主解百毒，杀百老物殃鬼，辟温疾、瘴邪、毒蛊。久服不夭。一名周升麻。生山谷。

中　品

鹰屎白　气味微寒。有小毒。主伤挞灭痕。《吴本》阙。

下　品

由跋　气味辛，苦，温。有毒。主毒肿结热。《吴本》阙。
颓魁　气味甘，平。无毒。主心腹积聚，除三虫。《吴本》阙。

《本经》药品补正_{吴普本}

岷阳姜国伊辑正

粟米 味咸，微寒。主养肾气，去胃脾中热，益气。陈者：味苦，主胃热，消渴，利小便。

黍米 味甘，温。主益气，补中，多热令人烦。

_{国伊}意以徐长卿并入石下长卿条，将升麻列入上品，又合伏翼，天鼠屎为一条。将鹰屎白列入下品，又以连翘并入翘根条，将颓魁列入下品，皆补其缺，又以《吴本》粟米、黍米并入大豆黄卷条，则三百六十五品，无复多寡，今不敢窜改古目，附记于后。

_{国伊}所著《神农本经经释》另列卷幅，兹不敢以注混《经》者，尊圣经也！惟补正六药，悉依附记次序。

跋

　　呜乎！神农以圣人而为天子，遍考金、石、草、木、鸟、兽、虫、鱼药，三百六十有五，以应一岁。圣人与天合德，如是其广大精微也。即《名医别录》，亦仅一知半见，不出先圣范围，况后人乎！唐宋以还，药品愈博愈杂，采用愈多愈惑，窜易经文，直欲举圣经之全而裂灭之。后人私意之祸天下万世，如此其烈也。呜乎！害圣道者，延及荒裔，亦云至矣。国伊徒托空言，曾不能借手以补救其间。天其以我为孟氏乎，为韩退之乎，抑亦张长沙、孙思邈之用心也已。

　　　　　　　大清光绪十有八年秋九月戊子岷阳姜国伊跋

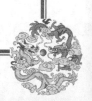

神农本经经释

〔清〕姜国伊 著

李顺保 主校注
杨延巍 协校注

学苑出版社

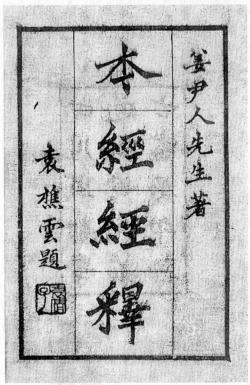

《神农本经经释》书影（封面）

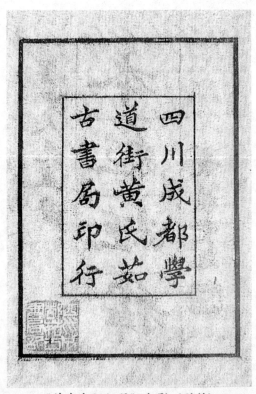

《神农本经经释》书影（副封）

校 注 说 明

一、作者简介

作者姜国伊，字尹人，四川成都市郫县（今郫都区）人，因该区在岷山之南，故姜氏在书中写作"岷阳姜国伊"。晚清人，生卒年月不详，现据其著作时间推算，约生于道光晚年，卒于光绪末期。

姜国伊，儒学家，撰《周易古本》《诗经思无邪序转》《春秋传义》《孔子家语》《孝经述》《大学古本述注》《中庸古本述注》《孟子外书》《癸甲子记》《蜀记》《尹人尺牍》《尹人文存》《赏风虚风图》《大戴礼记正本》等，后收录于《守中正斋丛书》中。

姜国伊，医学家，撰《神农本经》《神农本经经释》《脉经真本》《伤寒方经解》《内经脉学部位考》《目方》《婴儿》《经话》《经验方》等，后收录于《姜氏医学丛书》中。

姜国伊，晚清郫县孝廉，该县名人，《郫县志·儒林传》中有其传记。

二、内容简介

《神农本经经释》又称《本经经释》，内容顺序为序例、目录、正文。正文上部载上品药120种，中品药121种（含从下品药中移入的"连翘"一味），共241种。目录中有下品药名125种，但各版本正文均未见。

《神农本经经释》先列药名，再叙该药的四气五味及五气（寒、热、温、凉、平）的功能，嗣后重在《经释》，即引用中医经典条文以注释，姜氏多采用《素问》《灵枢经》《伤寒论》《金匮要略方论》《难经》《中藏经》《名医别录》《易》《千金方》《孔子家语》《诗经》等典籍，以《经》释《经》，以圣解圣，纵观全书，牵强附会者有之。虽如此，但瑕不掩瑜。

《神农本经经释》又对药物的"有毒""无毒"作阐释，有毒按毒力大小分：力巨、力峻、力重、以毒攻毒、不可久服等；无毒又分：养中和、力不悍等，其理皆出之《素问》的剖析。

姜氏以《经》释《经》的方法尤为显著，姜氏早年已成儒学家，以经学为主，但于清咸丰十年（1860）患病，且久治不愈，转而"究心医学"后成医学家，因此其医学学术思想和理念具有儒学思想的烙印，其在序文中说："圣人之道，不离体仁。圣人之心，不过至诚。必欲行诚，不外敬慎。"

三、版本简介

1. 清光绪十八年壬辰（1892），四川成都学道街黄氏茹古书局印行。一卷一册。每页 12 行，每行 25 字，栏框宽 14.9cm，栏框高 19.5cm，无栏格。宋体字。单鱼尾，书口上有"经释"二字，下有页码。正文前无"序"，后无"跋"。内容顺序为：序例、目录、正文。开头"神农本经经释蜀郫姜国伊甫著"，正文分"上品"、"下品"两部分，但无"下品"药物（目录中有）。该版本收藏于中国科学院图书馆、中国中医科学院图书馆、北京中医药大学图书馆等。该版本多处有损、印刷不精、字迹模糊者多，为其缺陷。

2. 天津中医药大学图书馆收藏清刻本，版本大小尺寸，正文每页字号、字型、字数均与黄氏茹古书局同，唯一差异，即正文开头为"岷阳姜国伊甫著"，实质"蜀郫"与"岷阳"概为一地两称。该版本印刷精良、字迹清晰。

3.《姜氏医学丛书》是清光绪十八年壬辰（1892）四川成都学道街黄氏茹古书局印行，收载有《本经经释》等 5 部医著。该版本较上两版本在正文多载"序"和"识语"，在正文后多载"跋"，为其差异。

4.《姜氏医学六种》均收载于《姜氏医学丛书》和《守中正斋丛书》中，内容同上。

四、本书的版本选择

鉴于以上版本简介，本书选用印刷精良，字迹清晰的清刻本作底本，以《姜氏医学丛书》中的《本经经释》为主校本，参校四川成都学道街黄氏茹古书局《本经经释》，再旁校《素问》《灵枢经》《金匮要略》《伤寒论》《"素问""灵枢经""难经"中医学分科新编》《金匮要略版本大全》《伤寒论版本大全》），以及《名医别录》《千金方》《易》《中藏经》等。

五、新版说明

1. 原书为繁体字竖排无标点符号本，今改为简化字横排本，并添加现代汉语标点和符号，原书中的"右"字，一律改为"上"字。

2. 原书中的古体字、异体字、俗写字，均改为现代汉语简化字。中医的特殊用字，则不改简化字，如"癥瘕"的"癥"字。通假字、难字则加注释。

3. 原书中有显著的错字，或引用医典错字，一律改正，并加说明。

4. 凡原书在"序例"中改作说明的，一律保留原文，不再改动。

5. 原书正文每味药前均无药名，今据目录补上，以利阅读。

李顺保

2021 年 2 月

神农本经经释序例

计并入四种，移入三种，附六十种，复合于古《经》三品，三百六十五药之数，象天度成岁功也，并附以象闰①也。

前刊《本经》遵旧目，存古也；今注《本经》改次序，复古也。

凡并、附药必注明，俾检阅辨析也。

古药名有可考正者，如椒去秦，芄去秦，茱萸去吴，梣皮易秦，石下长卿并徐长卿，白余粮易禹，则神农本名也。有不可改正者，王不留行、王瓜、王孙则以神农称皇、称炎帝也，或王不留行者大不留行也，王瓜者土瓜误也，王孙者黄孙误也。

诸家注皆以臆度，今国伊注惟遵《内经》以圣解圣，盖其慎也。

凡撰用《内经》有专引一篇者，有兼引二篇者，有并引三四篇者，只以"经言"二字统之，盖取辞达也。

《内经》诸刊本文字各异皆引之，不专用一家言也。

注虽复作，然国伊旧注亦附存一二，俾后人知我年久心苦也。

三品药所行各有部位层次，惟熟读本文及《内经》，自知之不可混也。

君、臣、佐、使配合又各有妙用，熟玩《伤寒》《金匮》方及《千金方》自知之，不可忽也，然其本性必不可不知也。

药注今名、俗名，易于查用也。

有自上下者，有自下上者，有自外入内者，有自内出外者，有在一处者，有在数处者，有在一身者。

于众所忽略者，每详言之，如宗气、冲脉、三焦之类于《内经》分见者，每互引之，如九窍、胞、荣之类。

---

① 闰（rùn）：历法术语。夏历三年少公历30天，故夏历三年多置一月，称"闰月"。故闰为"余"之义。《易》："归奇于扐以象闰。"此处指药物所附的苗、叶、根、花、子等。

神农本经经释

神农本经经释目录

上 品 药一百二十种

葡萄　　　　　蓬蘽即蘼秩蓲　　鸡头实即芡实　　胡麻叶附
麻蕡子附　　　冬葵子　　　　苋实　　　　　　白冬子即冬瓜子
苦菜即茶　　　龙骨齿附　　　麝香　　　　　　熊脂
白胶　　　　　阿胶　　　　　石蜜　　　　　　蜂子大黄蜂、土蜂附
蜜蜡　　　　　牡蛎　　　　　龟甲　　　　　　桑螵蛸

中 品 药 一百二十种

雄黄　　　　　　雌黄　　　　　　石硫黄　　　　　水银
石膏　　　　　　磁石即吸铁石　　凝水石　　　　　阳起石
理石　　　　　　长石　　　　　　石胆　　　　　　白青
扁青　　　　　　肤青吴本　　　　干姜生姜附　　　菜耳实即仓耳
葛根葛谷附　　　栝楼根　　　　　苦参　　　　　　柴胡即银州柴胡
芎藭　　　　　　当归　　　　　　麻黄　　　　　　通草即血木通
芍药　　　　　　蠡实花根叶附　　瞿麦　　　　　　玄参
芫　　　　　　　百合　　　　　　知母　　　　　　贝母
白芷　　　　　　淫羊藿　　　　　黄芩　　　　　　石龙芮即胡椒叶
茅根　　　　　　紫菀　　　　　　紫草　　　　　　茜根俗名钜钜藤
败酱　　　　　　白鲜皮　　　　　酸浆灯笼草、红姑娘　紫参
藁本　　　　　　狗脊　　　　　　草薢　　　　　　白兔藿即奶浆藤
荣实即蔷薇　　　白薇　　　　　　薇衔即麋衔　　　翘根连翘并入
水萍　　　　　　王瓜即土瓜娄　　地榆　　　　　　海藻
泽兰　　　　　　防己　　　　　　牡丹　　　　　　款冬花
石韦　　　　　　马先蒿　　　　　积雪草　　　　　女菀
王孙　　　　　　蜀羊泉即漆姑草　爵床俗名一抹光　厄子
竹叶竹根、竹实附　蘖木檀恒附　　茱萸根附
桑根白皮叶、桑耳、五木耳附　芜荑　　　　　　枳实
厚朴　　　　　　榉皮　　　　　　椒　　　　　　　山茱萸
紫葳即凌霄花　　猪苓　　　　　　白棘　　　　　　龙眼吴本
木兰　　　　　　五加皮　　　　　卫矛　　　　　　合欢即夜合
柀子即榧实　　　梅实　　　　　　桃核仁　　　　　杏核仁
蓼实马蓼附　　　葱实茎白附　　　薤白　　　　　　假苏即荆芥

水苏即紫苏   水靳即芹菜   发髪   白马茎眼、悬蹄附

鹿茸   牛角䚡髓、胆附   羖羊角   牡狗阴茎胆附

羚羊角   犀角   牛黄   豚卵悬蹄附

麋角   丹雄鸡头、肪肠、肶胵裹黄皮屎口、黑雌鸡、开羽、鸡子、鸡白蠹附

雁肪   鳖甲   鮀鱼甲   蠡鱼

鲤鱼胆   乌贼鱼骨   海蛤   文蛤

石龙子   露蜂房   蚱蝉   白僵蚕

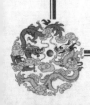

神农本经经释

岷阳姜国伊甫著

上　品

丹　砂

丹砂者，火色赤而石气镇也。《经》曰："心者君主之官，神明出焉。"甘，微寒者，邪闭欲动而神明昏灼也，甘调风而微寒镇热也。《经》言："风，百病之长也"；"诸血皆属于心"。身体五脏百病者，邪在三阴脉络，则乱其喜、怒、忧、恐、思之正而百体不宁也。心为一身主也。养精神安魂魄者，心镇而五脏安也。益气者，宗气贯心脉而行呼吸也。《经》言："心主脉，诸脉皆属于目。"明目者，心脉循目系而五脏之精阳气通也。杀精魅邪恶鬼者，心神定也。不老者，心生血而毛发黑也。能化为澒①者，君火正而神化通乎肾也。

云　母

《经》曰："地气上为云，云出天气。"云母者，云上布而石母镇也。甘，平，调也。身，全体也。皮，表也。死肌，气不荣也。身皮死肌，中风寒热者，皮肌病也。《经》言："自腰以上半为天。"如在车船上者，风上行而夺其上焦，如雾之权，是以聚痰眩冒也。除邪气者，石气镇而上邪祛也。心也者，五脏主也，心为阳中之太阳。《经》言："头气有街，胸气有街，故安五脏也。"《经》言："肾藏精。"益子精者，上气通而精气输也。《经》曰："五脏之精阳气皆上聚于目而为之视。"明目者，阳内通也。

---

① 澒（hǒng）：水银，后作"汞"。《说文解字》："澒，丹沙所化为水银也。"

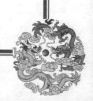

玉　泉

玉者，坚也。泉者，膏也。《经》言："五脏皆为阴。"《经》言："风百病之长也。"五脏百病者，脏气虚而百病生也。五脏各有所合，筋、骨、皮、肌、脉也。肝苦急，故柔筋也。肾欲坚，故强骨也。肝主风，主怒，故安魂也。肺主忧，主杀，故安魄也。脾主肌，故长肌也。肺主气，故益气也。心主血，心主脉，故利血脉也。《经》曰："心为阳中之太阳，肺为阳中之少阴，脾为阴中之至阴，肾为阴中之太阴，肝为阴中之少阳。"耐寒，心气足也。耐暑，肾气足也。不饥，脾气足也。不渴，肺气足也。不老，须发黑而肝气足也。耐寒暑者，外气坚也。不饥渴者，中气实也。不老者，血气固也。《经》曰："人年四十而阴气自半也。"玉得天地精而泉甘平养也。孔子曰："百物之精神之著也。"神言乎，精阳气也。仙者，山人也。临死服五斤者，一脏养一斤。故脏不坏者合，不坏而色如生也。

石钟乳

石钟乳者，岩泉滴而其精聚也。甘温者，泉阳，土甘而石镇也。咳逆上气者，虚寒也。《经》言："肝开窍于目。"明目者，肝气镇而精阳气通也。《经》言："肾藏精。"益精者，肾气镇而主水能藏也。安五脏者，镇阴也。《经》曰："节之交三百六十五会，神气之所游行出入也。"通百节者，心气镇而血气流行也。《经》言："阳不胜其阴则五脏气争，九窍不利。"利九窍者，真气充而虚邪净也。下乳汁者，泉气钟于乳而下注也。盖其水精结于空际，故其主用亦行于空窍也。

矾　石

矾石者，石祛风而矾化痰也，酸涌泄而寒胜热也。《经》言："风成为寒热。"寒热者，风痰闭也。泄利者，风挟热而下迫也。白沃者，风入胞而热结也。肝脉络阴器。阴蚀者，风下伤也。恶疮者，热聚毒也。肝开窍于目。目痛者，风上炽也。坚骨者，痰去则输精归肾也。足阳明之脉入上齿。坚齿者，风息而热自平也。炼饵服之者，荡邪而正旺也。轻身者，邪去也。不老增年者，脏气固也。《金匮》有治白沃方^①。

消　石

消石能消坚也。苦寒能胜热也。积热，脏气病也。胀闭，胃气满也。蓄结饮食，脏腑实也。如膏者，能救阴也。炼之者，柔其悍也。久服轻身，邪祛也。消石重在承气，朴消重在逐实。旧说是也。

朴　消

朴消其功能也，苦寒其主用也。《经》言："风，百病之长也。"风成为寒热。寒则衰饮食，热则消肌肉。主百病除寒热邪气者，胃病也。六脏者，三阴也。积聚结固留癖，里实也。水饮曰留，内着曰癖。能化七十二种石，除坚也。炼饵服之，化其猛也。

滑　石

滑石者，石质重而下行滑也。甘调胃而寒泻热也。阳明胃者，水谷之海也。《经》曰："饮食入胃，游溢精气。"身热者，胃水蓄也。泄澼者，热旁流也。女子乳难者，滞不通也。《经》曰："下输膀胱。"膀胱者，津液藏焉，气化则能出矣。癃闭者，热结下也。利小便者，滑且寒也。荡胃中积聚寒热者，决水滞也。夫积聚者，胃气滞而水不行也。《经》言："风成为寒热。"风与阳明入胃，其人肥则风气不得外泄为热中，人瘦则外泄而寒为寒中。是以言胃中也。足阳明之脉下乳内廉。乳难者胃热也，胃津不布则三焦、太阳无小便而结为癃闭也。益精气者，胃输精而肾主藏也。轻身，水热去也。耐饥，胃充也。

空　青

空青者，生空际而青木色也。甘酸寒者，养阴也。《经》言："肝开窍^②于目。"青盲者，阴内竭也。《经》言："足厥阴之别走少阳，少阳脉入耳。"耳聋者，枢机废也。夫言目则未盲也。明目者气内充也。《经》言："厥阴之上，风

---

①　治白沃方：《金匮》矾石丸：矾石、杏仁，研末，炼蜜丸，纳脏中，治妇下白物（沃）。
②　窍：原书作"覈"，误，今据《素问·金匮真言论》改。

木治之。"中见少阳，少阳为枢。《经》言："十一脏皆取决于胆"耳目九窍皆空窍也。利九窍者，枢转也。《经》言："肝藏血"。而手心主包络是主脉所生病。通血脉者，厥阴不逆也。养精神者，肝不苦急而心肾安也。益肝气者，补脏真也。吴本化铜、铁、铅、锡为金者，金精生水而精化粗也。

曾 青

曾青者，青木色而象层缀也。酸小寒者，酸入肝而小寒益阴也。目痛者，阴内伤也。止泪出者，风气祛也。《经》言："肝藏血"。肝主风，阴阳俱病名风痹。风痹者，邪外痹而内合于肝也。《经》言："肝生筋"。宗筋主束骨而利机关，又手心主包络与肝同经。利关节者，筋痹去，则包络代君行令，而神气游行也。通九窍者，厥阴从中见而少阳枢乎空窍也。肝主怒，肝苦急而厥阴者逆也。夫情拂木急而气逆，是以藏坚积聚也。破癥坚积聚者，肝气舒也。空青用在补正，曾青用在去邪也。

白余粮

白余粮者，禹余粮也。白者，金也。禹艰食，而后世因以名之也。《神农本经》不可言禹[①]也。甘寒者，寒胜热而石下镇也，镇肺心而固下焦也。《经》言："肺朝百脉，输精于皮毛。"《经》曰："肺气上迫心气不得下通，故月事不来。"《经》言："风成为寒热。"咳逆寒热者，邪外人而肺气病也。烦者，心也。满者，胸也。《经》言："右外以候肺内，以候胸中。"烦满者，气郁也。下赤白者，邪内迫而下陷也。血闭癥瘕者，月事不通而气结也。大热者，邪聚久也。炼饵服之不饥者，脾灌溉而虚补母也。轻身者，邪去也。延年者，阴固也。

太乙余粮

《经》言："太乙立于中宫。"乃朝八风以占吉凶。太乙者，神也。甘平者，中和也。咳逆上气者，肺迫也。癥瘕者，气结也。血闭者，心气因肺逆而不得下通也。漏下者，上虚不能摄下也。夫脾主四肢，而节乃神气所游行也。除邪气肢节不利者，邪中四肢而滞乎心气出入也。久服耐寒暑者，肺坚也。不饥者，脾实也。轻身者，邪去也。飞行千里者，以神行也。《经》曰："阳气者精

---

① 不可言禹：《神农本经》先秦作品，禹：大禹，夏朝皇帝。讳"禹"字。

则养神。"神言乎精阳气也。仙者，山人也。人在山而不火食也，或寿百余岁，或寿二三百岁也。

白 石 英

白石英者，白金色而石下镇也。甘正而微温胜寒也。《经》曰："肺者相傅①之官，治节出焉。"消渴者，上病而津液不布也。《经》曰："五脏因肺发为痿躄②。"阴痿不足者，天泽涸也。咳逆者，痹乃寒也。《经》曰："上焦如雾。"并胃上脘贯膈而布胸中，与太阴肺并行。胸膈间久寒者，上焦痹也。《经》言："大气结于胸中。"肺主气。益气者，甘温镇而邪去，肺通也。《经》曰："皮痹不已内舍于肺。"三焦主腠理。除风湿痹者，邪不留乎皮毛、腠理也。久服轻身长年者，上焦宣发而阴精奉也。

紫 石 英

紫石英者，紫火色而石镇心气也。《经》言："心生血。"又曰："尺里以候腹。"腹者，奇经八脉血海也。心腹咳逆邪气者，血病而冲气上逆也。补不足者，甘温镇而心气下通也。女子风寒在子宫者，病气深也。绝孕十年无子者，病根久也。久服温中者，中气温而血乃生也。

五色石脂

石脂者，石镇下焦而脂胜湿也。甘平无毒，力不悍也。黄疸者，湿结热也。《伤寒论》曰："利在下焦。"泄利者，下焦虚也。《经》言："太阴之上湿气，治之阳明从中见。"肠澼者，湿下流而下焦凝也。《伤寒论》曰："少阴病下利，便脓血。"脓血者，下不固则心肾不交而君火炽也。阴蚀者，湿伤也。下赤白者，湿注胞中而郁热也。邪气者，正气夺也。痈肿者，湿外挟风也。疽者，湿内陷寒也。痔者，湿与热流也。恶疮者，湿毒蕴也。头疡者，湿化热而上行也。疥瘙者，湿注孙络也。补髓者，脂益肾也。《经》言："膻中为气之海。"肺主气。益气者，养肺、膻中也。肥健不饥者，脂实脾也。五石脂各补五脏者，主用大也。张仲景以绵裹石膏入汤者，盖其慎也。金石者，烈也。久服、炼服

---

① 傅：原书作"转"，误，今据《素问·灵兰秘典论》改。

② 躄（bì）：跛足，瘸腿，足不能行。《玉篇》：躄，跛甚者。

者，因其疾也。《经》曰："大毒治病十去其六，常毒治病十去其七，无毒治病十去其九。"饮食调之以复其常，况金石乎！无病常人不可试也。脏腑毒发莫能救也，能无惧乎！

菖　蒲

菖蒲者，昌阳也。辛通阳而温养阳也。《经》曰："心为阳中之太阳。"病在阴者，痹诸血皆属于心。风寒湿痹者，痹则心阳不出而诸病生也。心脉循心系上肺，咳逆上气者，痹乃寒也。孔，气孔也。心有七孔，开心孔者，通心气也。《经》言："心者五脏之大主也。"补五脏者，温三阴也。《经》曰："九窍为水注之气。"通九窍者，走空窍也。肾开窍于耳，心脉循目系，经脉络精阳气皆上走于目而为睛。明耳目者，阳气通也。《经》言："心开窍于舌。"舌者，音声之机也。出音声者，心窍开也。足少阴脉上会厌，因心支脉以达耳。耳聋者，心痹则肾气不能循支脉以至于耳。《经》言："诸疮痛痒皆属于心。"《经》言："寒邪客于经络之中则血泣。"血泣则不通，不通则卫气归之不得复反，故痈肿寒气化为热，热胜则腐肉，肉腐则为脓。痈疮者，痹不通也。心脉络小肠，手心主代君行令，其脉历络三焦。温肠胃者，火下通也。《经》言："别回肠，注于膀胱而渗入焉。"止小便利者，下焦温也。久服轻身者，阳旺也。《经》言："上气不足下气有余，故善忘。"不忘者，上阳充也。不迷惑者，神明出也。益心智者，心下交也。高志者，肾上交也。不老者，心生血也。一名：昌阳，其功能也。

菊　花

菊，秋花，而金胜风也。花者，华也。苦除痹而平不悍也。《经》曰："诸风掉眩皆属于肝。"诸风者，肝主风也。头眩者，风上行也。肿者，风胜则肿也。痛者，热胜则痛也。《经》言："肝开窍于目。"目欲脱者，风迫空窍也。《经》言："肝主泪。"泪出者，液道开也。皮肤者，风在表也。死肌者，气不荣也。《经》言："病在阳者名曰风病，在阴者名曰痹。"恶风者，贼邪也。湿痹者，着痹也。夫血者阴也，气者阳也。《经》言："脏真高于肺，肺行荣卫之气。"久服利血气者，治节行也，助金所以平木也。

人 参

人参者，人薓①也。甘微寒者，中和调而养阴也。《经》曰："五脏皆为阴。"补五脏者，补三阴也，补三阴气而能养气中液也。《经》言："肾藏精，心藏神。"安精神者，益肾心也。《经》言："肝藏魂，肺藏魄。"定魂魄者，养肝肺也。肝主惊，心主悸。止惊悸者，旺脾意也，木动则克土，火虚则不生土也。夫补精神魂魄意则补五脏，力莫大于人参也。除邪气者，真气复也。《经》言："诸脉皆属于目。"明目者，五脏之精所聚也。开心者，心为五脏主也。益智者，肾受五脏之精而藏之精舍智也。一名：人衔，衔天地气也。一名：鬼盖，肺藏魄而为五脏盖也。

天 门 冬

《经》曰："天气通于肺，肺主气。"天者，肺也。门者，气出入也。冬者，盛阴也。苦平者，肺阴养也。诸暴风湿者，邪伤肺也。《经》言："肺行荣卫之气。"偏痹者，皮毛受邪而荣卫不周也。肾主骨，肾生髓。强骨髓者，补肺所以益肾也。风化虫，木生虫。杀三虫者，旺肺所以平肝也。久服轻身者，热去也。益气者，肺主气也。延年者，阴精奉也。不饥者，脾阴实也。

甘 草

甘草者，草受天地之中以生者也。甘平无毒，养中和也。《经》言："五脏六腑皆禀气于胃。"五脏六腑者，太阴行气于三阴，阳明行气于三阳也。《经》言："风成为寒热，百病之长也。"寒热邪气者，经所谓寒则衰饮食，热则消肌肉也。主五脏六腑寒热邪气者，正气充也。《经》言："肝生筋，肾生骨髓。"坚筋骨者，肝肾养也。《经》言："脾生肉，阳明主肌。"长肌肉者，脾胃强也。《经》言："肺主气。"倍气力者，肺旺也。《经》言："心生血。"金疮者，亡血甚也。疽者，邪聚也。《经》言："足太阳主筋所生病，足阳明主血所生病，足少阳主骨所生病，手太阳主液所生病，手阳明主津液所生病，手少阳主气所生病也。解毒者，甘以和乎寒毒、热毒也。久服轻身延年者，胃为五脏六腑之本也。

---

① 薓（shēn）：古通"参"。《说文解字》："薓，人薓，药草。"

神农本经经释

干地黄_{生地黄附}

干地黄者，地阴类而黄中通也。土味甘而寒，养阴也。主伤中者，胃气伤而食其实也。丸散亦食也。《针经》①言："久痹不去身，视其血络尽取其血。"逐血痹者，心气通也。填骨髓者，肾气实也。长肌肉者，脾气强也。汤，荡也。作汤，中焦取汁也。《经》言："腠理开则洒然寒，闭则热而闷。"寒热，邪在表也；积聚，病在内也。除寒热积聚者，汁化血而血气通利也。除痹者，去五痹也。《经》言："度水跌仆，喘出于肾。折跌，骨伤也。《经》言："食气入胃，散精于肝，淫精于筋。"绝筋，筋伤也。疗折跌绝筋者，液补骨而柔养筋也。生者尤良，胃液足也。一名：地髓，土精也。盖人参养三阴之气，地黄养三阴之液也。

术

术，甘崇土而温散湿也。风寒湿痹者，风寒与湿合而为痹也。死肌者，痹不仁也。《经》曰："诸痉强直，皆属于湿。"痉者，湿痉也。疸者，黄瘅也。死肌、痉、疸，风寒痹于湿而不出也。《经》言："痹多汗而濡，此其逢湿甚也。"《经》言："病气胜，阳遭阴故为痹热。"止汗除热者，去湿郁也。湿痹于风寒而不散也。湿甚脾濡，故食不消。消食者，脾太阴能为胃行其津液也。作煎饵者，汤荡湿而饵益脾也。久服轻身者，湿除也。不饥者，脾气实也。

兔 丝 子_{苗附}

兔丝者，根断而生气自续也。子，辛甘平者，辛阳甘调而平不峻也。冲督带皆会于宗筋。《经》言："士人有伤于阴，阴气绝而不起。"续绝伤者，精气固而筋及奇经皆以受气也。《经》言："以秋冬夺于所用，精气溢下，阳气虚不能渗营其经络。"《经》曰："精不足者补之以味，形不足者温之以气。"补不足者，经所谓下气不足也。《经》言："气归精，精食气。"益气力者，肺金母旺也。《经》言："肾者胃之关也。"肥健人者，关门利而脾胃气行于阴阳也。苗，生阳而上发也。足阳明之脉行于面。《经》言："心之华在面。"去面黚者，阳气宣也。

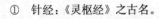

① 针经：《灵枢经》之古名。

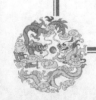

牛　膝

牛膝者，以形名也。牛，土畜，而膝者筋之府也。《经》曰："酸苦涌泄为阴。"苦酸泄湿而平不峻也。寒湿者，经所谓因于寒，因于湿也。《经》言："脾移寒于肝，筋挛。"前阴者，宗筋之所聚，阳明、太阴之所合也，筋痿也。《经》言："清湿则病下。"有渐于湿，痹而不仁，湿痹也。痿痹者，寒湿流于筋肉也。《经》言："小筋弛长为痿，大筋緛①短为拘。"四肢者，诸阳之本也。脾太阴者，湿气治之也。四肢拘挛者，寒湿注于肢节也。经所谓脾病而四肢不用也。《经》言："膝屈伸不能，筋将惫矣。"膝痛不可屈伸者，寒湿聚于筋府也。《经》曰："湿热不攘，湿郁热也。"《经》曰："寒气化为热，痹久留也。"《经》言："热甚则腐肉，筋烂则伤骨。"伤热火烂，经所谓筋骨肌肉不相荣也。逐血气伤热火烂者，下气疾而蓄热去也。《经》言："胞络系于肾。"堕胎者，下泄甚而胞脉绝也。久服轻身耐老者，血气利也。一名：百倍，其功用大也。

茺　蔚　子茎附

茺蔚者，益母也。辛，甘，微温。经所谓发散为阳也。《经》曰："肝受血而能视。"子主明目，血行则目自明也。子主益精，气行则精自输也。《经》言："膀胱者，胞之室也。"子主除水气，血气运则气化自出也。久服轻身者，血利也。《金匮》曰："风胜则为瘾疹。"茎主瘾疹，血行则风自息也。可作浴汤，外受者，外取之也。

女　萎即玉竹

女萎者，玉竹也。女，阴类，而萎下垂也。甘，平者，中和调也。中风者，外受邪也。暴热者，阳邪炽也。《经》曰："太阳为开。"不能动摇，开机废也。《经》曰："阳气者，柔则养筋。"跌筋者，风灼阳也。《经》曰："阳明主肉。"结肉者，荣不行也。诸不足者，肺不输精也。经所谓上气不足，中气不足，下气不足也。久服者，功用深也。阳明之脉行于面。去面黑黯者，肺下润乎足阳明也。心之华在面。好颜色者，润下逮乎手少阴也。不老者，毛发黑也，润下滋乎肾肝也。

---

① 緛（ruan）：收缩。《说文解字》："緛，衣戚也。"《说文解字注》："戚今之蹙也。"

防 葵

防葵者，根如防风而叶如葵也。辛，寒者，能散热也。《经》曰："任脉病，男子则为七疝，女子则为癥瘕。"疝瘕者，热入血海也。肠泄者，热旁流也。膀胱为胞之室。热结溺不下者，气化闭也。《经》言："肺主咳。"咳逆者，任脉上天突而足太阳之气出于胸也。李本作湿瘤挟热而痹会厌也，吴本作温疟热留舍也。重阴者，癫在脏为痫。肝主惊，心包络火也，肝风也。《经》曰："厥阴之上风气治之。"《经》曰："一水①不能胜二火。"癫痫惊邪者，邪入厥阴也，风煽火而挟痰也。《经》曰："厥阴从中见，中见少阳。"少阳之上，相火治之。狂走者，少阳挟阳明而重阳狂也。久服坚骨髓者，热去则肾能主水也。益气者，肺阴充也。轻身者，热去也。

麦门冬

麦者，心谷也。门者，气出入也。冬者，盛阴也。甘、平者，中和调也。《经》曰："心主脉。"宗气贯心脉而行呼吸。《经》曰："腹气有街，宗气上走于息道，下出于气街。"心腹结气者，热结也。伤中者，邪伤也。伤饱者，食伤也。《经》曰："胃之大络名曰虚里，在左乳下，脉宗气也。"胃络脉绝者，热绝也。赢瘦者，气不充也。短气者，热伤气也。久服轻身，气足也。《经》曰："谷入于胃，化其精微。"大气积于胸中命曰气海。天地之大数，常呼三而吸一不老者，助大气以补天地之出多入少也。胃者，水谷之海也。不饥者，胃实也。然而后世医方之用麦门冬者，不尔也。《经》曰："食气入胃，浊气归心。"仅如是焉而已。

独 活

独活者，独挺风而活生命也。苦入血而甘平调也。风寒，虚邪也。金疮，亡血甚也。主风寒所击金疮者，血大虚而贼邪猛也。痛，血脉凝也。止痛者，风寒去也。豚，水畜也。奔豚者，血虚寒而上乘心也。痫者，邪动火而挟痰也。肝藏血，而包络代君行令也。足太阳主筋所生病。痉者，血不柔筋而风寒化热也。女子疝瘕者，任脉病而风寒在血海也。久服轻身耐老者，血脉利也。

---

① 一水：原书作："火"，误，今据《素问·逆调论》改。

车 前 子

车前者，芣苢①也。车道前而以中行也。子甘寒者，利热闭也。《经》曰："膀胱不利为癃。"《经》曰："膀胱者，津液藏焉，气化则能出矣。"气癃者，气不化也。《经》曰："热伤气，气伤痛。"止痛者，热去也。《经》曰："三焦者决渎之官，水道出焉；小肠者受盛之官，化物出焉。"盖三焦决胃水液之清，小肠受胃水液之浊也。小肠亦属下焦。利水道小便者，气通也。《经》曰："身半以下者湿中之。"《经》曰："卧出而风吹之，血凝于肤者为痹。"《经》曰："三焦膀胱者，腠理毫毛其应"。除湿痹者，表邪利也。《经》曰："阳气者若天与日，失其所则折寿而不彰。"久服轻身耐老者，阳不闭于水湿也。

木 香

本香者，蜜香也。香苏脾也。辛通气而脾喜温也。邪气，外痹也。主邪气者，正气通也。毒，蕴也。疫，役也。温，瘟也。鬼，阴也。毒疫，时气蕴而以役行也。温鬼，戾气感而以阴附也。辟毒疫温鬼者，志旺则气自旺也。《经》曰："脾藏意，肾藏志。"心有所忆谓之意，意有所存谓之志。《经》曰："春三月以使志生，夏三月使志无怒，秋三月以使志平，冬三月使志若伏若匿。"精舍志，而四时皆言志，志，帅气也。强志者，肾动气充也。《经》曰："两实一虚则病。"淋露，孙络滞也。《经》曰："脾之大络名曰大包。"凡此若罗纹之血者，皆取之脾大络脉也。梦寤，《经》言："邪从外袭内，未有定舍，与荣卫俱行，与魂魄飞扬，而喜梦也。"魇寐，《经》言："阴气盛则梦魇。"脾为阴中之至阴也。不梦寤魇寐，志定也。

薯 蓣 即山药

薯蓣者，山药也。甘温调中而平不峻也。伤中者，土气伤也。《经》言："脾为胃行其津液"补虚羸者，养中州以灌溉四旁也。《经》言："风成为寒热。"除寒热邪气者，正气充也。《金匮》所谓见肝之病先实脾也。缝缺之谓补。补中者，实其缺也。益气力者，肺主气而力生于积气也。脾主肌肉。长肌肉者，中气足也。《经》曰："太阴行气于三阴。"强阴者，阳明主润宗筋。阳明，太阴

---

① 芣苢（fú yǐ）：车前别名。《诗经》："采采芣苢，薄言采之。"

之所合也。久服者，功用普也。耳目聪明者，肾开窍于耳，肝开窍于目也。不饥者，脾实也。延年者，阴精奉也。

薏苡仁_{根附}

薏苡者，中土藏意而左右以者，水，金也。仁者，木也。甘渗湿而微寒胜风也。《经》曰："肝主筋，肝苦急。"《经》曰："凡痹之类逢寒则急。"筋急者，筋痹也。《经》曰："阳气者，柔则养筋。"足太阳主筋所生病。拘挛者，阳不养也。主①筋急拘挛不可屈伸者，风挟湿而入痹于筋也。《经》曰："肝主风，脾恶湿。"《经》曰："病久则传化。"久风湿痹者，痹蓄热也。《经》言："肺主气。"下气者，上降下也。《经》曰："皮痹不已，内舍于肺。"肺与太阳同主表也。久服轻身者，风湿去也。《经》言："上焦宣发是谓气。"益气者，痹去而太阴气行也。三虫，风化湿也。根主下三虫者，金胜风而下利湿也。

泽　泻

猪水②曰泽，决水曰泻。甘、寒者，泻乎水，蓄热也。《经》曰："风寒湿合而为痹。"痹谓皮痹、肉痹、筋痹、脉痹、骨痹也。足阳明之脉下乳内廉。乳难者，胃液不通也。五脏各有所合，皮肉筋骨脉也。养五脏者，痹去则脏气安也。肥健消水者，行决渎而饮食输精也。耳目聪明者，宗脉不痹于水气也。不饥者土气实也。轻身者，水去也。阳明主肌。心之华在面，面生光能行水上者，阳气行也。《经》曰："上盛则梦飞也。"

远　志

《经》曰："肾藏志。"远志者，苦健温养而志通上下也。《经》言："精舍志。"咳逆者，精虚志伤而冲寒也。《经》曰："思伤肝。"心怵惕思虑则伤神，脾愁忧不解则伤意。伤中者，心主血，血生脾，脾藏荣，荣舍意，心不生脾而脾不输精也。补不足者，脾通而灌溉四旁也。除邪气者，谷精宣发而正气充也。《经》曰："天气通于九窍。"利九窍者，志健而阳气通也。《经》曰："肾藏智。"智生慧，心有所忆谓之意，意有所存谓之志，因志存变谓之思，因思远

---

① 主：原书作"王"，今据文义改。
② 猪水：水停聚的地方，即沼泽地。《字汇》："水所停止曰猪。"

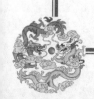

慕谓之虑，因虑处物谓之智。益智慧者，肾通也。耳目聪明者，宗脉通也。《经》曰："肾盛怒不止则伤志，喜忘其前言。"不忘者，志足也。强志者，肾健也。倍力者，肾主骨也。《经》曰："罗纹之血皆取脾大络脉。"《经》曰："男子八岁肾气实，二八冲脉盛。"不老者，毛发黑也。

龙　胆

龙胆者，龙象肝而胆应乎少阳胆也。苦、涩胜风而大寒泻火也。《经》曰："少阳为枢，足少阳之脉是主骨所生病。"《经》言："风成为寒热。"骨间寒热者，火郁枢也。《经》曰："少阳之上，相火治之。"厥阴从中见。惊痫者，肝主惊而痫发乎膻中、胸中，风火痰也。续绝伤者，肝脉络阴器而主筋，火伤筋也。《经》言："十一脏取决于胆。"定五脏者，火不灼而三阴安也。医和曰："血虫为蛊，谷之飞亦为蛊。"在《周易》："女惑男，风落山，谓之蛊，皆同物也。"淫溺，惑乱之所生也。阳淫热疾而风木虫也，蛊也；火邪蕴而毒聚也，毒也。《经》曰："风者百病之长也。"入舍于肺名肺痹，肺传之肝名肝痹，肝传之脾名脾风，脾传之肾名疝瘕。少腹烦热而痛出白，一名：蛊。《经》曰："少阳属肾。"泻胆热所以去肾风也。杀蛊毒者，寒胜火也。龙神物面胆生气出也。吴本久服益智者，经所谓少阳属肾而火不灼水也。轻身耐老者，少火生气也。

细　辛

细辛，辛温者，细入乎无微，而辛通者温散寒也。《经》曰："肺主咳。"咳逆上气者，《经》所谓肾上连肺也。《经》言："肾生脑髓，肝脉络脑。"头痛脑动者，邪上行也。《经》曰："诸筋者皆属于节，节之交神气之所游行出入也。"百节拘挛者，邪入筋骨也。《经》曰："寒气胜者为痛痹。"风湿痹痛者，寒乃痛也。死肌者，痹不仁也。《经》曰："十二经脉三百六十五络，其精阳气皆上走于目而为睛。"明目者，邪去也。《经》曰："九窍为水注之气。"利九窍者，辛温通也。轻身长年者，气行也。

石　斛

石斛者，以形名也。石刚土而斛出纳谷也。甘、平者，中和调而淡渗也。

伤中者，脾太阴伤而土气乏也。《经》曰："太阴①之上，湿气治之。"肉痹不已，复感于邪，内舍于脾。除痹者，渗乃通也。下气者，地气上②为云，然后天气下为雨也。补五脏虚劳羸瘦者，脾居中州以灌溉四旁也。强阴者，阳明主润宗筋，脾主为胃行其津液也。又五脏皆为阴，强五脏也。益精者，肾主水受五脏之精而藏之也。《经》曰："脾气不濡，胃气乃厚。厚肠胃者，湿去也。"

巴 戟 天

巴者，水也；戟者，刺也；天者，阳也，水合巴而刺风宣阳也。《经》曰："辛甘发散为阳。"辛胜风而甘温调也。《经》言："病大风，骨节重，须眉堕。"大风，疠也。邪气，虚贼也。大风邪气者，风力大而绝皮肌以内犯也。《经》曰："厥阴之上，风气治之。"《经》曰："肝主筋。"《经》曰："中于风者，不必动脏。"邪入阴经则其脏气实，邪不能客，故还于腑。阴痿不起者，宗筋病也。《经》曰："诸筋者皆属于节。"肾主骨，强筋骨者，风去而肝肾健也。《经》曰："五脏藏精气而不泻。"安五脏者，风息而脏真固也。补中者，实上气也。增志者，助肾气也。《经》言："诸气皆属于肺。"益气者，肺主气而阳气和满于胸也。

白 英

白英者，排风也。俗名排芳藤。白，金色而英其华也。甘、寒者，中味甘而寒胜热也。《经》曰："风成为寒热。"寒热入者，《经》所谓风气与阳明入胃也。疸者，黄瘅也，热结也。《经》曰："瘅成为消中。"消渴者，热灼也。补中者，除胃热而津液复也。《经》言："热伤气。"益气者，去肺热而荣卫行也。久服轻身者，热祛也。延年者，阴固也。

白 蒿

白蒿者，蘩也。白，金色而蒿中通也。甘、平者，淡渗也。《经》曰："五脏皆有合，病久不去内含于合。"五脏邪气者，在脏也。风寒湿痹者，在外也。补中者，脾气实也。益气者，肺气旺也。长毛发令黑者，肝肾气足也，肝藏

---

① 太阴：原书作"大阴"，误，今据《素问·六微旨大论》改。
② 上：原书作"土"，误，今据《素问·阴阳应象大论》改。

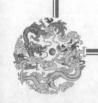

血。肾与冲脉下行也。疗心悬者，心病也。痹去而下交肾也。《经》曰："脾恶湿。"少食常饥者，脾不能为胃行其津液而风寒郁热也。耳目聪明不老者，中无痹而脏气通也。

赤　箭 <small>即天麻</small>

赤箭者，天麻也。赤，正阳而箭以中直也。辛、温者，通阳气也。杀鬼精物者，阳强也。蛊毒者，阴类也。《经》曰："寒气客于肠外，与胃气相薄，气不得荣，因有所系癖而内着，恶气乃起。"恶气者，闭塞清道也。《经》曰："肺为阳中之少阴。"《经》曰："天食人以五气，五气入鼻。"久服益气力者，肺旺也。阳明主润宗筋，冲、任、督、带会于宗筋而阳明为之长。《经》言："阳明两阳合明也。"长阴者，阳明充也。《经》言："阳明主肉。"肥健者，胃实也。夫风者，气也，主恶气则治邪风也。《经》曰："阴之绝阳，名曰厥阴。"肝主风，而包络代君行令，故主鬼精蛊毒且胜风邪也。

菴䕡子

菴䕡①者，覆䕡也。苦破结，而微寒胜热也。五脏瘀血者，心生血，胞脉属心而络于胞中，冲脉与少阴肾下行，肺朝百脉，肝藏血，脾藏荣也。《金匮》曰："水结胞门名曰血分。"《经》曰："冲脉者，十二经之海也。"膀胱者，胞之室也。冲任循腹右上行。尺内以候腹。腹中水气胪胀者，气不化，是以瘀乃胀也。留热者气滞则留而为热也。三焦主腠理，太阳主皮毛。《经》曰："各在其部，各发更止，此众痹也。"风寒湿痹身体诸痛者，《经》所谓巨阳受之也。久服轻身延年不老者，瘀痹去也。

菥蓂子 <small>即大荠</small>

菥蓂②者，大荠也。子，辛、微温者，通气也。《经》曰："肝开窍于目。"明目者，上通也。《经》曰："肝主泪。"目痛泪出者，上痹也。痹，闭也。除痹者，去痹也。《经》曰："血凝于肤者为痹。"《经》曰："病久不去，内舍于合。"《经》曰："肝受血而能视。"肝藏血，心生血。《经》曰："心者五脏之专精也。"

---

① 菴䕡（ān lǘ）：中药名，菊科植物。
② 菥蓂（xī míng）：荠菜的一种，种子或全草入药。

《经》曰："五脏之精气皆上注于目而为晴，精之窠为眼，骨之精为瞳子，筋之精为黑眼，血之精为络窠，气之精为白眼，肌肉之精为约束。"补五脏者，痹通则脏真足也。益精光者，精气明也。久服轻身不老者，血脉利也。

蓍 实

蓍实者，蓍神物而实其实也。苦坚，酸收，而苦酸泄以通也。益气者，补肺也。充肌肤者，补脾也。明目者，补肝也。《经》曰："肾藏智，心藏神。"聪慧先知者，神智通也。久服不饥者，脾实也。不老者，血足也。轻身者，气充也。

赤 芝

《经》言："神脏五。"赤芝者，赤，火色，而芝神物也。苦入心而平不峻也。宗气者，大气也。《经》曰："大气积于胸中名曰气海，贯心脉而行呼吸。"《经》曰："胸气有街。"胸中结者，气闭也。《经》曰："膻中为气之海，气海有余，气满胸中也。"益心气者，补脏真也。补中者，心生血，血生脾也。增智慧者，心肾通也。不忘者，肾生脑髓也。久服轻身不老延年神仙解见前。

黑 芝

黑芝，咸、平者，黑水色而咸入肾也。膀胱者，肾之使也。主癃者，脏气通也。《经》曰："肾上连肺，故将两脏。"三焦孤之府也。利水道者，肾足则决渎行也。益肾气者，补脏真也。《经》曰："肾者主水。"九窍为水注之气。通九窍者，水津布也。《经》曰："肾藏智。"聪察者，肾足也。

青 芝

青芝，酸、平者，青木色而酸入肝也。明目者，肝开窍于目也。补肝气者，益脏真也。《经》言："肾生脑髓，髓生肝。"而肝主疏泄。《经》曰："随神往来谓之魂。"肝藏魂。安精魂者，所藏足也。肝主怒。仁恕者，肝配木，木配仁，仁道恕也。

白　芝

　　白芝，辛、平者，白，金色而辛入肺也。益肺气者，补脏真也。《经》曰：
"咽喉者水谷之道也。"地气通于嗌。喉咙者，气之所以上下也。天气通于肺，
肺开窍于鼻。通利口鼻者，嗌喉气利也。《经》曰："肾藏志，脾藏意。"强志意
者，肺生肾而脾生肺也。勇悍者，金气旺也。《经》曰："并精出入谓之魄，肺
藏魄。"安魄者，所藏安也。

黄　芝

　　黄芝，甘、平者，黄，土色而甘入脾也。《经》曰："脾藏荣。"主心腹者，
心生血而腹血海也。五邪者，正气充也，太阴行气于三阴也。《经》曰："两精
相搏谓之神，心藏神。"安神者，《经》所谓脾气散精也。《经》曰："心有所忆
谓之意。"意不动而神自安也。忠者，中心也。信者，土德也。和者，中道也。
《经》曰："心主乐。"乐者，意无妄也。

紫　芝

　　紫芝，甘、温者，紫入血而温，益阳也。宗脉聚于耳中，心主脉，肾开窍
于耳。主耳聋者，空窍通也。《经》曰："节之交三百六十五会，神气之所游行
出入也。"络脉之贯渗诸节者也。利关节者，血络通也。《经》曰："血舍神。"
保神者，心生血也。肾藏精，肺主气。益精气者，肾肺足也。肝主筋，臂主
骨。坚筋骨者，肝肾强也。心之华在面。好颜色者，心气充也。

卷　柏

　　卷柏者，以形名也。辛、平者，通不峻也。《经》言："荣气调和于五脏。"
五脏邪气者，荣不充也。冲、督、任、带会于宗筋，女子入系庭孔。阴中寒热
痛者，邪痹而血不通也。癥瘕血闭者，血海瘀也。绝子者，子脏闭也。久服轻
身者，血行也。和颜色者，心生血而心之华在面也。

蓝　实

《经》曰："天气清净，光明者也。"蓝，天色，而实者实也。苦破而寒胜热也。毒，害生气也。解诸毒者，气通也。蛊生于淫溺惑乱也，蚑蛷类也。疰，《吴本》作：注，传尸也。鬼，阴物也。螫，虫伤。杀蛊蚑疰鬼螫毒者，正气行也。足厥阴肝之脉与督脉会于巅，督总一身之阳，冲为十二经之海，上出于颅颡，以灌诸阳而渗诸精。久服头不白者，血气上充也。轻身者，正气旺也。

蘼　芜 即江蓠

蘼芜者，劳芎苗也。辛通气而温胜寒也。厥阴脉从肝上注肺。咳逆者，肝邪挟风而走肺也。《经》曰："肝病为惊骇。"又曰："惊则心无所倚。"神无所归，故气乱。《经》曰："膻中为气之海。"定惊气者，肝邪挟风而走心包也。《经》曰："阴之绝阳，名曰厥阴。"膻中者，臣使之官，与肝厥阴同经。辟邪恶，除蛊毒、鬼疰者，阴邪去也。去三虫者，胜风也。《经》曰："心藏神，包络代君行令。"久服通神者，膻中通也。

黄　连

黄连者，离中黄而连乎肠胞脉也。苦入心而寒胜热也。《经》曰："少阴之上，热气治之。"热气者，君火也。小肠为心之使，手太阳脉至目锐眦、内眦。目痛眦伤者，腑热上行也。手太阳主液所生病。泪出者，液道开也。明目者，心脉循目系也。肠澼腹痛者，小肠后附脊，左外附脐上也。下利者，热下迫也。督脉贯心入系庭孔。胞脉属心而络于胞中。冲、任、带合于会阴。妇人阴者，重阴也。阴中肿痛者，灼阴甚而下注也。久服令人不忘者，火不灼而肾精智足也。一名：王连。心者君主之官也。手太阳与膀胱同经，手心主与肝同经，是故仲景用连也。

络　石^{俗名三角锋}

络石者_{俗名三角风}①，石上络而胜经络风也。苦入血而温乃行也。《经》曰："血泣不行则卫气从之不通，壅遏而热。"风热者风久留而化热也。死肌者，久痹不仁也。痈伤者，伤乃重感于风也。《经》曰："风胜则动。"口干舌焦，风枯液也。《经》曰："热胜则肿。"痈肿不消者，风煽热也。《经》曰："咽喉者，水谷之道也。"口唇者，音声之扇也。舌者，音声之机也。喉舌肿闭者，风挟咽而上舌本也。水浆不下者，嗌闭也。吴本明目者，宗脉通也。《经》所谓："诸脉皆属于目也。"润泽者，风去则液自生也。好颜色者，热去则血上荣也。

《经》曰："身半以上者，邪中之也。"身之中于风也，不必动脏，故邪入阴经则其脏气实，邪气入而不能客，故还之于腑。《经》曰："厥阴之上，风气主之，少阴之上，热气主之。"死肌，痹不荣也。痈疮，心火也。肝脉环唇内，故口干。心开窍于舌，故舌焦。风火交郁，故不消。肝脉循喉咙，心主舌，故肿闭。玩水浆不下一语，从可知一肾水不能胜二火也。

蒺　藜　子

蒺藜者，茨也。子，苦、温者，苦破血而温散血也。主恶血者，利血气也。癥，血结也。《经》："厥气生足悗。"悗生胫寒，寒则血脉凝泣，凝泣则上入肠胃，肠胃膜胀则肠外汁沫迫聚不散。多饮食则肠满，起居不节，用力过度则络脉伤，伤则血溢肠外，寒汁沫与血相搏，并合凝聚，日以成积。其忧思伤心，重寒伤肺，忿怒伤肝，汗出当风伤脾，用力过度、入房汗出伤肾，所以生积聚也。三阳脉挟喉，三阴脉至项。喉痹，血闭也。阳明脉下乳内廉，是主血所生病。乳难，血不通也。破癥积聚喉痹乳难者，破恶血也。长肌肉者，脾主肉，脾藏荣也。明目者，肝受血而能视也。

苦破、温散，此治恶血之结在腑脏喉乳肌目者，最重一"破"字。《本经》无"一"字不当留神。凡言久服者，或重剂，或频服也。

黄　芪

黄芪者，由中达外而大气举也。甘调而微温养也。《经》言："荣卫稽留壅遏故热。"不陷曰痈，陷下曰疽。痈皮薄，疽皮坚。久败疮者，气不充也。挤而去之，谓之排。《经》曰："肉腐则为脓。"《经》曰："气伤痛。"排脓止痛者，

①　三角风：目录作"三角锋。"

神农本经经释

气外运也。癩即疬也。《经》曰："疬者荣热胕其气不清。"故使鼻柱坏而色败，皮肤疡溃，风客于脉而不去，名曰疬风。大风癩疾者，风腐荣也。《经》曰："魄门为五脏使。"五痔者，气下陷也。《经》曰："鼠瘘之本，皆在于脏，其末上出于颈腋之间。"鼠瘘者，毒留脉也。《经》曰："真气夺为虚。"补虚者，实正气也。小儿百病者，气未旺也。

此重在"补虚"二字。虚者，正气所不充之处也。气不充故久败而痛，风乘虚则大气不荣身，故癩且鼠瘘。芪甘、微温，能运大气自中出外，以补正气所不充之处。小儿初生正气未旺，故主百病。

肉苁蓉

《经》曰："阳明主肉。"肉苁蓉者，崇中土也。甘、微温者，补不峻也。《经》曰："久视伤血，久卧伤气，久坐伤肉，久立伤骨，久行伤筋，是谓五劳所伤。"《经》曰："怵惕思虑伤神，愁忧不解伤意，悲哀动中伤魂，喜乐无极伤魄，盛怒不止伤志，恐惧不解伤精，饮食自倍，肠胃乃伤。"五劳七伤者，真气乏也。补中者，实胃土也。阳明胃者水谷之海也。五脏六腑皆禀气于胃也。《经》言："阳明主润宗筋。"《经》曰："气伤痛。"除茎中寒热痛者，胃气润也。养五脏者，胃液充也。《经》曰："阳明虚则宗筋纵弛。"强阴者，胃旺也。《经》曰："气归精，精归化。"《经》曰："肾者胃之关也。"益精气多子者，肾足也。妇人癥瘕者，血海温也。久服轻身者，血气充也。

《经》曰："肾者主水，受五脏六腑之精而藏之。"故五脏盛乃能泻。《经》言："阳明胃者，五脏六腑之本也。"肉苁蓉补中而输精于肾也。

防 风

防风者，防其入而排。去之也。甘调而温散也。《经》曰："大风颈项痛，刺风府，大风汗出，刺谚譆"。头眩痛者，风上行也。恶风者，风伤卫也。《经》曰："邪中于项，其入深则随眼系入于脑，脑转则引目系急。"风邪目盲无所见者，风掩空窍也。《经》曰："风气胜者为行痹，其留连筋骨者疼久。"《经》曰："客于外分肉间迫切而为沫，沫得寒则聚，聚则排分肉而分裂，故曰周痹。"风行周身骨节疼痛者，《经》所谓：风气与太阳俱入，行诸脉俞而散分肉也。久服轻身者，风去也。

蒲　黄

蒲黄者，花上黄粉也。蒲，香而黄华也。甘、平，调也。《经》曰："冲、任皆起于胞中，循腹右上行。"胞脉者属心，而络于胞中。诸血者，皆属于心。膀胱者，胞之室也。风成为寒热。心腹膀胱寒热者，寒结热结而血不行也。《经》曰："膀胱者，津液藏焉，气化则能出。"手太阳与少阴为表里。利小便者，膀胱气化也。《伤寒论》曰："热结膀胱，其人如狂。"《经》曰："心气不得下通，故月事不来。"止血消瘀血者，香散结也。《经》曰："谷入于胃乃传之肺。"专精者行于经隧，常荣无已。益气力者，肺朝百脉而输精也。

大阳少阴，从标从本，故曰：寒热。而其止血消瘀之功则专在利小便也。

香　蒲

香蒲者，蒲根四达而香通也。甘、平，力不峻也。《经》曰："心者五脏之大主也。"五脏心下邪气者，五脏邪气在于心下也。心下者包络也。《经》曰："诸邪之在心者，皆在于心之包络。"《经》曰："胸者脏腑之郭也，膻中者心主之宫城也。"《经》曰："上焦出于胃上口，贯膈而布胸中。"口中烂臭者，热结也。足阳明之脉入上齿。坚齿者，香散结也。明目聪耳者，宗脉通而心主脉也。久服轻身耐老者，邪去也。

《经》曰："除陈气也。"香蒲是也。

续　断

续断者，以功著也。苦入血而微温乃行也。伤寒者，寒伤荣也。补不足者，实乎血气虚也。金疮者，亡血甚也。疮者，少阴病也。痈者，少阳病也，血凝泣也。折跌续筋骨者，肝藏血而肾与冲脉下行也。妇人乳难者，阳明脉下乳内廉是主血所生病也。益气力者，肺朝百脉而主气也。

漏　芦

漏，时乎，西北华而卢者，黑也。咸渗而寒胜热也。太阳主皮毛，阳明主肌肉。皮肤热毒者，蕴也。恶疮者，热郁湿而遏荣也。疽者，湿挟热而内陷也。痔者，湿热下流也。《经》曰："身半以下者，湿中之病。"在阴者，名曰痹。下乳汁者，阳明脉下乳内廉而毒痹通也。久服轻身者，湿热去也。益气者，肺气和也。耳目聪明者，空窍利也。不老延年者，阴足也。

天 名 精

天名精者实名鹤风，天癸通乎肾，藏精而得名也。甘、寒者，除瘀热也。主瘀血者，血结滞也。血瘕欲死者，血闭闷也。下血者，瘀去也。止血者，瘀行也。《经》曰："膀胱者，胞之室。"利小便者，瘀通则气化出也。《经》曰："血海有余则常想其身大。"轻身者，瘀净也。耐老者，血足也。

决 明 子

决明者，以功著而状如马蹄也。子咸、平者，渗热软坚面力不峻也。《经》曰："筋之精为黑眼。"主青盲者，肝热闭也。目淫肤者，热淫于内也。赤白膜者，空窍热结也。《经》曰："肝主泪。"眼赤泪出者，热上灼也。益精光者，《经》所谓：精之窠为眼也。精气明也。轻身者，热去也。

丹 参

丹参者，丹入血而参乃蔈也。苦破而微寒胜热也。《经》曰："诸血者皆属于心。"冲、任循腹右上行。心腹邪气者，虚邪中人而传舍于血也。小肠为心之腑，而血海在腹，与肠相近。心主而血结于少腹，则隘心与小肠相通之气，时而乍通。肠鸣幽幽如走水者，血闭也。《经》言："风成为寒热。"寒热积聚者，风入血而成积聚也，外寒热而内积聚。《经》言："积往来移行肠胃之间水凑灌注濯濯有声。"《经》言："络伤则血溢于肠外。"然则肠鸣积聚皆血病也。烦者，心烦也。满者，腹满也，皆热也。益气者热伤气而宗气贯心脉以行呼吸，肺主气而朝百脉也。

飞 廉

飞廉者，风神也，以其身轻言之也。苦泄热而平不峻也。《经》言："肾主骨，节之交神气所游行出入。"主骨节热者，解少阴热也。阳明脉行胫外廉。《经》曰："阳明之上，燥气治之。"中见太阴，阳明从中见。胫重酸疼，湿热下流也。久服令人身轻者，热去也。

五 味 子

《经》曰："阴之所生，本在五味。"五味者，备五味也。子，酸而温养也。《经》曰："肺欲收，急食酸以收之，用酸补之。"益气者，肺主气也。《经》言："肺主咳。"咳逆上气者，气不敛而虚寒上干也。劳伤羸瘦者，气伤而不充于身也。补不足者，《经》所谓：真气夺为虚也。《经》言："肾开窍于二阴，藏精于肾。"强阴益男子精者，肾气收而肺生肾也。

旋 花

旋花者，鼓子花也。甘调中而温养也。足阳明之脉行于面，是动则病颜黑。主面䵟黑色媚好者，胃阳宣也。《经》言："大气积于胸中名曰气海。"益气者，胃大络虚里之宗气充也。根，辛、温而下行也。主腹中寒热邪气者，血海通也。《经》曰："膀胱者，胞之室。"《吴本》利小便者，血行则膀胱气化也。

兰 草

《经》言："病口甘者名曰脾瘅，治之以兰，除陈气也。"兰者，香草也。辛通气而平不峻也。《经》曰："三焦者决渎之官，水道出焉。"利水道者，三焦通也。《经》曰："三焦主腠理。"腠者三焦会通元真之处，理者脏腑皮肤之文理。五脏皆为阴，六腑皆为阳。杀蛊毒辟不祥者，真气行也。《经》曰："少火生气。"手心主脉，历络三焦，膻中为气之海。久服益气者，正气充也。《经》曰："上焦开发宣五谷味充身，若雾露之溉是谓气。"轻身者，大气运也。《经》曰："心主血。"不老者，血气利也。《经》曰："君火以明，相火以位。"上焦布胸中，包络代君行令。通神明者，手厥阴与手少阳相表里也。一名：水香者，主水道而香通气也。

蛇 床 子

蛇床子者，蛇嗜卧而食其实也。蛇者，巳也。《经》曰："巳亥之岁，厥阴统之，风气通于肝。"苦燥湿而平不峻也。《经》曰："阳明从中见，太阴之上，湿气治之。"前阴者，宗筋之所聚。阳明，太阴之所合也，治痿独取阳明。阳明主润宗筋，宗筋主束骨而利机关者也。冲脉与阳明合于宗筋，阴阳总宗筋之会，而阳明为长，皆属于带脉而络于督脉。主男子阴痿湿痒者，风湿下并也。妇人阴中肿痛者，寒湿下并也。《经》言："身半以下者，湿中之病，在阴者名曰痹。"血凝于肤者为痹。除痹气者，湿痹也。利关节者，宗筋利也。上焦布胸中，包络代君行令。癫痫者，湿郁痰也。恶疮者，湿蕴络也。轻身者，湿去也。好颜色者，阳上通也。

地 肤 子 即扫帚

地，阴类，而太阳主皮肤也。地肤者，扫帚也。子，苦泄而寒胜热也。《经》曰："膀胱者州都之官，津液藏焉，气化则能出"。主膀胱热利小便者，热去则气自化也。《经》曰："膀胱者肾之使，肾者胃之关也。"关门不利，故聚水而从其类。补中者，脾胃之水有所输泻则开阖之机活，而脾湿胃热不生也。益精气者，热去则脏真自益也。足太阳之脉起目内眦至耳。《经》言："巨阳者，诸阳之属也。"耳目聪明者，阳气通于宗脉也。轻身耐老者，热去也。

景 天

景天者，石上草也。景乎日而盆养屋上也。苦泻热而平不峻也。《经》曰："少阴之上，热气治之。"大热者，火大灼也。《经》曰："君火以明，诸疮痛痒皆属于心。"火疮者，心主血而热聚也。身热烦者，热溢经络而心内烦也。外痹于血为邪气，内癖而积为恶气。邪恶气者，血郁热也。花者，荣也。主女人漏下赤白者。《经》言："胞脉属心而络于胞中。"苦破热结也。轻身者，热去也。《经》曰："目者，心使也。"明目者，火安也。一名：慎火，一名：戒火，其功能也。

茵 陈 蒿

因陈者，因旧苗而更生也。蒿，言乎其类也。苦、平渗不峻而微寒去热也。《经》曰："身半以上者风中之，身半以下者湿中之。"寒则衰饮食，热则消肌肉。主风湿寒热邪气者，邪在肌而阳明主肌也。《经》曰："阳明之上，燥气治之。"阳明从中见，中见太阴。风，阳邪也。湿，阴邪也。热结者，结于湿也。《伤寒论》曰："瘀热在里也。"黄疸者，周于身而结为疸也，热瘀分中而身目尽黄也。久服轻身者，湿热去也。《经》言："胃之大络名曰'虚里'"，脉宗气也。益气者，宗气充也。阳明脉主血所生病，上行于面。耐老面白悦者，须发黑而气和也。长年者，胃为五脏六腑之本也。《经》曰："卯酉之岁，阳明主之。"白兔食之，辛卯岁采也。仙者，山人服也。

杜　若

杜若者，香草也。辛通阳而微温养也。《经》曰："阳气者闭塞，地气者冒明。"上焦并胃上脘贯膈而布胸中。足少阳脉下胸循胁。肝脉上贯膈，布胁肋。主胸胁下逆气者，阳不充而厥逆上干也。《经》曰："中焦并胃中脘，泌糟粕，蒸津液，肝脉挟胃。"温中者，《经》所谓："厥阴不治取诸阳明也。"胃阳宣也。《经》曰："肝主风。"肝与督脉会于颠。脑户，督脉穴也。风入脑户者，阳受邪也。头脚痛者，风上行而风胜则肿也。《经》言："脑渗为涕，肝主泪。"《经》言："诸风掉眩，皆属于肝。"涕泪者，风动液也。《经》言："肾苦燥，急食辛以润之。"开腠理，致津液通气也。久服则子令母实。益精者补肾也。《经》言："肝开窍于目。"肝脉连目系，五脏六腑之精阳气皆上聚于目而为之视。明目者，空窍利而阳不掩也。《经》言："精液和合而为膏①者，入于骨空补益脑髓。"令人不忘者，肾生脑也。一名：杜衡，衡者平也，若者顺也，杜者止也。

沙　参 沙含金

沙参者，沙含金而衍中薆也。苦行气而微寒养也。《经》曰："中焦取汁，上注于肺脉乃化为血。"《经》曰："惊则气乱。"乱则血死而不行。血结惊气者，结于惊而不通也。《经》言："风成为寒热，肺主身之皮毛。"除寒热者，表和也。《经》言："脾为阴中之至阴，肺为阳中之少阴。"补中者，薆脾阴也。益肺气者，利肺阴也。《经》言："地气上为云，天气下为雨。"中土所生之血，从肺太阴而行之，故补益也。《吴本》久服利人，其功能也。一名：知母，肾藏智也。

升　麻

升麻者，叶似麻而升清也。苦能胜邪，平不害正，而微寒养也。《经》曰："两阳合明，故曰阳明胃者五脏六腑之本也。"水谷气血之海也。海之所行云气

---

① 膏：原书作"高"，误。《灵枢经·五癃津液别》作"膏"，依此改。

者，天下也。解百毒者，毒绝真气也。杀百精老物殃鬼者，阳通也。辟瘟疫瘴气邪气蛊毒者，清气升也。《经》曰："地气通于嗌，胃脉挟口。"入口皆吐出者，正气升则邪不容人也《经》曰："水谷之海有余则腹满。"中恶腹痛者，气闭也。《经》曰："胃悍气上冲头者，循咽上走空窍。"时气毒疠头痛者，清阳窒也。《经》曰："风数行而善变，寒则衰饮食，热则消肌肉。"寒热风肿者，热结也。诸毒者，众也。喉痛者，痹也。口疮者，热循脉而上行也。久服不夭者，气和也。轻身者，阳明主肌也。长年者，生气通天也。《吴本》一名：周升麻，周者，遍也，通也。

石龙刍_{即龙须草}

石龙刍者，席草也。草，龙须而石上生也。苦渗而微寒不峻也。《经》言："心主血，尺内以候腹。"心腹邪气者，手少阴与奇经病也。《经》言："膀胱者，胞之室。"心与小肠相表里。小便不利者，血痹而气化不行也。淋闭者，病甚也。风，阳邪，中上则心受之。湿，阴邪，中下则腹受之也。《经》言："心藏神。"伤于邪则鬼疰害之。《经》言："腹为阴，伤于邪则恶毒从之也。"久服补虚赢者，风湿去则新血生也。轻身者，络脉利也。耳目聪明者，宗脉通也。延年者，血脉和也。一名：龙须，一名：龙珠者，龙化气也。一名：草续断者，血行也。

云实_{花附}

云实者，水皂角也。《经》曰："地气上为云，云出天气。"实，其力实也。辛通而温散结也。主泄利肠澼者，地道通也。杀虫蛊毒者，阴物珍也。《经》言："肺主气。"去邪恶结气者，利肺而去乎外痹内癖也。止痛者，结去也。《经》言："风成为寒热。"肺主身之皮毛。除寒热者，解肺结也。花者，华也。《经》言："君火以明。"见鬼精者，明烛幽也。《经》言："食气入胃。"多食令人狂走者，阳明强而重阳狂也。《经》言："膻中为气之海。"久服通神明者，大气利也。

王不留行_{吴本}

《经》曰："心主血。"心者君主之官。王不留行者，行血疾也。苦破而平不偏乎凉热也。金疮者，亡血甚也。止血者，不妄行也。逐痛者，通血结也。

出刺者，开腠理也。《经》曰："卧出而风吹之，血凝于肤者为痹。"除风痹者，利孙络也。内寒者，血不荣也。久服轻身耐老增寿者，血气充也。

牡　桂

《经》曰："肝为牡脏，心为牡脏，肝藏血，心生血。"牡，阳也。桂，圭也。牡桂者，用乎其阳者也。辛化气而温宣阳也。《经》言："肾主水，肺主咳。"冲与少阴肾下行，冲脉为病逆气里急。膀胱者，胞之室，膀胱为肾之使。主咳逆上气者，太阳气化则水行而血海不寒也。《经》言："宗气贯心脉而行呼吸，膻中为气之海。"三阴脉皆至项而还。结气喉痹吐吸者，阳运也。关，机关也。节，骨节也。《经》言："十二原出于四关，节之交神气之所游行出入也。"络脉灌渗诸节者也。利关节者，阳通也。《经》言："阳明行气于三阳，太阴行气于三阴。"补中者，气行也。《经》言："谷入于胃，其大气之抟而不散者，结于胸中，名曰："气海。"益气者，阳充也。《经》言："心藏神。"久服通神者，心为阳中之太阳而脉舍神也。轻身不老者，气血和也。

箘　桂

箘桂者，形似竹而桂阳也。辛通而温养也。《经》言："风者百病之长也。"主百病者，辛胜风也。《经》言："肾藏精，心藏神。"养精神者，温少阴也。《经》言："十二经，三百六十五络，血气皆上于面，而走空窍，精阳气上走于目而为视，别气走于耳而为听，宗气出于鼻而为臭，浊气出于面走唇舌而为味。"和颜色者，阳上充也。《经》曰："酸先入肝，苦先入心，甘先入脾，辛先入肺，咸先入肾。"为诸药先聘通使者，先乎其所先也，化气疾而脉络通也。久服轻身不老者，阳运而血和也。《经》言："心主血，心之华在面。"阳明脉上行于面，为十二经之海。面生光华者，阳外现也。媚好常如童子者，经所谓：少火生气也。

松　脂

松，本公而脂养也。苦胜风而甘温调也。《经》言："荣卫稽留于经脉，热胜则肉腐为脓，不能陷，骨髓不为焦枯，五脏不为伤，曰痈。"热气盛，下陷肌肤，筋髓枯，内连五脏，血气端当其痈下，筋骨良肉皆无余，曰疽。癖而内著谓之恶。主痈疽恶疮者，去脉络癖而生新肉也。三阳脉皆上于头，故头为诸阳之宗也。《经》言："风与太阳俱入，行诸脉俞，散于分肉之间，与卫气相干，其道不利，故使肌肉愤瞋而有疡。"头疡者，风上行而脉肌结也。白秃者，风入络而虫剪发也。疥者，风蕴湿于孙络也。瘙，《吴本》作搔，搔乎皮痒蜕也。夫松者百木之长也。风者百病之长也。气，病乎恶疡秃搔也。安五脏者，利血脉以息风而不内煽也。久服轻身不老延年者，风不灼乎脉络三阴也。

槐　实

槐者，怀也，归也。实，破结也。苦泻热而寒胜热也。主五内邪气热者，邪入脏中而热结也。《经》曰："脾为涎，肾为唾。"止涎唾者，脾肾热去也。肝主筋，故曰绝。肺主皮，故曰伤。补绝伤者，肝肺热解也。《经》曰："君火以明，诸疮痛痒皆属于心。"火疮者，心热盛也。阳明脉下乳内廉。妇人乳瘕者，胃热闭而脉络不通也。《经》言："女子胞为奇恒之府。"子脏急痛者，胞中热而实，拒按也。

枸　杞<small>即地骨皮</small>

枸杞者，以根用也。苦寒言乎其胜热也。主五内邪气者外受邪而内舍脏也。热中消渴者，邪并于阳明脉，入胃而津液灼也。《经》言："周痹在血脉之中，随脉以上，随脉以下，不能左右，各当其所。"此内不在脏而外未发于皮，独居分肉之间，真气不能周，故曰："周痹。"周痹风湿者，迫切为沫而分裂痛也。久服坚筋骨者，固肝肾阴也。轻身者，肌热去也。不老者，络脉充也。耐寒暑者，百脉和也。一名：地骨，一名：地节者，根其功能也。《吴本》一名：枸忌，一名：枸根者，名其物义也。

橘　柚

橘、柚，二果而功用同也。辛通而温散也。《经》言："右外以候肺，内以后胸中。"谷入于胃，其大气抟而不散者，结于胸中，名曰："气海。"主胸中瘕热者，气闭乎热也。《经》言："上焦并胃，上脘贯膈而布胸中。"利水谷者，通胃脘也。久服去臭者，臭生于热逆积滞也。下气者，胸气通则天气降也。《经》言："膻中者心主之宫城也。"气海有余则气满胸中。通神者，心藏神而胸气利也。一名橘皮者，言乎其物功能也。肺统胸而皮主气也。

柏　实

柏，白也。柏禀金气生而实者，仁也。甘、平者，中和调也。《经》曰："肝主惊。"《伤寒论》曰："心动悸。"惊悸者，肝心虚也。《经》言："肺主气，宗气贯心脉而行呼吸，结于胸中名曰气海。"益气者，平补也。《经》言："身半以上者邪中之，身半以下者湿中之。"除风湿者，血气充则邪自去也。《经》言："五脏皆为阴。"安五脏者，金清坚而阴养也，心为五脏主也。《经》言："天气下为云。"久服令人润泽者，肺金旺而输精百脉也。美色者，心之华在面也。十二经、十五络血气皆上于面也。耳目聪明者，宗脉通而心主脉也。不饥者，脾阴实也。不老者，肝血足也。轻身延年者，三阴固也。

茯　苓

茯苓者，去伏水而令气化也。甘中和而平不峻也。《经》言："诸邪之在心者，皆在于心之包络，包络脉循胸中，出胁下，病胸胁支满。"五脏六腑，心为之主。胸胁言乎其部也。胸胁逆气者，气不化而上逆也。《经》言："肺主忧，肝主惊。"忧恚惊邪者，因忧恚惊则肺治节不行，肝气厥而邪逆乎胸胁部分也。《经》曰："肾主恐。"《伤寒论》曰："心动悸。"恐悸者，水邪盛而上犯君火也。心下，言乎其部也。《经》曰："少阴为枢，少阳为枢。"心下结痛者，气窒而水结闭痛也。寒热者，上焦宣发水谷气而主腠理，与太阳同主表也。烦者，心气郁也。满者，胸胁气闭也。咳逆者水气上干也。《经》曰："廉泉玉英者，津液之道也。"任脉别而络唇口，胃脉挟口环唇，上焦并胃上脘。口焦舌干者，水聚而正津不布也。利小便，言乎其功能也。《经》言："小肠为心之使，膀胱为肾之使。"保心气而利水气也。《经》言："心藏神，随神往来谓之魂。"久服者，《经》所谓久而增气，物化之常也。安魂者，肝脉络阴器，肝逆则小便不利而魂不安也。养神者，《经》曰："心伤则神去。"小便利则水害除也。不饥者，《经》曰："脾为胃行其津液，小便行则谷精输也。"一名：伏兔者，兔窟藏而伏水通也。

榆　皮

《书》曰：俞，《礼》曰：男唯女俞，俞，言乎口顺应也。口为脾胃外候也。榆皮者，所用皮也。甘、平调而滑利者通也。《经》言："大肠、小肠皆属于胃。"主大小便不通者，胃气通而肠皆以受气也。《经》曰："三焦者水道出焉。"上焦并胃上口，中焦并胃中脘，下焦并胃下口。利水道者，利胃而决渎自利也。《经》曰："三焦、膀胱者，腠理毫毛其应。"除邪气者，阳气利则外邪不得聚也。久服断谷者，胃滑利则谷气不能留也。《经》言："胃中之谷，常留二斗。"神者，水谷之精气也。故人绝水谷则死。谷但日断，必其可救荒而但饮水也。《经》曰："肠胃之中，常留水一斗五升也。"轻身不饥者，气行也。其实尤良者，实力足也。一曰："零榆，叶飘零而功用同也。"

酸　枣

酸枣者，樲也。《经》曰："心色赤，宜食酸。"酸宜心而平不峻也。《经》曰："心生血。"胞脉属心而络于胞中。《经》曰："因于露风乃生寒热，风成为寒热。"心腹寒热者，风与络脉并入而干血海也。邪结气聚者，《金匮》所谓："虚烦不得眠。"《别录》所谓：脐上下痛，血转也，阴虚灼也。《经》曰："四肢者诸阳之本也。"四肢皆禀气于胃，而不得至经，必因于脾乃得禀也。太阴之上，湿气治之。血凝于肤者为痹。四肢酸痛湿痹者，湿闭气也。酸枣，酸收则敛，酸涌则泄也。《经》言："五脏皆为阴。"久服安五脏者，《别录》所谓："助阴气也。"轻身延年者，阴足也。

干　漆 _{生漆附}

漆者，泰汁也。干，言乎煎烧及自干也。辛散而温通也。绝者，络脉也。伤者，肉腠也。《经》言："脾病不能为胃行其津液。"补中者，积滞去则太阴行气于三阴也。《经》言："血归于肝，胞脉系于肾，肝主筋，肾主骨。"续筋骨者，瘀消也。《经》言："五谷之精液和合而为膏[①]者，内渗入于骨空，上益脑髓。"填骨髓者结去也。《经》言："肺朝百脉，心生血，肝藏血，脾藏荣，冲脉与少阴肾下行。"安五脏者，瘀血行则脏气宁也。《经》言："大筋緛短，小筋弛长。"五缓六急者，血不濡筋也。风寒湿痹，血凝于肤也。《经》言："长虫多则梦相杀毁伤。"生漆去长虫者，辛温胜乎风，邪泮涣也。久服轻身耐老者，血和也。

---

① 膏：原书作"高"，误。《灵枢经·五癃津液别》作"膏"，依此改。

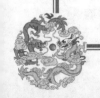

蔓　荆　实_{小荆实附}

蔓荆者，荆木而苗蔓生也。实，苦渗而微寒胜风也。《经》言："因于露风乃生寒热。"《经》言："风胜者，为行痹"。筋骨间寒热者，风行关节间也。《经》言："湿热不攘，大筋緛短，为拘。"湿痹拘挛者，血不濡筋而挛乎缩不伸也。《经》曰："肝开窍于目。"明目者，肝主风也。《经》言："风胜则动，足阳明脉上入齿中。"《经》言："臂阳明有入频①遍齿者，下齿龋取之；足太阳有入频遍齿者，上齿龋取之。"坚齿者，风随经脉而上行也。《经》言："九窍不利，肠胃之所生也。九窍为水注之气。利九窍者，风淫空窍而肠胃生病也。"去白虫者，肝风息也。久服轻身耐老者，肝血和也。小荆者，牡荆也。实亦等者，功用同也。

辛　　夷_{即木笔}

辛夷，木笔也。夷者，夷而味辛也。辛胜风而温养也。《经》言："风成为寒热。"五脏，内也。身体，外也。五脏身体寒热者，风淫乎表里病也。《经》言："肝主风。"足厥阴脉连目系，与督脉会于巅。《经》言："邪中于项，其入深则随眼系以入于脑。"风头脑痛者，风上行而深入也。《经》言："气之津液皆上熏于面。"《经》言："邪形中面则下阳明，阳明脉行于面。"面默者，风郁阳也。久服下气者，辛散胸逆而下通也。轻身者，风去也。明目者，肝通窍也。增年者，百病皆生于风而阳气充也。耐老者，血气和也。

杜　　仲

杜仲者，折之多白丝而主用大也。《经》曰："肾苦燥，急食辛以润之；肝欲散，急食辛以散之，用辛补之。"辛通气而平不峻也。《经》言："腰者肾之府，转摇不能，肾将惫矣。"膝者筋之府，屈伸不能行则偻俯，筋将惫矣。腰膝痛者，肾肝虚也。《经》言："脾者土也。"治中央，其脉贯胃，故为胃行其津液。补中者，脾气行也。《经》言："肾主精。"益精气者，培脏真也。坚筋骨者，固肝肾也。《经》言："肾藏志。"又曰："精舍志。"强志者，旺精气也。《经》言："前阴者，阳明、太阴之所合也。"太阴之上，湿气治之。风胜则痒，

---

① 频（kuí）：面颧。《玉篇·页部》："频，面颧。"

肝脉络阴器。除阴下湿痒者，祛乎下流风湿也。小便余沥者，气化不利也。久服轻身耐老者，真气和也。

桑上寄生_{实附}

桑箕星，精也。根寄生而奇。经，寄肾也。《经》曰："尺外以候肾，尺内以候腹也。"《经》曰："肾欲坚急，食苦以坚之，用苦补之。"苦入血而平不峻也。腰为肾之府。腰痛者，肾病也。少阴肾脉贯脊，督脉与巨阳中络合少阴。《经》曰："丈夫八岁肾气实。"小儿背强者，肾虚不泻也。《经》言："热胜则肿。"痈肿者，血海热也。充肌肤者，《经》言："冲、任为经络之海。"血气盛则充肤热肉也。发，血余也。齿，骨余也。《经》言："冲脉与少阴肾下行，肾主骨。"坚发齿者，肾固也。须眉亦血所生也。长须眉者，血足也。《经》言："生之来谓之精，胞脉络系于肾。"安胎者，肾足也。实者，椹也。实，气聚而甘平调也。明目者，《经》言："骨之精为瞳子，肝受血而能视也。"通神者，胞脉属心而络于胞中，通心气于肾，而心生血也。

女 贞 实

女，阴类，而贞正固也。实者，实也。苦坚阴而平养也。《经》曰："脾为阴中之至阴。"脾者，土也，治中央。补中者，实脾气也。《经》曰："五脏皆为阴，脾孤脏以灌四旁。"安五脏者，宁脏真也。《经》言："肾藏精，心藏神。"

养精神者，助少阴也。《经》言："风者百病之长也。"除百病者，脏气固则邪不能入也。《经》言："脾主身之肌肉。"久服肥健轻身者，脾旺也。《经》言："年四十面阴气自半，男不过八八，女不过七七。"不老者，阴足也。

蕤 核

蕤，《尔雅》所谓梂，白桵也。花实蕤蕤下垂，而核者仁也。甘调而温散风也。心腹者，心主血而腹血海也。《经》言："身半以上者邪中之。"邪热结气者，风邪入血脉则生热而结不通也。《经》言："肝开窍于目，肝受血而能视。"明目者，血行则风息也。目赤伤痛泪出者，风上行而肝主泪也。《经》曰："夫风之中目也，阳气内守于精，是火气燔目，故见风则泣下也。"《经》言："热盛则肿。"目肿眦烂者，风化热而伤经也。久服轻身者，邪去也。益气者，结解也。不饥者，血生脾而脾足也。

藕实茎

藕者，以耦生也。藕，其根也。实，其仁也。茎，其干也。甘、平调而涩固也。《经》言："脾，土也，治中央。"补中者，益脾也。《经》言："心藏神，脉舍神，心生血，血生脾。"养神者，安心也。《经》言："脾生肉，肉生肺，肺主气。"益气力者，旺肺也。《金匮玉函经》曰："风气百疾。"除百疾者，土气实则风息也。《经》言："脾主身之肌肉。"久服轻身者，脾健也。《经》言："脾藏荣。"耐老者，荣足也。不饥者，脾实也。《经》言："阴精所奉其人寿，脾为阴中之至阴。"延年者，脾主为胃，行其津液也。

大　枣^{叶附}

枣，重束而棘并束也。大，言乎其力巨也。甘、平，中和调也。《经》言："诸血皆属于心，冲、任循腹右上行。"心腹邪气者，虚邪入血而内舍也。《经》言："中焦取汁，脾藏荣。"安中者，血生脾也。养脾气者，脾乃太阴之气也。枣生血，故养阴也。平胃气者，胃乃阳明之气也。枣生液，故平燥也。《经》言："九窍不利，肠胃之所生也。"九窍为水注之气。通九窍者，气贯也。助十二经者，荣血之所循行也。补少气者，宗气乏也。少津液者，脾主为胃行其津液也。《经》言："脾者土也，孤脏以灌四旁。"身中不足者，脾不充也。《经》言："肝病为惊骇。"大惊者，血虚也。《经》言："四肢皆禀气于胃，必因于脾。"四肢重者，气不运也。和百药者，胃为十二经之本，脾脉贯胃而甘平和也。久服轻身者，脾主肌也。延年者，灌溉脏腑也。叶，生气也。甘缓而温散也。微毒者，其功用也。《经》言："太阳为开，太阴为开。"《本经》曰："麻黄主发表出汗。"主覆麻黄能令汗出者，取太阳之津液以为汁，此助少津液故也。

葡　萄

葡萄者，古蒲桃也。甘、平调而涩固也。《经》言："肝主筋，肾主骨。"病在阴者，名曰痹。筋骨湿痹者，固脏气而胜湿也。益气者，助肺也，助膻中也。力言乎筋力、骨力、气力也。倍力者，筋骨气健而力充也。《经》言："肾藏志，脾主身之肌。"强志令人肥健者，肾脾旺也。忍风寒者，腠理充也。久食轻身不老延年，解见前篇。可作酒者，《经》言："饮酒先行皮肤，乃注于络脉皆盈，乃注于经脉皆盈也。"

蓬 蘽 即薅秧蘑

蓬蘽者，薅秧蘑也。酸收而平不峻也。《经》言："五脏皆为阴。"阴者，藏精而起亟也。五脏盛乃能泻。安五脏者，脏气敛也。《经》言："丈夫二八肾气盛，精气溢泻，故能有子。"益精气者，助肾也。《经》言："三八肾气平均，筋力劲强，四八筋骨隆盛。"长阴令人坚者，《经》所谓："肾生骨髓，髓生肝，肝生筋也。"强志者，肾藏志也。倍力者，骨力充也。有子者，肾足也。久服轻身不老解见前篇。《吴本》一名：覆盆，阳道覆而盆固也。

鸡 头 实 即芡实

鸡头，言乎其形似也。鸡头实者，芡实也。甘、平养而涩固也。《经》言："身半以下者，湿中之。"病在阴者，名曰痹。主湿痹者，固脏气而胜湿也。夫腰脊膝人身之大机关也。《经》言："腰者肾之府，膝者筋之府。"督脉与巨阳中络者合少阴，贯脊属肾。《经》言："寒气胜者为痛痹，湿气胜者为着痹。"腰脊膝痛者，湿聚于机关内也。《经》言："太阴之上，湿气主之。"脾恶湿。补中者，助脾也。暴病，猝病也。《经》言："脾孤脏，以灌四旁。"除暴疾者，阴道利而筋骨肌脉皆禀气以生也。益精气者，补肾也。令耳目聪明者，痹气除而宗脉通也。久服轻身不饥者，脾实也。耐老者，脾藏荣，而冲与少阴肾下行为十二经之海也。神，言乎精阳气也。神仙者，心藏神而山人服也。一名：雁啄，其时物也。生池泽者，出污①泥而得水精也。

胡 麻 叶附

胡麻者，油麻也。甘、平中和调也。《经》言："脾为胃行其津液。"伤中者，脾约也。虚羸者，中气不充也。补五内者，脾居中以灌溉四旁也。益气力者，脾散精归肺而肺主气也。长肌肉者脾主肌也。《经》言："精液和合而为高者，内渗入于骨空，上益脑髓。"填髓脑者，髓充而上注于脑也。久服轻身不老者，脾行气也。叶名青蘘者，叶其生气也。甘、中和而寒胜热也。主五脏邪气者，风邪入而热灼阴也。《经》言："风寒湿三气杂至合而为痹。"《经》言："病久则传化。"风寒湿痹者，痹郁热而滑去著也。《经》言："热伤气。"益气

---

① 污：原书作"汗"，误，今据文义改。"污"古体字为"汙"，两字形似，易误。

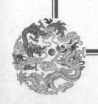

者，热去也。《经》言：“脑为髓之海。”补脑髓者，叶上润而精液注也。坚筋骨者，固肝肾也。久服耳目聪明者，宗脉利也。不饥不老增寿，解见前篇也。

麻 蕢 子附

麻蕢者，大麻花也。辛通而平不峻也。有毒者，以毒攻疾而慎服也。《经》言：“胃者五脏六腑之海也。”主五劳七伤者，宣胃阳以灌溉也。《经》言：“两阳合明，故曰阳明。”多服令人见鬼者，明烛幽也。《吴本》利五脏者，通气也。下寒血气者，辛开心阳而下通于胞中也。通神明者，心气出也。麻子者，火麻仁也。甘、平中和调也。补中者，养脾阴也。益气者，热伤气而肺喜润也。《难经》言：“呼出心与肺，吸入肾与肝，脾为呼吸纽也。”久服肥健者，脾主肌肉也。不老神仙，解见前篇。

冬 葵 子

《经》言：“太阳为开。”阳气者，若天与日。冬葵子者，葵向日而冬寒。子，实也。甘治中也，寒胜热也。滑，去著也。《经》言：“风成为寒热。”羸瘦者，《经》曰：“寒则衰饮食，热则消肌肉也。”主五脏六腑寒热羸瘦者，风化热而气闭也。五癃者，膀胱不化也。利小便者，通太阳也。《经》言：“肾主骨，膀胱为肾之使。”久服坚骨者，腑气化而脏真固也。《经》言：“肾者胃之关也。”关门不利，故聚水而从其类也。长肌肉者，阳明主肌而水气行也。轻身延年者，津布也。

苋 实

苋草治目而令人见也。苋实者，白苋也。甘调而寒胜热也。《经》言：“肝开窍于目，筋之精为黑眼。”主青盲明目者，热伤肝也。除邪者，风为热邪也。《经》言：“下焦别回肠而渗入膀胱，肝脉络阴器。”利大小便者，热结下焦而气不利也。《经》言：“风成为寒热。”去寒热者，除风也。久服益气力者，热伤气也。不饥轻身者，助脾阴也。

白 冬 子即冬瓜子

白者，金也。冬者，水也。子者，实也。甘、中和而平不峻也。令人悦泽者，《经》所谓：水精四布也。《经》言："十二经、十五络血气皆上于面，心之华在面，阳明脉行于面。"好颜色者，津液充也。益气者，膻中为气之海而肺主气也，润也。不饥者，脾足也。久服轻身耐老者，太阴旺也。一名：白瓜，瓜，其物也。一名：水芝，芝，其养也。

苦　菜 即茶

苦菜者，茶也。苦泄热而寒胜热也。《经》言："五脏皆为阴。"主五脏邪气者，风邪入而热灼阴也。《经》言："胃为水谷之海。"厌谷胃痹者，热闭胃中而不喜纳谷也。《经》言："少阴之上，热气治之。"食气入胃，浊气归心。久服安心者，胃络通心面热去也。《经》言："谷入于胃，其大气抟而不散者，结于胸中名曰气海，宗气贯心脉而行呼吸。"益气者，热伤气也。《经》言："肾藏智。"聪察者，热祛而肾气充也。《经》言："卫气者，水谷之悍气，入于阴则寐，出于阳则寤。"《伤寒论》曰："风温为病，多眠睡。"少卧者，神清也。轻身耐老者，热除也。

龙　骨 齿附

龙，神物而骨蜕也。甘、平，正也。《经》言："心藏神，腹为阴。"主心腹者，心主血，而冲、任循腹右上行也。鬼疰精物老魅者，阴邪干阳，以扰其神明而入乎阴血内也。《经》言："肾者主水。"咳逆者，龙镇水也。《经》言："肾开窍于二阴。"下利者，《经》所谓："少阴为枢而镇枢折也。"《经》言："胞脉属心，而络于胞中，冲脉与少阴肾下行。"脓血者，《经》所谓："少阴不藏而血热也。女子漏下者，血陷也。癥瘕坚结者，血结也。皆鬼疰魅变化之为病，而以龙变化治之也。"《经》言："少阴之上，热气主之。"小儿热气者，心邪也。惊痫者，肝主惊而痫发乎包络间也。《经》言："齿者骨之余。"龙齿，涩镇正而凉胜热也。主杀精物者，龙神化而齿坚锐也。大人，言乎脏气充也。大人惊痫者，邪气盛乎厥阴也。《经》曰："诸痉强直皆属于湿，风者百病之长也。"足太阳主筋所生病。诸痉者，风湿郁热而筋挛缩也。《经》言："重阴者颠，重阳者狂。"癫疾狂走者邪入阴，癫而入阳狂也。《经》言："大气结于胸中，膻中为气之海，宗气贯心脉而行呼吸。"心下结气不能喘息者，气郁痰乎其部分也。小儿，言乎脏气未实也。小儿五惊十二痫者，包络代君行令，心为五脏主，而化赤为血以荣十二经也，热煽痰也。

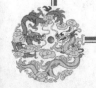

麝　香

麝香者，麝乃獐而香射也。辛走气而温通也。《经》言："癖而内著，恶气乃起。"辟恶气者，香去著也。鬼，阴气也。精，邪搏也。杀鬼精者，香烈也。三虫，《经》所谓：长虫、短虫、白虫也。去三虫者，辛胜风而香窜乎阴之绝阳也。医和曰：蛊者淫溺惑乱之所生也。《经》言："风者百病之长也。"少腹烦冤而痛，出白一名蛊。蛊毒者，物惑神而毒绝生气也。辛通神而香通清道也。《经》言："先伤于风而后伤于寒，名曰温疟，开腠理也。"惊痫者邪闭乎厥阴而痰郁也。久服除邪者，正气宣也。《经》言："邪从外袭内，未有定舍，与荣卫俱行，而与魂魄飞扬。"使人卧不得安，邪害正也。不梦寤魇寐者，脏气畅也。

熊　脂

熊，雄也；脂，滑也。甘调而微寒胜热也。《经》言："病在阳者风病，在阴者痹，阴阳俱病名曰风痹。"《经》言："荣气虚则不仁。"主风痹不仁者，由阳入阴而病于荣也。筋急者，邪着筋而液不濡也。五脏腹中积聚者，《灵枢·百病始生篇》之所论详也。《经》所谓："内外三部之所生病也。滑，去着也。"《经》言："风成为寒热，寒则衰饮食，热则消肌肉。"寒热羸瘦者，风灼热而脂润也。白秃，风煽血也。奸皰，风涸华也。头伤白秃面上奸皰者，风上炽而脂泽上滋也。《经》言："肾藏志。"又曰："精舍志。"久服强志者，肾生髓而脂益精髓也。不饥者，脾气实也。轻身长年者，脏气足也。

白　胶

白胶者，鹿角胶也。鹿，阳兽而通督脉也。夫督者，荣血也。《经》言："脾治中央，为胃行其津液。"主伤中者，乏中焦取汁之源也。劳绝者，五脏房劳而络脉绝也。《经》言："腰者肾之府，督脉抵腰中络肾。"腰痛者，肾气虚而不注督也。羸瘦者，生气乏也。《经》言："禀气于胃，必因于脾。"补中者，脾气实而胃中泌蒸津液之气行也。《经》言："上焦宣发，熏肤充身泽毛，若雾露之溉是谓气。"膻中为气之海，宗气贯心脉而行呼吸，督脉上贯心。益气者，上焦荣并肺太阴而行五十周也。《经》言："督生病，少腹上冲心而痛为冲疝，女子不孕。"妇人血闭无子者，心气不下通而督寒也。女子，少也。妇人，长也。止痛者，督气通也。《经》言："胞之脉系于肾，督脉总一身之阳。"安胎者，肾间之动气固也。久服轻身延年者，阳气充也。

阿　胶

《经》言："手少阴内属于心，外合于济。"阿胶者，胶用乎阿井水而济洑流也。甘、平中和调也。心腹内崩者，血陷也。心生血而腹乃血海也。劳极者，五劳所伤而血气疲极也。洒洒如疟状者，络脉虚而荣卫不和也。腰腹痛者，腰为肾府而胞虚寒也。四肢酸痛者，五腧皆在四肢而血耗生热也。女子下血者，心主血也。安胎者，血足而胞气固也。久服轻身者，血充也。《经》言："宗气贯心脉而行呼吸。"益气者，血舍神而大气盛于气海也。一名：傅致胶，其造作也。

石　蜜

石蜜者，生岩石也。蜜，言乎有礼数也。甘、平中和调也。《经》言："心生血，冲、任循腹右上行。"心腹邪气者，风灼血而蜜润也。《经》言："肝恶风，其发为惊骇，肝苦急，疾食甘以缓之。"诸惊者，缓而滋也。痫者，手厥阴之所发也。甘泻热而蜜柔也。《经》言："风伤筋，足太阳主筋所生病，诸暴强直皆属于风。"痉者，热灼筋而柔不养也。《经》言："五脏皆为阴。"安五脏者，益阴也。诸不足者，真气乏也。《经》言："大气抟而不散，结于胸中名曰气海，肺主气。"益气者，热去而蜜填实也。补中者，甘崇土也。止痛者，缓则气通也。解毒者，甘乃和也。除众病者，脾孤脏以灌溉四旁也。和百药者，调以甘也。《经》言："精舍志，肾盛怒不止则伤志，恐惧不解则伤精。"久服强志者，蜜和合而为膏也。轻身不饥者，脾健也。不老者，血充也。延年者，《经》所谓：阴精所奉其人寿也。《经》言："壮火食气，少火生气。"阳气者，精则养神。神仙者，神旺而山人食也。

蜂　子 大黄蜂　土蜂附

子，言乎其孳也。蜂子者，甘、平调而微寒胜热也。主头风者，头诸阳而风上行也。蜂上飞而聚花馨者，胜风也。《春秋传》曰："蛊，淫溺惑乱之所生也。"《经》言："风，百病之长也。"肺痹传肝，肝痹传脾，脾风传肾，名曰疝痕。少腹烦冤而痛，出白一曰蛊。除蛊毒者，蜂知义而花精解结也。补虚羸者，益阴气也。伤中者，脾气乏而不能灌溉也。久服光泽好颜色者，花乃华，而心之华在面也。足阳明脉行于面也。不老者，风去而血足也。《吴本》大黄蜂子者，其力大也。心腹胀满痛者，风入血热而不通也。轻身者，风去也。益气者，宗气贯心脉而行呼吸也。诸血皆属于心，而风不灼也。《李本》土蜂子者，生土中，而脾土主肌也。甘、平调肌，而有毒乃胜毒也。《经》言："热胜则肿。"主痈肿者，毒聚热也。

蜜 蜡

蜜蜡者，蜜跖也，蜜取花馨而蜡取乎花质也。甘调而微温养也。《经》言："热盛则为脓，冲为血海。"下利脓血者，胞伤热也。《经》言："脾主肌，脾孤脏以灌溉四旁。"补中者，益脾也。续绝伤者，绝言乎筋络脉而伤言乎皮肌也。金疮者，外伤甚也。《经》言："热伤气，肺主气，肺朝百脉，宗气贯心脉而行呼吸，膻中为气之海。"益气者，助肺膻中也。不饥者，脾实也。耐老者，体坚也。

牡 蛎

牡，阳，左旋，而蛎者介也。咸软平不峻而微寒胜热也。《经》曰："风成为寒热，肝主风，少阳中见厥阴。"《伤寒论》曰："少阳病往来寒热。"伤寒寒热者，风病枢也。《经》言："肾疟令人洒洒然温。"温疟洒洒者，肾热也。《经》所谓：用咸泻之也。《经》曰："肝主怒，其发为惊骇。"惊恚怒气者，肝气逆也。《经》言："肝主筋，大筋緛短为拘。"除拘挛者，破肝结也。《经》言："陷脉为瘘。"《经》言："鼠瘘之本，皆在于脏，咸走血也。"《经》言："肝藏血，任脉为病带下瘕聚，带脉起于季胁。"女子带下赤白者，胞结热也。肝移热于带脉也。《经》言："肾主骨，诸筋皆属于节。"久服强骨节者，坚肾肝也。《经》言："肝藏魂，随神往来谓之魂。"杀邪鬼者，正气旺也。延年者，阴精奉也。

龟 甲

龟，神物而运任脉也。甲者，介也。甘、平调而有毒，力巨也。主漏下赤白者，去胞血结而坚肾也。《经》言："任脉为病，女子带下瘕聚。"破癥瘕者，任气通也。《经》言："逆夏气则伤心，秋为痎疟，邪结腠理也。"《经》言："风客淫气邪伤肝，因而饱食肠澼为痔，魄门亦为五脏使。"五痔者，下结魄门也。阴蚀者，邪下伤也。《经》言："太阴之上，湿气治之。"四肢皆禀气于胃，必因于脾。《经》言："病在阴者名曰痹，五腧皆在四肢。"湿痹四肢重弱者，湿气结而并腧血脉不通也。小儿，言乎脏气未实也。《孔子家语》云："三岁囟合，然后能言。"《经》曰："任脉循脊里，上出于颃颡，以灌诸阳。"肾主骨。小儿囟不合者，龟肠在首。能运肾气以循任而上达也。久服轻身者，癖着去也。不饥者，脾阴实也。一名：神屋，妙乎上下宅也。

桑螵蛸

桑箕精属肾，而螵蛸者螳螂子房也。咸入肾，入血，而甘、平养也。《经》言："脾与胃以膜相连，而能为胃行其津液。"阳明胃者，五脏六腑之本也。伤中者，灌溉乏也。《经》言："任脉为病，男子七疝，女子瘕聚。"疝瘕者，足阳明脉主血所生病也。任统一身之阴，而阴气不通也。《经》言："阳明主润宗筋，冲、督、带皆会于宗筋，而阳明为之长。"阴痿者，生气弱也。《经》言："肾藏精。"益精者，精生于谷而胶黏补肾也。《经》言："肾气盛，精气溢泻，故能有子。"生子者，肾旺而血海足也。《经》言："任脉虚，太冲脉衰少，天癸竭，故无子。"《经》言："腰者肾之府，转摇不能肾将惫矣。"女子血闭腰痛者，肾虚不泻也。《经》言："膀胱为肾之使。"气化则能出五淋。利小便者，脏气固则腑气通也。《经》言："少阳属肾，肾上连肺，故将两脏。"三焦者中渎之府，水道出焉，属膀胱是孤之腑也。利小便水道者，肾旺所以决渎行也。

神农本经经释

岷阳姜国伊甫著

中　品

雄　黄

雄，阳；黄，中，而石重也。苦破，平不偏，而寒胜热也。有毒者，其力巨而以毒攻毒也。《经》所谓：常毒治病也。寒热鼠瘘者，《经》言："鼠瘘，寒热之毒留于脉而不去者，本皆在脏，而上出于颈腋间也。"恶疮，毒蕴也。疽，毒陷也。痔，毒下流也。死肌，毒遏荣也。《经》言："阴之绝阳，名曰厥阴，包络代君行令。"杀精物恶鬼邪气，靖膻中而神明安也。百虫毒者，石镇肝而胜风也。胜五兵者，制金毒也。炼服之者，火乃化也。轻身神仙者，精阳气通而仙人服也。

雌　黄

雌，阴；黄，中，而辛通，平，不偏也。有毒言乎其功用也。《经》曰："诸疮痛痒皆属于心。"恶疮者，毒蕴血也。头秃者，头诸阳而风上行也。痂，言乎血结毒也。疥，言乎孙络郁毒也。杀毒虫虱者，石镇风也。《经》言："风胜则痒。"身痒者，风煽热也。邪气者，气不正也。诸毒者，毒类繁也。《经》曰："久而增气，物化之常。"炼之，化也。久服，增也。轻身增年不老，毒去也。夫药治病者也，无病，参、芪不可试也，况毒药乎？盍无慎诸！

石硫黄

石硫黄者，阳下流而石凝乎，土中黄泉也。酸固温镇而有毒力巨也。妇人阴，言乎其重阴也。阴蚀疽痔言乎，阴邪盛也。《经》曰："冲脉与少阴肾下行，胞之脉系于肾。"《经》曰："若有所伤，气藏于血脉之中，有所坠堕，恶血留而不去。"恶血者，阳衰竭不运而血凝毒也。《经》曰："阳气柔则养筋，肾主骨。"坚筋骨者，少阳属肾而兼两脏也。头秃，督太阳虚而肝血不荣也。除头秃者，石镇阳而胜风也。能化金、银、铜、铁奇物，火变金也。而寒实物留著胃大肠中者，必化也。则中硫黄毒者，必灼肺魄，阳明燥金而痛乎，肺胃大肠也，可无慎乎！

水　银

水流动而色似银也。辛走而极寒胜热也，有毒则能治大病而害平人也。疹，言乎风热蕴也。瘘，言乎自脏发也。痂，言乎毒结血也。疡，言乎火灼阴也。白秃，风上灼而虫剪发也。虱，化物也。《经》言："三焦膀胱者，腠理毫毛其应。"阳明主肌。《经》言："壮火气盛，邪害空窍。"杀皮肤中虱者，消壮火食气之毒而殄物化也。《经》言："人始生先成精，故生之来谓之精。"堕胎者，寒走精而绝乎肾生气也。《经》言："少阴之上，热气治之，诸疮痛痒皆属于心。"除热者，丹化汞而泻君火也。《经》言："西方白色入通于肺，其类金，阳明之上，燥金治之。"杀金、银、铜、锡毒者，柔烂刚也。寒消乎，肺胃大肠中热毒也。熔化，以火变也。还复为丹，功用乎，手足少阴也。久服神仙不死者，毒去而精阳气通也。而方术家因以系人也，可无慎乎！

石　膏

石，云根也；膏，雨泽也。辛解肌而寒胜热也。《经》言："圣人之避贼风如避矢石。"《伤寒论》曰："脉缓者名为中风。"《经》言："风成为寒热。"中风寒热者，风阳邪而中肌也。《经》言："上焦并胃上脘，贯膈而布胸中，走腋，循太阴之分而行，上至舌，下足阳明。"上焦宣发五谷味，若雾露之灌溉，是谓气。心下逆气者热结上焦也。《经》言："阳明厥则喘而悗，闻木音则惕然而惊。"《经》言："肺主气，诸气皆属于肺。"惊喘者，阳明主肌而热灼也，木挟热以乘肺也。阳明脉挟口，口干舌焦者，胃液涸而乏。上焦如雾之润泽也。《经》言："大气结于胸中，名曰气海，贯心脉而行呼吸。"不能息者，热伤宗气也。《经》言："天气下为雨，天气通于肺。"腹中坚痛者，热上灼肺而天气不降则气化窒也。邪鬼挟热而逼乎，膻中神昏也。除邪鬼者，热去而神明安也。产乳金疮，亡血甚而热炽也。津液调和，而胃脉下乳内廉，而胃中取汁变化而赤为血也。

磁 石 即熁铁石

磁，引物而石质重也。辛走脉而寒胜热也。《经》言："风寒湿气客于外分肉之间，迫切为沫，得寒则聚，分裂则痛。"周痹在血脉中，随脉以上，随脉以下，不能左右，各当其所。《经》言："四肢者，诸阳之本也，节之交，神气之所游行出入也。"周痹风湿者，邪着脉也。肢节中痛，邪闭阳也。不可持物，邪窒气也。洗洗酸消，邪灼精也。磁石以重而聚引乎，其着也。《经》言："心主脉，少阴之上，热气主之。"大热烦满，君火郁于周痹，而心烦胸腹满也。《经》言："耳者宗脉之所聚也。"除大热烦满及耳聋者，引痹去而脉道通也。

凝 水 石

凝水石者，寒水石也。《经》言："太阳之上①，寒水治之。"石重辛走而寒胜热也。《经》言："巨阳者诸阳之属也。"故为诸阳主气也。《经》言："阳因而上，卫外者也。"身热者，太阳主开而热灼外也。《经》言："别回肠而渗入膀胱以成下焦。"膀胱者，胞之室也。腹中积聚邪气者，血溢沫搏，气化不通而热结也。《经》言："邪害空窍。"皮中如火烧者，热盛于太阳表也。烦者，太阳内合君火也。《经》言："胸气有街，腹气有街。"满者，太阳之气外行也。水饮之者，助寒水气也。久服不饥者，热则消谷也。一名：白水石，肺与太阳同主表也。

阳 起 石

阳起石者，石重镇而起阳也。咸走血而微温养也。《经》言："冲脉、任脉皆起于胞中。"崩中者，胞内崩也。漏下者，阳不统血而胞漏也。《经》言："天寒日阴则人血凝泣。"破子脏中血瘕痕结气者，石固阳而寒瘀去也。《经》言："风成为寒热，邪入血也。"腹痛者，心气不下通而血海寒也。无子者，肾气衰也。《经》言："阳明主润宗筋。"阳明虚则宗筋纵驰，足阳明脉是主血所生病。阴痿不起者，阳气乏也。补不足者，重以温聚乎其阳也。

---

① 上：原书作"土"，误，今据《素问·天元纪大论》："太阳之上，寒气主之。"改

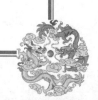

理　石

《经》言：“三焦主腠理。”石质重而治肌理也。甘调而寒胜热也。身热者，邪灼乎腠理肌表也。利胃者，三焦并乎胃上中下脘而水谷气行也。《经》言：“膻中为气之海。”解烦者，胸中热去而君火安也。《经》言：“肾藏精。”益精者，邪却而肾阴充也。《经》言：“热伤气。”明目者，热除而精阳气通也。破积聚者，石走下而解血沫结也。《经》言：“胃中有热则虫动涎下。”去三虫者，胃热祛而石镇风也。一名：立制石。肺治节行而通调水道也。

长　石

阳明胃者，十二经之长也。石，刚土，而长言乎其功用大也。辛通苦泄而寒镇热也。《经》言：“阳明主肌。”身热者，肌表灼也。《经》言：“脏腑各因其经而受气于阳明。”胃中结气者，热结而水谷之精不布也。《经》言：“四肢皆禀气于胃。”四肢寒厥者，热闭胃而脾约不行气于四末也。内热极而外反寒也。利小便者，石质重而下通结也。足阳明脉是主血所生病。通血脉者，结去而胃气行乎诸经也。《经》言：“诸脉皆属于目。”明目者，宗脉通也。翳眇，内结而热上蔽也。去翳眇者，结解也。《经》言：“胃热则虫动。”下三虫者，石下坠也。蛊毒言乎其结物也。杀蛊毒者，刚克柔也。久服不饥，热则消谷也。一名：方石，镇中土以灌溉四旁也。

石　胆

《经》言：“厥阴中见少阳。”石，刚土，而胆聚乎阴精也。酸入肝，辛走气，而寒胜热也。有毒，言乎其功用大也。《经》言：“肝受血而能视。”明目者，肝热去也。《经》言：“热伤气，气伤痛。”目痛者，热结也。包络，手厥阴也。《经》言：“诸邪之在于心者，皆在于心之包络。”金疮，亡血甚而膻中动热也。诸痫，风热挟痰而发乎宫城间也。《经》言：“阳气柔则养筋，足太阳脉主筋所生病。”痉言乎经筋灼强也。女子阴蚀痛，热伤阴也。石淋，柔化结也。《经》言：“风成为寒热。”石，镇风也。《经》言：“肝藏血。”崩中下血，热灼胞也。明目目痛金疮诸痫痉，热上行也。女子阴蚀痛、石淋寒热、崩中下血，热下炽也。诸邪毒气，邪言平外入也。毒，言乎内蕴也。令人有子，血病去也。胆汁凝也。不老者，血足也。《吴本》能化铁为铜成金银者，石胆土精而化乎其子粗质也。一名：黑石，以少阳属肾而名之也。

白　青

白青，以其色淡名之也。甘、酸、咸涌吐而平不偏也。《经》言："诸脉皆属于目，心主脉，肝开窍于目。"明目者，治阴逆而精阳气通也。《经》言："天地之间，其气九州九窍皆通于天气。"《经》言："九窍不利，肠胃之所生也。"《经》言："清阳出上窍，浊阴出下窍。"利九窍者，风痰祛而阴阳气通也。《经》言："耳者宗脉之所聚也。"耳聋者，宗脉闭也。心下邪气，风挟痰以聚乎胸中也。令人吐者，上焦宣发也。《经》所谓：其高者因而越之也。杀诸毒三虫，殄结邪而胜风也。吐取上而杀取下也。久服，《经》所谓：久而增气也。《经》言："心者君主之官，神明出焉。"通神明者，包络代君行令也。轻身者，正气行也。

扁　青

扁青，以其形扁名之也。甘调而平不峻也。《经》曰："气伤痛。"先言目痛而后言明目者，疗乎脏气伤而宗脉通也。折跌，恶血留于内也。《经》言："热甚则肿。"痛肿，血热灼于外也。金疮不瘳，亡血甚而气不荣也。破积聚，去其实也。解毒气，复其正也。《经》言："肾藏精，心藏神。"利精神，通心肾也。久服轻身不老，邪去而血气利也。

肤　青吴本

青，生气也，肤以其浅者言之也。《吴本》：辛通气而平不峻也。《春秋传》曰："惑以丧志。"《经》言："肾病少腹烦冤而痛，出白名曰蛊，毒言其害乎生气也。"恶疮，毒蕴也。《别录》不可久服，令人痿，言其久则陷脉也。

干　姜生姜附

姜，璇精而斗运中央也。姜以言乎彊也。干，以言乎纯阳也。辛通气而温养阳也。胸阳位而满乎阴邪窒也。《经》言："肺主咳，肺苦气上逆。"《经》言："聚于胃，关于肺。"咳逆上气者，上焦阳微而寒邪干肺也。中，言乎胃中也。温中，宣中焦阳也。《经》言："中焦出气如露，变化而赤为血。"血和则孙络先满溢，乃注于络脉皆盈，乃注于经脉皆盈。止血者，血随乎阳气运也。《经》言："阳明主肌，三焦主腠理。"出汗逐风湿痹者，开肌腠也。《经》言："胃实则肠虚，肠实则胃虚。"肠澼，寒实也。下利，寒泄也。下焦，治胃下脘而阳气通也。生者尤良，生，阳足也。《经》所谓：少火生气也。生姜微温，温以和也。久服，以养胃中和气也。去臭气，清道利也。通神明，胸阳开也。

枲耳实即苍耳

枲耳者，苍耳也。实者，实也。甘缓而温散也。有小毒，言乎其功用也。《经》言："首风头痛，头痛不可以出。"风头寒痛者，寒则气不通而风乃痛也。《经》言："寒气胜者为痛痹。"风湿周痹四肢拘挛痛者，寒痹甚也。恶肉死肌，痹在肌也。《经》言："膝者筋之府。"膝痛，痹在筋也。《经》言："宗气贯心脉而行呼吸，肺主气，心主脉。"久服益气者，脉道通而宗气利也。

葛　　根葛谷附

葛，蔓引而根入地也。甘调辛通而平不峻也。《经》言："胃为水谷之海。"消渴者，热闭胃脘也。《经》言："阳明主肌。"身大热者，热盛肌表也。上焦宣发并胃上脘。胸气有街。胸者，背之府，太阳为开，阳明为阖。呕吐者，热郁胸中也。《经》言："膀胱者津液藏焉，太阳为诸阳主气。"诸痹者，邪外闭也。《经》言："未出地者命曰阴处，名曰阴中之阴，则出地者命曰阴中之阳。"起阴气者，引阳明、太阳之根也。毒，言乎其害正也。解诸毒者，起清阳也。葛谷，甘缓而平调也。《经》言："清气在下，则生飧泄。"主下利十岁以上者，引清气以起稚阳也。太阳起于至阴，阳明起于厉兑，皆自下起也。

栝楼根

栝，蔓生而楼上出也，根深入而阴精凝也。苦泄而寒，治热也。《经》言："上焦宣发，若雾露之灌溉，熏肤泽毛，并太阴之经而行。"消渴者，上焦热灼也。《经》言："肺主身之皮毛。"身热者，表热盛也。心脉上肺。烦者，火灼金也。大气积于胸中。满者，热闭气也。大热者，津液枯也。《经》言："邪害空窍。"补虚者，填也。黄芪补虚以气，栝蒌根补虚以润也。《经》言："天气下为雨，阳明之上，燥气治之。"安中者，膏泽降而平阳明燥也。《经》言："肺朝百脉，输精于皮毛，肺行荣卫之气。"续绝伤者，荣卫调也。一名：地楼，根下入土而上乃楼也。

苦　参

味苦而参以功称也。苦泄而寒胜热也。《经》言："心主血，冲、任循腹右上行。"心腹结气者，热气结也。癥瘕者，胞血痹也。积聚者，血沫搏也。《经》言："瘅成为消中。"黄瘅者，热瘀胃也。《伤寒论》所谓：瘀热在里，身必发黄也。《经》言："膀胱为胞之室。"溺有余沥者，热滞胞中而连膀胱也。《经》言："膀胱者津液藏焉，气化则能出。"逐水者，泄热而气化通也。《经》言："热盛则肿。"除痈肿者，去血热也。《经》言："心生血，血生脾。"《伤寒论》曰："其脾为约。"补中者，脾气充也。《经》言："诸脉皆属于目，肝开窍于目，肝主泪。"明目止泪者，热祛也。一名：苦蘵，以苦蘵也。一名：水槐，以形似也。

柴　胡银州柴胡

茈草，老则柴而胡以老名也。苦开而平不峻也。心腹肠胃言乎三焦部位也。《经》言："心主血，冲、任循腹右上行，三焦并乎胃上中下脘，而下焦别回肠也。"《经》言："少阴为枢，少阳为枢。"主心腹肠胃结气者，开乎三焦结而枢转也。饮食者，肠胃结也。积聚者，血沫结也。《伤寒论》曰："往来寒热。"寒热邪气者，枢机废也。推陈致新者，心腹结去而新血生，肠胃结去而水谷气行也。久服轻身，枢结解也。明目，宗脉通也。益精，《经》所谓：少阳属肾。一名：地熏，从中土以熏腠理也。此三焦药而手足同经，柴胡香上达留鹤而胆气升。《经》言："十一脏皆取决于胆，枢以转乎内外也。"

柴胡，转枢药也，非少阳胆药也。心腹肠胃气何以结？枢不转也。枢折气结，故饮食留宿，血沫不运行而积聚，且阳并则热，阴并则寒，故为往来寒热。邪气夫炎上作苦，苦从火化，柴胡气平，味苦且质轻，所谓：少火生气也。夫气生则枢转而陈去新生，故曰推陈。仲师是古今第一善读《本经》人，以少阳主枢，故用诸少阳。《经》曰："少火生气。"故柴胡苦平而主结气。

芎　䓖

营劳者，芎䓖也，上穷巅而下入子官也。辛动血而温散也。《经》言："邪入于脑则脑转，督脉连脑户，厥阴与督脉会于巅，太阳脉连风府。"中风者，寒风也。主中风入脑头痛者，辛循脉而深入也。《经》言："寒气胜者为痛痹。"寒痹者，《经》所谓：辛以散之也。《经》言："筋挛骨痛，寒气之肿，八风①之变。"《经》言："阳气柔则养筋。"筋挛缓急者，肝主筋，主风而寒乃挛也。金疮，亡血甚也。妇人血闭无子，胞脉闭也。手厥阴主脉所生病，《经》曰："寒则血凝泣也。"

当　归

《经》曰："凡人卧，血归于肝。"当归者，得所归也。苦入血而温通也。《经》言："肺朝百脉。"咳逆上气者，虚寒则厥气上逆也。《经》言："先伤于风而后伤于寒者，为温疟。"风成为寒热。温疟寒热洗洗在皮肤中者，邪在肌表腠理而孙络虚也。漏下，瘀不尽也。绝子，寒不化也。《经》言："任脉通，太冲脉盛，月事以时下，故有子。"妇人漏下绝子者，血海虚也。诸恶疮疡金疮者，肝与包络同经，而心主代君行令也。煮汁饮之者，中焦取汁也。一名：干归，干以备用也。

麻　黄

麻黄者，开皮毛而汗自中也。味苦泄也，气温散也。《经》曰："太阳为开，泄散相合则能开也。"《金匮》中风，小续命汤。风连内而排而外之也。《经》言："饮酒中风则为漏风，新沐中风则为首风。"仲师曰："无汗者名曰伤寒。"《经》言："太阳为诸阳主气，其脉连风府。"中风伤寒头痛者，太阳之气上行也。《经》言："三焦中渎之府也，属膀胱。"《经》言："膀胱津液藏焉。"温疟发表出汗者，腠理开而气化出也。三品药惟麻黄言发表出汗，苦不伤液而温通也。《经》言："人之伤于寒也，则为热病。"去邪热气者，开表也。《经》言："肺主咳。"止咳逆上气者，肺与太阳同主开也。《经》言："风成为寒热。"除寒热者，解外也。《经》言："膀胱者，胞之室，下焦别回肠而渗入膀胱。"破癥坚积聚者，阳气开而血沫解也。一名：龙沙，龙变化云雨而沙衍水也。

通　草 即血木通

通草者，通气之草也，今木通也。辛通而平不峻也。《经》言："脾与胃以

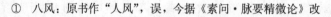
① 八风：原书作"人风"，误，今据《素问·脉要精微论》改

膜相连，风成为寒热。"《经》言："脾者土也，常着胃土之精，生万物而法天地，故上下至头足。"除脾胃寒热者，通滞而湿燥行也。《经》言："九窍为水注之气。"《经》言："太阴行气于三阴，阳明行气于三阳。"《经》言："若罗纹之血皆取诸脾大络脉，足阳明脉主血所生病。"《经》言："四肢皆禀于胃，必因于脾。"《经》言："食气入胃，浊气归心，淫精于脉，散精于肝，淫精于筋，心主血主脉，诸筋皆属于节。"通利九窍血脉关节者，水谷之精气四达也。《经》言："荣卫留于下，久之不以时上，故善忘。"令人不忘者，上下气通也。恶虫物内着也。去恶虫者，通去着也。一名：附支，以形与功用名之也。

芍 药

勺，所以斛水斛①酒也，勺者，酌也。芍药，酌去疾也。苦破而平不峻也。《经》言："腹为阴，脾藏荣，脾为阴中之至阴。"邪气腹痛者，邪入阴而太阴不输也。《经》言："病在阴者，名曰痹。"卧出而风吹之，血凝于肤者为痹。除血痹者，脾主肌而荣气利也。坚积，血沫瘤也。《经》言："风成为寒热，邪连肌表也。"《经》言："任脉为病，男子七疝，女子瘕聚。"疝瘕，内着胞中也。破坚积寒热疝瘕者，足太阴脉入腹，注心中，苦破结而外痹内瘀祛也。止痛者，血气通也。《经》言："三焦中渎之府，属膀胱，膀胱为胞之室，脾为胃行其津液。"利小便者，血瘀去而不阻乎气化行也。《经》言："宗气贯心脉而行呼吸，肺主气，心主脉，肺朝百脉。"益气者，脉道利而宗气通也。

蠡 实花根叶附

蠡实，以言乎利也。甘以缓利而平不峻也。《经》言："皮为肺之合，肌为脾之合，因于露风乃生寒热。"皮肤寒热者，表邪实也。《经》言："风气与阳明入胃，不得外泄则为热中。"胃中热气者，腑邪实也。《经》言："风寒湿三气杂至为痹。"风寒湿痹者，脏各有合，久而不去舍于其合也。《经》曰："皮肤为阳，筋骨为阴。"坚筋骨者，痹去而不得内陷也。《经》言："谷入于胃。"令人嗜食者，热去而胃喜纳谷也。久服轻身者，邪去也。实，气实也。花叶，气化也。《经》言："胃中有热则虫动。"去白虫者，利胃热也。

---

① 斛（jū）：酌，舀取。

瞿　麦

瞿，旁生，而麦治乎心主血也。苦破降而寒胜热也。《经》言："寸口人迎大四倍以上为关格，反四时阴阳不相应名关格，肺苦气上逆，急食苦以降之。"主关格者，肺治节不能下输膀胱，而脉气不调于气口也。《经》曰："膀胱不利为癃，胞移热于膀胱则癃溺血。"膀胱者，胞之室。三阳结谓之隔。诸癃结者，巨阳为诸阳主气也。《经》言："气化则能出。"小便不通者，气不化也。《经》言："三焦膀胱者腠理毫毛其应，三焦孤之腑属膀胱，太阳为开。"出刺者，开表也。《经》言："血凝泣不通则卫气归之，故痈肿。"决痈肿者，破结血也。《经》言："诸脉者皆属于目。"明目者，巨阳开而血畅行也。《经》言："精阳气上走于目而为晴。"去翳者，热结破而阳通也。《经》言："肾气盛，月事以时，故有子，胞之脉系肾。"破胎者，破血力巨也。下闭血者，膀胱阳通而闭自去也。一名：巨句麦，以巨阳功用名之也。

《经》曰："气归于权衡，气口成寸，肺朝百脉。"此肺气闭，故关格。《伤寒论》曰："寸口脉浮而大，浮为虚，大为实，在尺为关，在寸为格，关则不得小便，格则吐逆。"诸癃者，天水交也。出刺者，太阴主开也。决痈肿，去皮水也，亦开也。《经》曰："窠气之精为白眼，故明目。"《经》曰："气上迫肺心，气不得下通，胞脉闭，故月事不来。"故主破胎堕子，下闭血也。肺宜食苦，麦其一也。

玄　参

玄，水色，而参薄也。苦破而微寒胜热也。《经》言："肠胃络伤，血溢汁沫迫聚，日以成积。"或孙络、或络脉、或经脉、或输脉、或伏冲之脉、或膂筋、或募原、或缓筋，故曰腹中也。腹中寒热积聚者，《经》言："内外三部之所生病也，皆在血海也，苦去瘀也。"《经》言："冲与少阴肾下行，为十二经之海。"产乳，亡血甚也。女人产乳余疾，乘血虚而邪久留也。《经》曰："肾欲坚，急食苦以坚之。"补肾气者，苦坚肾而微寒养少阴之气也。令人明目者，血积去而宗脉通也。一名：重台，象其物也。

《经》曰："尺外候肾，尺里候腹。"故曰腹中肾与胞也。胞之脉络肾少阴，故主产乳余疾。肾主水，补者苦寒胜热也。《经》所谓：壮火食气也。

芄

芄，以根文纠也。苦破泄而平不峻也。《经》言："胃病风成为寒热，清邪中上，浊邪中下。"寒热邪气者，风气与阳明入胃而病也。《经》言："寒气胜为痛痹，湿气胜为着痹。"皮肤为阳，筋骨为阴。阴阳俱病名风痹。阳明主四肢。寒湿风痹肢节痛者，阳明之痛痹着在皮肤筋骨也。《经》言："三焦水道出焉。"下水者，三焦并胃上、中、下脘而苦行决渎也。利小便者，小肠为心之使而膀胱气化则出也。苦以泄也。

百　合

百合，根以众合而主百合病也。甘、平中和，养也。《经》曰："肺主皮毛。"肺为天气，邪气之中人也高，故肺先受邪也。"《经》曰："肺朝百脉，尺里以候腹。"腹者，血海也。邪气腹胀者，邪在外自络入经而热伤地气则胀也。《经》言："诸血皆属于心，宗气贯心脉而行呼吸。"心痛者，肺上迫而心气不得通也。《经》言："大肠为肺之使，肺者治节之官，通调水道，下输膀胱。"利大小便者，肺气下润也。《经》言："甘生脾，脾生肉，肉生肺，思伤脾，脾藏荣，荣舍意。"补中者，《经》所谓：脾欲甘，脾在味为甘也，荣旺而脾气运也。《经》言："肺主气，大气抟而不散结于胸中名曰气海。"益气者，助肺宗气也。

腹胀，热伤也，天气不降也。心痛，心脉从心系上腩也。肺气闭，放心气不能上通于天也，热郁也。利大小便，解见紫参。补中，益液也。益气，肺主气，热伤气。

知　母

《经》曰："肾藏智。"知母者，肾母肺也。苦清肺而寒胜热也。《经》曰："天气下为雨。"消渴者，热灼肺上焦而津液涸也。《经》言"阳明胃为水谷之海。"热中者，胃中焦热而谷精灼也。《经》言："邪气之中人也高。"除邪气者，肺气清也。《经》言："阳明主四肢，主肌，肺主皮毛。"热甚则肿。肢体浮脚者，肢先肿而热及体也。《经》言："肾上连肺，三焦者水道出焉。"下水者，冒燥平则治节行而决渎有权也。《经》言："五脏六腑皆以受气。"补不足者，肺胃清而谷精充也。《经》言："热伤气，肺主气。"益气者，助肺及气海也，上焦开发若雾露也。

《经》曰："肺者相傅之官，治节出焉。"故主消渴。益气，《经》曰："天气下为雨。"故主热中。肢体浮肿，皮水也，皮乃肺合也，此乃伤肺而治节不行也。肺为太阴，苦燥恶水而主降，肺燥则不降，不降则水积，于是邪气壅而正气愈虚。夫肺主皮毛，水壅则循百脉而外行腠理，故浮肿。内不通调水道，故消渴。热中，知母苦以降。太阴寒，以安太阴。所以奠天气也，故最重"益气"二字。

贝　母

贝属金而肺母乎。膀胱，水也。辛入肺而平不峻也。《经》言："伤寒一日，太阳受之。"伤寒者，肺主皮毛而与膀胱同主表也。《经》言："肺者心之盖也。"肺恶寒，寒盛则为热。烦热者，肺气闭则心气不得外通也。《经》言："小肠为心之使，肾上连肺，膀胱为肾之使。"淋沥者，肺治节不行而五淋则溺有余沥也。《经》言："邪中阴则溜于腑。"邪气者，表邪也。《经》言："任脉为病，男子七疝，女人瘕聚。"疝瘕者，心主血，任脉上会厌，肺迫则心阳不下通，肺不输精于百脉也。《经》言："天气通于肺，肺主气。"喉咙者，气之所以上下也。咽喉者，水谷之道也。喉痹者，肺不通也。《经》言："阳明胃脉下乳内廉则两乳也。"《经》言："乳子病热，则产乳也。"《本经》：滑石、泽泻、贝母皆主乳难。膀胱为胞之室，巨阳气化不开则胞气闭而不出也。《经》言："金气入通于肺，肺朝百脉。"金疮者，亡血甚也。表气行而疮口自敛也。《经》言："太阳为诸阳主气。"又曰："风气通于肝。"风痉者，辛胜风，金胜木，肺气行于表而太阳自化也。

伤寒烦热，太阳液涸也。《经》曰："天气下为雨。"又曰："上输于肺，通调水道，下输膀胱，故主烦热与淋沥也。"《经》曰："喉主天气。"任脉至咽喉，病七疝瘕聚，故主疝瘕、喉痹。气不行则为热，故曰乳难、金疮、风痉。

白　芷

《经》曰："阳明之上，燥金治之。"白，金臣怡，而臣香燥也。辛温以胜风也。《经》曰："天有阴阳，人有夫妻，女人以言乎阴也。"《千金方》有漏胞方，治漏，漏胎也。下，下血也。赤白，血病也。《经》曰："足阳明脉主血所生病，冲、督、带，皆会于宗筋而阳明为之长。"阴肿者，风凑乎会阴也。女人漏下赤白、阴肿，风灼血也。《经》曰："风气与阳明入胃。"又曰："风成为寒热。"寒热者，胃病也。阳明脉起鼻，循发际，旁约太阳脉。头风侵目者，风上行也。泪出者，液道开也。《经》言："阳明主肌。"长肌肤者，风不消也。

《经》言："胃为水谷之海，阳明脉上于面。"润泽颜色可作面脂者，风不涸液而胃气发舒也。一名：芳香，辛通也。

《经》曰："足阳明胃之脉是主血。"所生病者，故主漏下、血闭、阴肿，解见蛇床，湿也，寒热亦湿也。阳明脉上头交颃中，故主头风侵目，阳明主肌而脉行于面，风湿去，故润泽。此药辛胜风，温散湿也。

淫羊藿

叶似豆曰藿，无度曰淫。《易》曰："兑为羊。"《经》曰："阳明之上，燥金主之。"辛通而金寒也。《经》曰："前阴者宗筋之所聚，阳明、太阴之所合也。"阳明主润宗筋，冲脉与阳明合于宗筋。阴阳总宗筋之会，会于气街，而阳明为之长，皆属于带脉而络于督脉，故阳明虚则宗筋纵。主阴痿者，助阳明燥金而通润乎宗筋也。《经》言："士人有伤于阴，阴绝而不起。"绝伤者，《经》所谓：食气入胃，浊气归肝，淫精于筋也。茎中痛者，阴气绝而伤甚也。《经》曰："入房太甚，宗筋纵弛，发为筋痿及为白淫。"利小便者，膀胱为肾之使，足太阳主筋所生病，而肝脉络阴器也。《经》言："宗气下走于气街，肾主骨。"益气力者，下气足也。《经》曰："精生于谷，精舍志。"强志者，精气充也。一名：刚前，其功能也。

羊，心畜；督，贯心，故名。辛寒者，督阳虚而移热于宗筋，故阴痿绝伤也。督循茎下至篡，故茎痛。督为病在女子癃遗溺，故利小便。督合少阴，故强志，肾藏志也。《经》曰："足厥阴之筋结于阴器。"络诸筋，伤于热则挺纵不收，治在行水，清阴气，故曰："阴痿利小便也。"《经》曰："足厥阴之别名'蠡沟'结于茎，故茎中痛。足少阴之筋亦结于阴器，故强志，肾藏志也。"《经》曰："阳气者柔则养筋。"此阳虚而热伤筋也。

黄　芩

黄芩，以色名也。芩者，黑而黄，治乎上、中、下脘也。苦泄而平不偏也。《经》曰："三焦主腠理。"《金匮》言："腠者三焦会通元真之处，理者皮肤脏腑之纹理。"《经》言："上焦并胃上口，贯膈而布胸中，中焦并胃中脘，下焦居胃下口。"主诸热者，热盛乎诸部位也。《经》曰："大气结于胸中，而膻中为气之海也。"《经》曰："瘅成为消中。"黄瘅者，仲景谓：一身面目尽黄也。肠澼者，《伤寒论》之里急后重也。泄利者，《经》之暴注下迫也，皆下焦热也。《经》曰："三焦者水道出焉。"逐水者，热结则决渎不行而苦以泄之也。《经》

言："冲脉为十二经之海，上出于颃颡，下合足少阴，至胸中而散。"下血闭者，壮火食气而胞血结也。恶疮者，血热炽而疽毒甚也。蚀，热煽风也。即《金匮》狐惑症之蚀喉、蚀肛也。《经》曰："君火以明，相火以位，火者，包络代君行令而脉历络乎三焦也。"《经》曰："风气与太阳俱入，行诸俞脉，散于分肉，与卫气相干，故肌肉愤膹而有疡。"疡者，巨阳为诸阳主气，而与三焦同主表也。一名：腐肠，象中空也，或亦谓小肠受盛之官，大肠传道之官，其泄燥热太甚欤。

石龙芮 _{即胡椒菜}

生石上而子芮芮也。苦泄而平不峻也。《经》言："风寒湿三气杂至合而为痹。"主风寒湿痹者，苦以泄乎其外也。《经》曰："邪气者虚风之贼伤人也，其中人也深，不能自去也。"《经》言："心主血，腹为阴。"心腹邪气者，自孙络、别络而入血海也。《经》言："机关之室，真气之所过，血络之所游也。"《经》言："节之交三百六十五会，神气之所游行出入也。"利关节者，泄痹气也。《经》言："血并于上，气并于下则心烦惋。"止烦满者，泄胞中邪也。胞受邪而心气不得下通，故烦且腹满也。久服，以其平也。轻身者，痹去也。《经》言："肝受血而能视。"明目者，血邪祛也。不老者，毛发黑也。一名：地椹，似桑椹也。

茅 根

茅，似矛锐而根通脉也。甘渗湿而寒治热也。《经》曰："五劳所伤，久视伤血，久卧伤气，久坐伤肉，久立伤骨，久行伤筋。"主劳伤虚羸者，湿热乘乎心、脾、肺，虚也。《经》言："心主血，血生脾，脾生肉，肉生肺，大气结于胸中命曰气海，宗气贯心脉而行呼吸。"补中者，心恶热，脾恶湿，血中湿热去而心生脾，故脾太阴充也。益气者，膻中为气之海，肺朝百脉而肺统气也。《经》言："诸血皆属于心，脾藏荣，肺行荣卫之气。"除瘀血血闭者，湿热入于血海则心气不得下通，而脾不输精，肺失治节，故瘀闭也。《经》言："膀胱为胞之室，巨阳为请阳主气。"寒热者，血病则太阳不能主开也。《经》言："小肠为心之使，膀胱为肾之使，胞之脉系于肾，属心而络胞中，膀胱气化则能出。"利小便者，胞湿热去则气自通也。《吴本》：其苗主下水，苗者，生阳则其化速也。一名：茹根，言其汇也。一名：兰根，取其香也。

紫　菀

根色紫而柔菀也。《经》曰："肺苦气上逆，急食苦以降之。"又曰："肺恶寒。"苦降而温乃行也。《经》曰："皮毛者肺之合也。"皮毛先受邪气以从合，其寒饮食入胃，从胃脉上肺则肺寒，寒则外内合邪，因而客之，则为咳。主咳逆上气者，降天气也。《经》言："肺主气，上焦脉布胸中，宣发水谷是谓气。"胸中寒热结气者，肺治节不行则寒气、热气结于胸中矣。蛊，虫内损也。《左传》：血虫为蛊，女惑男谓之蛊。《经》言："脾风传肾，少腹烦冤热而痛出白，一曰蛊。"《经》曰："肺藏魄，金气人通于肺。"去蛊毒者，气降金杀而大肠传道也。痿，足弱也。躄，足废也。《经》曰："天气下为雨，天气通于肺，肺津液降而下气行也。"《经》曰："诸气皆属于肺，肺者脏之长。安五脏者，气下布也。"

紫菀降肺，故主咳逆。《经》曰："右外以候肺，内以候胸中。"又曰："大气积胸中，上出于肺，司呼吸以肺统宗气，而胸中为天气所降之道也。"肺不降则寒热结在胸矣。《经》曰："五脏因肺热，叶焦发为痿躄，故主之以苦，泻肺而温散结也。"

紫　草

紫草，以色名而紫入血也。苦破血而寒治热也。《经》曰："诸血皆属于心，冲、任皆起胞中。"主心腹邪气者，虚风深人血海而热甚也。《李本》：五疳，《吴本》：五瘅，皆热中也。《经》言："足阳明主血所生病，脾藏荣，疳瘅则脾不能为胃行其津液也。"五瘅，即热黄、酒黄、急黄、谷黄、劳黄也。《经》言："心主血，血生脾。"补中者，热去血行则火能生土也。《经》言："肺主气，肺朝百脉，宗气贯心脉而行呼吸。"益气者，诸脉通而热不伤气也。《经》言："九窍为水注之气，九窍不利肠胃之所生也。"利九窍者，血不结乎燥热而气四布也。

茜　根　俗名锯锯藤

《经》曰："阳明主血所生病，阳明之上，燥金治之。"茜草，入血而治乎阳明也。苦破血而寒治热也。《经》曰："膀胱为胞之室。"太阳之上，寒气治之。寒伤荣，凡罗纹之血皆取脾大络脉。脾藏荣，太阴之上，湿气治之。主寒

557

神农本经经释

湿者，寒湿在皮肤而诸络受邪也。《经》曰："卧出而风吹之，血凝于肤者为痹。"《经》曰："皮肤为阳，筋骨为阴，阴阳俱病曰风痹。"寒湿风痹者，先伤寒湿而后病风痹，风为阳邪而血蓄热也。《伤寒论》曰："瘀热在里，身必发黄。"黄瘅者，病循脉入阳明而胃中热也。《经》曰："食气入胃，浊气归心，淫精于脉，诸血皆属于心。"补中者，热去血行而心生脾也。

先伤于寒湿，后伤于风，故曰寒湿风痹。风为热邪，阳明本燥，太阴本湿，太阴之开湿也。痹于阳明之阖热也，故病黄疸。此药苦除湿而寒胜热，故补中。

败　酱

根似乎陈败豆酱气也。苦破血而平排脓也。《经》言："腠理开，贼风邪气其入深，其内极，其病也暴。"《经》曰："少阴之上，热气治之。"主暴热者，邪热盛而内热合也。《经》曰："诸疮痛痒皆属于心，心主血。"火疮赤气者，病君火而外见赤也。疥瘙，热发外络也。疽，热凝血也。痔，热迫下也。马鞍，其部分也，其病情也，热灼阴也。《经》言："冲脉与少阴下行。"马鞍热气者，热流阴股也。《经》言："小肠为心之使，魄门为五脏使，督脉贯心。"鹿，养督，而督总一身之阳。一名：鹿肠，言乎其血病热也。

白　鲜　皮

鲜，言乎白羊膻气而用皮也。苦泄湿而寒治热也。《经》曰："身半以上者风中之，身半以下者湿中之，中于面则下阳明。"主头风者，阳明之脉上行头面也。黄瘅者，风气循阳明入胃，胃中热，则脾不能为胃行其津液而湿瘀也。《经》言："肺主咳。"咳逆者，风热循胃脉上肺而熏肺也。《经》言："下焦并胃下口，别回肠，而渗入膀胱。"《经》言："前阴者宗筋所聚，阳明、太阴之所合也。"淋沥者，热郁湿于膀胱而淋有余沥也。《经》言："膀胱为胞之室，冲督任会于宗筋。"妇人入击庭孔。女子阴中肿痛者，风热合湿而下流也。《经》曰："太阴之上，湿气治之，筋骨为阴。"病在阴者，名曰：痹。血凝于肤为痹，湿胜为着痹，脾主肌。湿痹死肌者，湿流关节而着于脾所合者肌也。《经》言："屈伸不能，筋将惫矣。"不能久立，行则振掉，骨将惫矣。不可屈伸起止行步者，湿蓄热于筋骨间也。

酸　浆 灯笼草　红姑娘

酸浆，盖以气名也。苦降而寒泄也。《经》曰："少阴之上，热气治之。"心恶热，苦先入心。主热者，泻君火也。烦者，心烦也。满者，胸腹满也。胸为心主之宫城，腹为血海，热灼则心气不能外通也。《经》曰："肾藏志。"定志者，火安则不下灼水精也。《经》曰："肺主气，宗气贯心脉而行呼吸，热伤气。"益气者，《经》所谓：壮火之气衰也。《经》曰："三焦者水道出焉，相火以位。"利水道者，热去则决渎有权也。一名：醋浆，味酸也。《吴本》：产难吞其实立产，入子宫而下气急也。苦破结而寒利滞也。

紫　参

紫参，以色名而紫入血也。苦破且降而寒泻热也。《经》言："诸血皆属于心，尺里以候腹。"《经》言："虚邪之风与身形两虚，乃客其形。"主心腹积聚寒热邪气者，邪自外入内，而留于血脉也。《经》言："心开窍于耳，肝开窍于目，肺开窍于鼻，脾开窍于口，肾开窍于二阴，冲脉为十二经之海，上出颃颡，下循气街。"宗脉入耳目，宗气上走息道，下行气街。通九窍者，热盛则血结而九窍闭塞也。《经》言："肺朝百脉，太阳为肺之使。"利大小便者下气急而脉通也。一名：牡蒙，心为牡脏而蒙乃窒也。

《金匮》曰："下利，肺痛，紫参汤。"而此曰心腹积聚何也？《经》言："心主血，冲脉为十二经之海，肺朝百脉，行荣卫阴阳之气，中焦取汁，上注于肺，脉化而为血，肺气从太阴而行之。"盖心脉从心系上肺，冲脉散胸中，故肺痛。故此不曰寒热积聚，而曰心腹积聚寒热邪气，因积聚而后有寒热，以皮毛乃肺之合也。此心热移肺之血分叶也。肺主气，清气出上窍，浊气出下窍，故曰通九窍。肺与大肠相表里，通调水道，下输膀胱，故利大小便。

藁　本

本，言乎根似禾藁也。辛胜风而温祛寒也。疝瘕，血分也。阴中，部位也。寒肿痛，病情也。言妇人、言疝瘕、言阴中、言寒肿痛，极阴也。《经》言："任病疝瘕，冲督任会于宗筋。"女子入击庭孔，而阳明为长，阳明脉主血所生病，膀胱为胞之室，肝脉络阴器，阴之绝阳名曰：厥阴。主妇人疝瘕阴中寒肿痛者，通血寒之结于下也。《经》曰："腹为阴，尺里以候腹。"腹中急者，内寒甚也。《经》言："肝主风，风邪中上，厥阴与督脉会于巅。"太阳脉上头顶，阳明脉行头面。除风头痛者，风祛而诸阳通也。《经》言："阳明主肌。"长肌肤者，胃气充也。《经》言："风中于面则下阳明。"悦颜色者，阳明和也。一名：鬼卿，一名鬼新。鬼，言乎阴物也；卿，言乎位上也；新，言乎去旧也。

风入任脉为疝瘕，冲、任起胞中，连过阴器之肝脉为阴痛。风入冲脉，连抵小腹之肝脉为腹急。风循肝脉至巅为头痛。《经》曰："任脉、冲脉血气盛则充肤热肉。"

狗　脊

狗者守而脊形似也。苦泄而平不峻也。《经》曰："腰以上为天，腰以下为地，风邪中上，湿邪中下，五脏六腑之腧皆在背。"《经》曰："诸痉强直皆属于湿。"主腰背强者，风挟湿以病足太阳也。《经》曰："因于湿，大筋緛短为拘，小筋弛长为痿。"关机缓急者，风与湿自经而病骨节间也。《经》曰："周痹在血脉之中，随脉以上，随脉以下，不能左右各当其所，风寒湿客于外分肉，此内不在脏而外未发于皮，真气不能周，故曰周痹。"周痹者，沫得寒则聚，排分肉则痛，热则解也。《经》曰："寒胜者为痛痹，膝者筋之府。"寒湿膝痛者，病聚下也。《经》曰："老人之血气虚，肌肉枯，气道涩。"又曰："日西而阳气虚。"颇利老人者，荣气衰少而卫气内伐也。阳虚而风及湿易以入也。一名：百枝，形以像其功能也。

《经》曰："腰脊者，身之大关节也。"寒湿从太阳而入于大关节，则腰背强。《经》曰："机关之室，真气之所过，血络之所游，邪气之所留住。"太阳主筋所生病者，故缓急。寒湿由机关而入脉，故周痹。《经》曰："膝者筋之府，故痛。"老人者，诸阳皆虚，太阳为诸阳主气，故利。

萆　薢

萆薢者，痹尽解也。苦泄而平不峻也。《经》曰："腰脊者，身之大关节也。"寒气胜者为痛痹，诸痉强直皆属于湿。腰脊痛强者，风挟寒与湿于督，太阳虚也。骨节周痹，解见前篇。骨节风寒湿周痹者，痹随脉上下而排分肉痛也。主腰脊痛者，痹着于大关节而不去也。《经》言："肾主骨，诸筋皆属于节。"强骨节者，痹除而真气充也。《经》曰："诸疮痛痒皆属于心。"恶疮不瘳者，湿郁热也。热气者，言乎其外见也。

白兔藿 即奶浆藤

似豆叶曰藿而蔓生，兔食也。苦破毒而平解毒也。蛇虺，噬伤毒发外也。

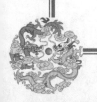

蛇虺涎腥，毒入内也。蜂虿猘狗，毒在外也。菜肉蛊毒，毒在中也。鬼为阴邪，风为阳邪也。瘟为传尸，自表入里也。诸，众也。诸大毒不可入口者，入口即杀人也。皆消除之者，消言乎上消、中消也，除言乎外除、内除也。血言乎荣与血海也。又去血者，又能解乎血毒也。可者，仅可而未尽其功能也。末着痛上立清，以其外能定血即知其内，能安血也。毒入腹者，腹言乎在下也，口言乎在上也。煮汁饮即解者，以饮气决渎而遍解乎外内腠理也。一名：白葛，其形似也，俗名：奶浆藤，奶养生而浆去毒也。吁安得天下遍种此藤，而毒药不能殄杀群生也，噫！

荣　　实_{即蔷薇}

荣旧作营，荣言乎花香艳而宣荣气也。实者，其力实而温乎肤腠分肉也。心宜酸而温养也。《经》言："寒邪客于经络之中血泣不行，则卫气从之，寒气化为热，热胜腐肉则为脓，脓不泻则烂筋。"又曰："癖而内着，恶气乃起。"足阳明主血所生病，中焦取汁，变化而赤是谓荣。诸血皆属于心，荣行脉中，卫行脉外，卫气和则分肉解利，皮肤调柔，腠理致密。《经》言："阳明主肉，阳气者柔则养筋。"主痈疽恶疮结肉跌筋者，癖内着，而心与阳明之气不充，则肉失所濡，而筋乏所养也。《经》言："不亟正治，粗乃败。"败疮热气者，真气乏而病气盛也。阴蚀不瘳者，热内伤而血不荣。利关节者，《经》言："节之交三百六十五会，神气之所游行出入也。"机关之室，真气之所过，血络之所游，邪气恶血固不得留住也。一名：牛棘，牛食之也。牛，土畜而棘重枣也。《吴本》一名：墙薇，一名：墙麻，墙者，阴而连蔓生也。

白　　薇

白微者，薇也。《经》曰："阳明之上，燥金治之。"正气夺为虚。苦咸泻热而平调也。《经》曰："圣人之避贼风，如避矢石。"又曰："腠理开，其病也暴。"暴者，猝且甚也。中者，其入深也。主暴中风者，风中肌，循阳明以入腑中也。《经》言："阳明主肉。"身热者，《经》所谓：热盛于身也。《经》言："四肢皆禀气于胃。"肢满者，胃病则四肢不用也。忽忽不知人者，即《金匮》所谓：邪入于腑即不识人也。狂惑者，重阳则狂，而足太阴脉从胃上肢，注心中。《经》言："食气入胃，浊气归心，热则侮其神明也。"邪气者，虚贼也。寒热酸疼，邪在肌表也。温疟者，风客肌腠而与卫气并居也。洗洗发作有时者，卫气每至于风府腠理乃发，发则邪入而病作也，此先言重病而后言轻病也。一名：春草，言乎生气通天，而胃为脏腑本，风为百病长也。

《经》曰："阳明主肉与四肢，故身热肢满。"暴中风，肌受邪也。《金匮》曰："邪入于腑，即不识人。"重阳则狂惑者，胃络通心也。温疟者，肌热也。阳明与太阳同主肌也。故此药能治肌热。

薇　衔 即麋衔

薇草有风不偃，无风独摇。苦祛湿而平不峻也。《经》曰："风邪中上，湿邪中下。"又曰："血凝于肤为痹，诸筋皆属于节，节之交三百六十五会，神气之所游行出入也。"心藏神，心主脉。主风湿、痹历节痛者，风行湿着而诸节尽痛也。《经》曰："厥阴之上，风气治之，太阴之上，湿气治之。"痹久不去内舍于合，肝主惊湿郁痰，包络代君行令。惊痫吐舌悸气者，风干膻中而为惊，痰闭胸中而为痫，心气通于舌，风上故吐舌，脾脉注心中，痰郁故悸气也，犯太乙贵神，谓之贼风。心生血，血舍神。贼风、鼠瘘、痈肿者，陷脉为瘘而热胜则肿也。鼠瘘，毒留也。痈肿气壅也。一名：麋御，鹿之大者为麋，阳兽也。心为阳中之太阳也。

藏器①云："妇人服之绝产无子，以其破血凉血甚也。"

翘　根 连翘并入

翘根者，连轺也。甘养中，寒泻热而平调也。《经》曰："少阴之上，热气治之，肾为阴中之太阴，肾藏精。"下热气益阴精者，胃宗气贯心脉而精生于谷也。《经》言："身半以上为阳，身半以下为阴。"《经》言："热伤气，壮火食气，上焦宣发是谓气。"未出地者，名曰：阴处。阴精所奉其人寿。下热气益阴精者，泻胃、上焦热而起阳明厉兑之阴气也。《经》言："阳明脉行于面，心之华在面。"令人面悦好者，阳明热去而心气和也。《经》言："心主脉，诸脉皆属于目，阳明病颜黑目黄，阳明主血所生病。"明目，宗脉清也。久服，以其平也。轻身，热去也。耐老，阴充也。

连　翘

连翘者，析其子而片片相连也。苦破结而平不峻也。《经》曰："寒热毒气

---

① 藏器：陈藏器，浙江本鄞人，唐代药物学家，撰《本草拾遗》十卷，原书已佚，但佚文可见《证类本草》中。

留于脉而不去，瘰疬在于颈腋，此鼠瘘之本，皆在于脏。"主寒热鼠瘘瘰疬者，毒浮于脉中而为脓血也。痛肿者，血泣卫壅为痛，而热胜则肿也。恶疮者，疮属心而癖着脉也。瘿瘤者，瘿小核而瘤大赘也。《经》曰："心生血，心主脉，少阴之上，热气治之。"结热者，结于血而脉聚热也。《经》言："少腹烦冤，热而痛，出白曰蛊。"蛊毒者，热毒蕴于血海也。《吴本》一名：异翘，分视之也。一名：兰华，除陈也。一名：轵，行也，一名：三廉。

下热气，泻君火也。益阴精，交肾水也。阳明脉行于面，故口面悦好者胃液足也，且以交少阴之枢于中土也。

《经》曰："肺主皮，故曰寒热。"《经》曰："肺朝百脉。"陷脉为瘘，故瘘瘤诸病皆肺热之涉于百脉而为病者也。结热者，肺热伤百脉结而太阴不开也。蜀蛊，在食中自口入。粤蛊，放于外自皮毛入。故蛊毒之由孙络而干百脉者，皆取诸此，以肺故也。

水　萍

萍，浮水生也。辛胜风而寒泻热也。《经》言："两阳合明，故曰阳明。"暴热者，阳明热盛于身也。暴，其猝甚也。《经》言："阳明主肉。"身痒者，风胜则痒也。下水气者，胃邪清则肺治节，三焦决渎，小肠传道，膀胱气化皆有权也。《经》言："酒者热谷之液，其气慓悍，入胃则胃胀，气逆满于胸中。"又曰：先行皮肤。"胜酒者，除悍热也。阳明主血所生病，须发血之余。长须发者血充也。《经》言："胃为水谷之海，常留水一斗五升。"病上消、中消、下消而渴皆胃热也。止消渴者，灼热祛则水精自足也。久服轻身，热去也。《吴本》一名：水华，华，其气化也。

辛散热，寒胜热。《金匮》曰："邪气中经则身痒。"《经》曰："新饮而液渗于络，未合和于血，故热则蓄为水气。"《经》曰："饮酒者，卫气先行皮肤，先充络脉，故胜酒以冲、任先渗皮毛故也。"须发，血余也。《经》曰："夺血者无汗，故主消渴。"《经》言："虚邪中人，行则为痒，留而不去为痹。"

王　瓜　即土瓜蒌

王，治乎心主而瓜乃物也。苦破血而寒泻热也。《经》曰："三焦决渎之官。"消渴者，热灼乎上消、中消、下消也。《经》曰："脏皆有合，病久不去内舍于合。"诸邪在心者，皆在于心之包络。消渴内痹者，邪自三焦而入心包也。《经》言："胞脉属心而络于胞中，心主血。"瘀血者，风热入血而乃瘀也。《经》曰："月事以时下。"月闭者，热闭而月信不通也。《经》言："节之交神气所游行出入，络脉之渗灌诸节者也。"因于露风，乃生寒热。寒热酸疼者，热邪流于骨节间也。《经》曰："肺朝百脉，肺主气，宗气贯心脉而行呼吸，膻中为气之海，热伤气。"益气者，热去也。《经》言："心主脉，宗脉入耳，心开窍于耳。"愈聋者，宗脉通也。《经》言："血生脾，脾藏荣。"一名：土瓜，取中土也

《经》曰："疼酸惊骇皆属于火。"则《本经》言："酸疼者皆火病也。"

地 榆

叶，似榆而初生布地也。《经》言："苦入心，心主血。"苦治血而微寒胜热也。《经》言："妇人以血为事。"乳产，大亡血也。乳言乎养，而产言乎生也。《经》言："膀胱为胞之室，膀胱主筋所生病。"《中藏经》①曰："饥饱无度伤脾，思虑过度伤心，色欲过度伤肾，起居过常伤肝，悲愁过度伤肺，风寒暑湿伤外，饥饱劳役伤内。"痉痛七伤者，血虚热聚而气不荣脏也。《经》曰："尺内两旁则季胁也。"带脉起于季胁，回身一周。带下五漏者，带脉陷也。痛热结也，汗，热越也。止痛止汗，热去也。除恶肉者，苦破也。疗金疮者，苦坚也。

筋燥故痉痛者，《伤寒》新加汤之所谓身疼痛也。七伤带漏，皆以热也。止汗，亦热也。恶肉血枯，肉烁也。金疮与乳产同义。

海 藻

藻，水草而生海中也，有纹而洁如澡也。苦破咸软而寒泻热也。《经》曰："足阳明外合于海内属于胃，胃为水谷之海，冲为十二经之海，足阳明主血所生病。"以海中所生之物治人身海中所生之病也。主瘿瘤结气者，结于脉而气不行也。散颈下硬核痛者，《经》所谓：寒热毒气留于脉而不去也。痈肿，热遏荣也。癥瘕，邪搏血也。痈肿癥瘕坚气者，坚必软而乃破也。《经》言："虚邪传舍于伏冲之脉，留而不去，传含于肠胃，贲响腹胀。"《经》曰："诸病有声，鼓之如鼓，皆属于热。"腹中上下雷鸣者，气移行而凑注有声也。下十二水肿者，热结则水溢于腠分也。一名：落首，《经》言："冲督任带皆会于宗筋而阳明为长也，取其长也。"

---

① 中藏经：书名，又名《华氏中藏经》，原署名作者为汉代华佗，系后人托名所托，成书年代不详，但该书有独特的中医理论价值和指导临床价值。

泽 兰

兰，以言乎阑而生大泽也。苦破而微温行血也。金疮者亡血甚也。《经》曰："诸疮痛痒皆属于心，心主血。"《经》曰："血脉荣卫周流不休，寒邪客于经络之中，则血泣不通，卫气归之不得复反，故痈肿。"寒气化为热，热胜则腐肉，肉腐则为脓。痈肿疮脓者，能破瘀也。《吴本》主乳妇内衄中风余疾者，瘀去也。大腹水肿、身体面目浮肿、骨节中水者，膀胱为胞之室，足阳明主血所生病，小肠为心之使，膀胱为肾之使，而三焦并乎胃上、中、下脘也。一名：虎兰，兑为泽而象虎也。一名：龙枣，龙运乎十二经水，而枣调乎十二经气也。

《经》曰："心主血，诸疮痛痒皆属于心。"故主疮脓破瘀也。

防 己

《易》曰："己日乃孚离，纳己。"防己，一名：解离，防乎己而解君火、相火病也。辛通而平不颇也。《经》曰："君火以明，相火以位，相火代君行令。"《经》曰："三焦主腠理，暑汗大出，腠理开发，因遇凄怆小寒，藏于腠理皮肤之中，秋伤于风则病成。"夫寒，阴气；风，阳气，先伤于寒而后伤于风，故先寒后热，名寒疟。先伤于风而后伤于寒，故先热后寒，名温疟。但热不塞，名瘅疟。疟有时而体，与卫气并居，故卫气应乃作。主风寒温疟者，辛胜风乎分腠间也。《经》曰："少阴之上，热气治之。"诸邪在心者，皆在于心之包络。夫膻中者，心主之宫城也。包络脉历络三焦，上焦并胃上脘。《经》曰："诸热瞀瘛，诸禁鼓栗，如丧神守，皆属于火。"热气诸痫者，辛散风痰于膻中、胸中也。除邪者，逐虚贼之在腠理也。《经》曰："三焦决渎之官，水道出焉，少阳属肾，是孤之腑也，属膀胱，别回肠面渗入膀胱，小肠为心之使。"利大小便者，辛以通乎下窍也。

防己者，大开三焦之药也。辛宣三焦，平不伤气，疟即《经》所谓：风疟、寒疟、温疟也，皆腠理病也。《经》曰："君火以明，相火以位，相代君行令，故主热气。"少阳本火，故主诸痫。《经》曰："三焦者决渎之官，故主小便。"《经》曰："成糟粕而皆下于大肠而成下焦，故主大便。"

牡　丹

　　心为牡脏，而丹者血色也。辛胜风而寒治热也。《经》曰："少阴从标从本。"主寒热者，干血及骨蒸之发热恶寒也。《经》曰："心主脉，风阳气也。"中风者，《金匮》所谓络脉空虚，邪入于脏也。《经》言："心脉急甚为瘛疭，筋经蜷急曰瘛，而弛纵曰疭也。"惊痫者，肝主惊，而包络代君行令，痰郁热于膻中也。邪气者虚贼也。《经》言："诸血皆属于心。"除癥坚瘀血者，风热祛而心气下通于胞中也。《经》言："邪舍伏冲之脉，留而不去，传含肠胃。留舍肠胃者，血络伤也。安五脏者，心生血，脾藏荣，冲与少阴肾下行。凡人卧，血归于肝而肺朝百脉也。《经》言："诸疮痛痒皆属于心。"疗痛疮者，散血热也。一名：鼠姑，辛通肾也。一名：鹿韭，鹿通督脉，而韭益肾也。

　　《经》曰："肝为牡脏。"《经》曰："厥阴之上，风气主之。"此辛胜风而寒胜热也。寒热者，虚劳之发热恶寒也。风，阳邪也。肝主筋，故瘛疭。肝藏魂，故惊。肝木风而与手心主同经，故痫。肝主血，故瘕瘀。《经》曰："虚邪传舍于伏冲之脉，留而不去，传舍于肠胃，故曰留舍。肝者，将军之官，故安五脏。痛疮，包络代君行令也。"

款冬花

　　款冬者，至冬乃花也。《经》曰："肺恶寒，肺欲辛，诸气膹郁，皆属于肺。"辛通气而温养肺也。《经》曰："肺主咳，肺苦气上逆。"咳逆上气者，寒迫肺而气不下也。《经》言："大气积于胸中。"背者胸之府，肺病在背。善喘者，胸气迫也。《经》言："喉咙者气之所以上下也，即气喉也。"嗌则咽喉也，乃食喉也。喉痹者，气不通也。诸惊痫者，肝风郁痰乎膻中也。《经》言："肺主皮。"寒热邪气者，虚风伤乎皮毛也。一名：橐吾，《经》言："天气通于肺，橐籥以散气于身也。"一名：虎须，虎，肺金而喷则须张也。

　　辛入肺而温，暖肺则肺气通畅而下行，故主咳喘。喉痹，木不乘金为微邪。《经》曰："肝欲散，急食辛以散之。"金克木，故主惊痫。肺主皮毛，故主寒热。

石　韦

　　韦，生石上而柔韧如皮也。辛通而平不峻也。《经》曰："肾者至阴也，至阴勇而劳甚，则肾汗出逢于风。"主劳热邪气者，身劳而风热虚贼犯之也。《经》言："膀胱不利为癃。五癃闭不通者，热结也。"《经》曰："小肠为心之使，三焦决渎之官，水道出焉，属膀胱，膀胱气化则能出。"利小便水道者，辛能通也。一名：石韄，韄即韦也。

马 先 蒿

马者，肺畜而皮毛先受邪也。苦泄而平调也。《经》曰："肺主皮，因于露风乃生寒热。"寒热者，表受邪也。《经》曰："肺藏魄。"鬼疰者，太阴病而阴邪乘之也。鬼，如《素问·遗篇》所谓："白尸鬼、赤尸鬼、黄尸鬼、黑尸鬼、青尸鬼之类也。"陆机以马先蒿为牡蒿，《经》曰："心为牡脏，心者神明出焉。"心生血，血舍神，邪中络脉而神昏，故病鬼疰也。"传尸曰疰，华佗《中藏经》所谓：传尸即是病也。《经》曰："腰以上为天，腰以下为地，天为阳，地为阴。"阳受风气，阴受湿气。中风湿痹者，《经》所谓：身半以上风中之，身半以下湿中之也。《经》曰："冲脉者经脉之海，与阳明合于宗筋，阴阳总宗筋之会，会于气街而阳明为长，皆属于带脉，带脉起于季胁，回身一周。"女子带下病，无子者，风湿入带脉，则冲不能上灌诸阳，下灌诸阴。阳明从中见，太阴之湿，《经》所谓：阳明虚而宗筋纵弛，故不乳产也。阳明脉主血所生病。女子之睪丸在乳也。一名：马矢蒿。《经》曰："大肠为肺之使，魄门亦为五脏使也。"

积 雪 草

积雪草，冬不死而叶叶圆也。苦泄而寒胜热也。大热者，《经》所谓：大热遍身也。《经》曰："寒气化为热，热胜则腐肉。"又曰："癖而内着，恶气乃起。"又曰："心主血。"恶疮痈疽者，邪遏荣气于脉而为疮也。《金匮》曰："浸淫疮从口流向四肢者可治，从四肢流向口者不可治，黄连粉主之。"《经》言："少阴之上，热气治之。"阳明脉主血所生病，君火与胃燥合热也。《经》言："南方赤色入通于心。"赤煤者，络热现也。《经》言："肺主皮，阳明主肌。"皮肤赤者，表热灼也。身热，《经》所谓：热盛于身也。

女 菀

女，阴物而柔菀也。辛入肺而温祛寒也。《经》曰："虚邪之中身也，洒淅动形，肺主身之皮毛。"风寒洗洗者，表不和也。南镇曰：霍。《经》言："相火以位。"三焦主腠理。霍乱者，邪自皮毛腠理而直入三焦也。《经》曰："肺者治节出焉，通调水道，下输膀胱。"泄利者，治节废而下焦乃失权也。《经》言："大肠与肺相表里，肺主气。"肠鸣上下无常处者，气不调也。《经》言："肝主惊。"胸者心主之宫城也。右外以候肺，内以候胸中。惊痛者，病在膻中，故天气降则厥阴平也。《经》曰："因于露风乃生寒热。"寒热者，肺气闭也。《经》言："风者百病之长。"百疾者，伤于风则肺先受之也。《本经》或言百病，或言百疾，疾言乎甚病也。前人谓紫菀治手太阴血分，女菀治手太阴气分，是也。

王　孙

王孙，草也。王者往而孙系也。苦渗而平调也。《经》曰："邪气虚风之贼伤人也。"《经》言："五脏为阴，筋骨为阴，伤于阴曰痹，血凝于肤为痹，留而不去为痹。"黄帝曰："邪中人脏奈何？"岐伯曰："愁忧恐惧伤心，形寒饮冷伤肺，大怒伤肝，若醉入房，汗出当风伤脾。"用力举重，入房过度伤肾，邪乃得往五脏。邪气者，邪在脏也。《经》曰："寒气胜为痛痹，湿气胜为着痹。"寒湿痹者，邪在筋骨脉络也。《经》曰："四肢者诸阳之本也。"四肢必因于脾乃得禀水谷气。十二源出于四关，四关主治五脏。又曰："太阴之上，湿气治之；太阳之上，寒气治之。"巨阳为诸阳主气。四肢疼酸者，寒与湿流注关节而气不行也。《本经》凡言疼酸者，疼乃觉酸也。凡言酸疼者，酸乃觉疼也。《经》曰："膝者筋之府，肾有邪，其气留于两腘，膝后曲处为腘膝。"冷痛者，筋骨病也。

蜀 羊 泉 即漆姑草

羊，火畜，而泉者水胜火也。苦入血，而微寒胜热也。《经》曰："少阴之上，热气治之。"诸血皆属于心，厥阴之上，风气治之。足厥阴脉上于巅，肝主风，发乃血之余。秃疮者，风煽热于上而生虫也，即俗所谓剪发虫也。恶疮者，风灼热于脉而奇痒也。《经》曰："诸疮痛痒皆属于心。"《本经》：凡言恶疮，或挟湿也，或挟痰也，或挟风也，即《经》所谓：恶气乃起也。热气者，赤见于外而灼也。疥瘙痂癣，皆孙络热也。虫也者，诸病皆虫生于风也。《吴本》疗龋齿，风热化为虫而阳明之脉入齿也。

爵　床_{俗名一抹光}

爵，赤紫而治乎病不得着床也。《经》曰："咸走血。"咸渗而寒胜热也。《经》曰："腰脊者身之大关节也，足太阳病脊痛，腰似折。"又曰："不可以俯仰，不可举，刺足太阳。"又曰："举重伤腰，衡络绝，恶血归之，令人腰痛不可以俯仰。"又曰："厥阴所谓腰脊痛不可以俯仰。"又曰："督脉贯脊，抵腰中。"又曰："冲脉、任脉上循背里为经络之海。"《经》曰："巨阳为诸阳主气。"腰脊痛不得捸床者，太阳之热流关节而内连诸脉也。"俯仰艰难者，神气之出入游行皆窒也。《经》曰："热伤气。"除热者，太阳开也。可作浴汤者，即《金匮》百合洗方之义，太阳主表也。

厄　子

花，象乎酒厄而子者实也。苦泄涌而寒胜热也。《经》曰："五脏皆有合，病久不去，内舍于合，故不言五脏而言五内也。"邪气者，虚风之贼伤人也。胃中热气者，热在腑也。面赤者，阳明之脉行于面而热上行也。《经》言："酒者熟谷之液，其气悍以清。"酒疱者，热在经也。《经》曰："劳汗当风，寒薄为皶。"皶鼻者，阳明之脉起于鼻而寒闭热也。白癞赤癞者，风气循阳明而上灼也。《经》曰："诸疮痛痒皆属于心，足阳明脉主血所生病。"疮疡者，血聚热也。

竹　叶_{竹根　竹实附}

竹，倒垂而叶个个也。《经》曰："肺苦气上逆，急食苦以降之，热伤皮毛，肺主皮毛。"苦清肺，而平调也。《经》曰："肺主气。"咳逆上气者，热灼肺也。溢者，肺热盛也。筋急者，足太阳脉主筋所生病，而阳气柔则养筋也。《经》曰："肝苦急，肺与太阳同主表，而金平木也。"《经》曰："少阳之上，相火治之。"三焦主腠理。恶疡者，皮腠火炽而肺治节行，则通调水道也。杀小虫者，金胜风而叶轻也。《经》曰："未出地者命曰阴处。"根者，起阴气也。作汤，取胃液也。《经》曰："上焦宣发，若雾露之灌溉是谓气。"益气者，助肺宗气也。《经》曰："地气上为云，天气下为雨。"止渴者，水津布也。《经》曰："正气夺为虚。"补虚者，壮火气衰而真气自充也。《经》曰："天气通于肺。"下气者，上气降也。《吴本》：汁主风痉者，滋以润乎经筋热也。实，象乎膻中、胸中形也。《经》曰："心者神明出焉，包络代君行令，胸者心主之宫城也。"通神明者，祛热所以通脏真也。轻身益气者，热去也。

蘗　木 檀桓附

蘗木，黄中通理而根旁出也。苦治热而寒养也。《经》曰："五脏皆为阴，小肠受盛之官，大肠传道之官，阳明胃者水谷之海。"五脏肠胃中结热者，热实于脏腑内而不解也。《伤寒论》曰："瘀热在里，身必发黄。"《内经》有脾瘅、肾瘅、肝瘅诸病。黄瘅者，阳明主肌而热外现也。蘗木先言五脏而后言肠胃，脏热连腑而瘅成也。犹厄子先言五内邪气，而后言胃中热气，脏邪传胃而热盛也。厄子气轻上行，蘗木气重下行也。《经》曰："魄门为五脏使。"又曰："风客淫气，因而饱食，肠澼为痔。"肠痔者，脏腑热流肛门也。《经》曰："暴注下迫，皆属于热。"止泄利者，内热去而坚下焦也。《经》言："冲脉为十二经之海。"女子漏下赤白者，热迫血海也。阴阳蚀疮者，兼男女言而风煽热乎会阴也。根名檀桓者，色黄坚香而桓言乎辟土服远也。苦入血而寒胜热也。《经》曰："心主血，冲、任皆起胞中。"风者百病之长。心腹百病者，祛风热乎血脉中也。《经》言："肝藏魂，肺藏魄。"安魂魄者，肝、肺阴宁也。不饥渴者，脾藏荣也。久服者，《经》所谓：久而增气也。轻身者，热去也。《经》曰："人始生，先生精。"延年者，肾藏精也。《经》谓：阴精所奉其人寿也。《经》言："血舍神，心藏神。"通神者，血脉通利也。

茱　萸 根附

茱萸，子色赤而叶腴也。辛通而温养也。阳明胃者，中土也。《经》言："上焦并胃上脘，中焦并胃中脘，下焦并胃下口，厥阴肝脉挟胃，阴之绝阳名曰厥阴，厥阴不治取诸阳明。"温中者，胃阳旺则三焦通而厥阴安也。《经》曰："怒则气上。"又曰："大怒则形气暴绝，而血菀于上。"肝主怒，下气者，肝苦急，急食辛以通之，是也。《经》曰："经脉流行环周不休，寒气入经而稽迟，客于脉外则血少，客于脉中则气不通，故卒然而痛。"止痛者，四肢为诸阳之本，四肢皆禀气于胃，腠乃三焦会通元真之处，理乃脏腑皮肤之纹理。寒祛而真气行也。《经》曰："湿邪中下，卧出而风吹之，血凝于肤为痹。"除湿血痹者，辛散湿而温和血也。《经》言："邪气者，虚风之贼伤人也。"逐风邪者，辛胜风也。《经》曰："三焦主腠理。"开腠理，通三焦也。《经》曰："皮毛肺之合，皮毛先受邪气。"其寒饮食入胃，从肺脉上至于肺，则肺寒，外内合邪则为咳。又曰："寒则腠理闭。"又曰："因于露风乃生寒热。"咳逆寒热者，三焦与肺、太阳同主表也。根杀三虫，辛治风而灭三尸也。三虫即《经》所谓：长虫、短虫、白虫也。《吴本》一名：蘖，毅也。

桑根白皮 叶　桑耳　五木耳附

桑箕星，精也。根入土而下通也。《经》曰："肺主皮，西方色白，入通于肺，肺与大肠相表里，胃与大肠同经，肺恶燥。"甘调中而寒泻燥也。《经》曰："阳明胃者五脏六腑之海也。"阳明之上，燥气治之。伤中者，燥伤胃气也。五劳六极者，胃伤则五脏六腑无所禀气也。《经》言："阳明主肉。"羸瘦者，气不充而肌肉削也。《经》言："足阳明主血所生病。"食气入胃，浊气归心，淫精于脉。崩中绝脉者，胞中燥热则血陷而脉不通也。《经》言："正气夺为虚，诸脉皆属于心，宗气贯心脉而行呼吸。"肺主气，肺行荣卫之气。补虚益气者，燥泻而肺、宗气复也。叶，气化，而箕主风也。苦降而甘寒，清肺也。有小毒者，其力轻也。《经》言："肺主身之皮毛。"除寒热者，表气和也。《经》言："上焦宣发水谷，若雾露之灌溉是谓气，上焦并太阴之经而行。"《伤寒论》曰："太阳病①汗出者名中风。"出汗者，表邪泄也。桑耳，其精汁也。甘平，调也。有毒，其力重也。《经》曰："北方黑色入通于肾，胞之脉系肾，冲与少阴肾下行为血海。"黑耳，主女人漏下赤白汁。血病者，风煽胞中也。癥，实也。瘕，假也。积聚，详《灵枢·百病始生篇》："血汁凝也。"阴痛者，冲、任、督、带皆会于前阴，而血凝泣也。《经》言："阴阳总宗筋之会，会于气街。"阴阳寒热②者，邪往来游移，而血不和也。无子者，邪久留于胞中也。五木耳名檽③，柔乃养也。甘平有小毒，甘调平不峻，而有小毒者，不可久服也。益气者，肺宗气充也。不饥者，脾胃实也。轻身者，百病祛也。强志者，肾气涩也。

芜　荑

芜乃茎而荑者实也。辛胜风，辛通散，而平不峻也。《经》曰："邪气者，虚风之贼伤人者也。"肺合皮，脾合肌，肝合筋，心合脉，肾合骨。五内邪气者，病久不去内舍于合也。淫，淫浸也。《经》曰："风，阳气也，冬伤于寒，

---

①　病：原书作"痛"，误，今据《伤寒论·辨太阳病脉证并治法上》改。
②　寒热：原书作"塞热"误，今据《本经》改。
③　檽（ruǎn）：木耳名。

春必病温。"风气胜者为行痹。毒，言乎风蕴结也。散皮肤骨节中淫淫温行毒，逐风邪也。虫，风化也。厥阴脉挟胃，木侮土。化食者，风息则脾能为胃行其津液也。曰：五内邪气，祛内风也。曰：散皮肤骨节中淫淫温行毒，除外风也。曰：去三虫化食，治肠胃风也。一名：无姑，无姑息也。一名：蔽蘠，言其良也。

枳　实

积实，言乎其力实也。苦破结而寒以解乎气不行，则留而为热也。大风，疠也，即癞也。《经》言："皮肤为外，卒风暴起，则经水波涌而陇起。"《金匮》曰："风胜则痒。"《经》言："有荣气热胕其气不清，故使其鼻柱坏，而色败皮肤疡溃，名曰疠风。"主大风在皮肤中如麻豆苦痒者，邪结孙络、别络而入经也。《经》言："邪气外发，腠理开，毫毛摇气往来则为痒。"仲景四逆散、排脓散之用枳实，取其行气也。《经》言："风成为寒热。"除寒热结者，肠胃通也。下焦气结则利。《经》言："阳明主肉，脾主肌。"止利者，结去则胃中、大小肠气和也。长肌肉者，结去则脾能为胃行其津液也。利五脏者，结去则太阴行气于三阴，而三焦通也。《经》言："肺主气，胸中为气之海。"益气者，结去则肺宗气充也。轻身者，气行也。

厚　朴

厚朴者，木质朴而皮厚也。苦破降而温以行痹也。中风伤寒，太阳病也。《经》曰："背者胸之府，太阳脉行于背，上头项，上焦并胃上口，贯膈而布胸中，并肺太阴而行。"太阳之气出于胸，阳明脉上头额。《经》曰："谷入于胃，大气抟于胸中①，名曰气海。"膻中者，心主之宫城也。膻中为气之海，包络代君行令，诸血皆属于心。主中风伤寒头痛者，表病而胸邪窒也。《经》曰："胃风成为寒热，太阳之上，寒水治之。"肝主惊，仲景曰：心动悸寒热者，风入胃则寒衰食饮，热消肌肉也。惊悸者，手足厥阴同经，寒犯包络则惊，挟水气则悸也。《经》言："肺主气，肺气行于胸，宗气贯心脉而行呼吸。"《经》言："心主血，冲脉至胸中而散。"寒热惊悸气血痹者，里病而胸邪闭也。《经》言："阳明主肉，脾主肌，脾为胃行其津液。"死肌者，土不荣也。虫居胃下脘及肠中。去三虫者，逐肠胃中之风寒气血痹也。

---

① 大气抟于胸中：原书作"太气搏于胸中"，误，今据《灵枢经·五味》改。

梣 皮

梣皮，即秦皮也。木小，梣高，而用皮也。苦渗，苦破，苦坚，苦降，而微寒胜热也。《经》言："风寒湿三气杂至合而为痹。"风寒湿痹者，表邪痹而气不通也。《经》言："膀胱三焦者腠理毫毛其应，三焦主腠理，是孤之腑也，属膀胱。"洗洗寒气者，毛腠病则孙络痹而阳失卫也。《经》言："相火以位。"除热者，三焦闭则热在内也。《经》言："肝受血而能视，肝开窍于目，少阳与厥阴为表里，精之窠为眼，骨之精为瞳子，筋之精为黑眼，血之精为络，其窠气之精为白眼，肌肉之精为约束。"目中青翳白膜者，热上空窍也。《经》言："肝藏血，厥阴之脉上于巅，冲为十二经之海，上出于颃颡，以灌诸阳而渗诸精。"久服头不白者，热去而血荣也。轻身者，热解也。

诸痹寒气，太阳病也。而曰除热，《经》所谓：病久则传化也。肝脉循目系故主目。《经》曰："太阳之右，厥阴治之。"故邪传肝也。肝藏血脉，会于巅，故头不白以热故也。此太阳传厥阴合病之药。

椒

椒，不言秦者，神农时未有秦国也。辛通阳，温胜寒，而有毒力巨也。《经》言："邪气者，虚风之贼伤人也。"除风邪气者，辛胜风也。温中者，宣胃阳也。《经》言："留而不去为痹。"去寒痹者，逐中寒也。发者血之余，齿者骨之余。《经》言："肾主骨，冲为十二经之海，与少阴肾下行胞之脉，系于肾。"《经》言："足阳明脉主血所生病，入上齿，手阳明脉入下齿。"坚发齿者，固肾血海而去胃风也。《经》言："精阳气上注于目而为晴，邪随眼系以入脑则目眩。"明目者，祛风而阳气充也。久服轻身者，风净也。《经》言："心之华在面，阳明脉行于面。"好颜色者，阳上充也。耐老者，阳旺则生气足矣。《经》言："人始生，先生精。"增年者，固精也。《经》言："心藏神，血舍神。"通神者，膻中通也。

山茱萸

茱赤色而萸腴人也。称山茱萸，以别乎吴茱萸也。酸收而平不峻也。《经》曰："心主血，冲脉与少阴肾下行。"邪在心者，皆在心之包络。主心下邪气寒热者，肾不藏，则水邪上犯膻中而心气不得下照胞中也。又：足厥阴与手厥阴同经，仲景所谓：气上撞心也。《经》言："相火以位，三焦并胃上、中、下脘，肝脉挟胃。"温中者，酸敛肝而少阳旺则胃阳充也。《经》言："阳明主肌，三焦主腠理。"逐寒湿痹者，胃、三焦旺则肌、腠通利而痹自去也。《经》言："肝主风。"去三虫者，厥阴敛则风不留于肠胃也。久服轻身者，气血敛也。一名：蜀酸枣，象形也，以别乎酸枣仁也。

紫 葳 即凌霄花

紫葳，言乎花赤艳也。紫，血色而花行血也。《经》曰："酸入肝，肝主风，心主血，心宜酸。"微寒言乎胜热也。《经》言："妇人以血为事。"主妇人产乳余疾者，亡血甚而风留子脏也。崩中者，风动胞也。《经》言："病久则传化。"癥瘕者，风久不去而热结也。《经》言："心气不得下通，故月事不来。"血闭者，风痹血海也。《经》言："风成为寒热。"寒热者，风游行于经络也。羸瘦者，血不充也。养胎者，胞血安也。

酸敛血而微寒胜热。产乳，亡血者也。崩症、血闭，皆血虚有热之症也。寒热者，亦血虚有热也。羸瘦，解见茵芋。血海即子脏也，故养胎。

猪 苓

猪，水畜也。蓄水曰猪，《书》所谓：大野既猪也。苓，令也。三焦并胃上、中、下脘。甘自中而平调也。《经》曰："夏伤于暑，秋为痎疟。"痎疟者，热邪久留，传化而痰结胸、上焦、膻中也。毒，即《经》所谓：大毒、小毒、常毒也。解毒者，除寒毒、热毒、诸药毒之留于腠理而为痰。《经》言："三焦主腠理。"《金匮》曰："腠者三焦会通元真之处，理者皮肤脏腑之纹理。"皿虫曰蛊，传尸曰疰，皆害元真而痰郁也。不祥者，贼真气也。《经》曰："三焦决渎之官，水道出焉，上焦如雾，中焦如沤，下焦如渎。"利水道者，腠理通而痰水去也。久服轻身耐老者，《经》言："大气积于胸中，名曰气海，膻中为气之海，宗气也。"荣出中焦，卫气出于下焦。一名：豭猪屎，母猪曰豭，阴物也，言乎其形似也。猪苓，言乎其功能也。

猪者，水蓄也。三焦者决渎之官，水道出焉，故主利水道者化三焦气也。腠理开，邪气因入，故病痎疟。《金匮》曰：三焦会通元真，故解毒蛊疰。

白　棘

白，金色而棘决皮肤也。辛通而寒治热也。《经》言："心主血，尺里以候腹。"主心腹痛者，血热痹也。《经》言："热甚则肿，血泣不通则卫气归之，不得复反，故痈肿。"热胜则腐肉，肉腐则为脓。《经》言："热伤气，气伤痛。"痈肿溃脓止痛者，棘破表去脓而泻热也。决刺结者，刺伤皮肤而结在血气也。《吴本》一名：棘针，亦同义也。

龙　眼_{吴本}

龙眼，象形而龙神物也。《吴本》甘、平，中和调也。《经》言："五脏藏精气而不泻。"邪气者，虚风之贼伤人也。主五脏邪气者风乘脏虚而内伤也。《经》言："肾藏精，精舍志。"安志者，肾气宁也。《经》言："脾藏荣，荣舍意，脾主思，脾愁忧而不解则伤意。"厌食者，脾不能为胃行其津液也。久服者，《经》所谓：久而增气也。《经》言："肝藏血，血舍魂。"强魂者，肝气旺也。《经》言："心藏脉，宗脉入耳目。"聪明者，心宗脉气充也。《经》言："肺藏气，气舍魄并精出入谓之魄。"人始生，先生精。轻身不老者，精气盛也。《经》言："心者君主之官，神明出焉。"通神明者，心气足也。一名：益智，肾藏智也。

木　兰

木有花而香如兰也。皮，苦寒以治乎热风湿也。身大热者，《经》所谓：热盛于身也。《经》言："皮肤为阳，阳明主肌。"在皮肤中者，热自肺、太阳而居皮之肤内也。《经》言："足阳明之脉起于鼻，行于面。"去面热赤疱酒齄者，香上行而去阳明经热也。《经》言："风寒客于脉而不去，名疠风。"恶风者，中胃脉而荣气热也。《经》言："足阳明之正属胃，散之脾，上通于心，包络代君行令，胃之大络，名虚里，脉宗气也。"膻中为气之海，大气结于胸中，曰气海。癫疾者，胃风挟痰而郁乎胸膻中也。《经》言："前阴者宗筋之所聚，阳明太阴之所合，阴阳总宗筋之会而阳明为之长。"阴下湿痒者，风循胃脉挟太阴湿而下，流连乎督、冲、任、带也。明耳目者宗脉热去而香通也。一名：林兰，林言乎众木也。

阳明主肉，故主大热也。在皮肤者，邪连太阳也。阳明脉行于面，故赤疱酒皶也。恶风癫疾者，风热由阳明之肌而动厥阴之气也。阳明主润宗筋，肝脉络阴器，故痒湿。

五 加 皮

五加者，五叶交加也。辛通气而温散风湿也。《经》言："心主血，冲、任起胞中，循腹右上行为经脉之海。"任脉为病，内结七疝。主心腹疝气腹痛者，风挟湿而病乎血海也。《经》言："肺主气，肺朝百脉，宗气贯心脉而行呼吸，上焦宣发水谷是谓气。"益气者，风湿去也。《经》言："五脏因肺叶焦满发为痿躄。"疗躄者，治节行则水津四布也。小儿三岁不能行者，内不足而风湿从之也。疽疮，风湿内蕴也。阴蚀，风湿下流也。一名：豺漆，象黑刺也。

卫 矛

卫矛，茎羽如矛而自卫也。《经》言："心主血，苦入心而寒治血热也。"《经》曰："冲为血海。"女子崩中下血者，热灼胞中也。《经》曰："腹为阴，诸胀腹大皆属于热。"腹满者，热邪甚也。《经》曰："夺血者无汗，夺汗者无血。"汗出者，风泄。除邪者，去虚风也。杀鬼毒蛊疰者，苦破热结而神明出也。《吴本》一名：鬼箭。《经》言："五脏皆为阴。"殄阴邪也。

合 欢 即夜合

合欢者，心主喜而物和合也。甘、平，中和调也。《经》言："五脏皆为阴，心为之主。"安五脏者，心神乐则魂魄志意宁也。《经》言："心有所忆谓之意，意之所存谓之志。"和心志者，其叶至暮则合交心肾也。《经》言："精气并肺则忧，心主喜。"令人欢乐无忧者，心气舒而肺太阴和也。《经》言："五脏各有所合。"久服轻身者，皮肌筋骨脉皆充也。《经》言："心主脉。"心者五脏之专精也。目，其窍也。明目者，宗脉通而目为心使也。《经》言："天之在我者德也，所以任物者谓之心。"孟子曰："可欲之谓善。"得所欲者，神明泰则万善皆备于我矣。《经》曰："二阳之病发心脾，有不得隐曲。"合欢得所欲，其有愈乎。

心为五脏主，故曰：安肾藏志，心肾交故曰和。心主喜，故无忧。心脉循目系，故明目。

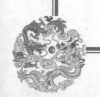

柀　　子即榧实

柀，旧作彼。柀子者，榧实也。甘调而温行也。有毒，以治乎虫毒鬼也。《经》曰："腹为阴。"邪气者，虚风之贼伤人也。《经》言："天气通于肺。"主腹中邪气者，肺气降而阴邪不能留也。《经》言："西方金气入通于肺，大肠为之使，阳明之上，燥金治之。"去三虫者，金胜风，而胃下脘肠虫自去也。《经》言："肺主皮。"蛇螫者，皮气伤也。《经》言："肺主气，大气结于胸中名曰气海。"蛊毒者，肺宗气窒也。《经》言："肺藏魄。"鬼疰伏尸者，利人死也。气行则阴类去也。

梅　　实

梅实，春气足而四月实，以治肝也。酸，收也。《经》曰："阴之绝阳，故曰厥阴。"故喜温也。平不峻而涩止也。《经》曰："肝苦急，以酸泻之。"足厥阴之脉贯膈上肺。下气者，肝气平也。肝与手心主同经，包络代君行令。《伤寒论》曰："厥阴病，气上撞心，心中疼热。"除热烦满者，肝舒则风不煽乎膻中胸也。《经》言："肝主风，四肢皆禀气于胃，肝脉挟胃，肝主筋。"体言乎百体也。止肢体痛者，风息而筋舒也。《经》言："虚邪遍容于身半[1]，其入深，内居荣卫，荣卫衰则真气去，邪气独留，发为偏枯。"卫气不行，则为不仁。偏枯不仁者，内风止则生气自通也。《经》言："脾主肌。"死肌者，风有所著则胃津不行也。去青黑痣者，风结孙络也。蚀，言乎风薄伤也。恶，言乎风不善也。阳明主肉，木克土也。

肝气逆，《经》曰："酸泻之故下气，肝静则包络安，故除热。"烦，心烦也。满，胸胁满也。仲师曰："气上撞心，故安心。"风淫四末，故肢痛。风胜，故偏枯死肌。

桃核仁

桃，木兆而核以象乎胞也，仁以象乎心生德也。苦破而平不峻也。《经》言："心主血。"瘀，血始不利也。《经》言："搏于脉中则为血闭。"血闭甚不通也，癥瘕又其甚也。主瘀血、血闭、癥瘕、邪气者，血虚风贼而心气不得下行

---

① 虚邪遍容于身半：原书作"虚风遍留于身半"，误，今据《灵枢经·刺节真邪》改。

也。杀小虫者，殄风化也。桃花者，华也。苦，破也。平，调也。杀疰恶鬼者，灭阴邪也。《经》言："心之华在面。"令人好颜色者，通心气也。桃实干悬树上曰枭。苦破而微温宣阳也。有小毒，其力大于无毒也。主杀百鬼精物者，诸血皆属于心，心藏神也。《吴本》桃毛主下血瘕寒热积聚无子，血不调也。《经》言："月事以时下，故有子也。"桃蠹者，啮木虫也。辛通而温宣阳也。《经》言："心者君主之官，神明出焉。"主杀鬼邪恶不祥，神明通而血气行也。

杏核仁

《经》曰："杏苦，肺色白，宜食苦核仁，得乎天气降也。"甘调、苦降、温养、冷清利行也。有小毒者，力峻也。两仁者，杀人可以毒狗。狗，土畜，绝乎地气升也。《经》曰："肺主咳，肺苦气上逆，急食苦以降之。"主咳逆上气者，降肺也。雷鸣者，气逆甚而乍下也。《经》曰："喉主天气，天气通于肺。"喉痹者，肺不降而诸经气痹也。《经》曰："肺主气，大气①积于胸中名曰气海。"下气者肺治节降而宗气通也。《经》言："肾上连肺，胞之脉系于肾。"上气降，则胞气利也，《经》言："肺主皮，西方金气入通于肺，肺行荣卫之气。"金疮者，皮气利而荣卫自调也。《经》曰："太阳之上，寒水治之。"肺者相傅之官，下输膀胱。寒心者，水邪犯心而肺降则寒自去也。豚，水畜也。贲，奔也。贲豚者，肾邪上犯而降肺以泻其母也。

肺母脾，肺主降，肺喜暖恶热，肺喜凉恶寒，故曰："甘苦温冷利也。"咳，肺逆也。雷鸣，逆甚也。喉主天气，天气通于肺，故痹。产乳，气不降也，肺合皮而行荣气，故主。金疮，以伤皮亡血也。心系上肺。寒心者，肺不通调水道而移寒于心也。贲豚，天水连也。

蓼　实马蓼附

蓼，高扬而实其子也。辛通而温宣阳也。《经》言："目者，宗脉之所聚也。"主明目，宗脉通也。《经》言："两阳合明，故曰阳明。"温中者，养胃阳也。《经》言："阳卫外而为固，皮肤为阳。"耐风寒者，宣发上焦气而温肤泽毛也。《经》言："三焦水道出焉，并胃上、中、下脘。"下水气者，决渎气旺也。阳明之脉行于面。面浮肿者，辛温上行而去胃水也。《经》言："荣卫稽留于经脉之中，血泣不行，热胜则肉腐为脓曰痈。"风气与太阳俱入，行诸脉俞，散于分肉与卫气相干，其道不利，故使肌肉愤䐃而有疡。痈疡者，辛胜风而通荣

① 大气：原书作"大海"，误，今据《灵枢经·五味》改。

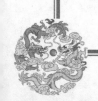

卫也。《经》言："荣出中焦，卫气出于下焦也。"马蓼者，大蓼也。凡大言马，象乎乾也。不言实者，用茎叶也。辛温以通乎阳明也。去肠中蛭虫者，辛胜风而下水也。轻身者，阳明主肌也。

葱 实茎白附

葱者，草从悤①而实养中也。辛通大温，以助胃阳也。《经》言心者五脏六腑之主也，目者宗脉之所聚也，精阳气皆上聚于目而为视。"明目，宗脉通也。《经》言："中气不足，溲便为之变，肠为之苦鸣，两阳合明故曰阳明。"补中气不足者，实以填乎阳明胃气也。葱茎白者，茎通辛散而平不峻也。作汤者，《经》所谓：中焦取汁也。《经》言："伤寒一日太阳受之。"伤寒寒热者，仲景所谓：发热恶寒也。阳明之脉入目行于面。中风面目浮肿者，风善变而循经脉上行也。能出汗者，辛胜风而散寒也。

仲景曰：生葱和枣食令人病，合犬雉肉食多令人病血。作汤，取其热而气化速也。辛散太阳之寒，故治伤寒寒热。辛胜阳明之风，故治浮肿。辛引心君之阳，故出汗实宣阳也。

薤 白

《经》曰："五菜为充。"心病宜食薤，薤入心而白行乎包络胸中也。辛通苦破温养滑利也。《经》言："心主血，包络代君行令。"金疮，亡血甚也。疮败者，风寒结气而血虚也。轻身者，血气充也。《经》言："心生血，血生脾。"大气积于胸中，名曰气海，宗气贯心脉而行呼吸。不饥耐老者，心为五脏主，血舍神。得神者昌也。

《经》曰："胸者心主之官城也。"心气之所游行出入者也。辛温则阳气发，苦滑则结气除，故主金疮之败。

假 苏即荆芥

假苏者，荆芥也，似苏而非苏也。辛胜风而温散湿也。《经》言："因于露风乃生寒热。"寒热者，风外入也。《经》言："寒热瘰疬在于颈腋，皆鼠瘘，寒热之毒气留于脉而不去者，本皆在脏。"寒热鼠瘘瘰疬者，风陷脉而末上出于

---

① 悤（cōng）：同"聰"，《字汇·心部》："悤，与聰同。"

颈腋也。生疡者，外为脓血也，邪聚脉也。《经》言："邪客于经络之中，血泣不通，则卫气归之。"破结聚气者，辛散风而气通也。下瘀血者，血海风祛而瘀自下也。《经》言："风邪中上，湿邪中下。"邪气下陷肌肤，筋髓枯，内连五脏，血气竭，当其痛下①，筋骨良肉皆无余，曰疽。除湿痹者，辛温祛湿而宣阳气也。一名鼠蓂，治鼠瘘而冥阴类也。

寒热者，血瘀而见寒热也。《经》曰："陷脉为瘘。"鼠瘘、瘰病，脉络血结也。疮，荣气不行也。此药辛温通气而血自行，故曰下瘀。辛温散湿，故主湿痹。

水　苏 即紫苏

水苏者，薄荷也。草似苏而生水旁也。辛通而微温宣发也。《经》言："辛入肺，肺主气。"下气者，天气降也。《经》言："胃为水谷之海。"杀谷者，宣胃阳以别清浊也。《经》言："食气入胃，饮气入胃。"除饮食者，《经》所谓推陈致新也。《经》言："五味入口，藏于肠胃。"阳明之脉挟口环层入齿。辟口臭者，香以祛胃腐也。去邪毒者，风蕴毒而辛胜风也。《经》言："阳气闭塞，地气冒明，交通不表，恶气不发。"辟恶气者，生气通而内癖去也。《经》言："心者神明出焉。"心生血，血舍神。久服通神明者，开膻中、胸中而心阳下通于血海也。轻身耐老，正气充也。

水　靳 即芹菜

靳，即芹而生水涯也。《经》言："脾孤脏以灌四旁。"甘平，中和调也。《金匮》云："经水不利，子脏坚癖，中有干血，下白物曰白沃。"主女子赤沃者，热结血海而下赤物也。《经》言："太阴行气于三阴，脾为胃行其津液，足阳明主血所生病，心生血，血生脾。"止血者，香舒脾而去平伏热，暑热也。《经》言："脾藏意，意之所存谓之志。"肾藏精，精舍志。养精者，意舒而志自定也。《经》言："心有所忆谓之意，脾藏荣，诸血皆属于心，心主脉。"保血脉者，脾意畅而心神安也。《经》言："脾气散精，上归于肺，宗气积于胸中，贯心脉而行呼吸。"益气者，地气上而肺宗气得所资生也。《经》言："脾主肌肉，脾与胃以膜相连。"令人肥健嗜食者，脾气旺也。一名：水英，言乎阴精所奉也。

---

① 当其痛下：原书作"当其下"，"误"，今据《灵枢经·痈疽》改。上句"血气竭"，《千金翼方》《外台秘要》作"血气竭尽"，可参。《千金翼方》《外台秘要》作"血气竭尽"，可参。

发 髪

《经》言："胞之脉系于肾，肾者精之处也，其华在发，肾生骨髓，脑为髓海，冲为血海。"发髪者，血之余，髓之华也。煎水煎膏，烧存性而苦破温通也。《经》言："肾合三焦膀胱，腠理毫毛其应，膀胱不利为癃。"主五癃者，膀胱为肾之使，肾气实则上通，而齿更发长。苦温下通而膀胱利也。《经》言："阴阳不相应，病名关格。"人迎四盛以上为格阳，寸口四盛以上为关阴。关格不通者，阴阳不得相荣也。《经》言："人始生，先成精，两精相搏谓之神。"肾主髓，心主血，以脑华血余取心肾相通之本，以通和阴阳十二经也。《经》言："小肠为心之使，足少阴与足太阳为表里，三焦决渎之官，水道出焉。"利小便水道者，苦降而温化气也。《经》言："六岁以下为小，二十以上为壮，五十以上为老。"惊则热侮神而瘛灼筋脉也。疗小儿惊、大人瘛者，苦破乎热结而温以致乎精血化原也。《经》言："血舍神，精归化。"仍自还神化者，复生之本而妙合少阴也。

白马阴茎 _{严悬蹄附}

白马，象乎燥金治之也。《经》曰："前阴者宗筋所聚，阳明、太阴之所合也。"甘入胃，咸入肾，而平不峻也。《经》言："冲、任、督、带皆会于宗筋，而阳明为之长。"阳明主润宗筋。伤中绝脉阴不起者，阳明虚则宗筋纵弛也。《经》言："阴之所生本在五味，味归形，形归气，气归精。"强志者，肾藏精而精舍志也。《经》言："肾上连肺。"益气者，肺主气而肾为生气之原也。长肌肉者，脾为胃行其津液也。《经》言："太阴行气于三阴。"肥健者，肌肥而气健也。生子者，精强也。眼，平无毒。《经》曰："目者五脏六腑之精也。"三焦主腠理，腠者三焦会通元真之处，理者皮肤脏腑之纹理也。惊痫者，肝主惊而痫郁痰于包络间也，上焦气滞而厥阴逆也。腹满者，下焦如渎之气化失也。疟疾者，风寒居于肌腠也。《经》曰："目者宗脉之所聚也。"心主脉，包络代君行令，故惊痫也。胞之脉系于肾。膀胱者，胞之室。冲为十二经之海，故腹满也。腠理开，并于阳则热，并于阴则寒。故十二经疟疾也。悬蹄，取其行也，十二经脉皆行于四肢也。甘、平调也。《经》言："邪气者虚风之贼伤人也。"主惊邪，邪在肝而连心包络也。《经》言："肝主筋，心主脉，包络代君行令。"瘈者，筋脉蜷急也。疭者筋脉弛纵也。《经》言："妇人乳子，则乳即产也。"《经》言："肝藏血，心生血。"乳难者，惊则气乱而血不行也。《经》言："癖而内着，恶气乃起。"辟恶气者，行以去着也。《经》言："血为阴。"鬼毒虫疰不祥，皆阴类也。蹄行经脉所以辟也。

鹿　茸

鹿，阳兽而茸速生也。头诸阳会，而钟乎茸也。甘温，中和养也。《经》言："心为阳中之太阳，少阳属肾，肾上连肺，故将两脏，督脉总一身之阳。"膀胱者，胞之室。督脉贯脊属肾，与太阳起于目内眦，其直上者贯心。此生病，从少腹上冲心而痛，女子不孕。主漏下恶血者，阳微而血不运也。《经》言："饮酒先行皮肤。"寒热者，血瘀而郁乎太阳主开也。《经》言："心主血，包络代君行令。"惊痫者，阳虚督寒而痰动乎厥阴也。《经》言："膻中为气之海，宗气上走于息道，下出于气街。"肺为阳中之少阴，肺主气。益气者，阳充也。《经》言："肾藏志。"强志者，壮肾也。《经》言："八岁肾气实，齿更。三八肾气平均，真牙生。"肾主骨。生齿者，骨健也。不老者，须发黑也。《吴本》主恶疮痈肿者，血寒也。《经》言："督脉起于少腹骨中央，女子入系庭孔。"逐邪恶气，留血在阴中者，鹿卧以首抵尾间，而阳气行也。《经》言："阴阳总宗筋之会，皆络于督脉也。"

牛角䚡髓胆附

牛，土畜也，角，锐入也，䚡言乎尖内坚骨也。苦入血而温行也。《经》言："心生血，血生脾，脾藏荣。"下闭血瘀血疼痛者，寒结血海，而心气不得下通也。《经》言："足阳明脉主血所生病。"前阴者宗筋之所聚，阳明、太阳之所合，阴阳总宗筋之会，而阳明为长，皆属于带脉。女人带下血者，阳明虚而脾信失也。燔之，以助阳也。酒服，以行血也。髓，甘温，中和养也。《经》言："阳明胃为水谷之海，脑为髓海，脾为胃行其津液"。五谷之精液和合而为膏者，内渗入于骨空，补益脑髓。主补中填骨髓者，崇中土而以其物补也。久服增年，肾精足也。胆，苦大寒，阴精萃也。可丸药者，丸言乎缓也，上热下寒宜之。亦有仲景白通加人尿猪胆汁之义。

羖羊角

《经》言："心病宜食羊羖。"牡角锐而头诸阳会也。咸渗咸软而温宣阳也。《经》言："精阳气上走于目而为睛，骨之精为瞳子，筋之精为黑眼，心主血，肝受血而能视。"心者神之舍，目者心之使。青盲，阳内闭也。明目，血气通也。《经》言："随神往来谓之魂，肝藏魂。"主惊悸者，肝风息而神明旺也。寒泄者，君火不下济而三焦不固也。《经》言："心为阳中之太阳。"久服安心者，神定也。《经》言："上焦宣发水谷气，宗气贯心脉而行呼吸。"益气者气足也。《经》言："阳卫外而为固，阳气盛则梦飞。"轻身者，阳充也。杀疥虫者，祛孙络风也。山，艮也。艮，成终成始而藏象肝。入山者，入肝藏也。烧之者，以火气入肝而通阳也。辟恶鬼虎狼者，宣本心神明以胜阴邪恶物也。此药治厥阴之气蔽心阳，而羖羊角能通之也。

牡狗阴茎 胆附

孟子曰："不孝有三，无后为大。"古礼重嫡。牡，阳物也。狗，土畜也。阴茎，宗筋也。咸润下而平不峻也。《经》曰："阳明主润宗筋。"阳明虚则宗筋纵弛。主伤中阴痿不起者，胃弱则不能输精于筋也。令强热大生子，阳气盛则能施也。《经》言："阴阳总宗筋之会，会于气街，而阳明为长，皆属于带脉，胃为水谷之海。"除女子带下十二疾者，胃阳虚则带脉病也。一名：狗精，精生于谷也。胆苦者，相火之精也。狗胆言平不言寒者，以见牡狗之纯乎阳也。有小毒，解见前篇。主明目者，肝开窍于目，而厥阴从中见也。

狗，土畜也。牡，阳土也。阳明主润宗筋，故曰：伤中阴痿。《经》曰："阴阳总宗筋之会，阳明为长，皆属于带脉，故曰：带下十二。"

羚羊角

羚羊，独栖而悬角木上以远害，故曰羚也。角，二十四节而天生木胎也。咸寒，渗热也。《经》言："包络代君行令。手厥阴与足厥阴同经，心者神之舍也，目为之使，心主脉，肝受血而能视。"明目者，结热去而宗脉通也。《经》言："膻中为气之海，宗气贯心脉而行呼吸，热伤气，心恶热。"益气者，膻中热解而大气行也。起阴者，热令人痿也。《经》言："心主血。"去恶血注下者，君火不炽也。心藏神，肝藏魂，随神往来谓之魂。辟蛊毒恶鬼不祥者，邪热祛则神明安也。《吴本》安心气者，胜热也。常不魇寐者，卫气行而阴不得掩阳也。

《经》曰："肝开窍于目，故明目。"肝主怒，怒则气逆，故益气。肝主宗筋，故起阴血。归于肝，故恶血去。肝主藏魂，故治蛊毒梦魇。此药咸寒，厥阴之上，风气主之，以热故也。

犀　角

犀，通神，角锐而其精聚也。苦入心，酸收真气，咸软热结而寒胜热也。《经》曰："心者五脏六腑之大主也，精神之所舍也。"其脏坚，固邪弗能容。诸邪之在心者，皆在于心之包络。又曰："毒药攻邪。"主百毒者，诸热毒之攻君主者也。《经》言："心藏神。"鬼疰邪鬼，害神明也。《经》言："宗气贯心脉而行呼吸。"瘴气者，闭真气也。钩吻，草毒至也。鸩羽，禽毒至也。蛇，虫毒至也。疰，阴毒至也。瘴，阳毒至也。杀钩吻、鸩羽、蛇毒，犀神物殄毒，而本心神明出也。除邪，逐虚风也。不迷惑，神旺也。不魇寐，卫气入阴而神定也。久服轻身，毒去则正气充也。

牛　黄

牛病在心及肝胆而生黄也。苦破而平不峻也。有小毒，以毒治毒也。《经》言："包络代君行令，肝主惊。"惊痫者，邪在厥阴而连手少阴也。《经》言："心主血，肝藏血。"寒热者，风灼血也。《经》言："心恶热。"热盛狂痉者，热在心而外连阳明、少阳则狂，外连太阳则痉也。《经》言："邪气者虚风之贼伤人也。"除邪，祛血热也。《经》言："心者神明出焉，肝藏魂，胆者中正之官。"逐鬼，出精阳气也。

豚　卵悬蹄附

豚，水畜，纯乎稚阳，而卵动肾气也。甘调而温通阳也。《经》言："少阳属肾，故将两脏。"三焦决渎之官，是孤之腑也，属膀胱。《难经》谓："肾间动气者，三焦之原也。"惊痫，厥阴病也。《难经》谓："重阴者癫。"《经》言："肾主水。"惊痫癫疾者，寒邪干上，而膻中上焦病也。《经》言："三焦主腠理。"《金匮》言："腠者，三焦会通元真之处，理者皮肤脏腑之纹理也。"鬼疰，害真气也。蛊毒，伤元气也。《经》言："少阳为枢。"寒热者，枢废也。贲豚，水邪也。《经》言："膀胱不利为癃，膀胱为肾之使。"五癃者，膀胱不化也。邪气挛缩者，寒闭阳也。一名：豚颠，言乎其治重阴病也。豚悬蹄甲，取其行也。《经》言："咸先入肾，而豚水畜也。"咸软咸渗而平调也。《经》言："肠澼为痔，尺外以候肾，尺里以候腹。"主五痔伏热在腹中者，血热流下也。肠痈内蚀者，热积伏冲之脉也。《经》言："冲与少阴肾下行。"滋肾阴，以泻心热也。

麋　角

麋，阴兽，游泽而治肌腠也。《灵枢经》有脂。古注：以脂为骨中髓也。辛通辛散，而温宣阳也。《经》言："邪客经络之中，血泣不通，卫气归之，故痈肿。"痈肿恶疮者，风寒挟湿以闭荣卫，而阳气遏也。《经》言："脾主身之肌肉，阳明主肌，胃风成为寒热，三焦居胃上、中、下腕，湿气胜为着痹。"死肌寒热者，湿挟风寒有所着，则三焦、太阴、阳明气不通而风行周身也。《经》言："风、寒、湿三气杂至合而为痹，以至阴遇此为肌痹。"《经》言："四肢者诸阳之本也，四肢皆禀气于胃，必因于脾乃得禀也。"风寒湿痹四肢拘缓不收者，湿流四关而风寒聚筋脉也。《经》言："风者阳气也，头者诸阳之宗也，阳明脉上头面，热伤气，热甚则肿。"伤于风者，上先受之。风头肿气者，风上行而气郁于寒湿则为热也。《金匮》曰："腠者三焦通会元真之处，理者皮肤脏腑之纹理，三焦主腠理。"通腠理者，上焦宣发出气，灌溉中焦，出荣下焦，出卫以决渎，而通外内也。一名官脂，言乎自官采取也。《周礼》夏献麋是也。

丹雄鸡 头肪肠肶胵里黄皮屎口黑雌鸡翻羽鸡子鸡白蠹附

《易》曰："巽为鸡，为风。"《经》曰："肝藏血，其畜鸡，肝恶风，足阳明脉主血所生病，厥阴脉挟胃，赤入心，心主血。"雄，阳也。丹，赤也。《经》曰："两阳合明故曰阳明，阳明主肉。"丹雄鸡肉，养肝息风入胃，温血而宣阳也。甘缓甘补，而微温养也。女人，阴也。崩中，血陷也。漏下，胞漏也。经水不利，内有坚癖。下赤白物曰沃，血瘀也。《经》言："女子以血为事。"女人崩中漏下赤白沃者，肝急风动而胃寒血虚也。故《吴本》谓补虚温中止血也。《经》曰："心藏神，血舍神。"通神者，心气下通胞中以生血，而膻中阳充也。《经》言："心者神明出焉，心为阳中之太阳。"平旦阳气生，日中而阳气隆。雄鸡鸣应日，而丹正南色也。是以杀恶毒辟不祥者，阳旺也。头主杀鬼者，头为诸阳宗而鬼阴物也。东门上者良，阳位也，以胜阴也。

雁　肪

雁，乘风而肪主飞也。甘平，中和调也。《经》言："风者百病之长也。"风挛，因病风而手足挛也。《经》言："肝主风，肝主筋，大筋𥆧短为拘。"拘急者，风先挛而后拘急也。《经》言："虚邪遍容于身半①，其入深，内居荣卫，荣卫衰则真气去，邪气独留，发为偏枯。"风挛拘急偏枯者，风甚也。血气不通利者，风挠乎血气虚也。久服者，《经》所谓：久而增气也。益气者，肺宗气旺也。不饥者，肥中土也。轻身者，风去也。耐老者，血充则毛发黑也。鹜亦取其凌风也。

鳖　甲

鳖，纯雌而甲则攻坚也。味咸软而气平也。《经》言："心生血，冲、任循腹右上行。"心腹者，血内结也。癥，实也。瘕，假也。坚积寒热者，有坚积而成寒热也。痞气，不通也。息肌，有滞也。去痞疾息肉者，破气肉结也。阴蚀，虫伤也。介下，杀虫也。《经》言："肠澼为痔。"痔核，湿热结也。恶肉，甲去恶也。

鮀鱼甲

鮀鱼甲，功用如鳖甲。鳖，静阴，而鮀动，阳也。酸入厥阴而微温行也。有毒，慎用，而力巨也，去心腹癥瘕伏坚积聚寒热。独言伏坚者，《经》所谓：传舍于伏冲之脉，凝血蕴里也。女子小腹阴中，重阴也。相引痛者，阴脉凝泣也。

崩中下血五色，血海瘀也，及疮疥死肌者，瘀不荣也。

蠡　鱼

蠡鱼者，鮦鱼也。甘调而寒胜热也。疗五痔者，手阳明燥而湿热蕴于魄门也。《经》言："浊邪中下，湿也。"治湿痹者，湿除下部也。阳明之脉行于面入目。面目浮肿，湿郁热于上部而胃水积也。下大水者，别回肠而渗入膀胱也。三焦并胃上、中、下脘而主水道也，鱼动也。

鲤鱼胆

鱼，动物而鲤变化也。胆者，厥阴从中见，而肝开窍于目也。苦破而寒胜

---

① 见"梅实"之注文。

热也。目热赤痛，肝热也。《经》言："筋之精为黑眼，肝主筋也。"明目者，肝受血而能视也。《经》曰："胆者中正之官，决断出焉。"久服强悍者，十一脏皆取决于胆也。《经》言："少阳属肾，肾动气者生气之原。"益志气者，肾藏志，而三焦者宗气荣卫所出也。

乌贼鱼骨

乌贼鱼骨，一名：海螵蛸。肾主骨。咸走血，而微温养也。《经》言："冲脉与少阳肾下行。"主女子赤白漏下经汁，肾间动气虚而不能运血也。血闭者，任脉不通而太冲不盛也。阴蚀者，虫蠹下也。肿痛者，重阴癖也。寒热癥瘕，外寒热而内癥瘕也，血病也。无子，主气绝也。

海 蛤

肾主水，而介能破也。海蛤苦降而咸破也。咳逆上气，水邪逆也。喘息，逆其气也。烦，心烦也。满，腹满也。烦满，水凝于心腹间也。胸痛，水结胸也。寒热，肺主表也。一名：魁蛤。

文 蛤

文蛤，蛤有纹也。咸软，而蛤介破也。恶疮，湿郁热也。蚀者，虫也。五痔，湿热下流也。

石 龙 子

龙，利水道而咸软寒胜热也。有小毒，其力巨也。《吴本》：五癃，《经》言："膀胱不利为癃也。"邪结气者，《经》言："膀胱气化则能出，气结热也。"破石淋者，石乃热坚也。下血者，《经》言："膀胱为胞之室也。"《经》言："三焦主水道。"利小便水道者，《经》言："三焦是孤之腑也，属膀胱。"石龙子，主利水也。

露 蜂 房

露蜂房，象乎心胞络也。甘、平调而有毒，力巨也。肝主惊，而痫在乎手厥阴也。心主脉而包络代君行令，肝主筋，瘈为筋脉蜷急，疭为筋脉弛纵也。寒热邪气，风内薄也。重阴曰颠。癫疾，风迫阴也。鬼精，阴贼也。蛊，毒物害也。《经》言："心者君主之官①，神明出焉，五脏六腑之大主也。"诸邪皆在于心之包络也。肠痔，风灼下部也。火熬之良，去毒而助阳也。一名：蜂肠，治肠病也。

蚱 蝉

蝉，在树吟风而主肝风也。《经》曰："肝色青，宜食甘，酸泻之，肝脉挟胃。"故咸甘渗而寒胜热也。《经》曰："春三月，此为发陈，以使志生，养生之道也。"小儿，稚阳也，生气也。《经》言：少火生气。肝主惊而痫，病乎手厥阴也。《经》言："凡人卧，血归于肝，肝藏魂。"夜啼者，肝不安也。重阴曰颠。颠病者，风入乎阴之绝阳也。寒热者，肝藏血而风入血也。

白 僵 蚕

蚕食桑，僵因风化，而白胜风也。咸软辛散而平不峻也。小儿惊痫夜啼，解见蚱蝉。三虫者，风生也。《经》言："阳明之脉行于面，肝脉挟胃。"灭黑黯令人面色好，风去而阳明之气行于面也。又心之华在面，手厥阴包络代君行令也。肝脉络阴器，《经》言："前阴者宗筋所聚，阳明、本阴之所合也。"《经》言："风胜则痒。"男子阴痒病，风湿下流也。

---

① 官：原书作"言"，误，今据《素问·灵兰秘典论》改。

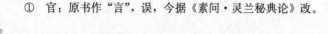

药名索引

药名索引

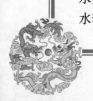

591

药名索引

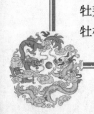

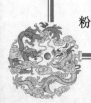

595

药名索引

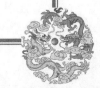

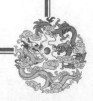

后　记

　　历经数载的修行，在学苑出版社陈辉社长和付国英责编的引导下终成正果，甚感欣慰！

　　在本书编辑、校注的历程中，赵鲲鹏博士协助校注卢复《神农本经》、孙星衍《神农本草经》，共 185 千字；张新迪硕士协助校注顾观光《神农本草经》、森立之《《神农本草经·附考异》、王闿运《神农古本草经》，共 210 千字；杨延巍硕士协助校注姜国伊《神农本经》《神农本经经释》共 160 千字。

　　《神农本草经》六部版本（姜国伊《神农本经》和《神农本经经释》只作为一部版本）各有差异，大同小异，因各版本的作者在正文中已有互比、互对、修正和补充，故本书未做对照说明。

李顺保

2021 年 9 月 20 日